KB160683

보건의료연구를 위한

통계분석방법

Stacey Plichta Kellar · Elizabeth A. Kelvin

옮긴이 **강형곤** (차의과학대학교 교수)

Munro's
STATISTICAL METHODS
FOR HEALTH CARE RESEARCH

6th Edition

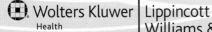 Wolters Kluwer
Health

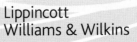 Lippincott
Williams & Wilkins

 군자출판사

보건의료연구를 위한 통계분석방법
Munro's Statistical methods for health care research

첫째판 1쇄 인쇄 | 2017년 8월 16일
첫째판 1쇄 발행 | 2017년 8월 23일

지 은 이	Stacey Plichta Kellar and Elizabeth A. Kelvin
역 자	강형곤
발 행 인	장주연
출 판 기 획	박문성
편집디자인	서영국
표지디자인	김재욱
발 행 처	군자출판사(주)
	등록 제 4-139호(1991. 6. 24)
	본사 (10881) **파주출판단지** 경기도 파주시 회동길 338(서패동 474-1)
	전화 (031) 943-1888 팩스 (031) 955-9545
	홈페이지	www.koonja.co.kr

ⓒ 2017년, 보건의료연구를 위한 통계분석방법 / 군자출판사(주)
본서는 저자와의 계약에 의해 군자출판사(주)에서 발행합니다.
본서의 내용 일부 혹은 전부를 무단으로 복제하는 것은 법으로 금지되어 있습니다.

* 파본은 교환하여 드립니다.
* 검인은 저자와의 합의 하에 생략합니다.

ISBN 979-11-5955-224-3

정가 32,000원

역자

강형곤

차의과학대학교 건강과학대학
보건복지행정학과 교수

차의과학대학교 의학전문대학원
예방의학교실 교수

연세대학교 대학원 응용통계학과 졸업
(경제학박사)

연세대학교 상경대학 응용통계학과 졸업

저자

Stacey Plichta Kellar, ScD, CPH
CNUY School of Public Health at Hunter
College, New York, New York

Elizabeth A. Kelvin, Ph.D, MPH
CNUY School of Public Health at Hunter
College, New York, New York

이 책은 의학, 간호학과 보건학 등 보건의료 분야 전공자를 위한 통계분석방법에 대한 교재이다. 보건의료 분야에서 30년 가까이 통계학을 강의하여 왔지만 이 분야에 적절한 교재를 찾는 것이 쉽지 않았다. 출판사로부터 이 책에 대한 번역을 의뢰받고 내용을 검토한 결과 보건의료 분야에서 주로 사용하는 통계분석방법을 모두 포함하고 있다는 것을 확인할 수 있었다. 이 책을 통하여 보건의료분야 전공자들이 통계에 대한 개념을 이해하고 자료를 적절하게 분석하고 해석할 수 있는 능력을 함양할 것을 기대하면서 번역을 결정하였다. 이 책은 보건의료 분야 전공자들로 하여금 연구 설계와 자료 분석에 대하여 비평적 사고를 할 수 있도록 하며, 이러한 비평적 사고가 보건의료 실무에서 어떻게 적용될 수 있는지 알도록 할 것이다.

이 책은 세 절로 구성되어 있다. 제1절은 자료의 수집과 이해, 제2절은 자료 분석 방법, 그리고 제3절에서는 통계모형 구축과 발표에 초점을 두고 있다. 제1절에서는 보건의료 연구와 통계학의 사용, 자료의 정리와 기술, 확률과 확률분포에 대한 이해와 가설검정에 대하여 다루고 있다. 제2절에서는 일반적으로 사용되는 통계분석 방법인 t검정, 분산분석, 공분산분석, 상관분석과 카이제곱 검정에 대하여 다루고 있다. 이 책의 특징 중 하나는 각 통계분석 방법에 대하여 동일한 장에서 모수 검정 방법과 비모수 검정 방법을 동시에 다루고 있다는 점이다. 제3절에서는 로지스틱 회귀분석, 선형 회귀분석, 인자분석, 경로분석과 구조방정식 모형 등 통계모형 구축에 대하여 설명하고 있다. 또한 연구 결과를 어떻게 출판하는 가에 대한 장을 포함하고 있다. 이 책은 모든 장에서 통계분석 방법에 대한 개요, 연구문제, 요구되는 자료의 형태, 가정과 분석 과정에 대하여 소개하고 있으며 통계분석 프로그램인 SPSS를 이용한 분석 절차, 결과물과 이에 대한 해석을 포함하고 있다. 이 책에서는 IBM SPSS Version 22 한글판을 이용하여 자료를 분석하는 과정과 결과를 설명하고 있다. 각 장의 마지막 부분에는 연습문제가 있다. 연습문제는 독자들로 하여금 통계에 대한 개념을 이해하도록 하고 통계분석 방법에 대하여 더 익숙해지도록 할 것이다.

이 책이 나오기까지 도움을 주신 모든 분들께 진심으로 감사를 드립니다. 또한 이 책의 출판을 위해 처음부터 마지막까지 애써 주신 군자출판사의 모든 관계자 여러분께도 감사를 드립니다.

2017년 8월
역자 씀

v

Munro's Statistical Methods for Health Care Research의 최신판을 출판하게 된 것을 기쁘게 생각한다. 6판인 이 책은 보건의료 전문 분야에서 여러 세대에 걸쳐 학생들이 사용해 왔다. 사용자 친화적이고 학생들이 쉽게 접근할 수 있는 책을 만들기 위한 Munro의 정신을 지키는데 최선을 다했다. 이 책은 Dr. Barbara Hazard Munro에 의해 출판된 책을 기초로 하고 있다. 각 장에서 연구문제, 문헌으로부터의 예제, 요구되는 자료의 형태, 가정, 논의를 포함한 특정 방법에 대한 자세한 내용과 SPSS를 이용하여 어떻게 통계량을 계산할 수 있는지에 대하여 예제를 통하여 알아보았다. 간단한 방법으로는 통계량을 어떻게 손으로 직접 구할 수 있는가에 대하여도 완전하게 알아보았다. 이 책이 출판될 때 SPSS의 최신 버전인 IBM SPSS 18 소프트웨어를 사용하였다. 6판에서 추가된 또 하나의 중요한 변화는 비모수 방법을 분리된 장이 아닌 모수 방법과 동일한 장에서 다루었다는 것이다. 예를 들면, 독립표본 t검정(independent t test)을 다룬 장에서 맨-휘트니 U-검정(Mann-Whitney U-test)을 소개하였다. 또한 카이제곱 검정이 독립된 장을 가질 정도로 중요하다고 생각했다.

교재 구성

이 책은 세 절로 구성되어 있다. 제1절은 자료의 수집과 이해, 제2절은 자료의 분석, 그리고 제3절에서는 모형 구축과 자료의 발표에 초점을 두었다. 제1절에서는 연구 설계, 단일변량 기술통계량을 사용한 자료의 정리와 시각적 표현, 그리고 확률에 대한 이해와 가설검정을 다룬다. 제2절에서는 t검정, 상관분석, 공분산분석과 카이제곱 검정 등 특정 통계 방법을 다룬다. 제3절에서는 모형 구축(로지스틱 회귀분석, 선형 회귀분석, 인자분석, 경로분석과 구조방정식모형)에 대하여 설명한다. 또한 포스터, 전문적인 구연 발표 또는 저널 논문으로 어떻게 발표하는지에 대한 장을 추가하였다.

감사의 글

이 책의 전 판을 이용한 분들과 유용한 피드백을 제공하기 위하여 새로운 판을 검토해 주신 분들께 감사를 드립니다. 통계학을 가르치는 것에 대하여 배움을 준 City University of New York(CUNY) School of Public Health in Manhattan과 Old Dominion University in Norfolk, Virginia의 학생들과 동료들에게 감사를 드립니다. 특히 이 책의 출판에 매우 귀중한 도움을 준 대학원생 Emily Greene, Linda McDowell과 Jessica Steier에게 감사를 드립니다. 더불어 이 프로젝트를 시작하고 끝날 때까지 함께 한 편집자 Eric Van Osten, Hilarie Surrena과 모든 LWW 직원에게 감사를 드립니다. 마지막으로 Stacey Plichta Kellar는 남편 Bill, 딸 Jesse와 Samantha의 인내와 지지에 대하여 감사를 드립니다. Elizabeth A. Kelvin 또한 이 프로젝트 동안 인내해 준 부모님 Phyllis와 Norman, 여동생 Jane에게 감사를 드립니다.

목 차

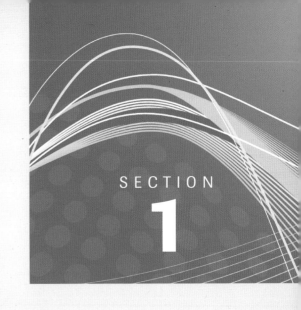

SECTION

1

자료의 수집과 이해

보건의료 연구와
통계학의 사용

목적

이 장을 공부한 후 다음을 할 수 있어야 한다:

1. 근거중심 실무 가이드라인의 사용을 통한 지식의 개발에서 연구의 역할을 이해한다.

2. 연구가 정책입안자에게 도움을 줄 수 있는 여러 방안에 대하여 논의한다.

3. 기술통계학과 추론통계학의 차이를 기술한다.

4. 자료를 수집하고 분석하기 위한 연구계획을 구성한다.

역사학적 메모

간호사들은 보건의료 증진을 위하여 통계학을 사용하는데 선두에 있다. Florence Nightin-gale(1820-1910)은 크림전쟁(1853-1856) 동안 영국군에서 대부분의 사망이 직접적인 전투가 아니라 전장에서 얻은 질병이나 돌볼 사람이 없는 부상 때문이라는 것을 보여주기 위하여 영국군 자료파일을 사용하였다. Nightingale의 통계분석은 영국 정부가 전장에 병원을 유지하고 군인에 대한 간호를 제공하도록 납득시켰다. Nightingale은 통계학에 대한 열정을 자신과 동일한 이름을 가진 사람에게 전달하였다. Florence Nightingale David는 Nightingale의 가장 친한 친구의 큰 딸이다. Florence Nightingale David(1909-1993)는 통계학자가 되었고 Karl Pearson 아래에서 수학하였다. Florence Nightingale David는 1938년에 상관계수(correlation coef-ficient) 표를 처음으로 제공하였다. 2차 세계대전(1939-1945) 동안에 독일 폭격에 대한 영국의 준비에 도움을 주기 위하여 통계 모형을 사용하였다. 후에 David는 영국을 떠나 미국으로 갔고, 1970년에 Statistics Department at the Unversity of California, Riverside에서 재직하였다 (Salsburg, 2001).

경험적 연구의 역할에 대한 이해

근거-중심 실무(evidence-based practice)가 임상과 공중보건 가이드라인을 만드는 기준이 되기 때문에 간호사, 관련된 건강한 사람들과 공중보건 전문가들은 관찰(observation), 경험(experience)과 실험(experimentation; 예, 경험적 지식)을 통하여 정보가 어떻게 얻어지는가에 대한 확고한 이해가 필요하다(Andrews and Redmond, 2004; McNaughton et al., 2004; Polit and Beck, 2008; Stevens, 2001). 1980년대 이후 임상 가이드라인에 대한 광범위한 사용은 보건의료의 유의한 증진을 가져왔다(Ahlqvist, Bogren, Hagman, et al., 2006; Brooks, 2004; Penney and Foy, 2007). 이 가이드라인들은 연구 증거에 대한 체계적 검토에 의존한다(Stevens, 2001). 바꾸어 말하면 통계학(statistics)과 연구방법(research methods)의 확고한 이해를 요구한다(Klardie, Johnson, McNaughton, & Meyers, 2004; Meyers, Johnson, Klardie, & McNaughton, 2004). Cochrane Collaboration은 임상 가이드라인의 가장 큰 수집이다(Cochrane Collaboration, 2010). 보건의료 개입의 체계적 검토를 개발하고 보급하기 위하여 비영리국제기구가 1993년에 설립되었다. 미국에서 U.S. Prevention Services Task Force(2007)는 보건의료에 대한 근거-중심 가이드라인(evidence-based guidelines)을 개발하기 위한 중요한 책임을 갖는다.

근거-중심 임상 가이드라인(evidence-based clinical guideline)의 예는 요통에 대한 장기요양(bed rest)의 이용이다(Hagen, Jamtvedt, Hilde, Winnem, 2005). 문헌에 대한 체계적 검토를 통하여 Hagen과 공동 연구자들은 낮은 급성 요통을 가진 사람들은 장기요양이 활동하는 것보다 효과가 적다는 결론을 내렸다. 좌골신경통(sciatica)을 갖는 환자에 대해서는 장기요양과 활동하는 것 사이의 결과에 거의 차이가 없다는 결론을 내렸다. 의료와 공중보건의 발전은 경험적 연구에 기반한 가이드라인을 개발한 Hagen과 공동 연구자와 같은 실무자에 의존한다(McCormack, 2003). 그러나 연구에서 선도적인 역할을 하는 것은 통계학에 대한 능력을 포함하여 경험적 연구를 어떻게 실행할 수 있는가를 이해하는 데 있다.

연구는 정책 해결에 도움을 줄 수 있는 보건의료 문제를 확인하기 위한 정책입안자에게 도움을 줄 수 있다. 예를 들어, 계속되는 간호사 부족은 많은 인구학적, 환경적 그리고 전문적 요인으로 인하여 지난 10년 전부터 예측되어 왔다(Auerbach, Buerhaus, & Staiger, 2007). 보건의료 기구는 외국 간호사의 이민을 독려하고 간호대학으로부터 더 많은 졸업자를 요청함으로써 이러한 부족에 대응하였다(Brush, Sochalski, & Berger, 2004). 그러나 일부 보건의료 기구는 간호사의 교육수준에 대해서는 덜 관심을 갖고, 어떤 교육 배경(예, ADN, diploma, BSN)을 갖든 단순히 많은 간호사를 확보하는데 더 많은 관심을 보이는 것으로 나타났다.

간호사 부족에 대한 해결책에서 제시된 문제-병원에서 간호사의 교육수준이 환자의 결과에 영향을 주는지-가 간호사, 의학 연구자와 사회학 연구자의 팀에 의해 연구되었다. 그리고 결과는 *Journal of the American Medical Society*에 게재되었다(Aiken, Clarke, Cheung, et al., 2003). 이 연구의 결과는 병원에서 대학입학자격시험 수준(baccalaureate degree)을 갖는 간호사가 10% 증가하면 일반적인 외과 수술 후 사망률을 5% 감소시키는 것과 연관이 있다고 보고하였다. 연구자들은 간호사의 교육수준뿐 아니라 병원 사망률의 변동을 설명할 수 있는 많은 요인들을 설명하기 위하여 고급 통계모형을 사용하였다. 이 간호사들의 교육적 준비와 연구는 환자가 어떻게 입원하는지, 병원의 규모와 병원의 기술적 능력, 수련기관인지 아닌지, 참여한 외과의사의 전문의 유무와 환자 대 간호사의 비 등을 고려하였다. 이러한 요인들에 대하여 통계적으로 통제한 후에도 간호사 교육수준은 진료의 질에 명백한 양의 효과를 나타냈다. 이러한 결과들은 간호교육 수준이 중요하다는 것과 교육수준과 상관없이 간호사의 수를 증가시키는 것이 중환자에 대하여 심각한 영향을 줄 수 있다는 것을 보여준다.

연구와 통계학의 형태

연구는 서로 다른 많은 목적을 달성한다. Polit and Beck(2008)은 경험적 연구의 중요한 네 가지 목적을 기술하였다. 기술(description), 탐구(exploration),

설명(explanation)과 (하나로 간주되는) 예측(prediction)과 통제(control). 일반적으로 연구는 수집된 자료를 분석하기 위하여 서로 다른 두 범주의 통계학을 사용한다. 기술통계학과 추론통계학. **기술통계학**(*Descriptive statistics*)은 단순히 자료에 대하여 수적 또는 그래프 형태의 요약이고, 차트, 그래프와 모집단 표본의 특성을 기술하기 위하여 평균(means)이나 표준편차(standard deviation)와 같은 단순한 요약 통계량을 포함할 수 있다. **추론통계학**(*inferential statistics*)은 모집단 표본에서 서로 다른 변수들 사이에 발견된 관계에 대한 결론을 내릴 수 있도록 하는 통계방법(예, 카이제곱검정, *t*검정, 1요인 분산분석)이다.

기술적 연구와 기술통계학

주요 목적이 기술적이거나 탐색적인 연구는 단순히 상황이나 사건을 기술한다. 이러한 연구들은 다음과 같은 기술적 질문을 한다. "미국에 거주하는 사람들의 결혼 상태는 어떠한가?" "천식으로 입원한 후에 평균 병원 입원기간은 얼마인가?" 기술통계학은 이러한 형태의 질문에 답하기 위하여 자료를 분석하는데 사용된다(기술통계학에 대한 좀 더 자세한 정보는 제2장을 참고하시오). 표 1-1은 2006-2008 American Community Survey(U.S. Census Bureau, 2010)로부터 구한 자료를 이용하여 미국 여성의 결혼 상태에 대한 질문에 답하기 위한 기술통계학의 사용을 설명하였다. 표 1-1에서 보는 것과 같이 조사는 여성의 약 50.2%가 현재 기혼, 30.8%가 미혼, 10.6%가 이혼, 2.2%가 별거 그리고 6.3%가 사별한 것을 발견했다(U.S. Census Bureau, 2010).

설명적 연구와 추론통계학

변수들 사이의 관계를 밝히는 것이 주요 목적인 연구는 설명적 연구(explanatory study)로 간주된다. 이러한 연구에 대한 자료는 종종 관찰연구(observational study)를 통하여 수집된다. 관찰연구는 연구자가 관심이 있는 변수에 대한 연구 참가자들의 상태를 변화

표 1-1	15세 이상 미국 여성의 결혼 상태
상태	**백분율**
기혼	50.2
미혼	30.8
이혼	10.6
별거	2.2
사별	6.3

출처: U.S. Census Bureau(2010). 2006-2008 *American Community Survey 3-year estimates. S1201 Marital status.* Retrieved from http://factfinder.census.gov/servlet/STTable?_bm=y&-geo-id=01000US&-qr_name+ACS_2008_3YR_G00_S1201&-ds_name=ACS_2008_3YR_G00

시키는 개입(intervening)없이 연구 참가자들의 현재, 과거 또는 미래의 상태에 대한 정보를 수집한다. 이러한 형태의 통계량을 가지고 해답을 얻을 질문은 기술통계학을 이용하여 해답을 얻는 질문보다 일반적으로 더 복잡하다. 질문과 요구 수준은 종종 연구문헌으로부터 수립된 이론에 기초한다.

설명적 연구는 다음과 같은 추론적 질문에 의존한다. "세 번째 임신 3개월 동안 앉아서 지낸 여성이 같은 기간 동안 규칙적으로 운동한 여성에 비해 제왕절개 수술을 더 많이 받았거나 덜 받았는가?" 또는 "건강보험에 가입한 사람들이 건강보험에 가입하지 않은 사람들보다 천식에 대해 입원한 재원기간(hospital stay)이 더 길거나 더 짧은가?" 설명적 연구는 인과성(causality)을 설정하기 위한 시도가 필요하지는 않지만 어떤 변수들이 서로 관련되어 있는지에 대한 이해를 시도한다. 예를 들면, 다음과 같은 질문이다. "천식에 대한 재원기간이 건강보험 상태에 따라 차이가 있는가?" 추론통계학(Inferential statistics)은 한 변수가 다른 변수와 관련되어 있는가를 알아보기 위하여 사용된다. 다시 말해, 변수들 사이의 관련성을 파악하기 위하여 사용된다(추론통계에 대한 좀 자세한 정보에 대해서는 제5장부터 제12장을 참고하시오). 설명적 연구의 예는 999명의 보건의료 종사자의 표본으로부터 운동과 플루 백신접종 사이의 관계를 조사한 Ludwig-Beymer and Gerc(2002)의 연구이다. 표 1-2는 이 연구에 대한 자료를 교차표(cross-tabulation table)로 보여 준다. 종종 Cross-tab으로

불리는 교차표는 두 변수 사이의 관계를 보여 주는 방법이다. 표 1-2는 규칙적으로 운동을 하는 보건의료 종사자의 48.1%가 인플루엔자 백신을 접종받았다. 규칙적으로 운동하지 않은 보건의료 종사자 중 인플루엔자 백신을 접종받은 52.4%와 비교하였다. 이 값이 동일하지는 않지만(48.1% 대 52.4%), 확률에 대한 통계검정(카이제곱 검정)은 통계적으로 차이가 없는 것을 보여 준다. 인플루엔자 백신을 접종할 가능성이 무작위로 우연(random chance)에 의해 기인한 것보다 더 많은 차이가 없다는 것을 의미한다. 그러므로 우리가 볼 수 있는 이 작은 차이는 운동습관이라기 보다는 우연에 기인하는 것일 것이다(카이제곱 분석에 대한 좀 더 많은 정보는 제12장을 참고하시오).

예측, 통제 연구와 추론통계학

예측(prediction)과 통제 연구(control studies)는 어떤 변수가 다른 변수를 예측하는지와 (한 변수가 다른 변수가 일어나는 원인이 되는) 인과성(causality)을 결정하기 위하여 수행된다. 예측과 통제 연구에 대한 자료는 전형적으로 연구자들이 (조사된 변수들 중 하나를 변화하는) 개입(intervention)을 하는 준-실험연구설계(quasi-experimental study design)나 실험연구설계(experimental study design)를 사용하여 수집된다. 연구자들은 이러한 형태의 연구들이 더 좋은 타당성(validity)을 갖는다고 생각한다. 단순한 관찰연구설계(observational study design)보다 인과적

추론을 더 확고히 할 수 있다고 생각한다. 완전 실험설계(true experimental design)는 연구 참가자들을 무작위로 뽑고 개입군(intervention group)과 개입을 받지 않는 하나의 이상의 대조군(control group)으로 무작위 할당(random assignment)을 한다. 준-실험설계(quasi-experimental design)는 다음 중 하나가 부족한 것을 제외하고는 실험설계와 비슷하다. 개입에 대한 무작위 할당 또는 대조군. 어떤 경우에는 실제적인 대조군(Polit & Beck, 2008).

무작위 통제시험(Randomized control trials, RCTs)은 연구 참가자들을 개입군과 대조군에 무작위 할당하고 개입이 특정 건강 결과에 영향을 주는가를 알아보기 위하여 시간에 따라 전향적으로 추적하기 때문에 실험설계로 간주된다. 그러나 무작위 통제시험은 연구 참가자들을 모집단(population)으로부터 무작위로 뽑지 않는다. 대신에 무작위 통제시험은 연구 참여에 관심이 있는 사람들이 연구에 참가하기 전에 충족해야만 하는 엄격한 적격 기준(eligibility criteria)을 가지고 있다. 일반 모집단으로부터 연구 참가자들에 대하여 무작위 추출을 하지 못하는 것이 연구의 외적타당도(external validity)의 제한점이 될 수 있다. 다시 말해, 연구 결과가 일반 모집단으로 일반화하지 못할 수 있다는 것이다.

건강 관련 연구에서 준-실험설계가 종종 사용된다. 그러나 준-실험설계의 타당도가 관찰연구의 타당도보다 더 좋지 않을 수도 있다. 그러므로 실험연구가 인과성 추론(causal inference)에 대한 최적 표준(gold standard)으로 간주된다. 설명적 연구에서와 마

표 1-2 　999명의 보건의료 종사자에서 규칙적 운동과 플루 백신접종과의 관계

	백신접종을 받음		
	n (%)	n (%)	
규칙적 운동	예	아니오	합계 (각 운동 집단의 표본수)
함	235(48.1)	254(51.9)	489
안함	267(52.4)	243(47.6)	510
합계 (각 백신접종 집단의 표본수)	502	497	999

노트: 카이제곱 $p \leq .18$(통계적으로 유의하지 않음)

출처: Data from Ludwig-Beymer P, & Gerc SC.(2002). An Influenza prevention campaign: the employee perspective. *Journal of Nursing Care Quality, 16*(3), 1-12.

찬가지로 예측과 통제 연구가 자료를 분석하고 변수들 사이의 관계에 대한 연구문제에 답하기 위하여 추론통계학(inferential statistics)을 사용한다.

연구계획 수립을 위한 10단계

목적이 무엇이던 간에 모든 연구는 잘 계획될 필요가 있다. 예를 들면, 많은 변수들이 측정된 연구에서 연구의 초기 목적을 잃어버리거나 유용하게 보이는 "결과(results)"를 만들어내기 쉽다. 그러나 이러한 결과들은 조직화된 연구의 맥락이 존재하지 않는 한 의미가 없을 것이다. Box 1-1은 연구자들이 연구 프로젝트에 착수할 때 범할 수 있는 일반적인 오류를 보여준다. 이러한 오류들은 연구계획(study plan)이 없거나 연구계획이 충분히 상세하지 않을 때 발생한다. 적절하지 않은 연구계획을 갖는 연구로부터의 결과는 초점과 명료성이 부족할 것이다. 연구계획을 작성하기 위해 잘 알려진 여러 방법들을 이용할 수 있지만, 모든 방법들은 동일한 기본적인 원칙을 따른다.

연구계획은 연구자들이 연구문제를 해결하기 위해 필요한 수량 자료(numerical data)를 어떻게 구하고 분석할 것인가에 대하여 글로 표현한 것이다. 좋은 연구계획은 초점이 되고 관련이 있는 분석을 유지한다. 좋은 연구계획은 자료가 수집되고 분석된 후에 연구 논문의 서론(introduction)과 연구방법(methods) 절에 대한 기초가 된다. 또한 연구계획은 논문의 첫 번째 절에 대한 기초가 된다. 추가적으로 대부분의 연구비는 여기에서 제시한 것과 유사한 연구계획을 요구한다.

연구계획이 따라야 할 개요(outline)가 Box 1-2에 요약되어 있다. 여기에 있는 방법은 아주 표준적이고 계획된 연구의 안내서에서 볼 수 있는 것과 유사하다(Ogden and Goldberg, 2002; Wood, 2006). 연구계획은 연구가 해결하고자 하는 연구문제(research question)[즉, 연구목적(purpose of the study)]에 대한 서술과 연구문제의 유의성(significance)과 중요성(importance)에 대한 간단한 기술로 시작한다. 목적의 서술은 전체 연구 프로젝트를 안내하는 힘이고 연구는 연구목적으로부터 흘러가야 한다. 연구계획은 연구문제와 가설에 기초한 이론적이고 개념적인 틀을 필요로 한다. 이 틀은 변수들 사이의 연관성에 대한 사고의 구조화된 방법이다. 연구문제는 매우 구체적이거나 대략적으로 개념적이어야 한다. 그러나 가설(hypotheses)은 아주 구체적이어야 한다. 왜냐하면 가설은 자료의 분석에 대한 가이드를 제공하기 때문이다. 연구계획은 핵심 용어나 변수를 정의하고 연구설계(research design)에 대하여 기술하고 표본과 표본을 어떻게 구했는가에 대하여 기술하여야 한다. 또한 연구계획은 각 가설을 검정하기 위하여 사용된 통계 방법에 대하여 서술하여야 한다. 좋은 연구계획은 주요한 가정과 연구의 제한점을 기술하여야 한다. 마지막으로 좋은 연구계획은 연구로부터 얻어진 결과를 어떻게 보급할 것인가에 대한 간략한 기술을 포함한다.

Box 1-1 연구의 일반적 오류

1. 주제에 대한 기존 문헌을 검토하지 않고 연구 프로젝트 수행함
2. 나중을 기대하면서 잘 정의된 연구계획 없이 자료를 수집함
3. 일반적이거나 애매한 언어로 용어를 정의함
4. 확고한 이론적 기초 없이 연구를 수행함
5. 주어진 가정에 대하여 명확하지 않음
6. 연구방법에 대한 제한점을 인식하지 못함
7. 결과를 설명하고 해석과 결론에 도전하는 경쟁가설(rival hypothesis)을 예상하지 못함

출처: Courtesy of Dr. Brenda Nichols, Dean of the College of Arts and Sciences, Lamar University, Beaumont Texas.

연구목적과 연구목적의 유의성에 대한 기술

연구계획은 연구목적과 연구될 문제의 유의성에 대한 명확한 설명으로 시작한다. 이 설명은 연구가 왜 중요하고 연구가 얼마나 잘 맞추어져 있는지에 대한 이유를 포함하여야 한다. 이 절은 연구자들과 연구에 관심이 있는 독자들에게 맞추어진다.

문제에 대한 서술은 두 개 또는 세 개의 문장보다 많아서는 안 되고 연구가 성취하고자 하는 것이 무엇인가를 명확하게 설명하여야 한다. 연구를 하는 이론적 근거가 설명될 문제의 역학(epidemiology)에 대한 간략한 개요를 포함하여야 한다. 이론적 근거에는 사회, 보건의료체계와 문제를 갖고 있는 사람들에 대한 금전적·비금전적 비용에 대한 논의가 포함하여야 한다. 이론적 근거에는 유사한 이슈(issue)에 대하여 조사한 문헌에서의 다른 연구에 대한 검토도 포함하여야 한다. 이론적 근거는 문헌에서의 약점과 현재 연구가 기존의 지식에 어떻게 추가될 것인가에 대하여 설명하여야 한다. 연구목적을 서술한 예는 다음과 같다.

- 신체 행동을 유지시키는 연구의 목적은 12주 동안 운동습관의 개발을 조사하는 것이고, 신체 활동에 실질적인 참여를 예측하기 위하여 계획된 행동의 이론적 능력을 검정하는 것이다(Armitage, 2005).

이론적이고 개념적인 틀

연구는 모든 변수들이 서로 관련되어 있다는 것을 어떻게 기대할 수 있는가를 기술함으로써 분석을 조직화할 수 있는 근본적인 틀을 가지고 있을 필요가 있다. 논문을 작성할 때, 이는 연구문헌으로부터 이론적 모형을 사용하거나 검정함으로써 달성할 수 있다. 논문은 일반적으로 문헌에서 이미 존재하는 이론에 대한 타당성에 대한 결론을 검정하고 유도한다. 논문의 단계를 넘어서조차 모형은 필수적이다. 모형은 분석을 조직화하고 일관성이 있도록 할 수 있다. 모형은 변수들을 서로 연결하고 결과를 예측하는데 있어 각 변수들의 상대적 중요성을 설정하는데 도움을 주는 논리적 체계를 제공한다. 예를 들어, 개입(intervention)에 대하여 검정할 때 검정하여야 할 논리적 모형은 개입이 건강상태나 건강행동 변수에 영향을 줄 것이라는 것이다. 연령과 성별과 같은 다른 요인들이 건강상태에 영향을 줄 것으로 기대할 수 있다. 좋은 모형은 서로 다른 변수들 사이의 기대되는 관계의 개요를 서술할 수 있는 틀을 제공한다.

많은 이론들이 건강과학 연구에서 사용된다. 이러한 이론들 중 일부는 특정 질병에 국한되지만 많은 이론들이 다양한 질병에 적용할 수 있을 만큼 일반적이다. 여기서 설명할 두 모형은 경험적 연구를 가능하게 할 수 있는 이론들의 예이다. 보건의료 이용의 앤더슨 모형(Anderson's model)과 계획된 행동 이론(the theory of planned behavior).

Box 1-2 연구계획의 10단계

1. 연구 목적과 유의성에 대한 기술
2. 이론적이고 개념적인 틀
3. 연구로부터 해결할 연구문제
4. 검정할 일련의 가설
5. 핵심 용어와 변수에 대한 정의
6. 연구설계의 기술
7. 표본과 표본을 어떻게 구하는가에 대한 기술
8. 통계분석방법의 기술
9. 가정, 제한점과 한계에 대한 기술
10. 보급 계획

보건의료 이용의 앤더슨 모형

보건의료 이용의 앤더슨의 모형(Anderson's model)은 공공의료서비스를 이용하는 것이 진료, 선행요인(예, 문화적 요인)과 환자가 진료를 받을 수 있도록 하는 요인(예, 지식, 보험)에 대한 인지된 욕구의 기능이라는 것을 설명한다(Anderson, 1995). 예를 들어, 청소년의 콘돔 이용을 연구하기 위하여 앤더슨 모형을 사용할 때 콘돔에 쉽게 접근할 수 있는 것이 "가능요인(enable factor)"으로 여겨진다. 콘돔 이용에 대한 콘돔에의 쉬운 접근의 효과는 선행요인(예, 연령, 성별)과 욕구 요인(예, 피임과 질병 예방에 대한 청소년의 인지된 욕구)과 같이 모형에서 논의된 다른 요인과의 맥락에서 조사되어진다.

계획된 행동 이론

개인의 건강행동과 행동의사에 대한 연구에서 종종 사용되는 이론은 계획된 행동이론(the theory of planned behavior)이다(Ajzen, 1991). 이 이론에 따르면 어떤 행동에 대한 실행은 행동의사에 의존한다. 행동의사는 행동적 신념(예, 행동에 대한 태도), 규범적 신념(normative beliefs)과 통제 신념(control beliefs)에 의존하는 것으로 여겨진다. 규범적 신념은 다른 것들의 기대에 대한 신념이고 통제 신념은 행동을 실행하는데 도움을 주거나 방해를 할 수 있는 요인들에 대한 신념이다. 이전에 Armitage(2005)에 의해 논의된 신체활동 연구에 대한 틀은 이 이론에 기초한다. 이 연구는 행동적 신념, 규범적 신념과 통제 신념 모두가 신체활동 행동에 기여한다는 것을 발견하였다.

연구에 의해 해결할 연구문제

연구문제(research question)는 연구목적과 근거가 되는 이론적 틀에 대한 서술로부터 직접적으로 유도되어야 한다. 기존 문헌으로부터 연구문제를 세우는 것 또한 중요하다. 연구문제는 유의성 절(significance section)에 있는 것이 유용할 수 있다. 연구문제는 기대되는 관계에 대하여 명확하여야 한다. 추가적으로 연구문제는 연구자에 의해 수집될 수 있는 자료와 직접적인 관련이 있어야 한다. 예를 들면, 알코올 섭취에 대한 자료가 수집되지 않았다면 음주와 운동 행동의 관계를 묻는 연구문제는 의미가 없을 것이다. Armitage(2005)가 제시한 연구문제가 다음과 같다.

기술적 문제

- 최근 피트니스 시설을 이용한 성인 집단 중 신체활동에 참여할 의사의 수준은 얼마인가?
- 최근 피트니스 시설을 이용한 성인 집단 중 신체활동의 실제 수준은 얼마인가?

추론적 문제

- 운동에 대한 태도가 연구 참가자들의 신체활동에 영향을 주는가?
- 연구 참가자들이 운동을 할 수 있다고 스스로 인지한 정도(인지된 행동 통제)가 연구 참가자들의 신체활동에 영향을 주는가?
- 주관적 규범이 연구 참가자들의 신체활동에 영향을 주는가?
- 운동을 할 의사가 신체활동을 예측할 수 있는가?

검정할 가설의 목록

가설(hypothesis)은 두 개 이상의 변수들 사이의 잠정적인 예측 또는 기술이다. 가설의 목적은 연구문제를 기대되는 결과에 대한 예측으로 바꾸는 것이다. 그러므로 가설은 연구문제로부터 직접적으로 나와야 하고, 선택된 이론적 틀에 기반을 두어야 한다. 가설은 변수들 사이의 기대되는 관계를 서술한다. 이 관계는 인과적 효과(causal effect)를 추정하지 않는 연관성(association)이거나 한 변수(독립변수, independent variable)가 다른 변수(종속변수, dependent variable)의 변화의 원인이라고 기대되는 인과적 관계(causal relationship)일 수 있다. 그러나 연관성이 더 적은 가정을 요구하기 때문에 인과성(causation) 보다는 연관성(association)에 대하여 가설을 표현하는 것이 더 일반적이다.

몇몇의 경우 가설은 직접적으로 서술된다. 즉, 가설은 두 변수 사이의 관계의 방향에 대한 특정 서술을 한다. 관련성에 대한 가정된 방향은 양 또는 직접적일 수 있고(예, 한 변수가 다른 변수의 가능성을 증가시킴), 음 또는 역(예, 한 변수가 다른 변수의 가능성을 감소시킴)일 수 있다. 방향적 가설(directional hypothesis)은 한 변수가 다른 변수에 가능한 두 방향(양측, both sided)이 아니라 한쪽 방향으로 영향을 주는지에 대하여 검정하는 단측(one-sided)으로 간주된다. 때때로 검정할 가설은 방향을 갖지 않는다. 즉, 관계에 대한 방향을 기술하지 않고 한 변수의 값이 다른 변수의 값과 관련이 있다 또는 의존한다고 기술한다. 이 방향이 없는 가설(indirectional hypotheses)은 관련성에 대한 직접적 또는 역의 확률 모두를 검정하는 양측 가설(two sided hypothesis)이라고 부른다. 단측검정(one-sided test)을 실행할 때 "관련성의 방향(direction of the relationship)"은 선택된 이론과 이전 연구의 결과에 기초하여야 한다. 이전 결과가 없다면 전문가 의견이나 타당한 이유가 가설을 세우는데 기초가 될 수 있다.

연구계획에서 가설은 자료 분석의 가이드가 된다. 검정할 각 관련성에 대한 특정 가설들이 있다. 예를 들면, 일반적이지는 않지만 논문에서 검정할 많은 가설들을 가지고 있다. 물론, 가설들 중 많은 것이 제목(예, 사회인구학적 특성, 신체 활동) 아래 묶여져 있을 수 있다. 신규 연구자들은 조직화되고 초점을 유지하기 위하여 검정을 계획한 각 관련성을 기술하는데 특히 주의를 기울여야 한다. Armitage(2005)에 의해 검정된 가설은 다음과 같다.

- 스스로 운동을 할 수 있다고 인지한 사람들이 그렇지 않은 사람들에 비하여 신체활동에 더 많이 참여할 것이다.
- 운동을 지원하는 주관적인 표준을 인지하는 사람들이 운동을 더 많이 할 것이다.
- 운동에 대하여 긍정적인 행동의사를 갖는 사람들이 그렇지 않은 사람들에 비하여 운동을 더 많이 할 것이다.

핵심 용어와 변수의 정의

연구계획에서 핵심 용어(key terms)와 변수(variables)를 명확하게 정의하는 것이 중요하다. 용어가 처음 나와서 독자들이 정의에 대한 가정을 하지 않을 때 용어는 가장 잘 정의된다. 연구 분야 외의 독자들이 이해할 수 없을 수 있는 용어를 정의하는 것이 특히 중요하다. 마지막으로 정의에 측정의 단위를 포함하는 것이 중요하다.

연구에서 사용된 변수는 가설로부터 직접 유도되어야 한다. 특히 변수는 개념적이고 이론적인 모형에서 전부는 아니지만 설명한 구조의 대부분을 측정한다. 더군다나 변수가 독립변수(independent variable)인지 종속변수(dependent variable)인지를 명확하게 나타내야 한다. 독립변수는 개입(intervention)에 의해 조작된 변수이거나 결과에 영향을 줄 수 있는 변수이다. 연령, 수입, 기존 건강상태와 약의 복용 등은 일반적으로 독립변수로 간주될 수 있다. 종속변수는 관심이 있는 결과이다. 다른 말로 건강상태, 보건의료 서비스의 이용과 입원비 등과 같은 특성, 노출(exposures) 또는 연구될 개입에 대한 반응으로 변화를 기대할 수 있는 변수이다. Armitage(2005)에 의해 사용된 변수들은 다음과 같다.

- 자가-보고 신체활동은 지난 3개월 동안 참가자들이 신체활동에 얼마나 많이 참여했는가에 대한(전혀 안함부터 자주까지 7점 척도로 평점된) 참가자들의 자가-보고로 정의된다.
- 인지한 행동 통제는 네 개의 리커트 척도(Likert scale) 항목에 대한 평균 응답으로 정의한다(응답은 1점부터 7점이고 점수가 높을수록 인지된 행동 통제가 더 많은 것을 나타낸다).
  1. 신체활동에 참여할 수 있는 정도는 얼마인가? (할 수 없음-할 수 있음)
  2. 규칙적인 신체활동에 참여할 수 있다고 확신하는가?(전혀 확신하지 않음-매우 확신함)
  3. 규칙적인 신체활동에 참여할 능력을 가지고 있다고 믿는가?(전혀 안 믿음-완전히 믿음)
  4. 규칙적인 신체활동에 참여할 때 느끼는 개인적 통제의 정도는 어떠한가?(전혀 통제되지 않음-완전히 통제됨)

연구설계의 기술

모든 연구계획은 자료가 어떻게 수집될 것인가(예, 연구설계)에 대한 기술이 반드시 포함되어야 한다. (기존 자료인) 2차 자료(secondary data)가 사용된다면 자료수집 과정이 자세히 기술되어야 한다. 이 경우에 어떻게 자료가 수집되었는가의 요약이 원 자료(original data)에 대한 참고문헌과 함께 제공되어야 한다. 그러나 원 자료를 수집할 때 연구계획은 어떻게 자료를 수집하였는가에 대하여 정확하고 자세하게 기술하여야만 한다. 더 많은 자세한 정보를 얻기 위하여 기준 참고문헌이 도움을 줄 수 있을 것이다(Babbie, 2007; Cook and Campbell, 1979; Polit and Beck, 2008).

연구설계(research design)는 결과에 대한 신뢰도(reliability)와 타당도(validity)를 최대화하고 바이어스(bias)나 오류(error)를 최소화시키는 연구 수행의 예술이자 과학이다. 또한 연구설계는 종속변수와 독립변수 사이의 관련성을 가능한 한 확실하게 기술할 수 있도록 한다. 추가적으로 연구설계의 형태는 자료를 조사하기 위하여 어떤 형태의 통계분석을 사용할 것인가를 결정할 수 있도록 한다. 각 통계 방법은 자료에 대한 가정을 가지고 있고, 좋은 연구계획은 자료가 이러한 가정들을 충족하는 정도를 최대화한다. 이러한 가정들에 대한 자세한 내용은 통계 방법을 설명하는 이 책의 뒷부분에서 설명한다. 연구설계의 선택은 여러 요인에 의존한다. 이 요인들에는 문제의 형태, 연구 환경과 이용 가능한 자원 등이 포함된다. 보건의료 서비스에서 흔히 사용되는 연구설계는 관찰연구(observational studies), 준-실험연구(quasi-experimental studies)와 실험연구(experimental studies)이다.

관찰연구설계

관찰연구(observational studies)는 현상을 단순히 관찰하는 것이고 어떤 개입(intervention)도 일어나지 않는다. 관찰연구는 연구목적이 기술적이고 가설이 설명적인 경우에 적합하다. 또는 연구되어야 할 노출에 조작을 할 수 없을 때, 예를 들어 노출이 잠재적으로 해로워 윤리적으로 연구 참가자들을 실험연구에 할당할 수 없을 때 적합하다. 관찰연구의 세 가지 중요한 형태는 단면 연구(cross-sectional study), 환자-대조군 연구(case-control studies)와 "코호트 연구(cohort studies)"로 불리는 장기관찰 연구(longitudinal studies)이다.

단면 연구(cross-sectional studies)는 한 시점에서 연구 참가자들의 현재 결과 상태와 노출 상태에 대한 자료를 수집한다. 연구 참가자들(표본, sample)은 모집단(population)으로부터 무작위로 뽑힐 수도 있고, 연구가 기존 집단(intact group)이나 (지역사회 센터의 일원과 같은) 편의표본(convenience sample)을 이용할 수 있다. 단면 연구는 시간적 순서, 다른 말로 어떤 변수가 먼저 일어났는가에 대한 간접적 증거만을 제공한다. 시간적 순서를 결정할 수 없기 때문에 단면 자료의 분석으로부터 인과성은 기술할 수 없다. 단면 연구로부터 추정된 원인이 추정된 결과에 선행하는가를 알 수 없다.

환자-대조군 연구(case-control studies)는 연구 참가자들의 현재 결과 상태(예, 연구될 건강 결과를 가지고 있는지 가지고 있지 않은지)와 과거 노출 상태에 대한 자료를 수집한다. 환자-대조군 연구는 추정된 원인이 추정된 결과를 선행한다는 일부 증거를 가지고 있지만, 가능한 과거 노출에 대한 회상으로 인하여 대부분의 연구자들이 환자-대조군 연구로부터 인과성을 기술하는 것을 피한다. 대신에 인과성(causality)보다는 연관성(association)으로 결론을 내린다.

전향적 연구(prospective studies) 또는 코호트 연구(cohort studies)라고 불리는 장기관찰 연구(longitudinal studies)는 두 시점 이상에서 자료를 수집하도록 설계되었다. 미래의 결과를 확인하기 위하여 연구 참가자들을 추적한다. 장기관찰 연구는 추정된 원인(노출, exposure)이 추정된 결과 이전에 일어나는 것이 명확하기 때문에 단면 연구나 환자-대조군 연구보다 인과성에 대해 더 강한 증거를 제공하는 것으로 생각된다. 그러나 장기관찰 연구에서조차도 발견된 결과는 연관성에 대한 설명일 수 있다. 그러므로 다른 관찰연구와 마찬가지로 결론은 일반적으로 인과성보다는 연관성으로 기술된다.

준-실험연구설계와 실험연구설계

준-실험연구설계(Quasi-experimental study de-sign)와 실험연구설계(experimental study design)는 연구자가 실험에서 행위자(agent)라는 점에서 관찰연구설계와는 차이가 있다. 이 두 형태의 연구설계는 (시간에 따라 연구 참가자를 추적하는) 전향적인 설계이고 적어도 두 시점에서 측정이 이루어진다. 일반적으로 사전검사(pre-test) 또는 시작시점(baseline) 측정과 사후검사(post-test) 측정. 두 형태의 연구설계는 처리(treatment) 또는 특정 형태의 개입(inter-vention)이 연구 참가자들의 일부에게 이루어지고, 개입을 받지 않은 비교 집단(즉, 대조군)을 갖는다. 연구가 추적되는 동안에 이 두 집단의 관심이 있는 결과를 비교한다. 두 집단 사이의 결과에 대한 어떤 차이는 처리에 기인할 수도 있다. 통제 실험(controlled experiments)은 관심이 있는 모집단으로부터 연구대상자를 무작위로 뽑을 수 있고 연구될 개입에 대하여 무작위로 할당할 수 있다. 다시 말해 각 연구 참가자들은 연구 처리를 받을 동일한 기회를 갖는다.

준-실험설계는 무작위 추출(random selection)이나 연구 개입에 대한 무작위 할당(random assign-ment)이 이루어지지 않는다. 실험설계는 실험자가 바이어스(bias)와 무작위 오차(random error)에 대한 외적 요인을 통제할 수 있다는 점에서 준-실험설계와 차이가 있다. 바이어스와 오차는 결과에 대한 타당도(validity)와 신뢰도(reliability)의 문제를 불러일으킨다. 실험연구로부터의 증거는 준-실험연구나 관찰연구보다 더 강력하다고 여겨진다.

Armitage의 연구(2005)에 기초한 연구설계에 대한 간략한 설명은 다음과 같다.

- 이 연구는 새로 문을 연 피트니스 센터의 성인 고객에 대한 장기관찰 연구이다. 새로운 회원이 연구의 참여를 위해 초대되었다. 연구 참여에 동의한 사람들이 시작점에서 자가-관리 설문지를 작성하였고 3개월 후에 동일한 설문지를 작성하였다.

표본의 기술과 표본을 어떻게 구하는가에 대한 기술

연구에서 연구 참가자들이 어떻게 선정되는가에 대한 메커니즘(mechanism)은 연구설계의 대단히 중요한 부분이고, 연구계획에서 자신만의 절(section)을 가질 만큼 복잡한 주제(topic)이다. 일반적으로 연구는 전체 모집단으로부터 자료를 수집하는 것이 불가능하기 때문에 관심이 있는 모집단의 전체를 대표할 수 있는 연구 참가자 찾기를 시도한다. 예를 들어, 임신성 당뇨병을 갖고 있는 여성에 대한 정보를 얻는 데 관심이 있는 연구자들은 임신성 당뇨병을 갖은 여성을 치료한 의원으로부터만 자료를 모을 수도 있다. **표본추출**(*sampling*)은 전체 모집단을 대표할 수 있는 모집단의 일부를 선정하는 과정이다. 표본을 평가하는데 중요한 고려 사항은 표본이 연구될 모집단을 대표한다는 것에 대한 확신이다. 표적 모집단(target population)이 무엇인지 정확하게 기술하는 것이 중요하다. 표적 모집단은 연구자들이 연구 결과를 일반화하기 원하는 집단이다. 기존의 자료를 이용할 경우에도 연구계획은 사람들이 연구에서 어떻게 선정되었는가에 대한 설명을 포함하여야 한다. 또한 연구계획은 표본의 사회인구학적 특성에 대한 간략한 기술을 포함해야만 한다.

표본추출은 (표본으로 선택될 확률을 알고 있는) 무작위(random)일 수도 있고 (표본으로 선택될 확률을 알 수 없는) 비무작위(nonrandom)일 수도 있다. 비확률표본추출(nonrandom sampling)에서 편의(convenience) 또는 주관적(subjective) 판단이 표본으로 선택될 사람을 결정한다. 단점은 표본이 모집단의 모든 부분으로부터 적절한 구성원을 포함하고 있는가를 결정하기 어렵다는 것이다. 비확률표본의 형태는 편의 표본추출(convenience sampling), 눈덩이 표본추출(snowball sample), 할당 표본추출(quota sampling)과 유의 표본추출(purposive sampling)이 있다. 확률표본추출(random sampling)은 각 개인이 전적으로 우연히 선택된 모집단으로부터 연구대상자의 집단을 선택한다. 동일 확률표본추출(equal random sampling)은 모집단으로부터 각 개인은 표본으로 선택될 동일한 확률을 갖는다. 이는 "자가-가중된(self-weighted)" 표본추출로 알려져 있다. 표본이 모집단의 부분집단(sub-group)으로부터 무작위로 추출되는 좀 더 복잡한 다른 표본추출 방법이 연구에서 사용된다. 특히 국가적 조사에서 많이 사용된다. 이러한 연구들로부터의 자료는 연구에서 각 개인이 선택될 확률의 차이를 설명할 수 있는 특정 소프트웨어를 이용하여 분석된다. 모집단에 대한 확률표본(random sample)을 사용하는 것은 연구에서의 바이어스(bias)를 감소시키고 외적타당도(external validity) 또는 연구결과의 일반화(generalization)를 증가시킨다. Armitage의 연구(2005)로부터 편의 표본(convenience sample)을 이용한 표본추출에 대한 간략한 기술은 다음과 같다.

- 모든 연구 참가자들은 영국 남부에 새롭게 문을 연 한 피트니스 시설로부터 모집되었다.
- 최종적인 표본은 94명의 신규 성인고객으로 구성되었다.
- 고객의 56%는 남성이었고 평균 연령은 37.57세(범위, 18-65세)였다.

통계분석의 기술

자료에 대한 통계분석(statistical analysis)은 네 단계로 이루어진다. 첫 번째 자료는 컴퓨터의 데이터베이스(database)에 입력되어야 한다. 두 번째, 자료는 "정제(cleaned)"되어야 한다. 세 번째, 인구학적 특성에 대하여 표본을 조사하고 기술하기 위하여 기술통계량이 사용되어야 한다. 네 번째, 각 가설이 가설을 검정하기 위해 사용될 추론 검정(inferential test)과 함께 나열되어야 한다. 실제적인 검정의 선택은 자료를 수집하기 위하여 사용된 연구설계(study design), 표본수(sample size), 가설에 포함된 변수들의 측정척도(measurement scale)와 각 변수들의 분포에 의존한다. 연구계획에서 처음 선택된 검정은 변수의 속성에 대하여 더 많은 정보를 얻을 때 변경될 수도 있다.

자료 입력

자료 분석(data analysis)을 위한 첫 번째 단계는 데이터베이스에 자료를 입력하는 것이다. 사용의 편리함에 따라 변할 수 있는 많은 데이터베이스 소프트웨어가 있다. 엑셀(Excel)이나 SPSS 같은 일부 소프트웨어는 사용자가 자료를 행은 연구 참가자를 나타내고 열은 변수를 나타내는 스프레드시트(spreadsheet)에 입력할 수 있도록 한다. 부록 A는 SPSS에서 자료 입력 스프레드시트(data entry spreadsheet)를 어떻게 사용하는가에 대한 자세한 안내를 포함하고 있다.

자료 정제

자료가 데이터베이스에 한 번 입력되면 변수의 모든 값이 타당하고 사용 가능한 값인가를 확인하기 위하여 자료를 정제하여야 한다. 이 단계는 모든 변수에 대한 빈도를 구하고(제2장), 이 빈도들을 타당하지 않은 값, 일반적이지 않은 값, 많은 결측 자료(missing data)와 적절한 변동(variability)에 대해 조심스럽게 조사함으로써 완성할 수 있다. 예를 들어, 변수 성별(gender)이 남성은 0, 여성은 1을 갖는다면 성별에 대해 값 3으로 표시된 사례는 조사되고 설명되어야 한다. 각 변수의 빈도분포(frequency distribution)는 자료가 데이터베이스에 정확하게 입력되어 있는가를 확인하기 위하여 일반적이지 않은 큰 값과 작은 값을 점검한다. 예를 들어, 참가자의 체중이 890파운드라면 자료 입력 오류 때문에 실제적으로는 89파운드가 아닌지 알아보기 위하여 점검해야 한다. 일부의 경우에 자료가 입력된 서류 사본(paper copies)이 정확성(accuracy)점검을 위해 사용될 수 있다. 다른 경우에, 특히 연구 자료가 2차 자료(secondary data)라면 자료는 점검될 수 없다. 모든 타당하지 않고 범위를 벗어난 값들은 최종 자료 분석에 포함되지 않기 때문에 "체계적 결측(system missing)"으로 정의하여야 한다.

자료를 정제하는 다음 단계는 결측 자료(missing data)를 갖는 변수를 점검하는 것이다. 주어진 변수에 대하여 너무 많은 참가자들이 결측치(missing values)를 갖는다면, 변수는 사용할 수 없을 수도 있다. 추가적으로 변수들은 각 변수 내의 적절한 변동(variability)에 대하여 조사되어야 한다. 특정 변수에 대한 거의 모든 사람의 답이 동일하다면(예, 집단의

99%가 여성), 이러한 변수는 연구에서 여성 참가자와 비교할 수 있는 남성 참가자가 없기 때문에 분석에서 사용될 수 없다.

표본의 기술

자료 분석에서 두 번째 단계는 기술통계량을 이용하여 표본의 특성을 기술하는 것이다. 이는 일반적으로 연령, 성별, 인종과 교육수준 같은 표본의 사회 인구학적 특성을 나타내는 표를 생성하는 것이다. 이러한 기술은 독자들로 하여금 연구 모집단(study population)에 대한 이해를 돕는다. 핵심 독립변수와 종속변수의 전체 값과 분포가 또한 기술된다(자세한 내용은 제2장을 참고하시오).

가설을 검정하기 위하여 사용되는 추론통계량

자료 분석에서 세 번째 단계는 가설을 검정하기 위해 사용될 추론통계량을 나열하는 것이다. 각 가설에 독립변수와 종속변수를 포함하여 가설은 명확하게 기술되어야 한다. 각 가설을 평가하기 위하여 실행된 정확한 검정은 연구설계(study design), 표본수(sample size), 변수의 분포(distribution of the variables)[즉, 정규분포와 비정규분포], 가설에서 변수의 측정척도(measurement scale)[명목(nominal), 서열(ordinal), 구간(interval), 비율(ratio)]와 비교의 형태에 의존한다. 일반적으로 변수가 분포에 대한 특정 가정을 충족하지 않아도 되는 비모수 검정(nonparametric test)은 작은 수의 표본과 변수가 정규분포를 따르지 않을 때 사용된다. 반면에 특정 분포 가정을 충족할 것을 요구하는 모수 검정(parametric test)은 많은 수의 표본과 정규분포를 따르는 변수의 분석에 대하여 사용된다. 이러한 방법들이 제5장부터 제12장까지 기술되어 있다. 일부 연구계획은 교란변수(confounding variable)에 대하여 통제하고 경쟁 가설(rival hypothesis)을 제거하기 위하여 다변량 통계분석(multivariate statistical analyses)을 사용할 수도 있다. 이에 대해서는 제13장부터 제17장에서 설명한다.

가정, 제한점과 한계의 기술

모든 연구는 가정(assumption), 제한점(limitation)과 한계(delimitation)를 갖는다. 이 모든 것이 명확하게 기술되어야 한다. **가정**(*assumption*)은 진실에 대한 직접적인 증거가 없거나 잘 기록되지 않았을 때도 진실일 수 있다는 서술이다. 예를 들어, 운동 연구에서 참가자들은 자신들의 신체 활동 수준에 대하여 정직하다고 가정하였다. **제한점**(*limitation*)은 결과의 타당성을 잠재적으로 제한할 수 있는 약점(weakness) 또는 장애(handicap)이다. 예를 들면, 신체 활동 연구의 제한점은 여러 시설들의 고객을 대상으로 한 확률표본(random sample)이라기보다는 기존 집단(예, 한 피트니스 시설의 고객)을 사용한다는 것이다. 이 점은 모집단에서 다른 집단으로 일반화하는 연구의 능력을 제한한다. "실제-삶(real-life)" 결과 연구에서 일반적인 제한점은 표본에 있어 (표본이 100명의 참가자보다 적은) 작은 표본수(sample size), (연구 참여에 초대된 많은 사람들이 거절하는) 낮은 응답률(response rate), 낮은 추적률(follow-up rate), 무작위 선택(random selection)의 결여, 무작위 할당(random assignment)의 결여와 다양성(diversity)의 결여 등이다. **한계**(*delimitation*)는 연구가 의도적으로 국한시킨 경계이다(예, 신체활동 연구는 단지 성인에게만 초점을 두고 청소년이나 아동은 포함시키지 않았다).

보급 계획

연구는 연구로부터 얻은 지식을 사용할 수 있도록 보급할 때까지는 완전히 끝난 것이 아니다. 거의 틀림없이 연구 프로젝트의 가장 중요한 부분은 프로젝트로부터 얻은 지식을 공유하는 것이다. 정보는 서로 다른 많은 방법으로 공유될 수 있다. 첫 번째 가장 중요한 것은 실행된 연구가 임상 실무를 증진시킬 수 있는 사이트에서 연구 결과들을 공유하는 것이다. 결과들은 병례 검토회(grand round), 지역 컨퍼런스(regional conference)와 소식지(newsletter)를 통하여 지역사회로 더 널리 알릴 수도 있다.

　가장 높은 수준의 보급은 논문이 전문가 심사 무대(peer-reviewed arenas)에 게재되었을 때이다(제

18장). 이러한 포럼(forum)은 주 컨퍼런스(statewide conference), 국가 컨퍼런스(national conference)와 전문 저널에 전문가 심사 게재(peer reviewed publication)를 포함한다. 주 컨퍼런스(예, annual meeting of the Virginia Public Health Association)는 연구자들이 연구 결과를 포스터 형태로 발표할 수 있는 공간을 제공한다. 국가 컨퍼런스(예, annual meeting of the American Public Health Association)는 포스터, 구연발표(oral presentation)와 원탁회의(round-table)를 통해 연구를 발표할 수 있는 기회를 제공한다. 그러나 전문가 심사 저널에 게재하는 것이 연구의 결과를 가장 널리 퍼뜨리는 가장 좋은 방법이다. 대부분의 상호 전문가 저널들은 하나 이상의 전자 데이터베이스에 색인이 달려있다(예, Medline, Pubmed 또는 CINALH). 이 데이터베이스들은 대학 도서관이나 인터넷에서 쉽게 이용할 수 있다. 이러한 데이터베이스에 대한 색인은 전 세계의 수백만 명의 연구자나 정책입안자에게 연구를 이용할 수 있도록 한다.

연습 문제

비평적 사고 문제

1. 전문가 심사 연구논문을 찾아 다음을 하시오.
   a. 연구문제에 대하여 서술하시오.
   b. 사용된 이론적 모형의 이름을 주거나 전반적인 개념적 모형에 대하여 간략히 기술하시오.
   c. 중요한 연구문제를 쓰시오. 연구문제에 대한 근거는 무엇인가?
   d. 연구가 검정할 중요한 가설을 기술하시오.
   e. 종속변수와 중요한 독립변수들을 정의하시오.
   f. 연구설계에 대해 간략히 기술하시오.
   g. 표본(예, 표본수, 사회 인구학적 특성)과 표본을 어떻게 구했는지 기술하시오.
   h. 가설을 검정하기 위하여 사용된 통계량을 나열하시오,
   i. 중요한 가정과 제한점을 확인하시오.

2. 미국에서 간호, 보건전문가 또는 공중보건 실무에서 중요한 세 연구를 기술하시오.

3. 관심이 있는 주제를 선택하고 주제와 관련한 자료를 찾으시오. 자료에 의해 답을 구할 수 있는 연구문제를 서술하고 자료를 분석할 수 있도록 10-단계 연구계획을 적으시오

계산 문제

Ⅰ. SPSS에서 데이터베이스를 생성한다.
   - SPSS를 연다.
   - 변수보기(V)로 간다(스크린의 왼쪽 아래 모서리).
   - 이름(NAME) 열 아래의 필드에서 변수의 이름을 입력한다(이름은 "ID" 또는 "gender"와 같이 짧게 하라. 변수의 이름은 문자로 시작한다).
   - 유형(TYPE) 아래 필드를 클릭하고 자료 형태(예, 날짜, 숫자 또는 텍스트를 의미하는 스트링)를 선택한다. 또한 변수에 대하여 입력할 수 있는 숫자의 수(예, 너비(width)와 소수점 이하 자

리(decimal points))를 정의할 수 있다.
- 일반적으로 명목자료를 나타내기 위하여 일반적으로 숫자 코드(numeric code)를 사용한다는 것을 기억하라(예, 남성에 대해 0, 여성에 대해 1).
- 레이블(LABEL) 아래에서 변수에 대한 레이블을 입력한다(예, "participant ID number").
- 값(VALUES) 아래에 부호화된 범주 자료에 레이블을 할당할 수 있다(예, 0=남성 and 1=여성). 값 아래 필드를 클릭하면 Box가 나타나는 것을 볼 수 있다. Box를 클릭한다. 팝업(pop-up)에서 값 공간에 숫자 코드(예, 0)를 입력하고 레이블(예, 남성)을 입력한다. 그리고 추가(A)를 클릭한다. 동일한 방식으로 더 많은 변수들을 추가할 수 있다. 이 작업이 모두 끝나면 확인을 클릭한다.
- 남은 변수들에 대하여 이 과정을 반복한다.

Ⅱ. 자료 입력
- 데이터 보기(D)를 클릭하고 아래 표의 자료를 입력한다. 성별(gender)에 대하여 남성은 "0", 여성은 "1"을 준다(단어로 입력하기보다는 숫자로 입력한다).

번호	성별 (0=남, 1=여)	몸무게 (lbs/kg)	키 (inches/cm)
1	1	150/68.0	65/165.1
2	0	187/84.8	68/172.7
3	0	135/61.2	58/147.3
4	1	167/75.75	64/162.6
5	1	240/108.8	69/175.3
6	1	206/93.4	65/165.1
7	0	128/58.0	64/162.6
8	0	188/85.3	66/167.6
9	0	190/86.2	69/175.3
10	1	134/60.8	67/170.2
11	1	162/73.5	68/172.7
12	0	118/53.5	60/152.4
13	0	212/96.2	64/162.6
14	0	137/62.2	62/157.5
15	0	170/77.1	63/160.0

자료의 정리, 시각적 표현과 기술

목적

이 장을 공부한 후 다음을 할 수 있어야 한다:

1. 자료를 분석하기 위하여 사용되는 통계학의 본질, 목적과 형태를 기술한다.

2. 통계학에서 주로 사용되는 수학 기호를 인식하고 정의한다.

3. 변수의 측정척도를 정확하게 확인한다.

4. 변수의 측정척도와 사용하여야 할 올바른 통계 사이의 관계를 설명한다.

5. 자료 처리의 기본 원칙을 논의한다.

6. 빈도표, 막대그림표, 히스토그램, 줄기–잎 그림, 빈도다각형과 누적빈도다각형을 그리고 해석한다.

7. 중심경향성, 산포, 모양과 왜도의 적절한 측도를 이용하여 변수를 기술한다.

8. 백분위수의 사용을 설명한다.

통계학의 본질

통계학(Statistics)은 잘 정의된 절차를 이용하여 자료를 수집하고, 정리하고, 해석하는 응용 수학(applied mathematics)의 한 분야이다. 연구자들은 통계분석 (statistical analyses)에서 사용될 자료를 모으기 위하여 다양한 방법을 사용한다. 그러므로 연구의 근원은 모집단으로부터 뽑힌 표본으로부터 모아진 자료이다. 이러한 자료에 대한 응용 통계학(applied statistics)은 연구자가 결론을 이끌어 내고 자료가 구해진

표본에 대하여 더 많은 것을 이해할 수 있도록 한다.

통계학은 고유의 언어를 사용한다. 여기에는 공식을 표현하는 특정 기호와 수학적 표현, 서로 다른 형태의 변수들을 기술하기 위한 특정 용어를 포함한다. 이 장에서는 몇 가지 특정 용어와 기호에 대하여 소개하고 정의한다.

기술통계량에 대한 기호와 공식은 표본이나 모집단을 기술하는가에 따라 변한다. **모집단**(*population*)은 정의된 집단의 모든 구성원을 포함한다. **표본** (*sample*)은 모집단의 부분집합(subset)이다. 모집단

의 특성을 **모수**(*parameters*)라고 부르고 표본의 특성을 **표본 통계량**(*sample statistics*)이라고 부른다. 이를 구분하기 위하여 서로 다른 집합의 기호가 사용된다. 일반적으로 소문자로 인쇄된 그리스 문자가 모수를 나타내는데 사용되고, 로마자가 통계량을 나타내는데 사용된다. 더 흔히 사용되는 기호들은 표 2-1에서 볼 수 있다.

이 장에서는 기술통계량을 소개할 것이다. 기술통계량은 정보에 대하여 너무 많이 잃거나 왜곡되지 않도록 값을 요약하여 좀 더 이해하기 쉬운 용어로 변수를 기술하기 위하여 사용하는 통계량의 형태이다. 빈도표(frequency tables), 막대그림표(bar chart), 히스토그램(histogram), 백분율(percentages), 중심경향성의 측도(measure of central tendency)와 산포도(measure of dispersion)가 표본의 특성을 기술하는데 사용되는 가장 일반적인 통계량이다.

변수와 측정

자료는 연구의 중요한 재료이고 통계를 실행하기 위한 수를 제공한다. 연구자가 자료를 얻는 가장 일반적인 방법은 특정 연구문제에 답을 줄 수 있는 정보(예, 자료)를 수집할 수 있는 연구를 설계하는 것이다. 연구자는 연구에서 관심이 있는 특성에 대하여 모여진 자료를 조사함으로써 질문의 답을 찾을 것이다. 보건의료 연구에서는 일반적으로 사람이나 사건에 관련된 것일 것이다. 때로로 연구자들은 자료를 직접 모으기도 하고 다른 연구나 정부 자료를 이용할 수도 있다. 한 번 자료가 수집되면 자료는 잘 정의된 절차를 통하여 정리되고, 조사되고 해석되어야 한다.

거의 모든 양적 연구들은 추후 통계분석을 위하여 컴퓨터에 기초한 통계 스프레드시트(spreadsheet)나 데이터베이스(database)에 자료를 입력한다. 자료를 수집하고 통계 스프레드시트나 데이터베이스

표 2-1	통계학에서 사용되는 수학 기호
기호	**의미**
수학 함수	
$+$	더하기
$-$	빼기
$\times$	곱하기
$/$	나누기
Σx_i	변수 x 값의 합 ; 변수 x의 모든 값을 더한 값
Σx_i^2	x의 제곱의 합 ; 변수 x의 모든 값을 제곱한 후 더한 값
$(\Sigma x_i)^2$	x의 합의 제곱 ; 변수 x의 모든 값을 더한 값의 제곱
$<$	작다
$\leq$	작거나 같다
$>$	크다
$\geq$	크거나 같다
$=$	같다
$|x|$	x의 절대값
$p(A)$	사건 A가 일어날 확률
$p(A|B)$	사건 B가 일어났을 때 사건 A가 일어날 조건부 확률
$p(A \cap B)$	사건 A와 사건 B가 동시에 일어날 확률
$p(A \cup B)$	사건 A 또는 사건 B가 일어날 확률
통계 기호	
α	연구에서의 유의수준
p	계산된 통계량의 유의확률

(계속)

표 2-1	통계학에서 사용되는 수학 기호
기호	의미
통계 기호	
H_0	영가설
H_A	대립가설
α	가설검정에서 제1종 오류
β	가설검정에서 제2종 오류
N	모집단 수
n	표본수
f	빈도
p_i, p_{95}	i번째 백분위수, 95 백분위수
μ	모평균
$\bar{x}$	표본평균
σ^2	모분산
σ	모표준편차
s^2	표본 분산
s	표본 표준편차
CI	신뢰구간
df	자유도
χ^2	카이제곱
ρ	모상관계수
r	표본 상관계수

에 자료를 입력하고, 자료 분석이 크게 과소 추정되고 이해하기 어려울 때 자료를 준비하기 위한 계획과 시간이 필요하다. Davidson(1996)은 시작부터 자료의 구조와 흐름에 대한 통제에 대하여 이야기하였다. 이러한 점이 잘못된 자료가 잘못된 결론을 내리는 것을 제거하는데 도움을 줄 것이다. 부록 A는 SPSS에서 좋은 컴퓨터 데이터베이스를 어떻게 생성할 것인가(이 과정은 SAS와 STATA와 같은 프로그램에서도 유사하다)와 자료가 분석에 적합하도록 어떻게 정제되어야 하는가에 대한 개요를 포함하고 있다.

변수란 무엇인가?

연구에서, 관심이 있는 특정 특성이나 모수를 일반적으로 **변수**(*variables*)라고 부른다. 변수는 연구에서 서로 다른 사람, 대상과 사건에 대한 서로 다른 값을 가정할 수 있는 특성이다. 연구에서 연구 참가자들에 대한 변수의 값을 측정하고 이 측정치를 자료 집합(data set)을 형성하는 스프레드시트나 데이터베이스에 기록한다. 연구 참가자들로부터 수집된 관찰치는 변수를 기술하는데 사용된다. 예를 들어, 인구학적 변수들은 연령, 성별, 인종, 결혼 상태, 자녀 수, 교육 수준, 고용 상태와 수입과 같은 모집단과 연구 표본의 기본적인 특성을 기술한다. 이러한 변수들에 대한 관찰치는 서로 다른 원칙에 의하여 수를 할당한다. 연령은 몇 세로 측정하고, 성별은 남성과 여성으로 정의하고("0"과 "1"로 코드화할 수 있다), 소득은 1년에 번 달러로 측정할 수 있다.

특성에 대하여 변수로 고려될 수 있다는 것을 아는 것이 중요하다. 주어진 표본으로부터 모든 사람이 특성에 대하여 동일한 값을 갖지 않는다는 것이다. 예를 들어, 두 값(남성과 여성)으로 가정할 수 있는 성별은 임신한 여성의 표본을 연구할 때는 변수가 아니다. 이러한 연구에서 모든 사람은 여성이기 때문에 성별은 바뀌지 않고 상수(constant)를 가지며 변수로 고려되지 않는다.

측정 척도

넓은 의미에서 측정(measurement)은 일정한 규칙에 의하여 대상이나 사건에 수를 부여하는 것이다(Stevens, 1946; Vogt, 2005). 변수를 측정할 때 측정의 기본적인 네 가지 형태가 사용된다. 범주화(categorization), 순위 순서화(rank ordering), 구간 순서화(interval ordering)와 수량화(numeric scoring). 이러한 형태의 측정은 네 가지 측정척도(measurement scale)와 대응한다. 명목(nominal, categorization), 서열(ordinal, rank ordering), 구간(interval, interval ordering)과 비율(ratio, numeric scoring) (Babbie, 2007; Polit & Beck, 2008; Stevens, 1946). 자료를 분석할 때 첫 번째 일은 각 변수에 대한 측정척도가 무엇인가를 아는 것이다. 왜냐하면 변수의 측정척도를 아는 것은 자료를 기술하거나 묘사할 때 그리고 변수들 사이의 관계를 조사할 때 올바른 통계를 선택하는 데 도움을 줄 것이다.

척도는 오름차순으로 생각할 수 있다. 명목척도가 가장 낮은 척도이고 비율척도가 가장 높은 척도이다. 더 높은 척도로 측정된 변수는 낮은 수준의 척도로 변환할 수 있지만 그 반대는 아니기 때문이다. 예를 들어, 비율 척도로 측정된 체중(예, 파운드)은 비만과 비만이 아닌 범주로 변환할 수 있다. 그러나 체중이 범주 변수(예, 비만과 비만 아님)로 측정되었다면 비율척도로 재분류할 수 없다.

명목척도

명목척도(nominal scale)에서 숫자는 단순히 범주나 특성을 나타내는 코드로 사용된다. 그리고 범주에 순서는 없다. 때때로 명목변수는 범주변수(categorical variable) 또는 질적 변수(qualitative variable)로 불린다. 이 형태의 척도는 연구자가 사람, 사물 또는 사건의 특성에 대한 범주에 숫자를 부여한다. 이 숫자는 일반적으로 범주에 대하여 컴퓨터 기억장치에 대한 코드를 할당한다. 그러나 이 코드에 대한 숫자는 임의적이고 숫자의 순서는 범주에서 의미가 있는 어떤 순서도 나타내지 않는다. 명목변수의 예는 성별, 인종, 결혼상태, 거주지 등이다. 숫자는 서로 다르게 할당된다. 여기에서의 예를 보면, 변수의 속성을 바꾸지 않고 남성에게는 "0"을 할당하고 여성에게는 "1"을 할당하였다.

명목변수의 예 변수	값
성별	0=남성
	1=여성
인종	1=아프리카계 미국인
	2=코카시안
	3=히스패닉
	4=기타

서열척도

서열척도 변수(ordinal scale variables)는 의미가 있는 순서에 위치하는 범주를 나타내는 수로 측정한다(예, 가장 작은 값부터 가장 큰 값). 그러나 두 값 사이의 간격의 특정 크기에 대한 정보는 가지고 있지 않고 "절대 0점(true zero)"이 없다. 이 경우에 특성이 의미가 있는 방법으로 순서가 매겨지는 범주에 위치한다(즉, 수를 임의로 할당하지 않는다). 예를 들어, 군인을 가장 낮은 계급부터 가장 높은 계급까지 순위를 매길 수 있다(예, 이등병, 상등병, 병장, 중위). 그러나 상등병이 이등병보다 얼마나 큰가에 대해서는 어떤 것도 말할 수 없다. 상등병과 이등병의 간격이나 병장과 중위의 간격이 얼마인지 말하는 것 또한 불가능하다. 서열변수에서 숫자 "0"은 가능한 코드 중 하나이고 "절대 0점"은 아니다. 예를 들어, 값 "0"은 이등병의 순위, "1"은 상등병의 순위로 할당되는 방식이다. 그러나 더 큰 순위가 더 큰 값에 할당되는 한 변수에 대한 의미의 변화없이 이등병의 순위에 "10", 상등병의 순위에 "20"을 할당할 수도 있다.

모든 주관적인 평정척도(rating scale)는 서열변수로 간주된다. 만족도 척도, 고통이나 불편의 평가, 우울 등과 같은 정신적 상태를 평가하기 위한 증후군 점검표 등이 포함된다. 리커트 척도(Likert scale)에 기초한 변수도 서열변수로 간주된다. 리커트 척도 변수는 전형적으로 다음의 형식을 따른다. "다음 문장에 대하여 동의하는 정도를 1부터 5까지의 값을 부여하시오." 여기서 "1"은 '매우 동의하지 않음'이고, "5"는 '매우 동의함'이다. 응답 범주의 다른 범위('매우 좋음'에서 '매우 좋지 않음', '매우 만족'에서 '매우 불만족')를 사용할 수도 있다(Likert, Roslow, & Murphy, 1934). 리커트 척도는 1930년대 콜롬비아 대학교에서 박사학위 논문의 한 부분으로 Rensis Likert에 의하여 개발되었다. 오늘날, 리커트 척도는 건강과 관련한 많은 연구에서 흔히 사용된다. 서열변수의 값을 더하여 구한 변수도 서열변수로 간주된다(예, 리커트 척도를 통하여 나온 각각의 질문에 대한 응답을 더하여 만든 척도).

서열변수의 예	값
변수	
건강 상태	1=매우 좋음
	2=좋음
	3=보통
	4=나쁨
	5=매우 나쁨
고통 강도	1=통증 없음
	2=통증 거의 없음
	3=약간의 통증
	4=심각한 통증

구간척도

구간척도 변수(interval scale variables)는 의미가 있는 수량적 순서와 측정치의 단위가 동일한 간격을 가지고 있기 때문에 값 사이의 의미가 있는 구간을 갖는 수로 측정된다. 단위가 동일한 간격을 가지고 있기 때문에 구간변수에 대해서는 더하기나 빼기가 가능하다. 그러나 구간척도는 "절대 0점(true zero)"을 갖지 않는다. 그러므로 의미가 있는 점수의 비를 계산할 수 없다. 구간척도는 값의 순서에 대한 정보와 척도에서 서로 다른 값 사이의 차이의 크기에 대한 정보를 제공한다. 구간변수는 **연속**(*continuous*)일 수도 있고 (즉, 이론적으로 변수의 범위를 갖는 어떤 수량적인 값을 갖는다) 이산(discrete)일 수도 있다(즉, 두 점 사이에 단지 유한개의 수를 가질 수 있다).

구간척도의 좋은 예가 우울증에 대하여 타당한 선별도구인 PHQ-2(Kroenke, Spitzer, & Williams, 2003)이다. PHQ-2는 응답자에게 지난 2주 동안에 얼마나 많은 날에 (a) 기분이 가라앉음/우울함/희망이 없음을 느꼈는지, (b) 일을 할 때 즐거움이나 흥미를 거의 느끼지 못했는지, 각 질문은 (0) "전혀 없음"에서 (3) "거의 매일"까지 4점 척도로 점수화된다. 각 질문에 대한 점수를 합하면 최대 6점이 가능하다. 3점 이상의 점수를 가진 사람들은 우울증이 있는 것으로 선별된다. 6점인 사람이 3점인 사람보다 두 배 더 우울하다고 말할 수는 없다. 구간척도의 다른 예는 SAT, GRE, MCAT와 LSAT를 포함한 대부분의 표준화된 교육 시험점수이다.

비율척도

비율척도 변수(ratio scale variables)는 의미가 있는 수량적 순서를 갖고 수 사이에 동일한 간격을 가지고 있으며, 임의적이지는 않지만 속성에 의해 결정된 "절대 0점(true zero)"을 갖는다. 대부분의 생의학적 변수들(즉, 체중, 신장, 혈압과 맥박)은 비율척도이다. 비율척도는 절대 0점을 가지고 있기 때문에 현상이 측정되지 않은 것을 표현할 수 있고 변수의 측정을 0에서부터 정확하게 할 수 있다. 예를 들어, 환자의 체중이 172파운드라면, 환자가 체중을 잴 때 척도는 "-5"가 아니라 "0"에 균형이 맞추어져 있다는 것을 가정한다. 비율변수는 **연속**(*continuous*)일 수도 있고 (즉, 이론적으로 변수의 범위를 갖는 어떤 수량적인 값을 갖는다) 이산(discrete)일 수도 있다(즉, 두 점 사이에 단지 유한개의 수를 가질 수 있다).

비율척도에 대해서는 모든 수학적 연산(더하기, 빼기, 곱하기와 나누기)이 가능하다. 그러므로 200파운드인 사람은 100파운드인 사람보다 두 배 무겁다고 말할 수 있다. 비율척도 변수의 또 다른 예는 연령, 수입과 자녀수이다. 구간변수와 비율변수의 차이는 흥미롭지만 이 교재의 목적에 대해서는 두 형태의 변수들은 통계검정을 위한 가정이 충족될 때 자료를 분석하는데 있어 동일한 방법으로 처리된다는 것이다.

측정 척도에 대한 고려

연구자들은 연구변수가 서열, 구간과 비율변수로 분류될 때 연구변수의 측정 척도에 대하여 아주 명확하게 할 필요가 있다(Burns & Grove, 2001). 측정변수가 심리사회적 척도, 심리적 재고 또는 지식에 대한 시험으로부터 구해졌을 때에는 측정에 대한 변수의 수준에 대한 의견의 차이가 있을 수 있다. 이러한 많은 척도들이 임의적인 0점이 검사 개발자에 의해 결정된다. 이러한 척도들은 인치(inches)나 피트(feet)처럼 표준화된 측정과 비교할 수 있는 받아들일 만한 측정 단위를 갖지 않는다. 기술적으로 이러한 변수들은 본질적으로 서열(ordinal)이다. 그러나 실무에서 연구자들은 구간 척도나 비율척도로 생각하기도 한다. 이 점이 오랫동안 연구문헌에서 논쟁이 많은 이슈가 되어왔다. Gardner(1975)는 초기 문헌에서 이러한 논쟁을 검토했고, Knapp(1990)가 더 최근 문헌에서 다루었다. 측정에 대한 원래 논문(1946)과 이후 논문(1968)에서 Stevens는 서열척도를 구간척도나 비율척도로 처리하는 것은 기술적인 규범을 위반하는 것일 수도 있지만 많은 경우에 결과는 사용될 수 있다. 더 최근에 Knapp(1990, 1993)와 Wang, Yu, Wang, and Huang(1999)은 이와 같은 고려를 측정 관점, 서열척도를 구성하는 범주의 수, **의미있음**(*meaningfulness*)의 개념, 허용되는 통계량에 대한 측정 척도의 적합성이 변수를 서열변수 또는 구간변수로 처리할 것인가를 결정하는데 중요할 수 있다고 지적하였다.

연구변수에 대해서는 가장 높은 측정 수준으로 자료를 수집하는 것이 가장 좋다. 왜냐하면 높은 수준의 측정은 연구자가 더 많은 수학적 연산을 할 수 있고, 측정에서 좀 더 높은 정확성(precision)을 얻을 수 있기 때문이다. 구간변수나 비율변수는 서열변수나 명목변수로 변환할 수 있다. 예를 들어, 혈압계로 측정한 확장기 혈압(diastolic blood pressure)은 비율변수이다. 그러나 연구목적에 따라 비율변수로 기록된 혈압을 통제할 수 있는 혈압과 통제할 수 없는 혈압을 갖는 명목변수로 쉽게 변환할 수 있다. 혈압을 비율변수로 수집했을 때 연구자는 혈압을 비율변수 또는 명목변수로 조사할 것인가를 선택할 수 있고, 다른 질문에 답하기 위하여 두 경우 모두를 결정할 수도 있다. 그러나 높은 수준의 변수를 낮은 수준의 변수로 변환하는 생리학적

기저(physiological basis)가 존재하지 않을 때 구간변수나 비율변수를 낮은 수준의 명목변수나 서열변수로 변환하는 것은 현명하지 않을 수 있다. 왜냐하면 정보의 손실을 가져올 수 있기 때문이다. Cohen(1983)은 이분화(dichotomization)의 결과로 측정의 질적 저하의 양을 설명하였고, 연구자들에게 원래 측정 정보를 모두 사용할 것을 충고하였다.

기술통계량과 시각적 표현의 사용

기술통계량은 자료를 기술하고 요약하는 데 사용된다. 기술통계량은 개인 측정치의 집단을 좀 더 의미가 있도록 만드는 하나 이상의 요약으로 결합하도록 한다. 원 자료(개인 측정치)를 갖는 스프레드시트를 단순히 살펴보는 것보다는 그래프나 그림표(chart)를 살펴봄으로써 변수의 본질을 이해하는 것이 더 쉽다. 변수를 기술하기 위하여 자료를 표현하고 정리하는 일반적인 세 가지 방법은 빈도분포, 그래프 형태의 표현과 기술통계량이 있다. 이런 식으로 자료를 표현하는 목적은 각 변수에 대하여 다음의 네 가지를 이해하는 데 도움을 준다. 변수의 중심경향성(central tendency), 산포(dispersion), 모양(shape)과 이상점(outliers).

기술통계량은 변수를 측정한 자료의 중심경향성, 산포와 모양을 이해하는데 도움을 준다. 중심경향성의 측도는 분포의 중앙을 가장 잘 대표하는 값이다. 중심경향성의 측도는 가장 전형적인 값에 대한 정보를 제공한다. 평균(mean), 중위수(median)와 최빈수(mode)는 모두 중심경향성의 측도이다. 산포도(measure of dispersion)는 변수의 값이 중심경향성의 측도로부터 어느 정도 퍼져 있는가를 나타낸다. 표준편차(standard deviation, SD), 사분위수 범위(interquartile range, IQR)와 범위는 모두 산포도이다. 비대칭성(asymmetry)인 왜도(measure of skewness)와 분포가 얼마나 뾰족하거나 평평한 정도를 나타내는 첨도(measure of kurtosis)는 분포의 모양과 (이장의 뒷부분에서 자세히 설명할) 종-모양의 정규곡선(normal bell-shaped curve)으로부터의 편차 정도를 이해할 수 있도록 한다.

그래프 형태의 표현(graphical display)은 분포의

모양을 이해하고, 이상점(outliers)을 살펴보고, 분포의 중심경향성과 산포를 시각적으로 볼 수 있도록 한다. 이 모양은 변수의 값이 중심경향성의 측도 주변으로 (대칭적으로 또는 비대칭적으로) 어떻게 분포하는가를 설명한다. 예를 들어, 정규분포를 따르는 자료는 "종-모양(bell shaped)" 곡선의 특성을 가질 것이다. 이상점은 자료의 형태에 적합하지 않은 나머지 값들이다. 이상점은 자료의 값에 비해 아주 큰 값이거나 아주 작은 값이다. 이상점은 일반적이지 않은 값이기 때문에 쉽게 눈에 띈다. 분포의 모양은 전형적으로 히스토그램(histogram) 또는 줄기-잎 그림(stem-and leaf plot)과 같은 그래프 형태를 사용하여 시각적으로 표현한다.

연구문제

기술통계량은 연관성(association)이나 인과성(causality)에 대한 서술을 하지 않고 단순히 현상을 기술하기 위하여 구해진다. 건강관련 연구에서 이러한 연구들이 사회의 서로 다른 부문에서 건강상태를 기술하기 위하여 구해진다. 다음의 연구들이 실무에서 기술통계량을 사용하는 예를 보여 준다. 첫 번째는 노인에 있어서 만성질환 상태에 대한 연구이고, 두 번째는 심장병의 자연적 진행에 대한 연구이다. 전반적으로 이 두 연구에서 기술통계량의 사용은 독자들이 연구에서 초점을 둔 모집단을 더 잘 이해할 수 있도록 한다. 기술통계량은 또한 독자들로 하여금 각 모집단에서 연구될 건강상태에 대한 정보를 제공한다.

노인에 있어 만성질환 상태의 비율에 인종적 차이가 있는가?

Center on an Aging Society at Georgetown University로부터의 보고서에서 연령과 인종에 따른 환자의 만성질환 상태의 비율을 조사하기 위하여 기술통계량이 사용되었다(Center on an Aging Society, 2004). 미국에서 문화적으로 익숙한 진료를 제공하기 위하여 보건의료 전문가가 증가하는 다양한 사회에 도전하고 있기 때문에 보건의료 제공자가 서로 다

른 문화 집단(예, 연령, 인종과 종교)의 일원이 어떻게 건강에 영향을 받을 수 있는가를 이해하는 것은 중요하다. 이 연구에서 만성질환 상태의 비율은 백인(64%)이나 아시아계 미국인(42%)보다 아프리카계 미국인(77%)과 라틴계 미국인(68%)에서 더 높다는 것을 발견했다. 추가적으로 이 보고서는 소수 인종의 노인들이 1차 진료와 건강보험을 더 적게 가지고 있다는 것을 발견했다. 미국 노인에 대한 이 자료들은 미국에서 건강에 대한 격차와 보건의료의 접근성을 설명하고자 하는 건강과학 연구자들, 보건의료 제공자들과 교육자들에게 자료를 제공한다.

심혈관 질환이 무증상 모집단에서 어떻게 진행되는가?

기술통계량을 이용한 또 다른 예제는 Pittsburgh Health Heart Project에 기초한 논문에서 찾을 수 있다. 이 프로젝트는 무증상 심혈관 질환의 진행을 조사하기 위하여 3년 동안 무증상의 지역 거주 성인들을 추적 관찰하였다. 저자들은 시작시점과 추적 관찰한 시점에서 모집단을 기술하기 위하여 기술통계량을 사용하였다. 시작시점에서 연구 참가자들의 약 절반(50.9%)이 여성이었고 13%가 백인이 아니었다. 그리고 평균 연령은 60.1세(표준편차, 4.6세)이었다. 시작시점에서 위험요인에 대한 정보 또한 제공되었다. 시작시점에서 연구 참가자들의 9.7%가 흡연하였으며, 평균 체질량 지수(body mass index, BMI)는 27.5 kg/m², 평균 수축기 혈압(systolic blood pressure)은 121.8 mmHg(표준편차, 9.6)이었다. 3년간 추적 관찰한 후에 평균 수축기 혈압은 118.9 mmHg(표준편차, 9.1)이고 평균 체질량 지수는 0.2 kg/m² 증가하였다(Stewart et al., 2006). 연구자들은 위험요인(risk factors)이 시간에 따라 어떻게 변화하는가를 보기 위하여 3년간 추적 관찰한 자료를 원 자료와 비교하였다.

자료를 기술하기 위한 시각적 표현의 사용

자료의 요약은 빈도표(frequency table)나 그림표

(chart)로 표현할 수 있다. 빈도표는 두 가지 중요한 이점을 제공한다. 빈도표는 이해하기 더 쉽게 자료를 압축하고(Morgan, Reichert, & Harrison, 2002), 요약된 형태로 많은 자세한 것을 보여준다. 그러나 빈도표는 자료에서 패턴에 대한 "그림(picture)"을 제공하는 것은 아니다. 그림표는 자료에서 분포와 패턴을 그림으로 독자에게 제공하는데 매우 효과적이다. 그러나 빈도표처럼 자세한 정보를 제공하지는 못한다(Wallgren et al., 1996). 독자들에게 빈도표와 그림표를 모두 제공하는 것은 연구로부터 자료를 더 많이 이해하는데 도움을 준다.

빈도분포표

빈도분포표(frequency distribution table)는 표 형식을 사용하여 자료를 정리하는 방법을 제공한다. 빈도분포표는 독자들로 하여금 변수의 분포에 대한 기본 특성을 빨리 이해할 수 있도록 한다. 자료가 표 형식으로 정리될 때 독자들은 관심이 있는 변수의 중심경향성, 산포와 이상점에 대한 정보를 얻는 것이 더 쉬

울 것이다. 자료가 정리되지 못하면 변수의 중심경향성, 산포와 이상점에 대한 정보를 얻는 것이 더 어려울 것이다. 예를 들어, 표 2-2는 BRFSS(the Behavioral Risk Factor Surveillance System) 조사로부터의 자료를 이용한 39명의 당뇨병 여성의 체중을 나타낸다(Center for Disease Control and Prevention, 2000). 이 자료들은 순서대로 배열되어 있다. 자료들은 순서대로 순위가 매겨져 있지만 정리되어 있지는 않다. 이 표로부터 분포의 중앙이 어디인지, 분포는 어떤 모양을 갖는지와 얼마나 많은 이상점을 갖고 있는지는 명확하지 않다.

빈도분포표는 (자료가 묶일 수 있는 정의된 한계 범위인) 계급구간(class interval)에 포함될 변수의 가능한 값, (범위 내의 수와 백분율인) 각 구간의 원빈도(raw frequency)와 상대빈도(relative frequency), 그리고 (지정된 범위까지의 누적 백분율인) 누적빈도(cumulative frequency)를 보여 준다.

표 2-3에서 볼 수 있는 빈도분포표는 표 2-2의 자료로부터 생성되었다. 표 2-3은 이러한 형식을 사용하여 자료에 대한 정보를 얻는 것이 얼마나 더 쉬운가를 설명한다. 변수(체중)의 전형적인 값, 변수의

표 2-2	체중의 원 자료		
번호	위치	체중(lb/kg)	체중의 제곱
1	1	101/45.8	10,201/2097.6
2	2	115/52.2	13,225/2724.8
3	3	125/56.7	15,625/3214.9
4	4	126/57.2	15,878/3271.8
5	5	130/59.0	16,900/3481.0
6	6	135/61.2	18,225/3745.4
7	7	144/65.3	20,736/4264.1
8	8	145/65.8	21,025/4329.6
9	9	145/65.8	21,025/4329.6
10	10	147/66.7	21,609/4448.9
11	11	151/68.5	22,801/4692.3
12	12	161/73.0	25,921/5329.0
13	13	161/73.0	25,921/5329.0
14	14	165/74.8	27,225/5595.0
15	15	167/75.8	27,889/5745.6
16	16	177/80.3	31,329/6448.1
17	17	178/80.7	31,684/6512.5

(계속)

표 2-2	체중의 원 자료		
번호	위치	체중(lb/kg)	체중의 제곱
18	18	180/81.6	32,400/6658.6
19	19	180/81.6	32,400/6658.6
20	20	185/83.9	34,225/7039.2
21	21	185/83.9	34,225/7039.2
22	22	185/83.9	34,225/7039.2
23	23	185/83.9	34,225/7039.2
24	24	190/86.2	36,100/7430.4
25	25	190/86.2	36,100/7430.4
26	26	195/88.5	38,025/7832.3
27	27	195/88.5	38,025/7832.3
28	28	197/89.4	38,809/7992.4
29	29	200/90.7	40,000/8226.5
30	30	202/91.6	40,804/8390.6
31	31	208/94.3	43,264/8892.5
32	32	209/94.8	43,681/8987.1
33	33	220/99.8	48,400/9960.0
34	34	230/104.3	52,900/10878.5
35	35	235/106.6	55,225/11363.6
36	36	240/108.9	57,600/11859.2
37	37	240/108.9	57,600/11859.2
38	38	265/120.2	70,225/14448.0
39	39	319/144.7	101,761/20938.1
계	39	$\Sigma_x = 7108$	$\Sigma_x^2 = 1,367,436$

산포와 이상점은 모두 명확하다. 예를 들어, 대부분의 여성들의 체중이 180와 199파운드(81.6-90.3 kg) 사이에 존재하지만 아주 동일한 수의 여성들이 이 값보다 크거나 작은 값을 갖는다. 추가적으로 적어도 하나의 이상점은 명확하다. 체중이 300와 319파운드(136.0-144.7 kg) 시이인 여성이다.

명목수준 변수(nominal level variables)에 대해서는 제한된 형태의 빈도표를 만들 수 있다. 관심이 있는 변수가 결혼 상태와 같은 명목변수라면 각각의 응답 범주에 대한 원빈도와 상대빈도를 보여주는 표가 만들어질 것이다. 표 2-4는 BRFSS로부터 39명의 연구 참가자들에 대한 결혼 상태를 기술하기 위하여 만들어진 빈도표의 예이다. 계급구간이 없으며 누적빈도는 의미가 없다. 그러므로 누적빈도는 포함하지 않는다. 예를 들어, 표 2-4로부터 누적빈도는 기혼이거나 미혼인 사람이 71.7%라고 말할 수는 있지만, 이는 유용한 값이 아니다. 그러므로 표 2-4에 누적빈도는 포함하지 않는다. 그러나 명목변수에 대해서도 하나 이상의 값이 존재한다면 범주는 자연적인 순서로 나열되어야 하고, 각 범주에 대한 빈도를 나타내야 한다.

빈도분포표 만들기

구간변수(interval variable)와 비율변수(ratio variable)에 대한 빈도분포표를 만드는 다섯 단계는 다음과 같다(일부 단계는 명목변수[nominal variables]나 서열변수[ordinal variable]에서는 적용되지 않는다).

1. 자료를 순서대로 배열한다.

표 2-3	체중의 원 자료		
체중 범위 (간격 20 lb [kg로 변환])	원빈도 (수)	상대빈도 (전체 표본에 대한 %)	누적 빈도 (누적 %)
100-119 [45.4-54.0]	2	5.1	5.1
120-139 [54.4-63.0]	4	10.3	15.4
140-159 [63.5-72.1]	5	12.8	28.2
160-179 [72.6-81.2]	6	15.4	43.6
180-199 [81.6-90.3]	11	28.2	71.9
200-219 [90.7-99.3]	4	10.3	82.1
220-239 [99.8-108.4]	3	7.7	89.7
240-259 [108.9-117.5]	2	5.1	94.9
260-279 [117.9-126.6]	1	2.6	97.4
280-299 [127.0-135.6]	0	0.0	97.4
300-319 [136.0-144.7]	1	2.6	100.0
계	39	100.0	

2. 어떤 계급구간(class interval)을 사용할지 결정한다.
3. 각 계급구간의 원빈도(raw frequencies)를 구하기 위하여 계급구간으로 자료를 분류한다.
4. 각 계급구간의 상대빈도(relative frequency)를 계산한다.
5. 계급구간에 따른 값의 누적상대빈도(cumulative relative frequency)를 계산한다.

순서 배열

대부분의 자료는 정리된 방식으로 제공되지 않는다. 빈도분포표를 만드는 첫 번째 단계는 순서배열(ordered array)을 만드는 것이다. 순서배열은 당뇨병 여성의 체중 자료에서 했던 것처럼 단순히 가장 작은 값부터 가장 큰 값까지 순서를 매기는 것을 의미한다(표 2-2).

표 2-4	결혼 상태	
상태	원빈도	상대빈도
기혼	21	53.8
미혼	7	17.9
이혼 또는 별거	11	28.2
계	39	100.0

계급구간

계급구간(class intervals)은 수량 자료(numeric data)를 범주(categories)로 묶는 것이다. 이 범주들은 동일한 길이(equal length)이고 상호배반(mutually exclusive)이고 전체적(exhaustive)이다. 이는 각 자료가 단지 하나의 계급구간에 포함되고(즉, 계급구간은 겹치지 않는다), 모든 자료를 설명하기에 충분한 계급구간을 갖는다는 것을 의미한다. 구간의 폭과 수에 대한 선택은 관심이 있는 변수에 크게 의존한다. 일반적으로 계급구간은 변수에 대하여 의미가 있어야 한다. 5에서 10 단위의 구간 폭(interval width)이 많이 사용되지만 변수의 기대되는 범위에 의존할 수도 있다. 5보다 작거나 15보다 큰 계급구간을 사용하는 것은 일반적이지 않다. 다시 말하지만 사용되는 정확한 수는 계급구간을 표현할 변수에 의존할 것이다.

계급의 수에 대한 권고에는 차이가 있다. Glass & Hopkins(1996)는 많은 수의 관찰치에 대하여 20개에서 30개까지의 구간을 제안하였다. Freedman, Pisani, Purves, and Adhikari(1991)는 10개에서 15개의 계급을 제안하였고, Ott and Mendenhall(1990)은 5개에서 20개의 계급을, Freund(1988)는 6개에서 15개의 계급을 제안하였다. 그러므로 변수의 빈도분포에서 구간의 수를 결정하는 것은 연구자의 몫이다.

일반적으로 대상으로 삼은 청중에 대하여 점수의

분포에 대한 중요한 특성을 가장 잘 표현할 수 있는 군집화(clustering)가 중요한 고려사항일 것이다. 너무 적거나 너무 많은 계급은 빈도분포의 중요한 특성을 명확하게 하지 못할 것이다. 변수를 묶음으로써 자세한 내용을 일부 잃을 수도 있지만 분포의 군집화(clustering)와 모양(shape)에 대한 정보를 얻을 수 있다.

위의 예(표 2-3)에서 사용된 계급구간은 전체 11개의 계급구간을 갖고 폭이 각각 20파운드이다. 이 구간들은 전체를 이루고(exhaustive) 상호배반(mutually exclusive)이다. 모든 자료를 포함할 수 있는 충분한 구간이 있고(exhaustive) 구간들은 전혀 겹치지 않는다(mutually exclusive). 첫 번째 계급구간은 100에서 119 lb(45.4~54.0 kg), 두 번째 계급구간은 120에서 139 lb(54.4~63.0 kg)이다.

원빈도

빈도표에 남아있는 열은 요약 정보를 제공한다. 빈도표의 두 번째 열은 원빈도(raw frequency) 열이다. 이 값은 주어진 구간에 포함된 사례의 실제적인 수이다. 예를 들어, 180에서 199 lb의 체중을 갖는 연구 참가자가 11명이면 숫자 11이 계급구간 180에서 199 lb의 다음 열에 원빈도로 배치된다. 원빈도 열의 마지막 아래까지의 합은 전체 표본수(즉, 39)이다.

상대빈도

빈도표의 세 번째 열은 상대빈도(relative frequency) 열이다. 이 열에서 각 계급구간에 포함된 사례들의 백분율(percentage)이 계산된다. 예를 들어, 계급구간 180에서 199 사이의 상대빈도는, 즉 전체 표본의 28.2%이다. 상대빈도 열의 가장 아래까지의 합은 상대빈도의 합을 나타내는 100이다(즉, 사례의 100%).

누적상대빈도

빈도표의 네 번째 열은 누적상대빈도(cumulative relative frequency)이다. 이 열에서는 가장 작은 값으로부터 계급구간의 상한의 값까지의 표본에 대한 백분율이 계산된다. 예를 들어, 219 lb보다 작은 체중을 갖는 표본이 82%이기 때문에 계급구간 200에서 219의 누적상대빈도는 82%이다. 누적상대빈도 열은 백분위수(percentile)를 계산할 때 유용하다. 이에 대해서는 이 장의 뒷부분에서 설명할 것이다.

명목변수와 서열변수의 요약

위의 많은 고려 사항들이 (명목 또는 서열인) 범주변수(categorical variable)에 적용할 수 있다. 그러나 범주변수에 대해서는 계급구간을 갖지 않을 것이다. 대신에 첫 번째 열에 각 범주의 이름을 배치한다. 범주의 자연적인 순서나 집단이 있다면 범주는 순서에 따라 정리할 수 있다. 두 번째 열은 원빈도가 보고되는 곳이다. 이어서 의미가 있다면 상대빈도와 누적상대빈도가 따라온다.

함께하기: 연구보고서에 대한 표 만들기

표의 특정 내용은 요약하고자 하는 변수나 검정하고자 하는 가설(hypothesis)에 의존하여 바뀔 것이다. 주목할 만한 중요 사실에 대해서만 표를 사용하는 것이 현명하다. 자료를 분석하는 동안 연구자에 의해 조사된 대부분의 표가 저널에 게재될 필요는 없다. 결과가 말로 기술될 수 있다면 표는 필요하지 않다. 너무 많은 표는 나머지 연구보고서를 압도할 수 있다(Burns & Grove, 2001).

가능하면 표는 자가-설명될 수 있어야 한다. 표에서 패턴과 예외는 독자들에게 무엇을 했는가를 한눈에 볼 수 있도록 해야 한다(Ehrenberg, 1977). 이러한 목적을 가지고 제목은 변수, (적절하다면) 자료가 언제 어디서 수집되었는가와 표본수에 대하여 설명하여야 한다. 표의 제목은 간단명료하여야 한다. 연구보고서에서 표에 대해 요구되는 형식을 찾는다. 보고가 특정 저널에 게재하는 것이라면 최근 판의 표를 살펴본다. *Publication Manual of the American Psychological Association*(APA, 2010)과 같은 게재를 위한 표의 형식에 대한 제언을 따른다. Morgan

Box 2-1 빈도표를 만들기 위한 안내

1. 표에 너무 많은 것을 넣으려 하지 마라. 얼마나 많은 표가 포함되어야 하는가에 대한 균형을 맞추기 위하여 유사한 연구의 게재된 예를 보고 표를 만들어라.
2. 보기 편하게 하기 위하여 그리고 이해와 명료성에 도움을 주기 위하여 표를 배치할 때 효과적으로 공백을 사용하라.
3. 표와 내용은 서로 관련이 있도록 한다. 그러나 표에 표현한 모든 것이 내용에서 언급될 필요는 없다.
4. 행과 열에 순서를 주고 묶기 위하여 변수의 특성을 사용하라. 이 특성은 크기(가장 큰 값에서 가장 작은 값), 연대순(처음에서 마지막) 또는 유사성이나 비교를 보여 주는 것이다.
5. 적절하다면, 비교의 표준을 제공하기 위하여 행과 열에 요약 통계량을 갖는 표를 사용하라. 표를 만들 때 값들은 행을 따라 비교하기보다는 열에 따라 비교하는 것이 더 쉽다는 것을 기억하라.
6. 소수점의 수가 적을 때 더 쉽게 이해할 수 있기 때문에 표에서 수를 사용할 때는 소수점한 자리 또는 두 자리를 이용하는 것이 유용하다.

et al.(2002)은 표 구성을 위한 여러 원칙을 제공한다 (Box 2-1).

자료의 그림표/ 그래프 형태의 표현의 개요

(일반적으로 그림표로 불리는) 서로 다른 많은 그래프 형태의 표현이 있지만, 대부분은 선(lines), 범위(areas)와 내용(text)의 여러 기본 형식에 기초한다. 그래프 형태의 표현에는 막대그림표(bar chart), 파이그림표(pie chart), 산점도(scatter plot), 선그림표(line chart), 흐름도(flow chart)와 상자그림(box plot) 등이 있다. 그림표는 연구 후에 표로부터 얻은 자료에 대한 사실을 빨리 볼 수 있도록 한다. 그림표는 수를 기술하고 탐구하고 요약하기 위한 가장 효과적인 방법이다(Tufte, 1983). 빈도표의 시각적인 표현인 그림표는 자료를 전체적이고 위에서 내려다보는 관점에서 제공함으로써 독자들의 이해에 도움을 준다. Box 2-2는 그림표를 만들 때 마음에 담아야 할 Wallgren et al.(1996)의 일반적인 질문을 포함하고 있다.

변수에 대한 중요한 기술은 변수의 값에 대한 모양(shape)과 대칭성(symmetry)을 포함한다. 그림표

Box 2-2 그림표를 구성하기 위한 일반적 제안

- **그림표는 읽기 쉬운가?** 단순함은 좋은 그림표의 특징이다. 그림표에서 무언가를 표현하려고 하는 것은 빠르고 명료하게 눈에 띄게 하는 것이다. 그림표를 만들 때 목표 청중을 기억하라. 최소화를 위하여 격자선(grid lines)과 눈금(tick marks)을 사용하고 이상한 문자와 화려하게 장식된 패턴을 피해라.
- **그림표가 올바른 위치에 있는가?** 그림표가 토픽이 설명된 내용과 근접하게 위치하게 하라. 그림표는 잘 위치하고 있어야 한다는 것을 기억하라.
- **(색을 사용한다면) 그림표에 색을 쓰는 것이 도움이 되는가?** 색은 목적을 가지고 있어야 한다. 색은 장식의 이유로 사용되어서는 안 된다.
- **그림표가 어떤 사람들에게 관심을 받는가?** 그림표가 마지막 다이어그램을 만들기 전에 목표 집단과 일치한다고 여겨지는 사람들에게 관심을 받도록 해라. 얼마나 많은 사람들이 그림표에 대하여 인지하고 있는가에 대한 정보를 얻기 위하여 그림표에 대하여 질문해라.

는 이러한 특성을 기술하는데 도움을 주기 위하여 사용할 수 있다. 분포는 대칭적(symmetrical)이거나 (오른쪽으로 치우친, 또는 왼쪽으로 치우친) 비대칭적 패턴(asymmetrical pattern)을 가질 수 있다. 대칭 분포(symmetrical distribution)는 중심선(centerline)의 왼쪽과 오른쪽에 동일한 수의 자료를 갖는 잘 정의된 중심선 또는 중위수(median)을 갖는다. 정규분포(normal distribution)는 중요한 종-모양 대칭분포 (symmetrical, bell-shaped distribution)이다.

모든 대칭분포가 정규분포는 아니다. 예를 들면, (두 개의 정상을 갖는) 이봉 분포(bimodal distribution)는 대칭이지만 정규분포는 아니다(정규분포와 정규분포에 대한 통계적 중요성을 설명한 제3장과 제4장을 참고하시오). 그림 2-1과 같은 삼각 분포(triangular distribution)나 사각 분포(rectangular distribution)는 모두 대칭이지만 정규분포의 종형 모형의 특성을 갖지는 않는다. 건강과학 연구에서 사용

되는 대부분의 통계량에 대하여 분포의 형태(즉, 정규분포인지 정규분포가 아닌지)는 어떤 통계량이 자료를 분석하기 위하여 사용되는가를 결정한다.

일반적으로 왜도(skewness)에 대한 개념은 자료가 중심선에 대하여 어느 정도 대칭적이지 않은가의 정도를 나타낸다. 때때로 양으로 치우친 자료(positively skewed data)라고 불리는 오른쪽으로 치우친 자료(right skewed data)는 (큰 수 쪽으로 향하는) 그래프의 오른쪽으로 긴 꼬리를 갖는다. 이러한 현상은 상대적으로 적은 수의 사례가 아주 큰 값을 가질 때 나타난다. 수입의 분포는 종종 오른쪽으로 치우친다. 음으로 치우친 자료(negatively skewed data)로 불리는 왼쪽으로 치우친 자료(left skewed data)는 (작은 수 쪽으로 향하는) 그래프의 왼쪽으로 긴 꼬리를 갖는다. 이러한 현상은 상대적으로 적은 수의 사례가 아주 작은 값을 가질 때 나타난다. 두 종류의 왜도(measure of skewness)는 이 장의 뒷부분에서 자세

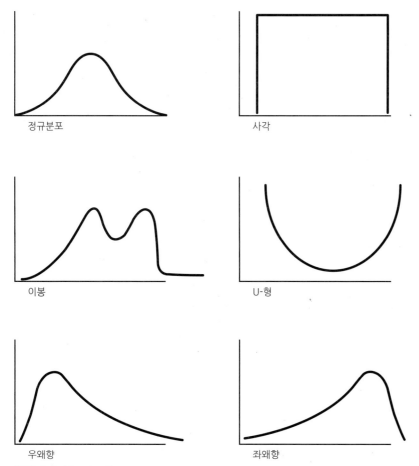

정규분포

사각

이봉

U-형

우왜향

좌왜향

그림 2-1 분포의 모양

히 설명할 것이다.

점도(kurtosis) 또한 자료의 모양을 나타내는 특성이다. 점도는 특히 마운드(mound) 또는 최빈수(mode)의 가파름(steepness) 또는 뾰족함(peakedness)을 나타낸다. 양쪽 끝이 두꺼운 넓고 평평한 마운드를 갖는 분포를 평첨(platykurtic distribution)이라고 부른다. 반면에 높은 정상과 양쪽 끝이 얇고 긴 꼬리를 갖는 분포를 급첨(leptokurtic)이라 부른다. (평첨과 급첨 사이에 있는) 중간 정도의 점도를 갖는 분포를 중첨(mesokurtic)이라고 부른다. 정규분포는 중첨 분포의 예이다.

히스토그램 만들기

히스토그램(histogram)은 구간측정척도나 비율측정척도인 변수의 분포 모양을 보여 주기 위하여 사용된 그래프 형태의 표현이다. 일부의 경우에 히스토그램은 연속적이고 다양한 범위의 값을 갖는 서열자료에 대하여 사용할 수도 있다. 히스토그램은 본질적으로 빈도분포의 시각적 표현이다. 히스토그램은 계급구간이 나열된 x-축과 원빈도 또는 상대빈도를 그린 y-축으로 구성된다. 그림 2-2는 앞에서 언급된 39명의 당뇨병 여성들에 대한 체중 자료의 히스토그램을 보여준다. 이 히스토그램은 표 2-3에 주어진 빈도분포로부터 만들어졌다.

빈도분포로부터 히스토그램을 만드는 것은 쉽다. 첫 번째, 계급구간의 값(가장 작은 값부터 가장 큰 값까지)을 x-축에 대입한다. 계급구간은 상호배반이고 전체를 포함하며 동일한 폭을 가져야 한다. 두 번째, 원빈도(또는 상대빈도)를 y-축에 대입한다. y-축의 길이는 히스토그램이 비례적으로 보일 수 있도록 대략 x-축의 2/3배 또는 3/4배 이어야 한다. 세 번째, 히스토그램의 막대를 만드는 것이 중요하다. 마지막으로, 계급구간의 올바른 수에 대한 선택은 그림 2-3에서 두 개의 히스토그램에서 보는 바와 같이 과학 못지않은 예술이다. 하나는 다섯 개의 계급구간을 사용했고 다른 하나는 20개의 계급구간을 사용했다. 막대가 너무 적다면 정보를 잃게 되고, 막대가 너무 많다면 히스토그램은 산만해 보인다. 너무 적거나 너무 많은 막대는 자료의 분포에 대한 좋은 그림을 얻을 수 없도록 한다.

빈도다각형

구간변수나 비율변수에 대한 그림표인 빈도다각형(frequency polygon)은 히스토그램과 동일하다. 그러나 좀 더 부드러워 보인다. 어떤 자료에 대하여 히스토그램과 빈도다각형은 전체 면적이 100%로 동일할 것이다. 빈도다각형은 분포의 모양에 대한 대략적인 추정치를 제공한다. 빈도다각형은 히스토그램을 이용하여 만들 수 있다. 첫 번째 각 계급구간 막대의 중앙에 점을 찍는다. 두 번째, 점들을 직선을 이용하여 연결한다. 세 번째, 자료 분포의 모양에 대한 대략적인 추정치를 남기기 위하여 히스토그램을 지운다. 서로 다른 빈도분포를 비교할 때, 때때로 히스토그램보다는 빈도다각형을 이용하는 것이 더 쉽다. 그림 2-4는 그림 2-2의 히스토그램에 근거한 빈도다각형을 나타낸다.

줄기-잎 그림

줄기그림(*stemplots*)으로 알려진 줄기-잎 그림

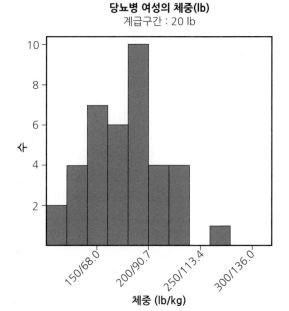

당뇨병 여성의 체중(lb)
계급구간 : 20 lb

그림 2-2 SPSS로부터 당뇨병 여성에 대한 "체중"의 히스토그램

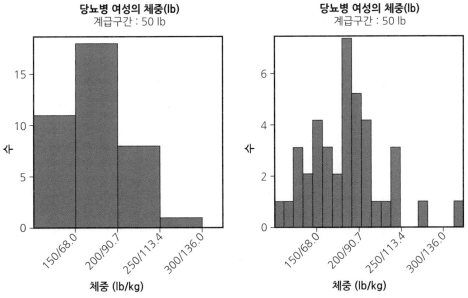

그림 2-3 체중 히스토그램의 두 가지 다른 형태

(stem-and-leaf display)은 자료를 그리는 대안적 방법이다(Cleveland, 1988). 줄기-잎 그림은 값의 범위, 자료의 중앙과 자료의 모양에 대한 정보를 제공하는 히스토그램과 유사하다. 줄기-잎 그림(stem-and-leaf plot)의 장점은 변수의 개인 값을 유지한다

는 것이다. 줄기-잎 그림은 컴퓨터나 복잡한 통계 소프트웨어가 없이도 손으로 쉽게 만들 수 있다. 줄기-잎 그림은 대규모 자료를 이용하여 만드는 것은 힘들기 때문에 (100 사례 이하의) 작은 자료에 대하여 사용하는 것이 가장 좋다.

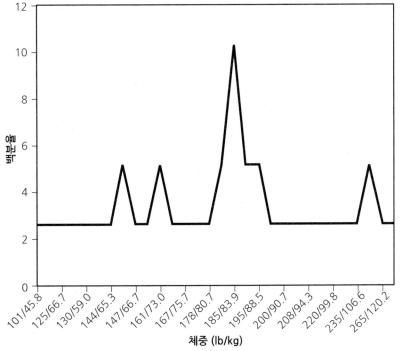

그림 2-4 체중의 빈도다각형

표 2-5	당뇨병 시작 연령에 대한 줄기-잎 그림

원 자료 : 당뇨병 시작 연령

시작 연령(세)	빈도
5	1
7	1
11	1
12	1
14	1
19	1
20	1
23	3
25	1
29	1
32	1
33	1
34	1
35	1
36	2
37	1
38	2
39	1
41	2
42	2
43	1
44	2
45	3
46	1
47	1
48	1
50	1
51	2
52	1

표 2-6	당뇨병 시작 연령에 대한 줄기-잎 그림

줄기	상대빈도
0	5 7
1	1 2 4 9
2	0 3 3 3 5 9
3	2 3 4 5 6 6 7 8 8 9
4	1 1 2 2 3 4 4 5 5 5 6 7 8
5	0 1 1 2

노트: 원 자료가 그림표 아래에 있다.

기"는 2이고, "잎"은 5이다. 줄기는 순서를 매긴 열 또는 수직 축을 형성한다. 줄기는 가장 작은 줄기를 가장 위에 가장 큰 줄기를 가장 아래에 두는 오름차순(ascending order)으로 숫자를 매긴다. 줄기는 수직선에 의해 잎으로부터 분리되고, 각 참가자의 잎의 값이 따라온다.

줄기-잎 그림의 강점은 각 참가자들의 자료가 기록된다는 것이다. 소수점을 갖는 변수를 사용할 때(예, 32.5세), 소수점은 읽기 쉽게 보이기 위하여 제거된다. BRFSS 예제에서, 연구에서 세 명의 사람이 45세의 발병 연령을 갖는다. 그러므로 값 5를 갖는 세 개의 잎이 (40을 나타내는) 줄기에 놓여진다. 표 2-6의 줄기-잎 그림으로부터 대부분의 여성들이 40대에 당뇨병으로 진단받았다는 것은 명확하다. 가장 이른 시작 연령은 5세이고 가장 늦은 시작 연령은 52세이다. 그림의 모양은 자료가 가장 늦은 시작 연령에 대하여 치우쳐 있다는 것을 보여 준다.

백분위수 순위, 누적빈도와 누적도수분포도

변수의 값에 대한 백분위수 순위(percentile rank)는 값이 놓여있는 분포에서의 위치를 보여 준다. 예를 들면, p_{50}으로 표현하는 50백분위수(50th percentile)는 이 값 아래에 자료의 50%가 있고 이 값 위로 자료의 50%가 있는 값이다. Box 2-3에서 185 lb보다 작은 값이 반이고 이 값보다 큰 값이 반이기 때문에 50백분위수는 185 lb이다. 50백분위수는 **중위수**(*median*)라고도 부른다.

BRFSS로부터 변수 "당뇨병 시작 연령"에 대한 자료와 줄기-잎 그림이 표 2-5에 나와 있다. 이 표본에서 당뇨병 시작에 대한 연령 범위는 5세에서 52세이다. 줄기-잎 그림의 "줄기(stem)"는 측정에서 하나 이상의 번호(digit)로 구성한다. 이 예제에서 "줄기"는 "시작 연령" 변수의 첫 번째 번호 또는 십 자리 수이다. 5세인 사람에 대하여 0으로부터 50대인 사람에 대해 5까지 범위를 갖는다. "잎(leaf)"은 나머지 번호로 구성된다. 예를 들면, 25세인 사람에 대하여 "줄

Box 2-3 파이그림표 만들기

파이그림표를 만들 때 Wallgren et al.(1996)은 다음을 추천하였다.

* 전반적인 개요를 제공하기 위하여 파이그림표를 사용하라. 독자들은 원으로부터 정밀한 측정치를 얻는 것이 어렵다는 것을 발견한다.

* 가능하다면 오름차순이나 내림차순으로 막대그림표에서 발견한 것과 같이 서로 다른 부분에 동일한 순서를 매긴다. 변수 사이의 순서를 유지해라.

* 각 범주의 절대적 빈도보다는 각 범주에 대응하는 백분율을 사용해라.

* 파이그림표를 12시 위치에서 시작하고 시계 방향으로 향해 읽어라.

* 주어진 파이그림표에 6개 이상의 부분을 갖지 않도록 해라. 부분이 여섯 개 이상일 때 명료성을 읽게 된다.

* 파이그림표의 의미를 손상시키지 않는 절제된 음영을 사용해라.

* 파이그림표 부분의 합이 100%가 되도록 해라.

백분위수 순위를 구하는 하나의 방법은 누적도수분포표(ogive)라고 부르는 그래프를 이용하는 것이다. 누적도수분포표는 빈도분포표로부터 누적빈도분포를 그래프로 표현한 표이다. 당뇨병 여성으로부터의 체중 자료에 대한 누적도수분포표가 그림 2-5에 나와 있다. 이 그림으로부터 25백분위수는 147 lb(66.7 kg)이고 75백분위수는 202 lb(91.6 kg)이다. 이는 147 lb와 202 lb(66.7 kg과 91.6 kg) 사이의 체중을 갖는 여성이 50%라는 것을 의미한다. 백분위수 순위는 개인 점수를 표준화 분포(standardized distribution)와 비교할 때 유용하다.

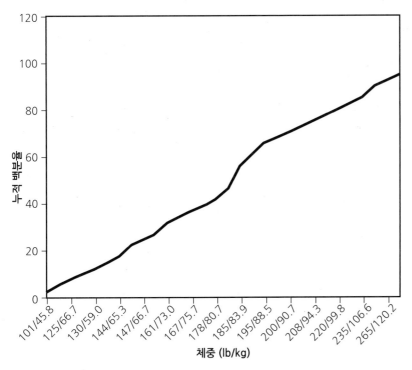

그림 2-5 체중의 누적도수분포표

체중 (lb/kg)

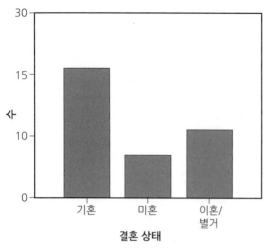

그림 2-6 연구에서 여성의 결혼 상태를 나타내는 막대그림표

막대그림표

그림표의 가장 단순한 형태인 막대그림표(bar chart)는 명목자료나 서열자료에 대하여 사용할 수 있다. 막대그림표를 만들 때, 범주 수준은 체계적인 순서에 따라 수평적으로 나열되어야 하고 수직 막대가 각 범주의 빈도나 백분율을 나타내기 위하여 그려진다. 변수의 명목 또는 서열 특성을 강조하기 위하여 공백으로 각 막대를 분리한다. 공백과 막대의 폭은 연구자의 재량이지만 한 번 선택되면 모든 공백과 폭은 동일해야 한다. 그림 2-6은 변수 "결혼 상태(marital status)"에 대한 막대그림표를 보여 준다. 이 막대그림표로부터 연구 참가자의 대부분이 결혼을 하였고, 이 수의 절반 정도가 이혼하거나 별거한 것을 쉽게 볼 수 있다.

파이그림표

막대그림표의 대안인 파이그림표(pie chart)는 질적 변수(qualitative variables)의 백분율 분포를 분할한 단순한 원이다. 만드는 것을 단순화하기 위하여 파이그림표는 1%가 원의 3.6°와 같은 전체 면적 100%를 갖는다. 파이그림표의 각 조각에 표현된 백분율을 합하면 100%(전체 파이)이다.

2007년부터 2008년 National Health and Nutrition Examination Survey(NHANES) adminstration에서 연구 참가자의 일부는 다음 질문에 답함으로써 개인의 건강상태를 측정하는 질문을 받았다. 다섯 개의 답 중 하나를 갖는 "자신의 일반적인 건강은....."이

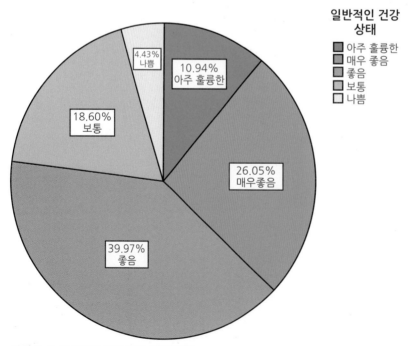

그림 2-7 NHANES 참가자들의 파이그림표

란 질문을 받았다. 다섯 개의 답은 아주 훌륭함, 매우 좋음, 좋음, 보통과 나쁨이었다. 그림 2-7의 파이그림표에 NHANES 참가자들의 자가-보고 건강상태가 요약되어 있다. Wallgren et al.(1996)로부터 파이그림표를 만들기 위한 몇 가지 제언을 Box 2-3에서 볼 수 있다.

단순 통계량을 이용한 자료의 기술

그래프 형태의 표현은 유용하지만 각 변수를 기술하기 위한 기술통계량의 사용이 중요하다. 기술통계량으로 나타낼 수 있는 네 가지 특성은 중심경향성(central tendency), 산포도(dispersion), 왜도(skewness)와 첨도(kurtosis)이다. 서로 다른 중심경향성의 측도(measure of central tendency)는 변수의 "전형적인(typical)" 값을 나타내고, 산포도(measure of dispersion)는 자료의 "퍼짐(spread)"을 나타낸다. 추가적으로 왜도와 첨도는 분포의 모양을 이해하는데 도움을 줄 수 있다. 중심경향성의 측도를 나타낼 때 올바른 산포도를 쓰는 것이 중요하다. 왜냐하면 측정치가 서로 별도로 사용되면 아무런 의미가 없기 때문이다. 흔히 사용되지는 않지만, 자료가 정규분포로부터 어느 정도 떨어져있는가를 왜도와 첨도를 이용하여 설명하는 것은 유용할 수 있다. 예를 들어, 개인 건강교육 프로그램이 두 집단에 대하여 실시된다고 하자. 참가자들의 평균 연령은 25세이다. 두 집단 모두 평균 연령이 25세이지만, 첫 번째 집단의 연령의 범위(즉, 산포 dispersion)는 5세부터 65세이고, 두 번째 집단은 18세부터 29세까지의 범위를 갖는다. 프로그램의 내용은 두 집단에 대하여 아주 다르게 보일 것이다. 집단의 대부분이 주어진 평균보다 나이가 아주 어리거나 아주 많아 자료가 왜곡되어 있다면 프로그램의 내용은 변경되어야 한다.

중심 경향성의 측도

세 가지 중심경향성의 측도(measure of central tendency)가 있다. **최빈수**(*mode*), **중위수**(*median*)와 **평균**(*mean*). 이들 각각은 관찰치가 집중되어 있는 경향에 대한 하나의 값을 제공한다. 어떤 중심경향성의 측도를 사용할 것인가에 대한 선택은 측정 척도(measurement scale)와 변수의 분포(distribution)에 따른다. 많은 경우 하나 이상의 중심경향성의 측도를 동시에 나타내는 것이 적절할 수 있다.

최빈수

최빈수(mode)는 단순히 가장 많이 나타나는 값이다. 분포에 대하여 여러 개의 최빈수를 갖는 것이 가능하다. 분포에서 모든 값이 다르다면 최빈수는 없다. 최빈수는 모든 측정 수준(명목 nominal, 서열 ordinal, 구간 interval, 비율 ratio)의 변수에 대하여 적절한 중심경향성의 측도이다. 명목변수(nominal variable)를 기술할 때 빈도가 가장 많은 범주(modal category)를 보고한다. 최빈수는 명목변수에 대하여 사용할 수 있는 유일한 측도이다. 체중에 대한 예(표 2-2)에서 185 lb(83.9 kg)가 가장 많이 일어난 값이기 때문에 최빈수는 185 lb(83.9 kg)이다. 최빈수에 대하여 보고할 수 있는 유용한 산포도(measure of dispersion)는 범위(range)이다. 명목변수라면 변수의 모든 가능한 값을 범위로 표현하기 위하여 나열하여야 한다.

중위수

중위수(median)는 분포의 중앙에 있는 값이다. "p_{50}"으로 표현되는 50백분위수(50th percentile)라고 부르기도 한다. 중위수는 분포의 50%를 포함하는 점이나 값이다. 중위수는 서열변수(ordinal variable), 구간변수(interval variable)와 비율변수(ratio variable)에 대한 중심경향성의 측도로 적절하다. 중위수를 찾는 한 가지 방법은 자료를 순서에 따라 순위를 매기고 정확하게 분포의 중앙에 있는 값을 찾는 것이다. 39명의 당뇨병 여성에 대한 예에서 중위수는 20번째 위치한 값이다. 왜냐하면 이 값보다 작은 값을 갖는 자료가 19개이고 이 값보다 큰 값을 갖는 자료가 19개이기 때문이다(표 2-2). 따라서 이 표본에 대한 중위수는 185 lb(83.9 kg)이다. 짝수 개의 자료를 갖는 분포의 중위수를 계산해야 한다면, 분포의 중앙에 위

표 2-7	38명에 대한 체질량 지수	
번호	위치	체질량 지수
1	1	18.47
2	2	19.13
3	3	20.52
4	4	21.63
5	5	22.14
6	6	23.04
7	7	25.51
8	8	26.52
9	9	26.63
10	10	26.88
11	11	27.63
12	12	28.13
13	13	28.32
14	14	28.52
15	15	28.53
16	16	28.57
17	17	29.05
18	18	29.58
19	19	29.75
20	20	29.95
21	21	30.89
22	22	31.47
23	23	31.61
24	24	31.75
25	25	31.75
26	26	33.28
27	27	33.47
28	28	33.61
29	29	33.63
30	30	34.61
31	31	34.95
32	32	35.51
33	33	35.87
34	34	36.49
35	35	36.80
36	36	37.59
37	37	38.27
38	38	44.09

치한 두 값의 평균을 이용한다. 예를 들어, 표 2-7에서 체질량 지수(BMI)에 대한 중위수를 계산할 때 38

개의 값을 가지고 있다. 체질량 지수에 대한 중위수는 19번째 위치한 값(29.75)과 20번째 위치한 값(29.95)의 평균인 29.85이다.

중위수에 대한 가장 일반적인 산포도는 범위와 사분위수 범위(IQR)이다. 중위수는 로버스트한 측도(robust measure; 예, 하나나 두 개의 극단값에 크게 영향을 받지 않는다)이고 자료가 치우쳐있거나 몇 개의 극단값을 가지고 있을 때 사용할 수 있는 좋은 중심경향성의 측도이다.

평균

평균은 분포의 산술평균(arithmetic average)이고 대부분의 사람들에게 친숙한 중심경향성의 측도이다. 평균은 구간수준이나 비율수준의 자료를 기술하는데 가장 적절하게 사용된다. 그러나 어떤 경우에는 서열자료(ordinal data)를 기술하는 데 사용할 수도 있다. 평균을 계산하기 위하여 관찰치의 모든 값을 더한 후 관찰치의 수로 나눈다. 체중 자료의 예에서 표본의 평균 체중은 182.26 lb이다.

$$\frac{7,108}{39} = 182.26 \text{ lb}$$

평균을 계산하는데 사용되는 공식은 다음과 같다.

$$\bar{x} = \frac{\sum x_i}{n} \tag{2-1}$$

$\bar{x}$는 평균, $\sum x_i$는 x의 모든 값의 합, 그리고 n은 자료의 수를 나타낸다. 평균에 대한 가장 일반적인 산포도는 표준편차(SD)이다.

평균은 몇 가지 흥미로운 속성을 가지고 있다. 평균은 분포의 모든 점으로부터의 전체 거리(각 값으로부터의 거리에 대한 합)가 가장 짧은 분포의 중심이다. 이 점을 표 2-8에서 설명하고 있다. 이 표에서는 무작위로 선택된 다섯 개의 수(4, 4, 10, 5, 7)를 보여 준다. 이 분포에서 $\sum x_i = 30$, $n = 5$, 평균은 6이고, 중위수는 5, 최빈수는 4이다. 분포의 각 값에서 평균을 뺀다면, 그 값은 각 값의 "평균으로부터의 편차(deviation from mean)"라고 부르는 값이다. 이 편차의 합은 항상 0이다. 표 2-8에서 설명하고 있는 것과 같이 최빈수나 중위수가 평균과 같을 때를 제외하고는 최빈수나 중위수로부터의 편차의 합은 0이 아니다. "평균으로부터의 편차", "평균으로부터의 편차의 제곱", "평균으로부터의 편차의 제곱에 대한 합(줄여서, 제곱합 Sum of Square)의 개념은 이 책의 전체에서 다양한 추론통계량(inferential statistics)을 설명할 때 사용된다.

평균에 대한 또 다른 특성은 동일한 모집단으로부터 확률표본(random samples)을 반복적으로 뽑았을 때, 다른 중심경향성의 측도보다 평균들 사이의 차이가 더 작을 뿐 아니라 모집단의 실제 평균과도 더 작은 차이를 갖는다. 그러나 평균은 이상점(outliers)이나 왜도(skewness)에 대하여 민감하다(예, 작은 수의 극단값이나 정규분포를 따르지 않는 분포에서 평균은 크게 바뀔 수 있다).

올바른 중심경향성의 측도의 선택

어떤 중심경향성 측도를 사용할 것인가의 문제는 측정척도가 구간 또는 비율인 변수인 경우 흔히 일어난다. 평균이 가장 일반적으로 사용되는 중심경향성 측도이다. 평균을 사용하는 이점 중 하나는 주어진 자료에서 유일하게 하나의 값을 갖는다는 것과 분포의 모든 값을 사용한다는 것이다. 그러나 평균은 아주 큰 (또는 아주 작은) 하나의 값이 평균을 크게 바꿀 수 있을 정도로 **민감한 측도**(sensitive measure)이다. 분포가 대칭적이지 않다면 평균은 분포의 중앙을 정확하게 반영하지 못한다.

중위수는 약간의 이상점이나 치우친 분포(skewed distribution)가 중위수에 크게 영향을 주지 않기 때문에 좀 더 **로버스트한 측도**(robust measure)이다. 분포가 많은 이상점을 가지고 있거나 치우쳐 있다면 중위수가 자료의 중앙에 더 근접하기 때문에 "전형적인(typical)" 관찰치의 더 좋은 측정치를 제공할 수 있다. 그림 2-8과 같이, 오른쪽으로 치우친 자료에 대하여 평균은 중위수보다 큰 값을 가질 것이고, 왼쪽으로 치우친 자료에 대해서는 평균이 중위수보다 더 작을 것이다.

최빈수에 대한 중요한 사용은 값이 하나 이상의 곳에서 집중되는 분포에서 주의하여야 한다. 중위수는 대략적인 추정치를 위하여 사용될 수 있다. 추가적으로 최빈수는 명목자료에 대하여 사용할 수 있는 유일한 중심경향성 측도이다.

분포가 유일하게 하나의 최빈수를 갖고 대칭적인 정규분포를 따를 때, 평균, 중위수와 최빈수는 동일한 값을 갖거나 아주 비슷한 값을 갖는다. 그림 2-8과 같이 치우치거나 비대칭적인 분포에 대하여 최빈수는 분포에서 가장 높은 점을 갖는 값이고, 평균은 분포의 꼬리에 위치한 극단값에 의하여 왼쪽이나 오른쪽으로 이동할 것이고, 중위수는 최빈수와 평균 사이에 위치할 것이다. 그러므로 평균이 중위수보다 크다면 분포는 평균이 몇 개의 큰 값에 의하여 오른쪽으로 치우친 **우왜향분포**(right skewed distribution)를 가질 것이다. 평균이 중위수보다 작다면 분포는 평균이 몇 개의 작은 값에 의하여 왼쪽으로 치우친 **좌왜향분포**(left skewed distribution)를 가질 것이다. Weisberg(1992)는 평균, 중위수와 최빈수가 서로 다

표 2-8   중심경향성의 측도로부터 가장 짧은 거리의 설명

값	x의 값	x = 평균	x = 중위수	x = 최빈수
1	4	4-6=-2	4-5=-1	4-4=0
2	4	4-6=-2	4-5=-1	4-4=0
3	5	5-6=-1	5-5=0	5-4=1
4	7	7-6=1	7-5=2	7-4=3
5	10	10-6=4	10-5=5	10-4=6
계	30	0	5	10

노트: 평균 = 4 + 4 + 5 + 7 + 10/5 = 6 ; 중위수 = 5, 최빈수 = 4.

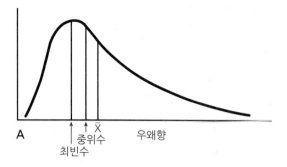

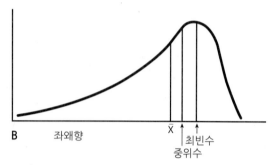

그림 2-8 왜향 분포의 평균과 중위수

른 정보를 제공하기 때문에 단지 하나의 중심경향성 측도를 선택할 필요는 없다고 지적하였다. 때때로 이러한 점이 분포의 여러 측면을 조사하는데 있어 유용하다.

산포도

변수의 산포(dispersion)는 자료에서 값의 퍼짐(spread) 또는 변동(variation)을 의미한다. 변수에 대하여 기술할 때 중심경향성 측도와 산포도(measure of spread) 모두를 기술하는 것이 중요하다. 변동 또는 산포에 대한 측도를 동반하지 않고 단지 평균만을 보고하는 것은 자료를 잘못 표현하는 방법이다. 통계학 수업에서 머리에는 오븐(oven)을 다리에는 얼음물 바구니를 가지고 있는 여성에 대한 이야기를 한다. 여성이 느끼는 감정에 대하여 질문할 때, 대답은 "평균적으로 좋게 느낀다"이다. 연구자들은 자료가 얼마나 흩어졌는가는 무시한 채 중심경향성 측도에 초점을 두는 경향이 있다. 그러나 변동은 중심경향성 측도만큼이나 중요하다(Tulman & Jacobsen, 1989). 두 자료는 동일한 평균을 갖지만 아주 다른 변동(vari-

ability)을 가질 수 있다. 분포에서 값이 비슷하다면, (작은 변동을 갖는) **동질적**(*homogeneous*)일 것이다. 분포에서 값이 비슷하지 않다면 (큰 변동을 갖는) **이질적**(*heterogeneous*)일 것이다.

산포도로 사용되는 가장 일반적인 다섯 가지는 **범위**(*range*), **사분위수 범위**(*IQR*), **분산**(*variance*), **표준편차**(*SD*)와 **변동계수**(*coefficient of variation*)이다. 어떤 산포도를 사용할 것인가는 변수의 측정척도에 따른다. 각각의 산포도들이 자료의 산포에 대하여 정보를 제공하기 때문에 하나 이상의 산포도를 보여 주는 것은 유용하다.

범위

범위는 변동의 가장 간단한 측도이다. 범위는 자료에서 가장 큰 값과 가장 작은 값 사이의 차이로 정의된다. 체중 예(표 2-2)에서 범위는 319 lb에서 101 lb(144.7 kg에서 45.8 kg) 또는 218 lb(98.9 kg)이다. 일반적으로는 범위는 가장 작은 값에서 가장 큰 값으로 보고된다(예, 101 lb부터 319 lb [45.8 kg에서 144.7 kg]). 범위는 서열변수, 구간변수와 비율변수에 대하여 적합하다. 범위는 자료에서 두 극단적인 값을 사용하기 때문에 안정적이지 않다. 예를 들어, 체중이 721 lb(327.0 kg)인 사람이 자료에 포함되어 있다면 이 한 값을 제외하고는 모든 값이 319 lb(144.7 kg)보다 작지만 범위는 721 lb부터 101 lb(327.0 kg부터 48.5 kg) 또는 620 lb(281.2 kg)이다.

사분위수 범위

사분위수 범위(IQR)는 75백분위수(75th percentiles)부터 25백분위수(25th percentiles)까지 자료의 중앙 50%이다. 사분위수 범위는 일반적으로 중심경향성 측도로 중위수가 사용될 때 보고된다. 체중에 대한 예에서 사분위수 범위는 147 lb부터 202 lb(66.7 kg부터 91.6 kg) 또는 55 lb이다. 이는 "여성의 50%는 147 lb부터 202 lb 사이의 체중을 갖는다"로 보고한다. 사분위수 범위는 서열변수, 구간변수와 비율변수에 대하여 적합하다.

표준편차와 분산

표준편차(SD)는 분산(variance)의 제곱근(square root)이고 각 값과 평균 사이의 거리에 대한 절댓값의 평균을 나타낸다. 표준편차는 평균이 중심경향성 측도로 사용될 때 산포도로 보고한다. 표준편차가 클수록 변수의 각 값이 평균에 대하여 더 넓게 흩어져 있는 것이다. 표준편차는 우선 분산(평균에 대한 편차의 제곱을 합한 값)을 계산하고 분산에 제곱근으로 구한다. 표본 분산(sample variance)은 기호 s^2으로 표시하고, 표본 표준편차(sample SD)는 기호 s로 표시한다. 표본 분산을 계산하는 두 공식이 있다. **기본 공식**(*basic formula*)과 **간단한 공식**(*shortcut formula*). 각 값의 평균으로부터의 거리, 거리의 제곱을 실제적으로 계산하고 그 값을 합하는 기본 공식이 표준편차가 무엇인가를 정확하게 이해하는 데 유용하다. 간단한 공식은 특히 큰 자료에 대하여 쉽게 계산할 수 있다.

표 2-9에서 **평균으로부터의 제곱 편차의 합**(*sum of the squared deviations from the mean*)을 어떻게 계산하는지 볼 수 있다.

$$\sum (x_i - \bar{x})^2 \qquad (2\text{-}2)$$

변수에 대한 각 참가자의 관찰된 값에서 평균을 뺀다. (양의 평균편차와 음의 평균편차가 동일하기 때문에) 평균에 대한 평균 편차(mean deviation)는 0이다. 따라서 평균에 대한 편차를 제곱한 값의 합을 대신 사용한다. 이 값을 "평균에 대한 제곱(sum of squares about mean)" 또는 줄여서 "제곱합(sum of squares)"이라고 부른다.

표본 분산에 대한 기본 공식은 다음과 같다.

$$S^2 = \frac{\sum (x_i - \bar{x})^2}{n - 1} \qquad (2\text{-}3)$$

표본 분산에 대한 간단한 공식은 다음과 같다.

$$S^2 = \frac{\sum x_i^2 - \dfrac{\left(\sum x_i\right)^2}{n}}{n - 1} \qquad (2\text{-}4)$$

기본 공식(식 2-3)에서 표본 분산은 평균으로부터의 편차를 제곱한 값을 모두 더한 값을 $n - 1$(표본수보다 하나 적은)로 나누어 계산한다. n으로 나누는 대신에 $n - 1$로 나누는 것이 이상하게 보일 수도 있지

표 2-9	단계별 계산하기 : 체중의 평균으로부터의 편차의 제곱		
번호	체중(x) (lb [kg])	평균으로부터의 편차 (x - 182.26)	평균으로부터 편차의 제곱 (x - 182.26)²
1	105 [45.8]	−81.26	6,603.19
2	115 [52.2]	−67.26	4,523.91
3	125 [56.7]	−57.26	3,278.71
4	126 [57.2]	−56.26	3,165.19
5	130 [59.0]	−52.26	2,731.11
6	135 [61.2]	−47.26	2,233.51
7	144 [65.3]	−38.26	1,463.83
8	145 [65.8]	−37.26	1,388.31
9	145 [65.8]	−37.26	1,388.31
10	147 [66.7]	−35.26	1,243.27
11	151 [68.5]	−31.26	977.19
12	161 [73.0]	−21.26	451.99
13	161 [73.0]	−21.26	451.99

(계속)

표 2-9	단계별 계산하기 : 체중의 평균으로부터의 편차의 제곱		
번호	체중(x) (lb [kg])	평균으로부터의 편차 (x - 182.26)	평균으로부터의 편차 제곱 (x - 182.26)^2
14	165 [74.8]	−17.26	297.91
15	167 [75.7]	−15.26	232.87
16	177 [80.3]	−5.26	27.67
17	178 [80.7]	−4.26	18.15
18	180 [81.6]	−2.26	5.11
19	180 [81.6]	−2.26	5.11
20	185 [83.9]	2.74	7.51
21	185 [83.9]	2.74	7.51
22	185 [83.9]	2.74	7.51
23	185 [83.9]	2.74	7.51
24	190 [86.2]	7.74	59.91
25	190 [86.2]	7.74	59.91
26	195 [88.5]	12.74	162.31
27	195 [88.5]	12.74	162.31
28	197 [89.4]	14.74	217.27
29	200 [90.7]	17.74	314.71
30	202 [91.6]	19.74	389.67
31	208 [94.3]	25.74	662.55
32	209 [94.8]	26.74	715.03
33	220 [99.8]	37.74	1,424.31
34	230 [104.3]	47.74	2,279.11
35	235 [106.6]	52.74	2,781.51
36	240 [108.9]	57.74	3,333.91
37	240 [108.9]	57.74	3,333.91
38	265 [120.2]	82.74	6,845.91
39	319 [144.7]	136.74	18,697.83
계	$\sum x_i = 7,108$	$\sum x_i - \bar{x} = 0$	$\sum (x_i - \bar{x})^2 = 71,957.44$

만, 모집단의 자료 대신에 표본 자료를 이용할 때 수학적인 필요성과 **자유도**(*degree of freedom*)라고 하는 이론적인 고려 때문이다. n - 1로 나눈 값이 모집단의 특정 수가 측정되었다는 사실을 수정함으로써 표본 분산과 표본 표준편차의 불편 추정량(unbiased estimator)을 제공한다. 세련된 수학 분석은 평균으로부터의 제곱 편차의 합을 n - 1이 아니라 단순히 표본수로 나눈다면 분산 추정치는 아주 작아질 수 있다는 것을 증명하였다. 이러한 고려는 표본수가 작을 때 좀 더 중요하게 가정된다.

Box 2-4는 기본 공식과 간단한 공식을 이용하여 표본 분산과 표본 표준편차를 어떻게 계산하는지 보여 주고 있다. 간단한 공식을 이용하기 위해서는 단지 두 개의 값만 계산하면 된다. 변수의 값을 제곱한 값의 합과 변수의 값의 합. 이 값들을 간단한 공식에 대입하면 된다. 표 2-2에서 체중에 대하여 두 값을 어떻게 계산하는지 볼 수 있다. 그리고 Box 2-4에서 이 값들을 이용하여 어떻게 표본 표준편차를 계산하는지 볼 수 있다.

평균과 마찬가지로 분산과 표준편차는 극단값에

대하여 민감하다. 예를 들어, 표 2-2에서 체중의 표준편차는 43.52이다. 그러나 체중이 많이 나가는 한 사람의 체중이 319 lb에서 400 lb(144.7 kg에서 181.4 kg)으로 바뀐다면 표준편차는 51.43으로 원래 표본 편차보다 큰 값을 가질 것이다. 그러므로 표준편차는 하나의 정점을 갖는 대칭적인 분포에서 가장 좋다. 일반적으로 평균을 사용하는 것이 적절하다면 표준편차를 사용하는 것이 적절하다.

표준편차는 종형분포(bell-shaped distribution)나 정규분포(normal distribution)라면 직접적으로 해석할 수 있다(정규곡선은 다음 장에서 자세히 설명할 것이다). 분포가 완전하게 정규분포를 따른다면 평균 ±1 표준편차 사이에 값의 68%, 평균 ±2 표준편차 사이에 값의 95%, 평균 ±3 표준편차 사이에 값의 99%가 포함된다. 예를 들어, 39명의 체중에 대한 근사적인 종형 분포에 대하여 기본 통계량을 고려해 보자. 평균 체중은 182.26 lb(82.67 kg)이고 표준편차는 43.52이다. 평균으로부터 ±1 표준편차에 속할 개인의 범위를 구하기 위하여 평균에서 표준편차를 빼서 하한(lower limit) 138.74(182.26 − 43.52)를 구하고 평균에 표준편차를 더해 상한(upper limit) 225.78(182.26 + 43.52)을 구한다. 약 69%인 39명 중 27명이 평균으로부터 1 표준편차 내(138.74와 225.78 사이)에 속한다. 이러한 사실은 체중의 분포가 정규분포에 아주 근접하고 있다는 것을 의미한다. 그러나 분포가 정확하게 대칭이 아니더라도 이 비율은 아주 잘 유지된다. Chebyshev's theorem은 이상하게 생긴 분포에서조차도 적어도 자료의 75%는 평균으로부터 2 표준편차 내에 포함될 것이라는 것을 보여 준다(Freund, 1988).

표준편차는 하나의 변수에 대한 자료의 퍼짐이나 파운드와 같은 동일한 단위로 측정된 변수들의 자료의 퍼짐을 조사할 때 유용하다. 체중과 혈당 수준과 같이 두 개의 서로 다른 변수의 변동을 비교할 때 서로 다른 단위로 측정되기 때문에 표준편차를 이용할 수 없다. 대신에, **변동계수**(*coefficient of variation*)라고 하는 단위와 상관없는 산포도가 사용된다.

Box 2-4 체중의 분산과 표준편차 계산하기

공식 $s^2 = \dfrac{\sum (x_i - \bar{x})^2}{n-1}$ 을 사용하여 다음과 같이 계산한다.

단계 1: 평균으로부터의 편차에 대한 제곱의 합을 계산한다(표 2-9).

$$\sum (x_i - \bar{x})^2 = 71{,}957.44$$

단계 2: 표본수 $n-1$로 나눈다.

$$\frac{71957.44}{39-1} = \frac{71957.44}{38} = 1893.62$$

표본 분산은 $s^2 = 1893.62$이다. 표본 표준편차(SD)는 $s = (1893.62)^{1/2} = 43.52$이다. 간단한 공식을 이용하여 다음과 같이 구할 수 있다.

$$s^2 = \frac{\sum x_i^2 - \dfrac{\left(\sum x_i\right)^2}{n}}{n-1}$$

단계 1: $\sum x_i^2$을 계산한다.

변수의 각 값을 제곱한 후 모두 더한다(표 2-9).

$$\sum x_i^2 = 1{,}367{,}436$$

(계속)

Box 2-4 체중의 분산과 표준편차 계산하기

단계 2: $\left(\sum x_i\right)^2$ 을 계산한다.

변수의 값을 모두 더한 후 제곱한다(표 2-9).

$$\left(\sum x_i\right)^2 = (7108)^2 = 50{,}523{,}664$$

단계 3: 공식에 두 값을 대입한다. n 은 연구 참가자 수이다.

$$s^2 = \frac{\left(\sum x_i^2 - \dfrac{\left(\sum x_i\right)^2}{n}\right)}{n-1} = \frac{1{,}367{,}436 - \dfrac{50{,}523{,}664}{39}}{39-1}$$

$$= (1{,}367{,}436 - 1{,}295{,}478.56) / 38$$

$$= 71{,}957.44 / 38$$

$$= 1{,}893.62$$

표본 분산은 $s^2 = 1893.62$ 이다. 표본 표준편차는 $s = (1893.62)^{1/2} = 43.52$ 이다.

변동계수 계산하기:

$$cv = \frac{s}{|\bar{x}|} \times 100$$

단계 1: 표본 표준편차를 계산한다. : $s = 43.52$

단계 2: 표본 표준편차를 평균의 절대값으로 나눈다.

$$cv = \frac{43.52\ \text{lb}}{182.26\ \text{lb}} \times 100 = 23.88\%$$

변동계수는 23.88%이다.

변동계수

변동계수(coefficient of variation)는 서로 다른 단위로 측정된 두 개 이상의 변수들의 변동을 비교할 때 사용한다. 변동계수는 표준편차와 평균의 절대값의 비(ratio)로 정의되고 백분율(percentage)로 표시한다. 변동계수는 평균에 대한 상대적인 표준편차의 크기를 나타내는 단위없는 측도이다. 체중에 대하여 변동계수는 23.88%이다. 변동계수에 대한 계산을 Box 2-4에서 볼 수 있다.

변동계수에 대한 식은 다음과 같다.

$$cv = \frac{s}{|\bar{x}|} \times 100 \qquad (2\text{-}5)$$

모평균, 모분산과 모표준편차

모집단의 자료를 가지고 작업을 할 때 평균, 분산, 표준편차에 대하여 다른 기호가 사용된다. 전체 모집단의 분산과 표준편차를 구하기 위하여 약간 다른 식이 사용된다. 모집단은 기술될 전체 집단으로 구성된다. 간호학이나 동종 분야에서 이러한 형태의 자료를 갖는 경우는 거의 없다. 보건의료 제공자에 대한 모집단 자료는 매독 감염률 또는 특정 인종에 대한 조산율과 같은 특정 보건 이슈의 영향에 대한 증거를 제공한다. 각 주에서 모집단의 건강지표로 사용할 수 있는 이러한 형태의 자료를 수집한다. 국가 규모의 자료에 대한 예는 CDC(Center for Disease Control and Prevention's)의 웹사이트(www.cdc.gov)에서 찾을 수 있다. 모집단을 기반으로 하는 자료에 대해서 **모평균**(*population mean*)에 대한 기호는 μ이고 다음과 같은 식을 사용한다.

모평균에 대한 공식은 다음과 같다.

$$\mu = \frac{\sum x_i}{n} \qquad (2\text{-}6)$$

모분산(population variance)에 대한 기본 공식은 다음과 같다.

$$\sigma^2 = \frac{\sum (x_i - \mu)^2}{n} \qquad (2\text{-}7)$$

모분산에 대한 간단한 식은 다음과 같다.

$$\sigma^2 = \frac{\sum x_i^2 - \dfrac{\left(\sum x_i\right)^2}{n}}{n} \qquad (2\text{-}8)$$

모분산의 제곱근(square root)이 모표준편차(population SD)이다.

$$\sqrt{\sigma^2} \qquad (2\text{-}9)$$

왜도 또는 대칭성

중심경향성, 변동과 더불어 **대칭성**(*symmetry*)은 분포의 중요한 특성이다. **정규분포**(*normal distribution*)는 단 하나의 최빈수를 갖는 **대칭적인 종형 분포**(*symmetrical and bell-shaped distribution*)이다. 변수의 분포가 비대칭적일 때 치우쳐 있다고(skewed)한다. 치우친 변수의 평균은 분포의 중앙이 아니고, 변수가 치우쳐 있을 때 평균과 중위수는 같지 않다. 양의 왜도(positive skewness)를 갖는다면 왼쪽에 자료가 몰려있고 분포의 오른쪽 꼬리가 아주 길 것이다. 음의 왜도(negative skewness)를 갖는다면 오른쪽에 자료가 몰려있고 분포의 왼쪽 꼬리가 아주 길 것이다(Tabachnick & Fidel, 2001). 양의 왜도를 갖는 변수의 평균은 중위수보다 클 것이고, 반대로 음의 왜도를 갖는 변수에 대해서는 평균이 중위수보다 작을 것이다.

두 자료가 동일한 평균과 표준편차를 갖지만 서로 다른 왜도(skewness)을 가질 수 있다. 여기서는 두 가지 대칭성 척도를 설명한다. 피어슨의 측도와 피셔의 측도. 연구보고서에 거의 언급되지는 않지만, 이러한 척도는 변수의 분포에 대한 대칭성의 정도를 결정하는데 있어 아주 유용하다. 연구자들은 연구 변수에 대한 빈도 분포(frequency distribution)나 기술통계량을 구할 때 생성된 통계량을 이용하여 대칭성의 측도를 계산한다.

피어슨의 왜도 계수

피어슨의 왜도 계수(Pearson's skewness coefficient)는 쉽게 계산할 수 있고 대칭성에 대한 추정치로 유용하며 다음과 같이 구한다.

$$왜도 = \frac{\bar{x} - 중위수}{s}$$

완전하게 대칭인 분포에 대해서는 평균과 중위수가 같을 것이고, 왜도는 0일 것이다. 그림 2-8에서 보는 것과 같이 분포가 양의 왜도를 가지고 있다면, 평균이 중위수보다 크고 계수는 0보다 클 것이다. 계수가 0보다 작다면 음의 왜도를 갖는 분포이고, 평균이 중위수보다 작을 것이다. 일반적으로 왜도는 -1 표준편차와 +1 표준편차 사이의 값을 가질 것이다. 이 범위를 벗어난 값은 상당히 치우친 분포(skewed distribution)를 나타낸다(Hair et al., 2009). Hildebrand(1986)는 왜도가 0.2보다 크거나 -0.2보다 작은 것은 심각하게 치우쳐 있다고 기술하였다.

표 2-2의 체중 자료에 대하여 피어슨 왜도는 (182.26 - 185.00)/43.52 = -0.06이다. 결과값 -0.06은 0과 아주 가까운 값이다. Hildebrand의 가이드라인을 이용하면 값 -0.06은 경미하지만 심각하지 않은 왜도를 나타낸다.

피셔의 왜도

피셔의 왜도 통계량(Fisher's skewness statistics)은 Hildebrand(1986)에서 찾을 수 있고 평균으로부터의 편차에 대한 3제곱(third power)에 기초한다. 대칭적인 곡선에 대하여 결과는 값이 0인 것이다. 양의 왜도를 가지고 있다면 이 곡선은 오른쪽으로 치우쳐있고 반대의 경우에는 분포가 왼쪽으로 치우쳐 있다. 표 2-2의 체중 자료에서 피셔의 왜도(skewness measure)는 0.727이다. 왜도(measure of skewness)

는 정규 곡선에 대하여 해석할 수 있다(이 개념은 다음 장에서 좀 더 설명할 것이다). 왜도를 왜도에 대한 표준오차(standard error for skewness)로 나누어 z-점수를 계산한다($0.727/0.378=1.92$). 점수의 95%가 평균으로부터 -1.96, 표준편차와 $+1.96$ 표준편차 사이에 포함되기 때문에 구한 z-점수가 1.96보다 크거나 -1.96보다 작으면 0.05 수준에서 유의하다. 구해진 값이 1.92로 1.96보다 작기 때문에 이 분포는 유의하게 치우쳐 있지 않는다는 것을 알 수 있다. 이 통계량은 편차의 세 제곱에 기초하고 있으므로 극단값에 대하여 아주 민감하다.

첨도 또는 뾰족함

피셔의 첨도

분포가 정규 곡선에 대한 종 모양을 가지고 있는지를 알아보기 위한 이 통계량은 종 모양이 얼마나 평평한지 또는 얼마나 뾰족한지를 측정한다. 평균으로부터 편차의 네 제곱에 기초한 피셔의 측도 역시 Hildebrand(1986)에서 찾을 수 있다. 그러나 계산은 짜증나는 일이므로 일반적으로 컴퓨터 프로그램을 이용하여 실행한다. 완전한 종 모양을 갖는 곡선에 대한 결과는 0이다. 첨도값이 아주 큰 양수(positive number)라면 분포는 정규분포보다 아주 더 뾰족하다(**급첨적**, *leptokurtic*). 첨도값이 음수(negative number)라면 분포는 정규분포보다 평평하다(**평탄적**, *platykurtic*). 표 2-2의 체중 자료에 대하여 첨도는 1.40이고 이 값은 0과 가까운 값이다. 이 값은 이 분포에 대한 종 모양이 정규분포라고 말할 수 있다는 것을 의미한다. 첨도를 첨도에 대한 표준오차로 나눈 값($1.40/0.741=1.89$)을 보면, 이 분포는 유의하게 뾰족하다고 말할 수 없다. 즉, 이 값은 $+1.96$보다 크거나 -1.96보다 작지 않다. 이 통계량은 편차의 네 제곱에 기초하고 있기 때문에 극단값에 대하여 아주 민감하다. 분포가 현저하게 치우쳐 있다면, 분포는 정규분포가 아니기 때문에 특별히 첨도를 조사할 필요는 없다.

SPSS에서 빈도표, 기술통계량과 히스토그램 구하기

SPSS에서 빈도, 기술통계량과 히스토그램을 구하는 방법은 Box 2-5에서 볼 수 있고, 결과물은 Box 2-6에서 볼 수 있다. 단계 1에서 자료를 SPSS 데이터 창(data window)에 입력한다. 두 변수가 있다. "Caseid"와 "Weight". Caseid는 단순히 자료에서 각 여성의 고유한 식별번호(identifier)이고 Weight는 여성이 자가-보고한 체중(lb)이다. 자료를 입력한 후에 빈도 분포, 기술통계량과 히스토그램을 구하기 위해 메뉴(menu bar)를 사용한다.

단계 2에서 메뉴(menu bar)로부터 "분석(A)", "기술통계(E)", "빈도(F)"를 순차적으로 선택한다. 단계 3에서 변수 "Weight"를 선택하고 "Variable(s)" 자리로 이동한다. 그리고 빈도 분포를 구하기 위하여 "빈도표 표시"를 체크한다.

기술통계량을 구하기 위하여 "통계(S)" 버튼을 클릭한다. 단계 4에 대한 팝업창이 나타난 후 구할 통계량을 선택한다. 이 예에서는 평균, 중위수, 최빈수, 사분위수, 표준편차, 최소값과 최대값을 구할 것이다. "합계"는 Σx_i을 구해준다. 단계 5에서 "차트"를 클릭하고 히스토그램을 선택한다.

SPSS 결과물은 첫 번째 Box에서 요구한 통계량과 두 번째 Box에서 변수 "Weight"의 모든 값에 대한 정확한 분포를 나열한다. 또 히스토그램도 제공한다. 세 중심경향성 측도는 첫 번째 Box에 있다. 체중의 평균은 182.26 lb, 중위수는 185 lb이고 최빈수는 185 lb이다. 첫 번째 Box에서 모든 산포도도 찾을 수 있다. 표준편차는 43.52 lb, 범위는 218 lb(최저 체중은 101 lb이고 최대 체중은 319 lb)이다.

SPSS에 의해 제공되는 빈도분포는 두 번째 Box(Box 2-6)에 있다. 빈도분포는 다섯 개의 열을 가지고 있다. 첫 번째 열은 실제 체중을 나열한다. 두 번째 열은 "빈도"로 표시되어 있고 원빈도를 나열한다. 세 번째 열은 "퍼센트"로 표시되어 있고 상대빈도(relative frequencies)를 나타낸다. 그러나 이 열은 계산에서 어떤 결측치(missing values)를 포함하면 상대빈도를 보고하는 데 사용할 수 없다. 네 번째 열은 "올바른 퍼센트"로 표시되어 있고 변수의 타당한 값 만에 기초한 상대빈도를 나타낸다. 이 열이 상대빈도를 보고하는 데 사용된다. 이 자료에서는 결측치가 없기 때문에 "퍼센트"와 "올바른 퍼센트"는 동일하다. 일부 참가자가 자신의 체중에 대하여 결측 정보를 가지고 있다면 사례(case)가 없을 것이다. 마지막 열은 "누적 퍼센트"로 표시되어 있고 누적빈도분포를 나타낸다. 예제에서 정확히 185 lb(83.9 kg)의 체중을 갖는 사람은 10.3%이고 185 lb 이하의 체중을 갖는 사람(누적백분율)은 전체의 59.0%이다. SPSS에서 빈도표(frequency table)는 계급구간(class intervals)을 자동적으로 나누지 않는다. 표 2-3과 같이 동일한 계급구간을 갖는 빈도표를 생성하기 위해서는 계급구간으로 집단화한 변수 "Weight"를 새로 만들어야 한다.

Box 2-5 SPSS에서 빈도표와 그래프 구하기

단계 1: 자료를 SPSS 데이터 창에 입력한다.

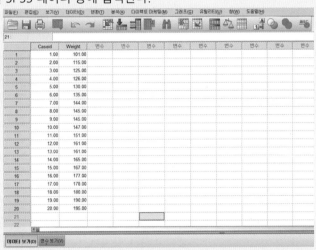

단계 2: 메뉴에서 "분석(A)"을 클릭하고 "기술통계(E)"와 "빈도(F)"를 선택한다.

(계속)

Box 2-5 SPSS에서 빈도표와 그래프 구하기

단계 3: "빈도(F)" 팝업창에서 변수 "Weight"를 "변수(V)"라고 표시된 자리로 이동한다. 그리고 "빈도표 표시(D)"를 체크한다.

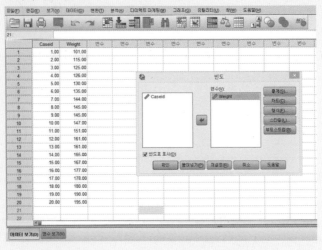

단계 4: "통계(S)" 버튼을 클릭한다. "빈도 : 통계" 팝업창에서 "백분위수 값" 아래 "사분위수(Q)"를 체크하고 "중심 경향" 아래 "평균(M)", "중앙값(D)", "최빈값(O)", "합계(S)"를 체크한다. 또한 "산포" 아래의 "표준 편차(T)", "S.E. 평균(E)", "최소값", "최대값"과 "분산"을 체크한다. 그리고 "계속" 버튼을 클릭한다.

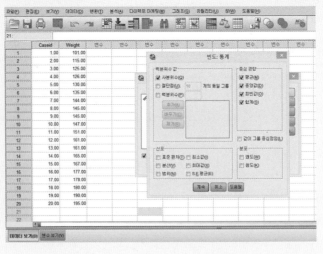

(계속)

Box 2-5 SPSS에서 빈도표와 그래프 구하기

단계 5: "빈도(F)" 팝업창에서 "차트(C)" 버튼을 클릭한다.

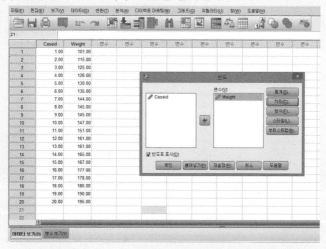

단계 6: "빈도 : 차트" 팝업창에서 "히스토그램"을 체크하고 "계속" 버튼을 클릭한다.

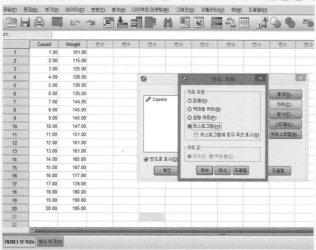

단계 7: "확인" 버튼을 클릭하면 결과물이 결과물 창(output window)에 나온다(Box 2-6).

대안으로 "붙여넣기(P)" 버튼을 클릭할 때 SPSS 구문(syntex Editor)이 활성화되고 실행하면 결과물이 결과물 창(output window)에 생성된다.

Box 2-6 빈도(F) 명령어를 이용한 빈도의 SPSS 결과물

통계

Weight

N	유효함	39
	결측값	0
평균		182.2564 [82.671]
평균의 표준 오차		6.96809
중앙값		185.0000 [83.91]
최빈값		185.00 [83.91]
표준 편차		43.51571
분산		1,893.617
최소값		101.00 [45.81]
최대값		319.00 [144.70]
합계		7,108.00
백분위수	25	147.0000 [66.6780]
	50	185.0000 [83.9145]
	75	202.0000 [91.6256]

Weight

		빈도	퍼센트	올바른 퍼센트	누적 퍼센트
유효함	101.00 [45.81]	1	2.6	2.6	2.6
	115.00 [52.16]	1	2.6	2.6	5.1
	125.00 [56.70]	1	2.6	2.6	7.7
	126.00 [57.15]	1	2.6	2.6	10.3
	130.00 [58.97]	1	2.6	2.6	12.8
	135.00 [61.23]	1	2.6	2.6	15.4
	144.00 [65.32]	1	2.6	2.6	17.9
	145.00 [65.77]	2	5.1	5.1	23.1
	147.00 [66.68]	1	2.6	2.6	25.6
	151.00 [68.49]	1	2.6	2.6	28.2
	161.00 [73.03]	2	5.1	5.1	33.3
	165.00 [74.84]	1	2.6	2.6	35.9
	167.00 [75.75]	1	2.6	2.6	38.5
	177.00 [80.29]	1	2.6	2.6	41.0
	180.00 [81.65]	2	5.1	5.1	48.7
	185.00 [83.91]	4	10.3	10.3	59.0
	190.00 [86.18]	2	5.1	5.1	64.14
	195.00 [88.45]	2	5.1	5.1	69.2

(계속)

Box 2-6 빈도(F) 명령어를 이용한 빈도의 SPSS 결과물

Weight

	빈도	퍼센트	올바른 퍼센트	누적 퍼센트
197.00 [89.36]	1	2.6	2.6	71.8
200.00 [90.72]	1	2.6	2.6	74.4
202.00 [91.63]	1	2.6	2.6	76.9
208.00 [94.35]	1	2.6	2.6	79.5
209.00 [94.80]	1	2.6	2.6	82.1
220.00 [99.79]	1	2.6	2.6	84.6
230.00 [104.33]	1	2.6	2.6	87.2
235.00 [106.59]	1	2.6	2.6	89.7
240.00 [108.86]	2	5.1	5.1	94.9
265.00 [120.20]	1	2.6	2.6	97.4
319.00 [144.70]	2	5.1	5.1	100.0
Total	39	100.0	100.0	

함께하기

결과가 다음과 같이 보고되었다. 여성의 평균 체중은 182.26 lb(82.67 kg)이고 범위는 101 lb부터 319 lb(45.8 kg부터 144.7 kg)이었다. 표준편차는 43.52 lb이고 변동계수는 23.88% 이었다. 분포에 대한 피셔의 왜도는 0.727(SD = 0.378)이고 피셔의 첨도는 1.401(SD = 0.741)이었다.

연습 문제

선다형 문제

1. 식 Σx_i^2을 가장 잘 설명한 것은?
   a. 자료에서 변수 x의 모든 제곱 값의 합
   b. 자료에서 변수 x의 모든 값에 대한 곱
   c. 자료에서 변수 x의 모든 값의 합의 제곱
   d. 자료에서 변수 x의 모든 값의 합

2. 식 $(\Sigma x_i)^2$을 가장 잘 설명한 것은?
   a. 자료에서 변수 x의 모든 제곱 값의 합
   b. 자료에서 변수 x의 모든 값에 대한 곱
   c. 자료에서 변수 x의 모든 값의 합의 제곱
   d. 자료에서 변수 x의 모든 값의 합

3. 측정에서 명목 수준은 변수의 값이 다음의 어떤 특성을 가질 때 사용하는가?
   a. 명목 수준은 의미있는 순서를 가지고 있지만, 각 값 사이의 구간의 크기에 대한 정보를 가지고 있지 않다.
   b. 명목 수준은 의미있는 순서와 의미있는 구간을 가지고 있고 실제 0값을 갖는다.
   c. 명목 수준은 의미있는 순서와 의미있는 구간을 가지고 있지만 실제 0값을 갖지 않는다.
   d. 명목 수준은 단순히 범주를 나타낸다.

4. 계급 구간(class interval)은
   a. 동일한 간격이어야 한다.
   b. 상호배반이어야 한다.
   c. 구간이 겹쳐야 한다.
   d. 단지 a와 b이어야 한다.

5. 다음 문장 중 대칭분포(symmetric distribution)를 가장 잘 기술한 것은?
   a. 대칭분포는 중앙의 왼쪽과 오른쪽에 나오는 자료의 수가 동일하다.
   b. 대칭분포는 정규분포이다.
   c. 대칭분포는 U-형 분포이다.
   d. 대칭분포는 작은 표준편차를 갖는다.

6. 왜도(skewness)는 다음을 의미한다.
   a. 곡선의 첨단의 모양
   b. 자료가 중앙에 대하여 대칭적이지 않은 정도
   c. 이상점(outliers)의 출현
   d. 표본

7. 다음 중 줄기-잎 그림에 대하여 가장 잘 기술한 것은?
   a. 줄기-잎 그림은 변수값의 범위를 나타낸다.
   b. 줄기-잎 그림은 변수의 분포에 대한 모양을 나타낸다.
   c. 줄기-잎 그림은 변수의 개별값을 유지한다.
   d. 위의 모든 내용이 맞다.

8. 다음 문장 중 표준편차를 가장 잘 기술한 것은?
   a. 표준편차는 두 개 이상의 변수들 사이의 변동을 비교하기 위하여 사용된다.
   b. 표준편차는 각 자료의 평균으로부터의 평균 거리이다.
   c. 표준편차는 분산을 제곱한 값이다.
   d. a와 b 둘 다 맞다.

9. 기술 통계량은 다음의 어떤 특성을 가지고 있는가?
   a. 기술 통계량은 자료의 수적 또는 그래프 형태의 요약이다.
   b. 기술 통계량은 자료에서 변수 사이의 관계를 알아보기 위하여 사용된다.
   c. 기술 통계량은 표본이 모집단을 얼마나 일반화할 수 있는가를 알아보기 위하여 사용된다.
   d. 모두 맞다.

10. 추론 통계량은 다음의 어떤 특성을 가지고 있는가?
   a. 추론 통계량은 자료의 수식적 또는 그래프 형태의 요약이다.
   b. 추론 통계량은 자료에서 변수 사이의 관계를 알아보기 위하여 사용된다.
   c. 추론 통계량은 표본이 모집단을 얼마나 일반화할 수 있는가를 알아보기 위하여 사용된다.
   d. b와 c 모두 맞다.

올바른 척도의 선택

아래 나열된 다음의 20개 변수(1-20)에 대하여 올바른 측정척도(a-d)를 고르시오.
   a. 명목척도
   b. 서열척도
   c. 구간척도
   d. 비율척도

1. 성별
2. 온도
3. 체중(lb)

4. 체중(kg)
5. 연령
6. 연령 범주(0-6개월, 7-12개월, 13개월 이상)
7. 혈액형
8. 인종
9. 학교에 다닌 기간
10. 취득한 최고 교육 정도
11. 간호 치료를 받은 것에 대한 만족도(1-10)
12. 종교
13. 지능지수(IQ)
14. 흡연 상태(비흡연과 흡연)
15. 출생 순서
16. 반응시간
17. 결혼 상태
18. 자녀 수
19. 리커트 항목(Likert items)의 만족도 점수
20. 연 수입($)

계산 문제

1. 다음의 두 자료로부터 수작업과 SPSS를 이용하여 다음의 값을 구하시오.
   a. 빈도 분포를 만드시오.
   b. 히스토그램을 만드시오.
   c. 줄기-잎 그림을 그리시오.
   d. 중심경향성의 측도(즉, 평균, 중위수와 최빈수)와 산포도(즉, 범위, 사분위수 범위와 표준편차)를 구하시오.

자료 1: 중국 유난성 25개 자치주의 병원 수

8	12	60	79	48
53	18	54	25	36
13	16	23	30	30
49	14	22	44	35
13	20	38	24	28

자료 2: 지역사회 보건 사업에 참여한 연구 대상자 32명의 혈청 콜레스테롤 수준 (mg/dL)

180	185	200	198
211	203	199	195
210	190	210	200
180	197	188	198
187	240	189	178
185	220	188	200
188	259	195	221
200	196	194	196

2. 아래 표의 자료로부터 다음을 결정하시오.

   a. 이 집단에서 결혼한 사람의 비율은 얼마인가?

   b. 연령의 평균과 표준편차는 얼마인가?

   c. 연구 참여자 중 30세 이상은 몇 명인가?

   d. 이 집단에서 30세 이상인 사람의 비율은 얼마인가?

   e. 이 집단에서 남성의 비율은 얼마인가?

   f. 근무기간의 평균과 표준편차는 얼마인가?

   g. 이 집단에서 학사 학위자의 비율은 얼마인가?

자료: 주립대학교에 재학 중인 17명의 보건의료분야 학생에 대한 인구학적 정보

번호	성별	연령(세)	결혼 상태	근무기간	학위
101	남	27	기혼	6	학사
102	여	51	기혼	29	석사
103	여	41	기혼	19	석사
104	여	26	기혼	4	학사
105	여	27	미혼	4	학사
106	여	47	기혼	25	석사
107	여	49	기혼	20	석사
108	여	42	기혼	19	석사
109	여	37	기혼	17	학사
110	여	50	기혼	28	학사
111	여	39	미혼	7	석사
112	남	42	기혼	10	석사
113	여	27	기혼	5	학사
114	여	49	기혼	30	학사
115	남	33	기혼	11	학사
116	여	30	기혼	11	학사
117	여	43	미혼	20	석사

3. 다음의 자료로부터 수작업과 SPSS를 이용하여 다음을 구하시오.

   a. 각 집단에 대하여 다음을 구하시오.

     • 줄기-잎 그림을 그리시오.

     • 히스토그램을 그리시오.

     • 빈도 분포를 구하시오.

     • 평균, 중위수, 최빈수, 표준편차와 사분위수 범위를 구하시오.

   b. 두 집단의 비교를 통하여 제안할 수 있는 것은 무엇인가?

자료 : 한 병원의 두 진료 부서에 입원한 140명의 연령(세)						
진료부 A						
37	37	52	49	48	40	60
37	37	52	54	43	40	54
37	37	52	38	33	40	53
18	37	40	41	45	39	52
57	38	40	34	42	41	46
58	38	40	64	26	41	43
78	33	40	64	40	41	35
18	43	40	53	40	41	35
19	43	41	58	40	31	35
19	43	51	56	35	31	35
진료부 B						
19	84	39	56	78	31	35
19	48	46	56	74	36	25
19	65	35	55	68	79	40
18	65	36	53	66	37	40
20	65	41	53	59	25	31
28	65	41	53	45	18	36
28	43	44	52	52	34	37
47	47	29	47	44	41	31
63	52	30	42	46	41	57
45	52	30	48	40	41	37

4. 다음의 자료로부터 수작업과 SPSS를 이용하여 다음을 구하시오.
   a. 각 집단에 대하여 다음을 구하시오.
      - 줄기-잎 그림을 그리시오.
      - 히스토그램을 그리시오.
      - 빈도 분포를 구하시오.
      - 평균, 중위수, 최빈수, 표준편차와 사분위수 범위를 구하시오.
   b. 두 집단의 비교를 통하여 제안할 수 있는 것은 무엇인가?

자료 : 두 보건의료기관 종사자 48명의 체중 (lb [kg])					
기관 A					
155 [70.3]	160 [72.6]	155 [70.3]	200 [90.7]	125 [56.7]	130 [59.0]
240 [108.9]	118 [53.5]	200 [90.7]	180 [81.6]	130 [59.0]	270 [122.5]
145 [65.8]	180 [81.6]	220 [99.8]	150 [68.0]	154 [69.9]	132 [59.9]
201 [91.2]	100 [45.4]	162 [73.5]	150 [68.0]	228 [103.4]	130 [59.0]
기관 B					
182 [82.6]	180 [81.6]	245 [111.1]	203 [92.1]	200 [90.7]	181 [82.1]
192 [87.1]	260 [117.9]	145 [65.8]	165 [74.8]	245 [111.1]	165 [74.8]
255 [102.1]	243 [110.2]	185 [83.9]	200 [90.7]	160 [72.6]	210 [95.3]
115 [52.2]	212 [96.2]	198 [89.8]	145 [65.8]	225 [102.1]	280 [127.0]

Data set Exercises

1. MUNRO04.SAV라고 불리는 파일에 접근한다. 이파일을 SPSS와 SAS 또는 사용가능한 다른 프로그램으로 불러온다. 변수, 포멧과 레이블 목록을 출력한다. SPSS에서는 Utility를 클릭해서 실행할 수 있다. 그리고 File Info를 클릭한다. 결과물 창에서 file 메뉴로 부터 출력할 수 있다.

2. 위의 파일 정보를 비교하시오. 변수명이 각 변수를 반영할 수 있도록 선택되었는지 적으시오. 변수 레이블과 값 레이블이 결과를 보기 좋게 하였는지 알아보시오. 조사형식과 파일 정보사이에 불일치는 없는지 살펴보시오.

3. 그림표와 그래프를 생성하시오. 통계소프트웨어 프로그램에서 그림표를 생성하기 위한 많은 옵션이 가능하다. 그림표와 그래프는 특정 기법으로 생성되고 각각의 그래프 섹션에서 생성할 수 있다. 특정기법으로 이용가능한 그래프를 생성하는 것으로 국한한다. 다음의 값들이 대부분의 소프트웨어 프로그램에서 빈도(frequencies)에 대한 결과물로 요구된다. 빈도 프로그램에서 GENDER에 대한 막대그래프, SATCURWT에 대한 히스토그램과 빈도다각형을 갖는 히스토그램을 생성하시오.

통계적 추론의 핵심 원리: 확률과 정규분포

목적

이 장을 공부한 후 다음을 할 수 있어야 한다:

1. 통계적 추론을 위한 확률 이론의 중요성을 설명한다.

2. 확률의 특성을 정의하고 이론적 확률분포와 경험적 확률분포(사전 대 사후)의 차이를 설명한다.

3. 교차표로부터 주변확률(marginal probability), 결합 확률(joint probability)과 조건부 확률 (conditional probability)을 계산하고 의미를 올바르게 해석한다.

4. 교차표로부터 민감도(sensitivity), 특이도(specificity), 예측도(predictive value)와 효율성(efficiency)을 정의하고 유도한다.

5. 정규분포의 특성을 정의하고 기술한다.

6. $z-$점수와 백분위수(percentile)를 구하기 위하여 표준 정규분포를 이용한다.

7. 중심극한정리(central limit theorem)의 중요성을 설명한다.

연구의 기본 개념

연구의 중요한 목적 중 하나는 모집단으로부터 추출한 표본으로부터 수집된 자료에 근거하여 모집단에 대한 의미있는 결론을 유도하는 것이다. 연구자들은 어떤 표본이 전체 모집단에 대하여 말할 수 있는가와 어떻게 표본을 전체 모집단과 비교할 수 있는가에 초점이 있다. 때로는 표본이 서로 다른 집단을 어떻게 비교하는가에 초점이 있을 수도 있다. 연구자들은 (예를 들어, 체중-감소 프로그램이 어떻게 수행되는지를 검정하는 것과 같이) 시간의 경과에 따른 같은 집단의 관찰치를 비교할 수도 있다. 이 모든 경우에 연구자들은 표본이 추출된 모집단에 대한 정보를 구하기 위한 도구로써 통계적 추론(statistical inference)을 사용한다. 통계적 추론은 연구자들의 발견에 대한 의미를 평가하는데 도움을 주기 위하여 확률 (probability)을 사용한다. 건강-관련 연구에서 통계적 추론을 위해 특히 중요한 확률분포는 정규(또는 가우시안)분포[normal (or Gaussian) distribution]이다. 이 장에서는 확률의 기본 개념과 정규분포에 초점을 두고 있다. 이 두 가지 모두 이 책에 포함된 통계 방법을 이해하는데 있어 매우 중요하다.

연구에 사용되는 모집단 확률의 추정

도시 지역의 최근 모집단에 기초한 연구에서 추출된 표본으로부터 모집단에 대한 결론을 이끌어내기 위한 통계적 추론을 사용한 하나의 예가 NYCHANES(New York City Health and Nutrition Examination Survey)이다. 이 연구에서 저자들은 20세 이상의 성인 중 (진단되거나 진단되지 않은) 당뇨병의 유병률(prevalence)이 12.5%라는 것을 발견했다(Thorpe et al., 2009). 모집단에 기초한 연구가 노출(exposure) 또는 질병(disease)의 초기 유병률을 추정하기 위하여 사용된다. 예를 들면, 인유두종바이러스(HPV, human papillomavirus) 백신의 효능을 알아보기 위하여 초기에 모집단의 HPV에 대한 유병률을 조사하여야 한다. 2003년부터 2004년까지 NHANES로부터 수집된 생물학적 시료를 이용하여 14세부터 59세 사이의 HPV의 전체 유병률은 28.6%로 추정되었다(Dunne et al., 2007).

확률: 통계학을 수행하는 수학

확률을 이해하는 것은 통계적 추론을 이해하는데 있어 중요하다. 확률에 능숙해지는 것은 (예를 들어, *p*-값을 이해한 것과 같이) 통계적 유의성(statistical significance)을 이해하고, 교차표(cross-tabulation table)를 읽고, 빈도분포(frequency distribution)를 이해하는데 필요하다. 이 모든 것이 보건의료 연구에서 광범위하게 사용된다(제2장부터 제10장). 특히 (흔히 "cross-tab"으로 불리는 교차표(cross-tabulation table)를 올바르게 읽는 것은 연구문헌을 이해할 필요가 있는 연구자, 임상의와 관리자에게 있어 중요한 기술이다. 그러므로 확률을 이해하는데 필요한 정의와 개념에 대하여 간단히 설명한 후에 교차표로부터 예제를 이용하여 확률의 원칙을 설명할 것이다.

확률의 정의

객관적 확률(objective probability)의 일반적 개념은 두 부분으로 나눌 수 있다. **사전**(이론적 또는 고전적)**확률**[*a priori probability*]과 **사후**(경험적 또는 상대적 빈도)**확률**[*a posteriori probability*](Daniel, 2008; Mood, Graybill, & Boes, 1974). 이론적 확률에서 사건의 분포는 자료를 수집하지 않고 추론할 수 있다. 예를 들어, 실제적으로 동전을 던지지 않고 동전던지기에서 "앞면과 뒷면(heads and tails)"이 나올 확률을 계산할 수 있다. 경험적 확률에서 특정 과정을 통해 자료가 수집되고 각 사건이 일어날 확률은 자료로부터 추정된다. 보건의료 연구에서 경험적 확률은 표본의 특성을 보고(예를 들어, 표본의 35%가 여성)할 때 사용되고 고전적 확률(예를 들어, 이론적 확률분포)은 자료에 대한 통계적 추론을 할 때 사용한다.

확률은 사건(events)이 일어날 가능성(likelihood)에 대한 정확한 측정치를 주기 위한 불확신성(uncertainty)에 대한 수량적 측정치(numerical measurement)를 제공한다. 사건은 단순히 하나의 결과물(예를 들어, 트럼프 한 벌로부터 한 장의 카드를 뽑음)일 수도 있고 여러 결과물의 복합(예를 들어, 트럼프 한 벌로부터 다섯 장의 카드를 뽑음)일 수도 있다. (동전던지기와 같이) 사건은 어떤 결과를 추론하는 것일 수도 있고, (병원에서 조산의 비율을 알아보는 것과 같이) 어떤 자료를 수집할 필요가 있는가일수도 있다. 불확실한 사건은 일어날 수도 있고 일어나지 않을 수도 있다. 예를 들어, 복권에 당첨될 기회["사건(event)"]는 아주 작고, 당첨되지 않을 기회는 매우 크다. 복권을 구입하는 사람은 당첨될 불확실성(확률)에 대하여 지불하는 것이다.

이 장 전반에 대하여 사용되는 여러 정의(definition), 기호(notation)와 공식(formulas)이 확률을 이해하는 데 사용된다(표 3-1). 통계를 사용할 때 **표본공간**(*sample space*)과 확률분포(probability distribution)의 개념을 이해하는 것이 특히 중요하다. 예를 들어, 동전을 던진다면 표본공간은 두 가지 결과물이다. 앞면과 뒷면. 주사위를 던진다면 표본공간은 여섯 개의 가능한 결과물을 갖는다. 비슷하게 성별에 대하여 표본공간은 두 가지 결과물을 갖는다. 남성과 여성.

확률분포(*probability distribution*)는 표본공간에서 가능한 결과물과 관련된 확률의 집합이다. 변수(variable)의 확률분포는 표(table), 그래프(graph) 또는 공식(formula)으로 표현할 수 있다. 핵심은 확률변수(random variable)가 모든 가능한 값에 대하여

표 3-1	확률 기호와 정의
기호	**의미**
표본공간	연구의 모든 가능한 결과물들의 집합
확률 분포	표본공간에서 각 사건과 관련한 확률들의 집합
$p(A)$	사건 A가 일어날 확률
$p(\bar{A})$	사건 A가 일어나지 않을 확률
$p(A|B)$	사건 B가 일어났을 때 사건 A가 일어날 조건부 확률
$p(A \cap B)$	사건 A와 사건 B가 동시에 일어날 결합 확률; A와 B의 교집합의 확률
$p(A \cup B)$	사건 A 또는 사건 B가 일어날 확률; A와 B의 합집합의 확률
가산법칙	$p(A \cup B) = p(A) + p(B) - p(A \cap B)$
승산법칙	$p(A \cap B) = p(B) \times p(A|B)$
사건 A와 B의 독립	$p(A) = p(A|B)$이면 사건 A와 B는 독립사건이다.

정의되고 각각의 확률을 갖는다는 것이다(Daniel, 2008). 제2장에서 구한 확률분포는 경험적 확률분포의 예이다. 추론통계학(inferential statistics)에서 사용되는 확률분포(예, 정규분포, 이항분포, 카이제곱분포와 t-분포)는 이론적 확률분포의 예이다.

확률이론(probability theory)은 Kolmogorov (1956)에 의하여 기술된 세 개의 공리(axiom)에 기초한다. 이 공리들은 다음 절에서 예를 들어 설명할 것이다.

1. 각 사건이 일어날 확률은 0보다 크거나 같고 1보다 작거나 같다.
2. 표본공간의 모든 상호배반 결과물(all the mutually exclusive outcome)에 대한 확률의 합은 1이다. 상호배반이란 결과물이 동시에 일어나지 않는다는 것을 의미한다(예, 동전을 던졌을 때 앞면 또는 뒷면만 나오고 앞면과 뒷면이 동시에 나오지 않는다).
3. 두 상호배반 사건 A와 B중 하나가 나올 확률은 각각의 개별 확률의 합이다.

확률의 이용: 교차표의 이해

이 절에서는 버지니아에서 수행한 성폭행 피해자를 위한 응급실 서비스 연구로부터의 교차표를 이용하여 여러 형태의 확률을 설명할 것이다(표 3-2)(Plichta, Vandecar-Burdin, Odor, Reams, & Zhang, 2007). 이 연구에서는 다음의 문제를 조사하였다. 응급실에 성폭력 희생자를 도와주기 위해 훈련받은 법의학 간호사를 가지고 있는 것이 병원이 강간위기센터와 관련성을 가질 확률에 영향을 주는가? 몇몇의 전문가들은 법의학 간호사를 가지고 있는 것이 응급실이 강간위기센터와 관계를 가질 기회를 실제적으로 감소시킬 것으로 생각했다. 관심이 있는 두 변수는 "법의학 간호사(있음/없음)"와 "강간위기센터와의 관계(있음/없음)"이다. 이 질문에 대하여 53개 응급실이 적절한 답변을 하였고, 33개 응급실이 법의학 간호사를 가지고 있었고 41개 응급실이 강간위기센터와 관계를 가지고 있었다.

표 3-2	교차표: 응급실의 법의학 간호사와 강간위기센터와의 관련성		
	강간위기센터와의 관계		
응급실의 법의학 간호사	없음	있음	계
없음	8	12	20
있음	4	29	33
계	12	41	53

주변확률

주변확률(marginal probability)은 단순히 사건이 일어날 수를 일어날 수 있는 전체 수로 나눈 값이다. 상대빈도 확률(relative frequency probability)을 사용할 때 사건의 확률은 사건이 일어날 수를 시행의 모든 수로 나누어준다. 이를 수학적으로 표현하면 다음과 같다.

$$p(A) = \frac{A\ \text{사건이 일어날 수}}{N} \qquad (3\text{-}1)$$

여기서 N은 전체 시행 수. 보건의료 연구에서 전체 시행 수(N)는 일반적으로 연구 대상자 수이다. "연구 대상자(subjects)"는 개인, 기관(예, 응급실) 또는 실험실 표본 등일 수 있다.

첫째, 두 변수 각각의 단순 확률(simple probability) 또는 주변확률(marginal probability)이 계산된다. 응급실에 법의학 간호사가 있을 확률은 다음과 같다.

$$p(A) = \frac{33}{53} = .6226$$

다시 말해 응급실 중 62.26%가 법의학 간호사를 가지고 있다. 응급실에 법의학 간호사를 가지고 있지 않을 확률은 다음과 같다.

$$p(\overline{A}) = \frac{20}{53} = .3774$$

법의학 간호사를 가지고 있을 사건과 가지고 있지 않을 사건은 상호배반사건(mutually exclusive events)이고 전체를 이루는 사건(exhaustive events)이므로 두 사건의 확률을 더하면 1(.6626+.3774=1.0)이다. 비슷하게 응급실이 강간위기센터와 관계를 가질 확률은 다음과 같다.

$$p(B) = \frac{41}{53} = .7736$$

다시 말해 병원의 77.36%가 관계를 가지고 있다. 응급실이 강간위기센터와 관계를 갖지 않을 확률은 다음과 같다.

$$p(\overline{B}) = \frac{12}{53} = .2264$$

조건부 확률

조건부 확률(conditional probability)은 다른 사건이 일어났을 때(*given*) 사건이 **일어날** 확률이다. 수학적 기호로 사건 A가 일어났을 때 사건 B가 일어날 확률인 조건부 확률을 $p(B|A)$로 표현한다. 실제적으로 조건부 확률을 이용하는 것은 자료의 부분집합(subset)만이 연구되었다는 것을 의미한다. 조건부 확률을 계산할 때 올바른 분모를 사용하는 것이 매우 중요하다.

조건부 확률은 종종 교차표에서 구해진다. 예를 들어, 응급실 연구에서 연구문제는 다음과 같다. 법의학 간호사를 가지고 있는 것이 응급실이 지역 강간위기센터와 관계를 가질 확률에 영향을 주는가? 이 질문에 답하기 위하여 두 조건부 확률을 비교할 필요가 있다. (a) 응급실에 법의학 간호사를 가지고 있지 않을 때 응급실이 강간위기센터와 관계를 가질 확률은 얼마인가? (b) 응급실에 법의학 간호사를 가지고 있을 때 응급실이 강간위기센터와 관계를 가질 확률은 얼마인가?

법의학 간호사를 가지고 있지 않다고 응답한 응급실이 20개이므로 첫 번째 확률에 대한 올바른 분모는 20이다. 33개의 응급실이 법의학 간호사를 가지고 있다고 답했기 때문에 두 번째 조건부 확률의 올바른 분모는 33이다. 조건부 확률은 다음과 같이 계산한다.

p(강간위기센터와 관계가 있음|법의학 간호사가 없음)

$$= p(B|\overline{A}) = \frac{12}{20} = .6000$$

p(강간위기센터와 관계가 있음|법의학 간호사가 있음)

$$= p(B|A) = \frac{29}{33} = .8788$$

다른 말로 응급실에 법의학 간호사가 없을 때 강간위기센터와 관계가 있을 확률 60%와 응급실에 법의학 간호사가 있을 때 강간위기센터와 관계가 있을 확률 87.88%를 비교한다. 법의학 간호사를 가지고 있는 것이 강간위기센터와의 관계를 가질 기회를 확실하게 증가시키는 것처럼 보이지만, 이러한 차이가 통계적으로 유의한지 또는 단순히 우연에 기인한 것인지를 알아보기 위하여 추론통계학(이 경우에는 제12장에서 논의할 카이제곱 검정)이 사용되어야 한다.

결합 확률

결합 확률(joint probability)은 두 개 이상의 사건이 일어날 확률이다. 결합 확률을 이해하기 위한 핵심은 단어 "둘 다(both)"와 "그리고(and)"가 항상 포함되어 있다는 것을 알아야 한다. 예를 들어, 연구문제가 표본에서 응급실이 법의학 간호사를 가지고 있고, 강간위기센터와 관계를 가지고 있을 확률이라면 결합 확률을 계산하여야 한다.

수학적인 기호로 이 확률을 다음과 같이 나타낸다.

$$p(A \cap B) \qquad (3\text{-}2)$$

이 예제에서 확률은
p(법의학 간호사 있음 $\cap$ 강간위기센터와 관계가 있음)=

$$p(A \cap B) = \frac{29}{53} = .547$$

이다. 다른 말로 응급실의 54.7%가 법의학 간호사가 있고, 강간위기센터와 관계가 있다는 것이다. 이 경우에 분모는 전체 표본이고 분자는 두 조건을 모두 갖는 응급실의 수이다.

가산법칙

가산법칙(addition rule)은 두 사건 중 하나가 일어날 확률을 계산하기 위하여 사용한다. 이는 한 사건, 다른 사건 또는 두 사건 모두가 일어날 사건을 의미한다. 일반적으로 용어 **그리고/또는**(*and/or*)은 이러한 형태의 확률을 나타낸다. 예를 들어, 얼마나 많은 병원이 법의학 간호사를 가지고 **있고/있거나** 강간위기센터와 관계가 있는가를 알고 싶다면, 가산법칙이 사용될 수 있다. 일반적인 가산법칙은 식 3-3과 같이 수학적으로 표현할 수 있다.

$$P(A \cup B) = p(A) + P(B) - p(A \cap B) \qquad (3\text{-}3)$$

결합 확률을 빼는 이유는 사건 A와 사건 B가 상호배반사건이 아니라면(즉, 두 사건이 일부 겹친다면) 두 사건이 겹쳐지는 확률이 두 번 더해지기 때문이다. 위의 예에서 두 주변확률과 두 결과물의 결합 확률이 두 사건 중 하나가 일어날 확률을 계산하기 위하여 사용된다.

$$p(A) = p(\text{법의학 간호사가 있음}) = \frac{33}{53}$$

$$p(B) = p(\text{강간 위기 센터와의 관계가 있음})$$
$$= \frac{41}{53}$$

$$p(A \cap B) = p(\text{법의학 간호사가 있고 강간위기}$$
$$\text{센터와 관계가 있음}) = \frac{29}{53}$$

그러므로
$$p(A \cup B) = \frac{33}{53} + \frac{41}{53} - \frac{29}{53} = \frac{45}{53} = .849$$

이다. 다시 말해, 응급실의 84.9%가 법의학 간호사가 있거나 강간위기센터와 관계를 가지고 있다.

또 다른 형태의 가산법칙은 두 상호배반사건(mutually exclusive events) 중 적어도 하나가 일어날 확률을 계산할 때 사용된다. 두 사건이 상호배반사건이라면 동시에 일어나지 않기 때문에 결합 확률이 0이다. 그러므로 상호배반사건은 $p(A \cap B)$이므로 가산법칙은 다음과 같다.

$$p(A \cup B) = p(A) + p(B) \qquad (3\text{-}4)$$

승산법칙

확률에서 승산법칙(multiplication rule)은 특정 형태의 확률을 다른 확률로부터 계산하기 위하여 사용된다. 이 법칙은 사건이 일어날 확률을 원자료(raw data)에서 구할 수 없을 때 특히 유용하다. 이러한 확률이 결합 확률을 계산하는데 사용될 수 있다. 일반 승산법칙은 다음과 같다.

$$p(A \cap B) = p(A) \times p(B \mid A) \qquad (3\text{-}5)$$

예를 들어, 응급실 연구로부터 주변확률 또는 조건부 확률만 이용할 수 있다면, 주변확률과 조건부 확률을 이용한 식 3-5를 이용하여 결합 확률을 계산할 수 있다.

$$p(A) = p(\text{법의학 간호사가 있음}) = \frac{33}{53} = .6226$$

$$p(B\,|\,A) = p(\text{강간위기센터와 관계가 있음}$$
$$|\text{법의학 간호사가 있음}) = \frac{29}{33} = .8788$$

$$p(A \cap B) = .6226 \times .8788 = .5471$$

이 값은 표로부터 직접 계산한 결합 확률과 동일한 결과이다.

$$\frac{29}{53} = .5471$$

독립사건

두 사건 중 한 사건이 일어나는 것이 다른 사건이 일어날 확률에 영향을 주지 않을 때 두 사건을 독립사건(independent events)이라고 부른다. 수학적 용어로 $p(A\,|\,B) = p(A)$라면 사건 A와 사건 B를 독립이라고 부른다. 이 경우에 승산법칙은 다음과 같다.

$$p(A \cap B) = p(A) \times p(B) \qquad (3\text{-}6)$$

독립사건이 상호배반사건이 아니라는 것을 이해하는 것이 중요하다. 상호배반사건은 한 사건이 일어나는 것이 다른 사건이 일어나지 않는 것에 의존하는 한 독립이 아니다.

두 독립사건의 예는 주사위를 던졌을 때 3이 나오는 사건과 동전 던지기에서 뒷면이 나오는 사건이다. 3이 나온 것이 동전이 뒷면일 확률에 영향을 주지 않는다. 독립사건이라면 두 사건이 모두 일어날 결합 확률은 각 사건이 일어날 확률을 단순히 곱한 값이다. 이를 다음과 같이 표현한다.

$$p(A \cap B) = p(A) \times p(B) \qquad (3\text{-}7)$$

$$p(A\text{와 }B\text{가 동시에 일어남}) = p(A) \times p(B) \qquad (3\text{-}8)$$

예를 들어, 주사위 던지기에서 3이 나올 확률이 .17이고, 동전 던지기에서 뒷면이 나올 확률이 .5라면, 주사위 던지기에서 3이 나오고 동전 던지기에서 뒷면이 나올 확률은 .085이다.

$$.17 \times .05 = .085$$

민감도, 특이도, 예측도와 효율성

교차표는 진단검사(diagnostic test)의 질에 대한 정보를 제공할 수 있다. 임상의는 질병의 유무에 대하여 환자를 선별하기 위한 검사를 실시한다. 특정 환자를 진단하고 검사할 때 네 가지 가능한 결과물이 있다. 선별검사(screening test) 결과 양성인 사람을 질병을 가지고 있는 것으로 올바르게 정의(즉, 진단과 선별검사 결과가 모두 질병에 대하여 양성인 경우)하는 올바른 양성(TP), 선별검사 결과 음성인 사람을 질병을 가지고 있지 않은 것으로 올바르게 정의(즉, 진단과 선별검사 결과가 모두 질병에 대하여 음성인 경우)하는 올바른 음성(TN), 선별검사 결과 음성인 사람을 질병을 가지고 있는 것으로 잘못 정의(즉, 질병에 대하여 진단은 양성이고 선별검사 결과는 음성인 경우)하는 **거짓 음성**(FN), 그리고 선별검사 결과 양성인 사람을 질병을 가지고 있지 않는 것으로 잘못 정의(즉, 질병에 대하여 진단은 음성이고 선별검사 결과는 양성인 경우)하는 **거짓 양성**(FP)(kraemer, 1992). Essex-Sorlie(1995)는 제1종 오류(type I error)는 선별검사 결과가 질병이 있는 것으로 잘못 나타나는 거짓 양성(FP)의 결과와 유사하다고 하였다. 제2종 오류(type II error)는 선별검사 결과가 질병이 없는 것으로 잘못 나타나는 거짓 음성(FN) 결과와 비교된다고 하였다. 다음의 표는 여러 결과 사이의 관계를 나타내기 위하여 종종 사용한다.

선별검사	진단	
	질병 있음	질병 없음
양성	올바른 양성(TP)	거짓 양성(FP)
음성	거짓 음성(FN)	올바른 음성(YN)

선별검사의 임상적 수행 정도를 정의하기 위하여 사용된 용어는 민감도(sensitivity, Sn), 특이도(specificity, Sp), 양성예측도(positive predictive value, PPV), 음성예측도(negative predictive value, NPV)와 효율성(efficiency, EFF)이다. **민감도**(Sn)는 질병을 가지고 있는 환자 중 검사 결과가 양성인 확률로 정의한다. 민감도는 다음의 공식으로 구할 수 있다.

$$민감도(Sn) = \frac{TP}{[TP + FN]} \times 100 \qquad (3\text{-}9)$$

질병을 가지고 있는 사람들 중 질병을 가지고 있는 것으로 올바르게 정의된 비율로 표시된다. 다시 말해 민감도는 (**1-거짓 음성 비율**)로 표시할 수 있다.

예를 들어, Harvey, Roth, Yarnold, Durham, and Green(1992)은 뇌졸중 재활(stroke rehabilitation)을 위해 병원에 입원 중인 환자 105명의 심부정맥혈전증(deep venous thrombosis, DVT)를 진단하기 위한 plasma D-dimer levels의 사용을 평가하기 위한 연구를 수행하였다. 혈장 표본은 DVT에 대한 정맥 초음파 선별검사 후 24시간 이내에 환자로부터 추출하였다. 이 연구에서 105명의 환자 중 14명이 초음파 검사를 통하여 DVT를 가지고 있는 것으로 정의되었다. DVT를 예측하기 위한 적절한 절단점(optimal cutoff point)은 D-dimer 수준이 1,591 ng/ml 이상이었다. 검사 결과는 다음과 같다.

	초음파 검사: 양성	초음파 검사: 음성
D-Dimer > 1,591 ng/ml	13(TP)	19(FP)
D-Dimer ≤ 1,591 ng/ml	1(FN)	72(TN)
	14(TP+FN)	91(FP+TN)

위의 공식을 이용하여 Sn = (TP/[TP + FN]) ×100 = 13/14 × 100 = 93, DVT 진단을 위한 D-dimer 검사의 민감도는 93%이다. 민감도가 크면 클수록 질병을 확인하는 것이 더 많아진다. DVT가 있다고 진단하는 것에 대한 D-dimer 검사는 93% 정확하다.

선별검사의 **특이도**(Sp)는 질병을 가지고 있지 않은 사람들 중 검사에서 음성을 보일 확률로 정의된다. 특이도에 대한 공식은 다음과 같다.

$$특이도(Sp) = \frac{TN}{[TN + FP]} \times 100 \qquad (3\text{-}10)$$

특이도는 (1-거짓 양성 비율)로 이해할 수 있다.

동일한 예에서, D-dimer 검사의 특이도는 79%(Sp=(72/[72+19])×100=79)이다. 큰 특이도는 음성인 선별검사 결과가 질병이 없다는 것을 의미한다. 79%인 D-dimer의 특이도는 검사가 뇌졸중 환자의 재활에 있어 DVT가 없다는 것을 아주 잘 나타내고 있다. DVT를 가지고 있지 않은 사람 중 79%가 D-dimer 선별검사에서 DVT를 갖지 않는 것으로 올바르게 정의했다는 것이다.

검사의 **양성예측도**(PPV)는 질병에 대하여 검사에서 양성인 사람이 실제로 질병을 가지고 있을 확률이다. 양성예측도에 대한 공식은 다음과 같다.

$$양성예측도(PPV) = \frac{TP}{[TP + FP]} \times 100 \qquad (3\text{-}11)$$

DVT를 예측하기 위하여 다시 D-dimer 검사를 사용한다. 이 검사의 양성예측도는 PPV=(13/[13+19]×100=13/32=40.6%이다. 이는 D-dimer 검사에서 DVT에 대하여 양성 반응을 보인 100명 중 41명만 실제로 DVT를 갖는다는 것이고, D-dimer 검사에서 DVT에 대하여 양성 반응을 보인 100명 중 59명은 실제로 DVT를 갖지 않는다는 것(의양성, false positive)을 의미한다.

검사의 **음성예측도**(NPV)는 질병에 대한 검사 결과가 음성인 사람이 실제로 질병을 가지고 있지 않을 확률이고, 다음과 같이 계산할 수 있다.

$$음성예측도(NPV) = \frac{TN}{[TN + FN]} \times 100 \qquad (3\text{-}12)$$

위의 D-dimer 검사 예에서 공식을 사용하면 NPV=(72/[72+1])×100=72/73×100=98.6%이다. 이 값은 D-dimer 검사에서 DVT에 대한 선별검사에서 음성 반응을 보인 100명 중 99명이 실제로 DVT를 가지고 있지 않다는 것을 나타낸다. 그러므로 D-dimer 검사는 검사에서 음성인 뇌졸중 환자의 재활에서 DVT가 있다는 것을 배제시키는데 아주 뛰어나다는 것이다.

검사의 **효율성**(EFF)은 검사 결과와 진단이 일치할 확률이고(Kraemer, 1992)이고 다음과 같이 계산한다.

$$효능(EFF) = \frac{[TP+TN]}{[TP+TN+FP+FN]} \times 100 \quad (3\text{-}13)$$

D-dimer 검사 예에서 EFF=([13+72]/[13+72+19+1])×100=85/105×100=80.9이다. 그러므로 DVT를 갖는 뇌졸중 환자의 재활을 진단하는데 있어 D-dimer 검사의 효율성은 약 81%이다.

정규분포

가우시안 분포(Gaussian distribution)로 불리기도 하는 정규분포(Normal distribution)는 통계학에서 가장 중요한 이론적 분포 중 하나이다. 정규분포는 중앙에 평균(mean), 중위수(median)와 최빈수(mode)가 모두 일치하는 이론적으로 완벽한 빈도다각형(frequency polygon)이고, 대칭적인 종형 곡선(symmetrical bell-shaped curve)의 형태를 갖는다(그림 3-1). 정규분포는 다음과 같은 공식으로 표현되는 연속 빈도분포(continuous frequency distribution)이다:

$$f(x) = 1\frac{1}{\sqrt{2\pi\sigma^2}} \times e^{\frac{-(x-\mu)^2}{2\sigma^2}} \quad (3\text{-}14)$$

여기서 μ는 전체 평균이고, σ^2는 분산이다. 정규분포를 이용할 때 실제 공식을 아는 것이 중요하지는 않지만, 정규분포가 두 개의 핵심 모수(parameter)인 모평균(population mean, μ)과 모표준편차(population standard deviation, σ)에 의해 모양이 결정된다는 것을 이해하기 위해서는 공식을 보는 것이 도움이 된다. 이 점이 유용한 것은 정규분포를 따라가는 현상에 대하여 모집단의 평균과 표준편차를 알고 있다면, 자료

를 수집하지 않고 전체 모집단에 대한 변수의 분포를 추론할 수 있다는 것이다.

실제로, 정규분포는 세 가지 이유로 통계학에서 가장 중요한 분포이다(Vaugham, 1998). 첫째, 대부분의 분포가 정확하게 정규분포를 따르지는 않지만, (키와 몸무게와 같은) 많은 모집단-수준의 생물학적 변수는 근사적으로 정규분포를 따르는 경향이 있다. 둘째, 많은 추론 통계가 모집단이 정규분포를 따른다고 가정한다. 셋째, 정규곡선(normal curve)은 확률분포(probability distribution)이고 모집단으로부터 표본이 추출(sampling)되었을 때 다양한 특정 결과물을 얻을 가능성에 대한 질문에 답하는 데 사용할 수 있다. 예를 들어, 가설검정(hypothesis testing)에 대하여 논의할 때 주어진 차이나 관계가 단지 우연에 의해 일어날 확률(또는 가능성)에 대하여 말할 것이다. 가설검정에 대한 개념을 이해하기 위해서는 정규곡선에 대한 이해가 필요하다.

정규분포의 유용한 특성

정규분포는 그림 3-1에서 볼 수 있다. 정규분포는 여러 개의 핵심 특성을 가지고 있다. (a) 종형(bell-shaped)이며, (b) 평균, 중위수와 최빈수가 같다. (c) 평균을 중심으로 대칭(symmetric)이다. (d) x-축 위에 있는 곡선 아래의 면적은 1과 같다.

정규곡선의 기초는 표준편차(SD) 단위에서 측정된다. 이 값은 그림 3-1에서 보는 바와 같이 표준편차는 그리스 문자 σ로 나타낸다. 평균보다 1 표준편차 큰 점수를 +1σ로, 평균보다 1 표준편차 작은 점수를 -1σ로 표현한다. 예를 들어, GRE(graduate record exam) 구두시험 성적이 평균 500점이고 표준

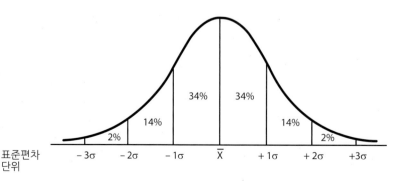

그림 3-1 표준편차 단위를 갖는 정규분포

편차가 100점이라고 하자. 평균보다 1 표준편차 큰 점수(+1σ)는 500+100=600점이고, 평균보다 1 표준편차 작은 점수(-1σ)는 500-100=400점이다. 평균보다 2 표준편차 큰 점수는 500+100+100=700점이고, 평균보다 2 표준편차 작은 점수는 500-(100+100)=300점이다.

　이러한 특성들은 매우 유용한 결과를 갖는다. 자료가 평균과 주어진 표준편차 사이에 있을 백분율을 알 수 있다. 정규분포에서 평균으로부터 ±1 표준편차 안에 자료가 있을 확률은 68%, 평균으로부터 ±2 표준편차 내에 자료가 있을 확률은 95%이고, 평균으로부터 ±3 표준편차 내에 자료가 있을 확률은 99.7%이다. 많은 분포가 실제로는 정규분포가 아니다. 분포의 평균이 중위수나 최빈수보다 큰 값을 갖는 모양을 하고 있을 때, 분포는 우왜향되었다(positively skewed)고 말한다. 비슷하게 분포의 평균이 중위수나 최빈수보다 작은 값을 갖는 모양을 하고 있을 때, 분포는 좌왜향되었다(negatively skewed)고 말한다(그림 3-2).

표준정규분포와 Z-점수의 이해

표준정규분포(*standard normal distribution*)는 평

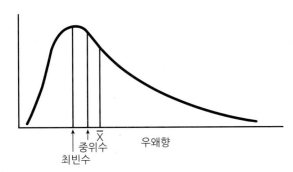

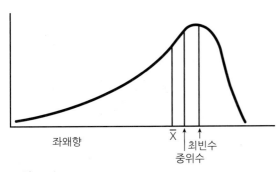

그림 3-2 왜향 분포

균이 0이고 표준편차가 1인 유용한 정규분포의 형태이다. 정규분포를 따르는 자료의 집합에서 자료가 갖는 점은 자료의 점을 z-점수(z-score)로 변환하여 표준정규분포로 바꿀 수 있다. z-점수는 주어진 점수가 분포의 평균으로부터 얼마나 높거나 낮은 표준편차를 갖는가를 나타낸다. z-점수는 알려진 확률분포를 따르기 때문에 매우 유용하다. z-점수는 백분위수 순위(percentile ranks)를 계산할 수 있고, 주어진 자료 점이 나머지 자료집합으로 어느 정도 차이가 있는가를 평가할 수 있다.

z-점수의 이해와 이용

z-점수는 실제값이 평균으로부터 놓여있는 표준편차의 수를 측정한다. 양의 z-점수를 갖는 자료(data point)는 값이 평균보다 크다(오른쪽에 있다)는 것이고, 음의 z-점수를 갖는 자료는 값이 평균보다 작다(왼쪽에 있다)는 것이다. 검정에서 어떤 사람이 평균보다 위 또는 아래의 점수를 가질 확률을 아는 것은 매우 유용하다. 보건의료 연구에서 표준정규분포에 근거하여 일반적으로 실험실 검사 결과(예, 혈당, 갑상선과 전해액)가 95%보다 작은 점수를 가질 때 비정상(abnormal)으로 정의한다. 특히 ±2 이상인 z-점수를 갖는 값(매우 크거나 매우 작은 값)은 비정상인 값으로 정의한다(Seaborg, 2007).

백분위수 순위를 계산하기 위한 Z-점수의 이용

백분위수(*percentile*)는 분포에서 주어진 점수와 다른 점수와의 관계를 나타낸다. 백분위수는 주어진 점수의 상대적 위치이고 시험에서 서로 다른 평균과 표준편차를 갖는 점수를 비교할 수 있도록 한다. 백분위수 순위(percentile rank)는 다음과 같이 계산한다.

$$\frac{주어진\ 점수보다\ 낮은\ 점수를\ 갖는\ 수}{전체\ 점수의\ 수} \times 100 \quad (3\text{-}15)$$

50명이 있는 학급에서 90점을 받았다고 하자. 학급 동료 중 40명이 90점보다 낮은 점수를 받았다. 이때

백분위수 순위(percentile rank)는 80이다.

$$(40 / 50) \times 100 = 80$$

시험을 본 사람 중 80% 이상의 높은 성적을 받았다는 것이고, 약 20%는 성적이 같거나 더 높은 성적을 받았다는 것을 의미한다.

정규분포로부터 변수의 값에 대한 백분위수 순위를 계산하기 위해서는 첫 번째 점수를 계산하고, 백분위수 순위를 구하기 위하여 점수가 표에 위치하고 있는 값을 찾아야 한다. 점수를 계산하는 식은 다음과 같다.

$$z = \frac{x - \mu}{\sigma} \qquad (3\text{-}16)$$

여기서 x는 자료값, μ는 평균, 그리고 σ는 표준편차이다.

예를 들어, 청소년 건강 클리닉에서 시행한 프로그램에 참여한 62명의 연령이 표 3-3에 있다. 연령은 10세부터 22세이고 대략적으로 정규분포를 따르고 있다. 평균 연령은 16세이고 표준편차는 2.94세이다. 14세 이하의 연령을 갖는 사람의 비율을 알기 위하여 식 3-16을 이용하여 14에 대한 점수를 계산한 후 14세의 백분위수 순위를 구할 수 있다.

$$z = \frac{14 - 16}{2.94} = -0.6802$$

이 값을 계산한 후에 절대값($|-0.6802| = 0.6802$)을 구하여 이 z-점수를 "정규곡선 아래 면적의 표(Table of the Area under the Normal Curve)"라고 불리는 z-표에서 찾는다(부록 B). "z"이라고 표시된 열에 첫 번째 숫자와 소수점 첫 번째 값 0.6을 먼저 찾는다. 그리고 표의 위에 있는 소수점 둘째 자리를 찾는다. 이 경우에는 .08이다. 행과 열이 교차하는 위치에서의 값 (25.17)이 **평균(표준정규분포에서 평균은 0이라는 것을 기억하라)과 z-점수 0.68 사이의 곡선 아래 면적에 대한 백분율이다.** 양의 z-점수는 평균보다 크다는 것이고, 음의 z-점수는 평균보다 작다는 것이다.

z-점수표는 분포의 양의 값을 갖는 쪽의 z-점수를 제공한다. 그러나 분포가 대칭이기 때문에 표에서 음의 z-점수의 절대값을 찾을 수 있다. 그러므로 14세 이하 사람의 비율을 50-25.17=24.83으로 계산할 수 있다. 분포의 반대편을 살펴보면 14세 이상인 사람의 비율은 50+25.17=75.17%이다. 흔히 계산되는 백분위수 순위는 25백분위수, (중위수라고 알려진) 50백분위수와 75백분위수이다.

그러나 변수의 원 점수(raw score)를 z-점수로 변환하는 것이 정규분포에서의 결과라고 가정하지 마라. z-점수의 분포는 원래의 분포와 완전히 동일한 분포이다. 자료가 정확하게 정규분포를 따르지 않을 때 z-점수를 이용하여 계산된 백분위수 순위는 자료를 이용하여 계산된 값과 다소 다를 수 있다. 명백하게 자료의 분포가 정규분포를 잘 따르지 않는다면 z-점수는 백분위수 순위에 대하여 좋지 않은 추정치를 제공한다.

표 3-3	여성 청소년 프로그램 참가자의 연령	
	연령(세)	
10	20	18
11	11	19
12	12	12
13	13	13
14	14	14
15	15	15
15	15	15
15	15	15
16	16	16
16	16	16
17	17	17
17	17	17
18	18	18
18	18	13
19	19	14
19	10	15
20	20	15
21	21	16
22	22	16
17	18	
20	11	

중심극한정리

중심극한정리(central limit theorem)는 표본평균(sample mean)으로 모평균(population mean)에 대한 신뢰구간(confidence interval)을 계산할 수 있도록 한다(Moore et al., 1974). 일반적으로 중심극한정리는 동일한 모집단으로부터 서로 다른 표본이 추출되었을 때 표본평균의 분포는 정규분포를 따르는 경향이 있다는 것이다. 모집단으로부터 표본을 추출하고 평균을 계산하면, 알려진 모집단의 평균과 얼마나 가까운 값을 갖는가? 통계학자들이 표본평균이 모평균과 얼마나 가까운 값을 갖는가를 결정하기 위한 공식을 제공한다.

모집단으로부터 많은 수의 표본이 추출되었을 때 표본평균은 정규분포를 따르는 경향이 있다. 즉, 그림을 그렸을 때 정규곡선의 형태를 갖는 경향이 있다.

또한 표본평균의 평균을 계산한다면, 이 평균은 실제로 모평균과 매우 가까운 값을 가질 것이다. 표본의 수가 많으면 많을수록 전체 평균(overall mean)은 모평균과 더 가까운 값을 가질 것이다.

표본평균의 분포에 대한 표준편차[즉, 신뢰구간을 구하기 위하여 사용된 평균의 표준오차(standard error)]는 다음 식과 같이 계산한다.

$$se_{\bar{x}} = \frac{s}{\sqrt{n}} \qquad (3\text{-}17)$$

표본수가 많으면 많을수록 표준오차는 더 작아진다(좀 더 정확한 측정치가 된다). 일반적으로 평균의 표본분포의 정규성에 대한 접근은 표본수가 증가할수록 더 좋아진다. 중심극한정리를 이용하기 위해서는 표본수가 30 이상이면 충분하다(Vaughan, 1998).

연습 문제

선다형 문제

1. $p(A)$를 가장 정확하게 정의한 것은?
   a. 사건 A의 결합 확률
   b. 사건 A의 주변 확률
   c. 사건 A의 증거
   d. 사건 A가 일어나지 않을 주변 확률

2. $p(\bar{B})$를 가장 정확하게 정의한 것은?
   a. 사건 B의 결합 확률
   b. 사건 B의 주변 확률
   c. 사건 B의 증거
   d. 사건 B가 일어나지 않을 주변 확률

3. $p(B|A)$를 가장 정확하게 정의한 것은?
   a. 사건 A와 B가 일어날 결합 확률
   b. 가산법칙
   c. 사건 A가 일어났을 때 조건부 확률
   d. 승산법칙

4. $P(A \cup B) = P(A)+P(B)-p(A \cap B)$를 기술한 것은?
   a. 사건 A와 B가 일어날 결합 확률
   b. 가산법칙
   c. 사건 B가 일어났을 때 조건부 확률
   d. 승산법칙

5. 만약 $p(A|B) = p(A)$ 라면,
   a. 두 사건은 독립이다.
   b. 두 사건은 상호배반이다.
   c. $p(A) = p(B)$
   d. 위의 어느 것도 아니다.

6. 정규분포의 특성을 설명한 것은?
   a. 종형이다.
   b. 평균, 중위수와 최빈수가 모두 같다.
   c. x-축 위의 곡선 아래 전체 면적이 1이다.
   d. 위의 모두 맞다.

7. z-점수는 어떤 정보를 주는가?
   a. 분포의 평균
   b. 분포의 표준편차
   c. 자료값의 백분위수 순위
   d. 위의 어느 것도 아니다.

8. z-점수 0은 어느 값과 일치하는가?
   a. 평균
   b. 표준편차
   c. 사분위수 범위
   d. 75 백분위수

9. 50 백분위수는?
   a. 평균
   b. 중위수
   c. 표준편차
   d. a와 b

10. 표본 곡선은 언제 모집단 곡선과 더 비슷한 모양을 갖는가?
    a. 종형 모양이 넓을 때
    b. 표본수가 작을 때
    c. 표본수가 30 이상일 때
    d. 위의 어느 것도 아니다.

개념 문제

1. 우왜향분포는 "꼬리(tail)"가 (오른쪽, 왼쪽) 으로 향해 있거나 분포에서 (더 큰, 더 작은) 점수 쪽으로 향해 있다.

2. 원점수(raw score)가 표준점수(standard score)로 변환될 때 결과로 나타나는 분포는 평균이 _____ 이고 표준편차가 _____ 이다.

계산 문제

1. 다이어트와 운동에 대한 12주 연구로부터 다음의 교차표를 얻었다. 주변 확률, 결합 확률과 조건부 확률을 모두 구하시오.

목표 체중의 달성 정도

체중감소 전략	달성함	달성하지 못함	계
다이어트만	20	80	100
다이어트와 운동	60	40	100
계	80	120	200

2. 여성 건강에 대한 국가 연구로부터 다음의 교차표를 얻었다. 교육수준과 흡연과의 관계를 조사하고 싶다. 주변 확률, 결합 확률과 조건부 확률을 모두 구하시오.

흡연 상태

교육수준	비흡연(n)	흡연(n)	계
고등학교 졸업 미만	250	75	325
고등학교 졸업	620	235	855
2년제 대학 졸업	554	154	708
4년제 대학 졸업	369	72	441
대학원 졸업 이상	167	23	190
계	**1,960**	**559**	**2,519**

3. 시험 성적이 평균 82점이고, 표준편차 6.58점인 정규분포를 따른다고 알려져 있다. 네 학생이 받은 점수는 A) 78점, B) 82점, C) 88점, D) 95점이다. 각 점수에 대하여 대응하는 점수를 계산하고 백분위수 순위를 구하시오. 점수는 소수 둘째 자리까지 반올림하시오.

4. 특정 검사 점수가 평균이 70점이고 표준편차가 15점인 정규분포를 따른다. 어떤 두 점수 사이의 값이 기대되는가?
   a. _____와 _____ 사이에 점수의 68%가 포함된다.
   b. _____와 _____ 사이에 점수의 96%가 포함된다.

5. 검사 점수가 평균이 70점이고, 표준편차가 5점인 정규분포를 따른다. 분포로부터 다음의 네 점수가 추출되었다. 58점, 65점, 73점과 82점.

   a. 원 점수를 z-점수로 변환하시오.

   b. 각 점수에 대한 백분위수를 계산하시오.

6. 작년에 병원에서 1,500명의 분만이 있었다. 364명이 제왕절개 수술을 했다. 병원에서 제왕절개 수술을 한 확률은 얼마인가?

7. 최신 논문에서 철분 결핍 빈혈증에 대한 진단검사로써 혈청 페리틴의 사용을 보고하였다. 그 결과를 요약한 내용은 다음과 같다.

		빈혈증 있음	빈혈증 없음	계
혈청 페리틴	+(양성)	731	270	1,001
검사 결과	−(음성)	79	1,500	1,578
	계	809	1,770	2,579

   a. 민감도(Sn), 특이도(Sp), 양성예측도(PPV), 음성예측도(NPV)와 효율성(EFF)을 계산하시오.

   b. 진단도구로써 혈청 페리틴(serum ferritin)검사의 임상수행도를 기술하시오.

추론 통계학을 이용한 가설검정

목적

이 장을 공부한 후 다음을 할 수 있어야 한다:

1. 검정할 가설을 적고 영가설과 대립가설의 차이를 설명한다.

2. 통계적 유의성을 정의하고 p-값의 의미를 설명한다.

3. 제1종 오류와 제2종 오류를 구별한다.

4. 분석을 실행할 때 통계적 검정력의 중요성을 인식한다.

5. 단측검정과 양측검정의 기각역을 이해하고 통계검정의 유의성을 평가한다.

6. 1표본 z-검정을 이용하여 표본평균을 모평균과 비교한다.

연구문제

통계적 추론(statistical inference)은 두 가지 형태의 문제에 답하는데 도움을 준다. 모수 추정(parameter estimation)에 대한 문제(예, 표본과 모집단의 특성에 대하여 기술하는 것)와 가설검정에 대한 문제(예, 두 개 이상의 변수들 사이의 관련성에 대한 기술을 검정하는 것). **모수 추정**(*parameter estimation*)은 두 가지 형태를 갖는다. **점추정**(*point estimation*)과 구간추정(interval estimation). 모수의 추정치(estimate)가 하나의 숫자로 주어졌을 때, **점추정**(*point estimation*)이라고 부른다. 표본평균, 중위수, 분산과 표준편차는 모두 점추정치(point estimate)로 간주된다. 반면에 모수에 대한 **구간추정**(*interval estimation*)은

하나 이상의 점을 포함한다. 구간추정은 모수가 포함될 것으로 생각되는 값의 범위(range)로 구성된다. 구간추정의 일반적인 형태는 신뢰구간(CI, confidence interval)과 신뢰한계(confidence limit)라고 불리는 값의 범위에 대한 상한(upper limits)과 하한(lower limit)이다. 점추정치와 신뢰구간추정치는 모두 모집단의 **확률표본**(*random sample*)으로부터의 정보를 이용하여 알지 못하는 모수의 값을 추론하도록 하는 통계 추정치의 형태이다. 가설검정(hypothesis testing)은 두 개 이상의 변수들의 관계에 대한 가설을 설정하는 것과 적절한 통계검정으로 가설을 검정하는 것으로 구성된다. 다음 연구들이 모수 추정과 가설검정에 대한 예를 보여 준다.

모수 추정: 미국의 14세에서 19세 사이 여성의 성병 감염에 대한 유병률은 얼마인가?

미국 질병통제예방센터(CDC, Center for Disease Control and Prevention)에서 수행한 NHANES(The National Health and Nutrition Examination Survey)는 미국의 성인과 어린이들에 대한 건강과 영양 상태를 평가하기 위하여 설계된 연구이다. 이 연구는 면접(interview)과 신체계측(physical examination)을 병행하였다(http://www.cdc.gov/nchs/nhanes. htm). 2003년과 2004년 NHANES에서 성병 감염(STIs, sexually transmitted infections)에 대하여 추정된 유병률(prevalence)을 검정하기 위하여 14세부터 19세의 여성을 대상으로 소변, 혈청과 같은 생물학적 시료(biological sample)를 제공할 것을 부탁하였다. 이 연구는 적어도 하나의 성병을 갖고 있는 14세부터 19세 사이의 여성이 24.1%(95% 신뢰구간: 18.4~30.9%)라는 것을 발견했다. 가장 흔한 성병은 여성에 대하여 추정된 감염률이 18.3%(95% 신뢰구간 : 13.5~24.8%)인 인유두종바이러스(HPV, human papilloma virus)와 3.9%(95% 신뢰구간: 2.2~6.9%)인 클라미디아(chlamydia)이다.

가설검정 : 소아중환자실에 입원한 어린이들의 구강건강 상태가 영국의 전체 어린이들의 구강건강 상태와 차이가 있는가?

가설검정과 집단 비교에 대한 하나의 예는 영국의 소아중환자실(PICU, pediatric intensive care unit)에 입원한 어린이들의 구강건강에 대한 연구에서 찾을 수 있다(Franklin, Senior, James, & Roberts, 2000). 이 연구의 목적은 구강건강 치료가 입원 어린이들에게 필요한가를 평가하고, 이러한 필요가 어린이들이 병원에 입원해 있는 동안 이루어져야 하는가를 결정하는 것이다. 이 연구에서 중요한 질문은 다음과 같다. PICU에 입원한 어린이들의 구강건강 상태가 영국의 다른 어린이들의 구강건강 상태와 차이가 있는가? 이러한 질문을 다음과 같이 추론 통계학을 이용하여 검정할 수 있는 가설로 기술한다. "PICU에 입원한 어린이들의 구강건강 상태는 영국의 일반 어린

이들(모집단)의 구강건강 상태와 차이가 없을 것이다." 연구자들은 PICU에 입원한 집단의 어린이들로부터 충치에 대한 자료와 영국의 전체 어린이들로부터 구한 충치의 자료를 비교하여 이 가설을 검정한다. 저자들은 PICU에 입원한 어린이들의 충치수가 동일 연령의 영국 전체 어린이들로부터 보고된 충치수와 통계적으로 유의한 차이를 갖지 않는다고 보고하였다(Franklin et al., 2000).

가설의 형성

가설검정(hypothesis testing)은 보건의료 연구의 중요한 특성이다. 이론적 또는 개념적으로 좋은 모형(이론적 구조, 대표 표본과 적절한 연구 설계)을 가지고 있다면 가설을 발전시키고 검정할 수 있다. 자료가 가설을 지지하고 있는가를 검정하기 위하여 통계학을 이용한다. 자료가 가설을 지지했을 때에도 가설이 절대적으로 사실이라는 것을 증명하는 것을 요구할 수 없다. 하나의 연구가 반박할 수 없는 증거를 제공하지 못하기 때문에 어떤 오류가 결과를 왜곡할 가능성을 항상 가지고 있다.

가설(hypotheses)은 연구자들에게 변수 사이의 기대되는 관계를 분명하게 표현하는 방법이다. 연구자들은 연구문제로부터 직접적으로 유도되어야 하고, 이론이나 강력한 개념적 모형에 근거하여야만 한다. 기대되는 관계는 (인과관계의 추정이 아닌) 연관성(association)이거나 (독립변수가 종속변수의 변화에 원인이 되는) 인과관계(causal relationship)이다. 검정할 가설은 비교하여야 할 집단, 비교하여야 할 변수와 기대되는 관계를 정의하여야 한다.

두 형태의 가설이 있다. 영가설과 대립가설. **영가설**(*null hypothesis*)은 관심이 있는 변수들 간에 차이가 없거나 관련성을 가지고 있지 않다는 것이다. H_0으로 쓰여지는 영가설은 통계검정의 기초이다. 통계적으로 가설을 검정할 때 H_0은 관심이 있는 두 변수 사이의 사건의 상태를 정확하게 기술한다고 가정한다. 유의한 차이나 관계가 발견된다면 영가설은 기각된다. 차이나 관련성이 존재하지 않으면 H_0은 채택된다.

H_1 또는 H_a로 표현되는 대립가설은 실행 가설(acting hypothesis) 또는 연구 가설(research hypothesis)로 알려져 있다(Agresti & Finlay, 1997). 대립가설은 두 방법 중 하나로 표현한다. 방향을 갖거나(directional) 방향을 갖지 않는(nondirectional). **방향을 갖는 가설**(*directional hypothesis*)은 두 변수 사이의 관계가 있고 그 관계가 기대되는 방향을 가지고 있다고 기술한다. **방향을 갖지 않는 가설**(*nondirectional hypothesis*)은 두 변수 사이에 통계적으로 유의한 관계가 있다고 기술하지만 방향은 기술하지 않는다. 예를 들어, PICU에서 구강건강 연구로부터 첫 번째 중요한 가설은 세 가지 방법으로 기술할 수 있다(Franklin et al., 2000).

- **영가설(H_0)**: PICU 어린이들의 구강건강은 일반 모집단 어린이들의 구강건강과 차이가 없을 것이다.
- **방향을 갖지 않는 대립가설(H_A)**: PICU 어린이들의 구강건강은 일반 모집단 어린이들의 구강건강과 유의한 차이가 있을 것이다.
- **방향을 갖는 대립가설(H_A)**: PICU 어린이들의 구강건강은 일반 모집단 어린이들의 구강건강에 비해 유의하게 더 나쁠 것이다.

가설검정

가설검정은 결과의 통계적 유의성을 평가하기 위한 고전적인 접근방법이다(Hubberty, 1993). 가설은 적절한 추론 통계량을 이용하여 검정하고 결과를 해석한다. PICU에 대한 각각의 가설에서 단어 "유의하게(significantly)"가 사용되었다. 이는 가설검정의 결과에 대한 통계적 유의성(statistical significance)을 의미한다. 넓은 의미에서 계산된 통계량 값의 차이가 우연에 의해 기대되는 차이보다 클 때 유의한 것으로 간주한다.

일반적인 관습은 대안적인 형태로 가설을 기술하는 것이다. 이는 독자(그리고 연구자)들이 연구가 왜 수행되어야 하고 기대되는 관계가 무엇인가에 대한 명확한 아이디어를 주기 때문에 가능하다. 기술적으로 추론통계는 단지 영가설을 검정하는 것이다. 실제적으로 올바른 통계검정을 수행한 후에 결정은 영가설에 대하여 내리는 것이다. 결정은 두 가지이다. 영가설을 채택하는 것과 영가설을 기각하는 것. 영가설을 기각한다는 것은 연구자가 변수들이 서로 유의한 관련성이 있다는 것을 믿는다는 것을 의미한다. 영가설을 채택한다는 것은 연구자가 변수들이 서로 유의한 관련성을 갖지 않는다는 것을 믿는다는 것을 의미한다. 영가설을 채택하거나 기각하는데 사용되는 기준은 α-수준과 계산된 통계량에 대한 p-값에 기초한다. 몇몇의 책에서 영가설을 기각하거나 영가설을 기각하지 못하는 것에 대하여 설명하고 있다.

통계적 유의성

통계검정의 p-값(확률값)은 결과가 단지 우연에 의해 얻어질 확률을 의미한다. p-값은 결과를 얻을 정확한 기회를 나타내고, 계산된 검정통계량(test statistic) 값으로부터 구해진다. 통계검정의 실제 p-값은 자료로부터 계산되고 검정이 끝날 때까지는 알 수 없다. "통계적으로 유의한(statistically significant)"으로 정의되는 p-값의 특정 수준을 α-수준(alpha-level)이라고 부른다. **이 값은 통계검정이 수행되기 전에 연구자에 의해 정의된다.** 일반적인 α-수준은 .10, .05와 .01이다. .10의 α-수준은 결과가 유의하기 위해서는 우연히 일어나는 것이 전체의 10% 이상이 아니라는 것을 의미한다. 비슷하게 .05의 α-수준은 결과가 유의하기 위해서는 우연히 일어나는 것이 전체의 5% 이상이 아니라는 것을, .01의 수준은 결과가 유의하기 위해서는 우연히 일어나는 것이 전체의 1% 이상이 아니라는 것을 의미한다.

예를 들어, 제3장에서 언급한 응급실 연구(Plichta, Vandecar-Burden, Odor, Reams, & Zhang, 2007)에서 응급실에 법의학 간호사가 있는 것과 응급실이 강간위기센터와 관계를 갖는 것의 연관성을 조사하였다. 두 가설이 있다. 영가설과 대립가설. 이를 표현하면 다음과 같다.

H_0: 응급실에 법의학 간호사가 있는 것과 응급실이 강간위기센터와 관계를 갖는 것은 통계적으로 유의한 연관성이 없다.
H_A: 응급실에 법의학 간호사가 있는 것과 응급실이 강간위기센터와 관계를 갖는 것은 통계적으로 유의한 연관성이 있다.

α-수준은 .05로 정하였다. 카이제곱 통계량(chi-square statistic)을 이용하여 교차표(표 4-1)를 검정하였고 카이제곱 통계량의 관련된 p-값은 .019였다. 이 값이 앞에서 정의한 α-수준 .05보다 작기 때문에 영가설을 기각하고 결과(응급실에 법의학 간호사가 있는 것이 응급실이 강간위기센터와 관계를 더 많이 가지고 있다)는 통계적으로 유의하다고 보고한다.

오류의 형태

영가설이 사실일 때 영가설을 기각(제1종 오류)하거나 영가설이 사실이 아닐 때 영가설을 채택(제2종 오류)하는 두 가지 잠재적인 오류가 있다. 물론, 주어진 연구에서 제1종 오류와 제2종 오류를 범했는지를 알 수 있는 방법은 없다. 어떤 현상에 대한 결론을 기술하기 전에 하나의 연구에 의존하지 않고 많은 연구로부터 많은 증거를 갖는 것에 의존하는 것이 왜 중요한가에 대한 이유이다. 잘못된 결과를 기술하는 것을 **추론의 오류**(*error of inference*)라고 부른다.

표 4-2는 가설에 대한 결정을 내릴 때 나타날 수 있는 네 가지 가능한 결과를 보여준다. H_0이 사실이고 영가설을 채택하였다면 올바른 결정을 내린 것이다. 잘못된 결정은 영가설이 사실일 때 영가설을 기각(제1종 오류)하는 것이다. H_0이 사실이 아닐 때 영가설을 기각하는 것은 올바른 결정이다. 잘못된 결정은 영가설이 사실이 아닐 때 영가설을 채택(제2종 오류)하는 것이다.

제1종 오류

제1종 오류(type I error)는 영가설이 사실일 때 영가설을 기각할 경우에 발생한다. 이는 실제로는 결과가 유의하지 않을 때 결과가 유의하다고 말하는 것으로 생각할 수 있다. 제1종 오류를 범할 확률은 연구의 α-수준에 의해 정의된다. 전체의 10%로 알려진 주어진 .10의 수준에서 제1종 오류가 일어나고 영가설이 사실일 때 영가설을 기각한다. 예를 들어, 법의학 간호사와 응급실 연구(Plichta et al., 2007)에서 응급실에 법의학 간호사가 있는 병원이 법의학 간호사가 없는 병원보다 강간위기센터와 더 많은 관계를 가지고 있는 것을 발견했다. 그러나 편향된 병원 표본을 가지고 있을 수도 있다(예, 연구에서 관계를 가지고 있는 병원들이 관계를 가지고 있지 않은 다른 병원들보다 더 많은 응답을 하였다면). 실제적으로 간호사 유형에 의하여 강간위기센터와의 관계에 차이가 없다면, 제1종 오류를 범한 것이다. 이전 장에서 언급한 선별검사(screening test)에서 제1종 오류는 실제로 질병을 가지고 있지 않을 때(영가설) 검사에서 질병이 있는 환자로 선별(대립가설)하는 선별 검사의 의양성(false positive)과 유사하다.

제2종 오류

제2종 오류(type II error)는 영가설이 사실이 아닐 때 영가설을 채택할 경우에 발생한다. 이전 장에서 언급한 선별검사(screening test)에서 제1종 오류는 실제로 질병을 가지고 있을 때(대립가설) 검사에서 질병이 없는 환자로 선별(영가설)하는 선별검사의 의음성(false negative)과 비슷하다. 이는 유의한 발견이 잘못된 것으로 생각할 수 있다. 제2종 오류를 일으킬 확률을 β(beta)라고 부른다. 전체의 20%로 알려진 주어진 수준 .20에서 변수들 사이의 관계가 실제로 존재할 때 영가설을 채택할 것이다. 제2종 오류를 일으킬

표 4-1	버지니아 병원에 대한 응급실 법의학 간호사와 강간위기센터와의 관련성		
	강간위기센터와의 관계: 있음	강간위기센터와의 관계: 없음	계
응급실의 법의학 간호사: 있음	29	4	33
응급실의 법의학 간호사: 없음	12	8	20
계	41	12	53

표 4-2	오류의 형태	

	영가설(H_0)	
결정	사실	거짓
채택	옳음	제2종 오류
기각	제1종 오류	옳음

확률은 연구의 검정력이 증가할 때 감소할 것이다.

제1종 오류와 제2종 오류와의 관계

제1종 오류는 좀 더 엄격한 유의수준(significance level)을 정할 때 감소시킬 수 있다. 다시 말해, α-수준을 .05 대신에 .01로 정했다면, 유의한 결과가 우연에 의해 일어날 가능성이 100번 중 단지 1번(1%)이라는 것이다. 그러나 이 경우 유의한 결과를 발견하기는 더 어려워 질 것이다. 즉, 검정의 검정력은 감소하고 제2종 오류의 위험은 증가할 것이다.

자료가 유의한 결과를 보이지 않는다면 연구자는 영가설을 채택한다. 유의한 차이가 있었다면 제2종 오류가 일어날 수 있다. 제2종 오류를 피하기 위해서는 유의수준을 너무 극단적이지 않게 하여야 한다. 잘못될 위험이 100번 중 10번의 기회(p = .10)를 기대하는 것이 잘못될 위험이 100번 중 5번의 기회(p = .05)를 기대하는 것보다 유의한 결과를 발견할 가능성이 더 높아진다. 제2종 오류의 가능성을 감소시키는 또 다른 방법은 표본수(sample size)를 증가시키고 외부 변동의 원인을 감소시키는 것이다.

연구의 검정력

통계검정의 검정력은 통계적으로 유의한 차이를 발견하기 위한 검정의 능력이다. 검정력은 1-β로 정의한다. 결과가 유의하지 않은 것으로 나타났을 때 통계적 검정력을 고려하지 않은 것은 결과의 정확한 해석을 방해한다. 낮은 검정력을 갖는 연구를 수행하는 연구자들은 실제적으로 차이가 있을 때 집단 간에 통계적인 차이가 존재하지 않는다고 말하는 제2종 오류를 범할 높은 가능성을 가지고 있다. 예를 들어, 낮은 검

정력을 갖는 연구는 실험약이 효과적이지 않다는 잘못된 결론을 내릴 수 있다. 그러므로 실제적으로는 효과적인 약이 제공되지 않을 수 있다. 불행하게도 많은 연구가 검정력에 대한 이슈(issue)를 무시한다. 예를 들어, 최근 정형외과 연구(Freedman, 2001; Lochner, Bhandari, & Tornetta, 2001), 노인 정신병 연구(Chibnall, 2003), 전신홍반루푸스 연구(Ginzler & moldovan, 2004)와 직업병 치료 연구(Ottenbacher & Maas, 1999)에 대한 검토에서 상당수의 연구들이 검정력이 낮은 것으로 밝혀졌다. 연구가 통계적으로 유의한 결과를 찾아내기 위한 충분한 검정력을 갖는 것에 대한 중요성은 아무리 과장해도 지나치지 않다(Burns, 2000; Cohen, 1992; Devane, Begley, & Clark, 2004; Polit & beck, 2008).

비교해야 할 형태(예, 두 평균의 비교, 세 평균의 비교 또는 비율의 비교)에 근거한 통계분석의 검정력을 계산하기 위한 특정 식이 필요하다(Cohen, 1988). 검정력에 대한 실제적인 계산은 이 책의 범위를 뛰어 넘는다. 그러나 관심이 있는 독자는 검정력을 계산하기 위한 정확한 방법에 대한 Cohen의 책(1988)으로부터 더 많은 것을 배울 수 있을 것이다. 다른 저자들이 검정력을 어떻게 계산하는지와 연구를 위하여 적절한 표본수를 어떻게 결정하는가에 대하여 보건의료에 초점을 둔 설명을 제공하고 있다(Burns, 2000; Davane et al., 2004; Polit & Beck, 2008). SPSS SamplePower와 nQuery와 같은 여러 컴퓨터 프로그램이 검정력과 필요한 표본수를 추정해 준다(nQuery, 2007; SPSS SamplePower, 2007).

가장 일반적인 두 가지 검정력 분석(power analyses)이 연구의 검정력이나 기대되는 검정력 수준(일반적으로 .80 이상)에 대하여 필요한 표본수를 계산하기 위하여 사용된다. 모든 통계검정은 통계적 추론에서 사용되는 네 가지 값의 관계를 이용한다. 즉, α-수준, 검정력(1-β), 표본수(n)와 모집단 효과크기(γ)(Cohen, 1988, 1992). 검정력 분석을 이해하는 핵심은 이들 중 한 값이 다른 세 개의 값으로부터 계산할 수 있다는 것을 아는 것이다.

앞의 세 값은 아주 직접적인 값이다. α-수준은 연구 시작 전에 연구자에 의해 정해진다. 일반적인 α-수준은 .10, .05와 .01이다. 앞에서 언급한 바와 같이 제2종 오류를 범할 확률은 β이고 검정력은 1-β이다.

일반적으로 생각할 수 있는 검정력 수준은 .80이다. 높은 수준의 검정력이 더 바람직하기는 하지만 비현실적인 표본수를 요구할 수 있다(Cohen, 1988). 표본수(n)는 단순히 연구에 필요한 수이다. 두 개 이상의 집단을 비교한다면, 표본수는 각 집단의 표본수를 의미한다.

모집단 효과 크기(population effect size)는 γ로 표현하고, 설명하기 좀 더 복잡하다. 간단히 말해서 효과 크기는 변수들 사이의 관련성의 크기를 나타낸다. 효과크기를 측정하는 계량적인 값은 비교해야 할 형태에 따라 다르다. 예를 들어, 두 평균을 비교할 때 효과크기는 표준편차에 의해 나누어진 평균의 차이이고 상관성을 비교할 때 효과크기는 상관계수(γ)로 나타낸다. 표 4-3에 일반적인 검정의 목록과 각 검정에 근거한 효과크기의 지수를 보여 주고 있고, 효과크기의 정도에 대한 해석을 제안하고 있다(Cohen, 1992). 검정력 분석에 대하여 선택된 실제적인 효과크기는 아주 주관적이다. 효과크기는 임상적이고 실질적인 의미로 여겨지는 것이 무엇인가와 동일한 주제 분야의 이전 연구에서 발견된 것이 무엇인가에 의존한다.

연구의 검정력을 증가시키기 위하여 여러 가지 전략을 이용할 수 있다(Burns, 2000). 검정력은 표본수에 따라 증가하기 때문에 첫 번째 전략은 연구에서 가능한 한 표본수를 증가시키는 것이다. 두 번째는 작은 효과크기를 사용하는 것이다. 효과크기의 선택은 주관적이고 합리적인 효과크기의 범위를 검정할 수 있다. 연구의 검정력을 증가시키는 세 번째 방법은 α-수준을 증가시키는 것이다. 물론 α-수준을 증가시키는 것은 제1종 오류의 위험을 증가시키지만 연구를 수행하기 전에 고려할 필요가 있다.

가설검정을 위한 여섯 단계

경험적 연구에서 가설은 추론통계(예, t검정, 카이제곱 검정, 분산분석)를 이용하여 검정한다. 이 장에서는 추론통계를 이용하여 가설을 검정하기 위한 여섯 단계의 과정을 보여 준다. 이 일반적인 절차에서 변동은 널리 사용되고 많은 책에서 볼 수 있다(Daniel, 2008; Kuzma & Bohnenblust, 2005). 각각의 추론 방법에 대

한 특정 단계의 적용은 제5장부터 제17장에서 다룬다. 일반적인 절차는 다음과 같다.

1. 가설(영가설과 대립가설)을 기술한다.
2. 연구의 유의수준(즉, α-수준)을 정의하고 적절한 통계량을 선택한다. 기각역(critical region)을 결정하고 기각 원칙을 기술한다.
3. 자료가 검정통계량(test statistic)을 계산하기 위한 가정을 충족하는지 확인한다.
4. 검정통계량에 의해 비교할 모수(예, 평균과 비율)를 계산한다.
5. 검정통계량을 계산하고 계산된 통계량으로부터 p-값을 구한다.
6. 결과가 통계적으로 유의한지 결정하고 결론을 명확하게 기술한다.

1표본 z-검정을 실행하기 위한 여섯 단계 과정의 이용

이 책에서 처음으로 다룰 통계량인 1표본 검정(one sample test)을 소개하고, 1표본 검정을 이용하기 위한 여섯 단계에 대하여 설명할 것이다. 1표본 검정은 표본으로부터의 값이 모집단의 값과 통계적으로 유의하게 차이가 있는가를 알아보기 위하여 변수의 모평균(population mean)을 갖는 표본으로부터 구한 변수의 평균을 비교하는 데 사용된다.

예를 들어, "교회를 기반으로 한 위생기구 건강박람회(health fair)에 참여한 여성이 일반 미국 여성(모집단)보다 더 높은 체질량 지수(BMI)를 갖는가?"의 문제에 답을 주기 위한 자료를 사용할 것이다. 자료는 활동적인 보건당국을 가지고 있는 지역 교회의 건강박람회에 참여한 여성 표본으로부터 가지고 왔다. 비만은 미국 여성(모집단)의 건강에 대한 증가하는 위험, 특히 저소득 아프리카계-미국인 사이에 위험(Truong & Sturm, 2005)이기 때문에 연구자들은 표본으로 뽑힌 여성의 체질량 지수와 일반 미국 여성들의 체질량 지수를 어떻게 비교할 수 있는지 알기를 원한다. 체질량 지수가 25에서 29.99까지는 과체중이고, 30 이상인 경우는 비만을 나타낸다(WHO, 2000).

표 4-3	검정력과 효과 크기			

검정	모집단 효과크기 지수	효과 크기		
		작음	중간	큼
1. 독립 평균에 대한 m_A 대 m_B	$d = \dfrac{m_A - m_B}{B}$	.20	.50	.80
2. 곱 적률 상관 r의 유의성	r	.10	.30	.50
3. 독립 r에 대한 r_A 대 r_B	$q = z_A - z_B$ (여기서 z = 피셔의 z)	.10	.30	.50
4. $r = .5$와 부호 검정	$g = p - .50$	.05	.15	.25
5. 독립 비율에 대한 p_A 대 p_B	$h = Ø_A - Ø_B$ (여기서 $Ø$ = arcsine 변환)	.20	.50	.80
6. 적합성과 일치성에 대한 카이제곱	$w = \sqrt{\displaystyle\sum_{[m]}^{\kappa} \frac{(P_{ti} - P_{oi})^2}{P_{oi}}}$	.10	.30	.50
7. 1요인 분산분석	$f = \dfrac{O_m}{B}$	.10	.25	.40
8. 다중 상관과 다중 편상관	$f^2 = \dfrac{R^2}{1 - R^2}$	.02	.15	.35

출처: Reprinted with permission from Cohen, J. (1992). The power primer. *Psychological Bulletin,* 112(3), 155 – 159. Can be obtained from Plichta, Stacey, Garzon, Laurel (2009) *Statistics for Nursing and Allied Health*, Philidelphia, PA, Lippincott Williams & Wilkins.

이 자료들은 완전하지 않고 전체 모집단에 대한 하나의 표본이기 때문에 영가설이 사실인지 거짓인가에 대하여 정의적으로 기술할 수는 없다. 최상은 영가설을 기각하거나 기각할 수 없다고 기술하는 것이다(Polit & Beck, 2008).

단계 1: 영가설과 대립가설을 기술한다.

- **H₀**: 교회 건강박람회에 참가한 여성의 체질량 지수(BMI)는 일반 미국 여성의 체질량 지수와 유의한 차이가 없을 것이다.
- **Hₐ** (방향을 갖지 않는): 교회 건강박람회에 참가한 여성의 체질량 지수(BMI)는 일반 미국 여성의 체질량 지수와 유의한 차이가 있을 것이다.

단계 2: 유의수준(α)을 정의하고, 적절한 검정통계량을 선택하고, 기각역을 결정하고 기각 규칙에 대한 기술한다.

α-수준: 이 연구에 대한 α-수준은 .05이다. 계산된 검정통계량(test statistic)의 값이 우연에 의해 일어날 가능성이 5% 미만이라는 것을 의미하고 영가설은 기각될 것이다. 결론은 교회 건강박람회에 참가한 여성의 체질량 지수(BMI)는 일반 미국 여성의 체질량 지수와 유의한 차이가 있다는 것이다.

적절한 검정통계량의 선택(*Choose the appropriate test statistic*): 연구자들이 이용하는 검정통계량 각각은 서로 다른 목적을 가지고 있고, 자료에 대한 특정 가정이 가지고 있다. 가정이 충족되지 않을 때 검정통계량을 사용하는 것은 결론에 대한 통계적 타당성에 대한 위협이다. 체질량 지수(BMI)에 대한 가설을 검정하기 위하여 1표본 z-검정을 사용할 것이다.

1표본 z-검정은 표본평균이 모집단의 평균과 유의한 차이가 있는가를 평가하기 위하여 사용한다. 표본으로부터의 자료가 정규분포를 따르고 모집단의 평균(μ)과 표준편차(σ)는 모두 알고 있는 것으로 가정한다. 모집단의 표준편차를 알지 못한다면 대안으로 1표본 t-검정(one sample t-test)을 사용할 수 있다.

기각역을 결정하고 기각 원칙을 기술한다(*Determine critical region and state rejection rule*): 앞에서

기술한 것과 같이 계산된 값이 우연에 의해 기대되는 값과 큰 차이를 보일 때 통계량은 유의한 것으로 간주된다. α-수준은 "단지 우연에 의한(by chance alone)"으로 정의된다. 이 경우에 α-수준은 .05이고 계산된 통계량값이 값의 95%와 극단적으로 차이가 있다면 영가설이 기각된다는 것을 의미하고, 계산된 값이 95% 범위 내에 포함된다면 영가설을 채택한다는 것을 의미한다. 영가설을 기각하기 위해서는 계산된 통계량 값이 1표본 z-검정에 대한 기각값(critical value)보다 커야 한다.

　영가설이 기각되는 값의 범위를 "기각역(critical region)"이라고 하고 영가설이 기각되는 z-검정의 절단점(cutoff point)을 "기각값(critical value)"이라고 부른다. 방향을 갖지 않는 가설(nondirectional hypotheses)은 단지 평균이 모집단의 평균과 유의한 차이(예, 더 크거나 더 작은)가 있는지 검정한다. 이 경우 계산된 통계량값이 영가설을 기각할 수 없는 가운데 95% 내에 포함되어 있는지 또는 영가설이 기각될 수 있는 z-점수의 극단(밖)(예, 상위 2.5%와 하위 2.5%)에 포함되어 있는지를 아는 것이 중요하기 때문에, 양측 z-검정(two tailed z-test)이 가설을 검정하기 위하여 사용된다. 그림 4-1은 양측 z-검정에 대한 내용을 그래프로 설명한 예이다. α-수준 .05인 양측검정에 대하여 기각값은 +1.96과 -1.96이다. 계산된 z-점수가 +1.96보다 크거나 -1.96보다 작은 값을 가질 경우 평균의 차이가 통계적으로 유의한 것으로 간주할 수 있다.

　단측검정(one-tailed test)은 기술적으로 방향을 갖는 가설(directional hypotheses)에 대하여 사용된다는 것을 의미한다. 이 경우에 표본평균이 모집단의 평균보다 유의하게 큰가(또는 작은가)를 검정한다. 가설이 표본의 체질량 지수의 평균이 미국 전체 여성이 체질량 지수의 평균보다 크다고 기술되어 있다면, 계산된 z-점수가 값의 하위 95% 내에 포함되는지를 아는 것이 중요하다. 계산된 z-점수가 값의 하위 95% 내에 포함된다면 영가설은 기각되지 않을 것이다. 계산된 z-점수가 값의 상위 5% 내에 포함되면 영가설은 기각될 것이다. 그림 4-2가 이러한 내용에 대하여 그래프를 이용하여 설명하고 있다. α-수준 .05인 양의 단측검정에 대하여 기각값은 오른쪽 꼬리의 +1.645이다. 만약 평균 차이에 대한 z-점수가 +1.645보다 크다면 표본평균은 모집단의 평균보다 유의하게 크다고 고려할 수 있다. 가설이 표본의 체질량 지수에 대한 평균이 미국 전체 여성의 체질량 지수의 평균보다 작다는 것을 검정하는 것이라면 낮은 값을 갖는 영역에 대한 기각값 -1.645가 이용되고 z-점수가 낮은 기각역(rejection region)에 포함되면 영가설은 기각될 것이다.

양측검정의 표준적 이용(*standard use of two-tailed test*): 일반적인 표준은 모든 연구에서 방향을 갖는 가설을 검정할 때에도 양측검정을 사용하는 것이다 (CHow, 2000; Dubey, 1991; Moye & Tita, 2002; Polit & Beck, 2008). 이 표준은 단측검정의 사용에

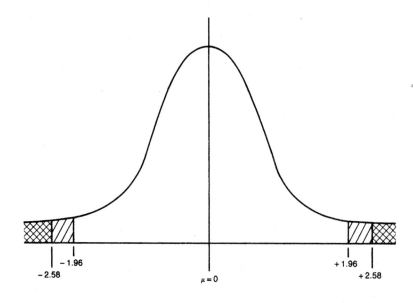

그림 4-1 양측 z-검정에 대한 기각역(α=.05)

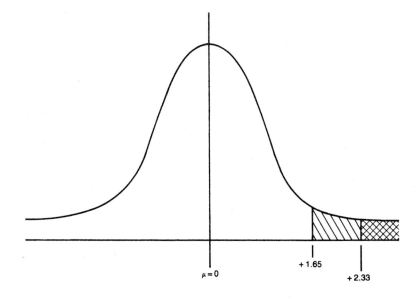

그림 4-2 단측 z-검정에 대한 기각역($\alpha=.05$)

μ＝0 ＋1.65 ＋2.33

반대하는 미국 식약청(US Food and Drug Administration)에 의하여 정의되었다(Chow, 2000). 자료를 이용하여 분석하는 것에 대한 보건의료 문헌에서의 논란은 1950년대로 거슬러 올라간다(Hick, 1952). 그러나 방향을 갖는 가설이나 방향을 갖지 않는 가설 모두에 대하여 양측검정을 사용하는 것은 전문가 심사를 통한 보건 저널이나 NIH 연구 거의 대부분에 있어 표준적인 실행이다. 그러므로 이 책 전반에 대하여 양측검정을 사용한다. (SPSS를 포함한) 대부분의 통계 소프트웨어들이 내정값(default measure)으로 양측검정 결과를 제공한다. 단측검정이 필요하다면 프로그램을 실행하기 전에 정의하는 것이 필요하고, 연구자는 연구방법(method section)에서 단측검정을 이용하였다는 것을 명확하게 기술하여야 한다.

단계 3: 자료가 통계량을 계산하기 위하여 필요한 가정을 충족하는지 확인한다.

48명의 여성의 체질량 지수(BMI) 자료는 정규분포를 따른다. 미국에서 체질량 지수의 모평균과 모표준편차는 알려져 있다. 1999년부터 2000년에 미국 여성의 체질량 지수의 평균은 27.9이고 표준편차는 5.4이다(Okusun, Chandra, & Boev, 2004). 1표본 z-검정의 두 가정은 충족되고 검정을 진행할 수 있다.

단계 4: 검정통계량에 의하여 비교될 모수를 계산하고 기술한다.

표본 48명 여성의 평균 체질량 지수(BMI)는 29.2이고 표준편차는 3.4이다.

단계 5: 검정통계량을 계산하고 유의확률을 구한다.

z-검정에 대한 공식은 다음과 같다.

$$z = \frac{\bar{X} - \mu}{\sigma / \sqrt{n}}$$

이 예제에 대한 검정은 다음과 같이 계산된다.

$$z = \frac{29.2 - 27.9}{5.4 / \sqrt{48}} = \frac{1.3}{5.4 / 6.928} = \frac{1.3}{.7794} = 1.67$$

그러므로 계산된 z-검정의 값(z-점수)은 1.67이다. 이 값은 기각값(critical value) 1.96보다 크지 않기 때문에 기각역(rejection region)에 포함되지 않는다.

계산된 통계량에 대한 정확한 p-값은 z-표(부록 B)로부터 구할 수 있다. 소수점 첫째 자리까지의 값이 위치하고 있는 점을 열에서 찾는다. 경우에 값은 1.6이다. 그때 표의 맨 위를 따라 소수점 둘째 자리의 값을 찾는다(이 경우에는 .07). 행과 열이 교차하는 지점에 위치한 값이 z-값보다 작은 곡선 아래의 면적이다. 이 경우에는 값이 .9525이다. 그러므로 단측검정(one tailed test)에 대한 대략적인 p-값은 1 - .9525 = .0475이다. 양측검정(two tailed test)에 대한 정확한 p-값은 2 × .0475 = .095이다. 이 결과에서 흥미있는 것은 단측 z-검정(one tailed z-test)이 선택되었다면 통계적으로 유의한 것으로 정의할 수 있다는 것이다.

단계 6 : 통계적 유의성을 결정하고 결론을 명확하게 기술한다.

계산된 z-통계량이 기각역에 포함되지 않는다. 기각역은 절대값이 1.96보다 크거나 같은 경우이다. 계산된 z-통계량의 값이 기각값(critical value)보다 크지 않기 때문에 영가설을 채택한다. 이를 알아보기 위한 또 다른 방법은 검정의 p-값을 찾는 것이다. 이 연구에서 p-값 .095는 α-수준(.05)보다 더 크기 때문에 영가설(H_0)을 채택한다. 교회 건강박람회에 참석한 여성의 평균 체질량 지수(BMI)는 일반 인구의 평균 체질량 지수와 유의한 차이를 보이지 않는다는 결론을 내린다.

평균에 대한 신뢰구간의 계산

대부분의 연구는 관심이 있는 모집단으로부터 표본으로 추출된 자료를 이용하여 수행한다. 가정은 표본으로부터 구한 결과가 전체 모집단을 타당하게 대표한다는 것이다. 그러나 표본 자료로부터 구한 평균의 추정치는 모집단의 실제 평균의 정확한 값을 제공하지 못한다. 추정치가 얼마나 좋은가를 평가하기 위한 한 가지 방법은 표본으로부터 평균을 구했을 때 평균의 추정치에 대한 신뢰구간(CI, confidence interval)을 계산하는 것이다.

예를 들어, 여성 청소년을 위한 프로그램의 자료를 고려해 보자. 미국 북동부의 중소도시로부터 62명이 참가하였다. 참가자들의 평균 연령은 16.0세이고, 표준편차는 2.94세였다. 그러나 프로그램에 참가했던 더 많은 청소년이 있다. 이 62명의 참가자들은 프로그램에 참석했던 모든 여성 청소년의 큰 모집단을 대표한다. 그때, 다음 문제를 질문하는 것이 합리적이다. 자료로부터 계산된 평균 연령이 프로그램에 참가했던 모든 여성 청소년의 실제 평균 연령에 대하여 얼마나 좋은 추정치인가? 이 문제에 답을 하기 위한 하나의 방법은 평균에 대한 신뢰구간을 구하는 것이다.

신뢰구간의 구성

표본평균($\bar{x}$)이 모평균(μ)에 대하여 얼마나 좋은 추정치인가에 대한 답은 평균에 대한 신뢰구간을 구하여 얻을 수 있다. 신뢰구간은 실제 모집단 값을 포함할 수 있는 표본 통계량 값의 범위를 제공한다(Vogt, 2005). 신뢰구간은 일반적으로 95% 또는 99%를 구한다. 95% 신뢰구간은 다음과 같이 해석한다. 동일한 모집단으로부터 동일한 수의 서로 다른 확률표본(random sample)을 추출하여 반복적으로 연구가 진행되었다면, 모평균(μ)은 95% 신뢰구간에 포함될 것이다. 물론 5%는 모평균(μ)이 95% 신뢰구간에 포함되지 않는다는 것을 의미한다.

신뢰구간을 계산하기 위하여 신뢰도 요인(reliability factor)과 평균의 표준오차(standard error of the mean)를 알 필요가 있다. 신뢰도 계수(reliability coefficient)는 z-표로부터 구한다. 특정 신뢰도 계수는 계산을 원하는 신뢰구간의 수준에 의존한다. 예를 들어, 95% 신뢰구간에 대한 신뢰도 계수는 1.96이고, 99% 신뢰구간을 위한 신뢰도 계수는 2.58이다. 이 신뢰도 계수는 z-점수에 기초한다. z-점수 -1.96은 백분위수 순위 2.5%와 동일하고 z-점수 +1.96은 백분위수 순위 97.5%와 동일하다. 따라서 두 값 사이의 정규곡선 아래의 면적은 95%이다. 다시 말해 95% 신뢰구간에 대한 경계는 평균 추정치의 1.96 표준오차이다. 비슷하게 z-점수 -2.58은 백분위수 순위 0.5%와 동일하고, z-점수 +2.58은 백분위수 순위 99.5%와 동일하다. 따라서 두 값 사이의 정규곡선 아래의 면적은 99%이다.

평균의 표준오차(standard error)는 다음과 같이 계산한다.

$$\mathrm{se}_{\bar{x}} = \frac{s}{\sqrt{n}}$$

여기서 s는 표본 표준편차이고, n은 표본수(sample size)이다.

평균에 대한 95% 신뢰구간을 계산하기 위한 식은 다음과 같다.

$$95\% \text{ 신뢰구간} = \bar{x} \pm (1.96 \times se_{\bar{x}})$$

평균에 대한 99% 신뢰구간을 계산하기 위한 식은 다음과 같다.

$$95\% \text{ 신뢰구간} = \bar{x} \pm (2.58 \times se_{\bar{x}})$$

여성 청소년의 연령에 대한 **95% 신뢰구간**은 다음과 같다.

표준오차:

$$se_x = \frac{s}{\sqrt{n}} = \frac{2.94}{\sqrt{62}} = 0.3734$$

평균에 대한 95% 신뢰구간은 다음과 같이 계산한다.

$$95\% \text{ 신뢰구간} = \bar{x} \pm (1.96 \times se_{\bar{x}})$$
$$= 16.0 \pm (1.96 \times .3734)$$
$$= 16.0 \pm .7309$$
$$95\% \text{ 신뢰구간} = (15.27, 16.73)$$

따라서 연구자들은 프로그램에 참여했던 여성 청소년의 실제 평균 연령은 15.27세와 16.73세 사이에 있다는 것을 95% 확신한다고 말할 수 있다.

99% 신뢰구간은 다음과 같이 계산한다.

$$99\% \text{ 신뢰구간} = x \pm (2.58 \times se_x)$$
$$= 16.0 \pm (2.58 \times .3734)$$
$$= 16.0 \pm .9634$$
$$99\% \text{ 신뢰구간} = (15.04, 16.96)$$

따라서, 연구자들은 프로그램에 참여했던 여성 청소년의 실제 평균 연령은 15.04세와 16.96세 사이에 있다는 것을 99% 확신한다고 말할 수 있다.

요약

이 장에서 포함한 주제들은 이 책의 나머지 장에 포함된 통계 방법을 가지고 가설을 검정하기 위한 기초를 제공한다. 연구자들은 유용한 α-수준을 정하기 위하여 연구에서 제1종, 제2종 오류와 통계적 검정력 사이에 요구되는 것을 이해하여야 한다. 연구자들은 이러한 선택에 의하여 기술된 절차를 따르고, 통계적 결과를 계산하고 기술된 신뢰구간으로부터 결과를 제공할 필요가 있다.

연습 문제

선다형 문제

1. 영가설을 기술한 것은?
   a. 변수들 사이의 관련성에 대한 기대되는 방향
   b. 관련성을 찾을 수 없는 것
   c. 관련성을 찾을 수 있으나 방향은 기술되지 않는 것
   d. 위의 어느 것도 아님

2. α-수준을 다음의 어느 것으로 정의되는가?
   a. 제1종 오류를 일으킬 확률
   b. 제2종 오류를 일으킬 확률
   c. 연구 시작시점에서 연구자에 의해 결정된 확률
   d. a와 c

3. 1표본 t검정이 표본평균과 모평균을 비교하기 위하여 사용되는 때는?
   a. 모집단의 평균을 알 때
   b. 모집단의 표준편차(SD)를 알지 못할 때
   c. 표본수가 적어도 30 이상일 때
   d. 위의 모든 경우일 때

4. 검정력은 다음의 어느 것으로 정의되는가?
   a. α-수준
   b. 표본수
   c. 효과 크기(γ)
   d. 위의 모두

5. 제1종 오류는 언제 일어나는가?
   a. 영가설이 거짓일 경우 영가설을 채택할 때
   b. 영가설이 사실일 경우 영가설을 기각할 때
   c. 표본수가 아주 적을 때
   d. 효과 크기(γ)가 미리 정해지지 않을 때

6. 제2종 오류는 언제 일어나는가?
   a. 영가설이 거짓일 경우 영가설을 채택할 때
   b. 영가설이 사실일 경우 영가설을 기각할 때
   c. 표본수가 아주 적을 때
   d. 효과 크기(γ)가 미리 정해지지 않을 때

7. 검정력은 다음의 어느 경우에 증가하는가?
   a. α-수준이 증가할 때
   b. 표본수가 증가할 때
   c. 효과 크기(γ)가 증가할 때
   d. 위의 모든 경우

8. 연구자가 소규모 연구를 수행하였고 흡연과 폐암 사이에 통계적으로 유의한 관련성이 존재하지 않는다는 것을 발견하였다. 이러한 결과는 다음의 어느 것과 가장 같은가?
   a. 제1종 오류
   b. 제2종 오류
   c. a와 b 모두
   d. a와 b 모두 아님

9. 어떤 것이 평균의 "실제(true)"모집단의 값을 포함할 가능성이 높은가?
   a. 90% 신뢰구간(CI)
   b. 95% 신뢰구간
   c. 99% 신뢰구간
   d. a, b와 c 모두

10. 통계검정이 유의하다는 것은 무엇을 의미하는가?
   a. 중요한 임상적 적응을 갖는다.
   b. 연구가 받아들일 만한 검정력을 가지고 있다.
   c. 영가설이 기각되었다.
   d. a, b와 c 모두 사실이다.

비평적 사고 문제

1. *Environmental Health Perspectives, 111*(i10), 1352–1358에서 찾을 수 있는 Bailbergenova, A., Kudyakov, R., Zdeb, M., and carpenter, D.(2003)의 "Low birth Weight and Residential Proximity to PCB‑contaminated Waste Sites."라는 제목의 논문을 읽어라. 이 연구가 검정한 다섯 개의 가설을 적으시오. 각각에 대하여 영가설과 대립가설을 적으시오.

2. 해당 분야의 연구 논문을 선택하고 연구에서 검정한 가설 다섯 개를 적으시오. 각각에 대하여 영가설과 대립가설을 적으시오.

3. 연구를 수행한다고 가정하자. 연구의 목적, 연구문제와 중요한 가설을 기술하시오. 각각에 대하여 영가설과 대립가설을 적으시오.

계산 문제

1. 다음 상황 각각에 대하여 z-검정을 하고, 단측 p-값과 양측 p-값을 구하시오. 그리고 한 문장으로 분석의 결과를 기술하시오. 통계적 유의성을 정의할 때 α-수준은 .05보다 작거나 같다.
   a. 미국 남성의 체질량 지수의 평균은 26.8이고 표준편차는 4.6이다. 당뇨병 건강 증진 프로그램에 참가한 제2형 당뇨병(type II diabetes)을 갖고 있는 25명의 남성 표본으로부터 자료를 구했다. 체질량 지수의 표본평균은 31.3이었다.
   b. 미국 시민의 연령에 대한 평균은 45.2세이고 표준편차는 17.5세이다. 36명의 남성 표본으로부터 구한 평균 연령은 47세였다.
   c. 미국 성인의 평균 하루 이동거리는 40마일이고 표준편차는 8.2마일이다. 49명의 도시 여성 집단으로부터의 자료에서 평균 이동거리는 38.2마일이었다.

2. 특정 척도에 대하여 120명의 연구대상자를 조사하였다. 평균은 75점이고 표준편차는 6이었다.
   a. 평균에 대한 표준오차는 얼마인가?
   b. 평균에 대한 95% 신뢰구간을 구하시오.
   c. 평균에 대한 99% 신뢰구간을 구하시오.

자료 분석

독립표본 *t*검정과
맨-휘트니 *U*-검정:
관련되지 않은 두 집단의
평균 차이에 대한 검정

목적

이 장을 공부한 후 다음을 할 수 있어야 한다:

1. 독립표본 *t*검정과 맨-휘트니 *U*-검정을 언제 사용하는지 결정한다.

2. 평균의 차이, 집단의 변동과 표본수가 *t*-통계량의 통계적 유의성과 어떻게 관련되어 있는지 설명한다.

3. 등분산성 검정의 결과가 *t*검정 공식(합동분산 또는 분리분산)과 어떻게 관련되어 있는지 설명한다.

4. 독립표본 *t*-통계량과 맨-휘트니 *U*-검정을 손으로 직접 계산하고 계산된 통계량이 통계적으로 유의한지 결정한다.

5. 독립표본 *t*-통계량과 맨-휘트니 *U*-검정통계량을 구하기 위하여 SPSS를 사용한다.

6. 독립표본 *t*검정과 맨-휘트니 *U*-검정의 SPSS 결과를 올바로 해석한다.

독립 표본 *t*검정과 맨-휘트니 *U*-검정의 개요

많은 연구 프로젝트들이 두 집단 사이의 차이를 검정하기 위하여 설계된다. 집단을 정의하는 변수를 "집단변수(grouping variables)"로, 다른 변수를 "관심특성(characteristic of interest)"으로 부를 것이다. 집단변수는 일반적으로 [노출(exposure) 또는 가정된 원인(hypothesized cause)이라고 부르는] 독립변수(independent variable)이고 관심 특성은 (결과인) 종속변수(dependent variable)이다. 예를 들어, 성별과 키와의 관계를 연구한다면 두 변수가 필요하다. 집단변수는 "성별"이고, 두 범주를 갖는다. (1) 남, (2) 여.

관심 특성은 키이고, 키는 센티미터(cm)로 측정된다. 추가적으로 남자의 키는 어떤 경우에도 여자의 키에 영향을 주는 것을 기대하지 않는다. 이 두 집단(남자와 여자)은 서로 관련되어 있지 않거나 독립적이다 (두 독립표본).

서로 다른 두 집단에 대하여 수량 변수(numerical variable)의 분포를 비교하기 원한다면 독립표본 *t*검정(각 집단에 대한 평균을 비교)이나 맨-휘트니 *U*-검정(각 집단에 대한 값의 분포를 비교)을 사용할 수 있다. 이 두 검정은 비슷한 기능을 수행하지만 서로다른 상황에서 사용된다. **독립표본 *t*검정**(*independent samples t test*)은 모수 검정(parametric test)이다. 이는 변수가 두 집단의 **평균**(means)을 비교할 수 있도록 검정에 대한 변수의 분포가 타당하다고 여겨지는 특정 가정을 충족해야만 한다. 맨-휘트니 U-검정(Mann-Whitney U-test)은 독립표본 t검정과 유사한 비모수 검정(non parametric test)이다. 그러나 두 집단의 **값의 전체 분포**(overall distribution of values)를 비교한다. 두 검정은 두 집단의 관심 특성의 분포가 유의하게 차이가 있는가에 대하여 동일한 정보를 제공한다. 맨-휘트니 U-검정이 가정이 적으며 좀 더 자유롭게 사용할 수 있다. 그러나 독립표본 t검정만큼 민감하지 않다. 이는 집단 간 차이를 발견하지 못할 수 있다는 것을 의미한다.

t검정은 필명 "Student"로 출판한 영국인, William Sealy Gosset(1876-1937)에 의하여 개발되었다. 기네스 맥주공장에서 맥주 양조의 질 관리를 위하여 독립표본 t검정을 개발하였다. 이를 수행하기 위하여 Gosset은 작은 수의 표본을 분석하기 위한 방법을 개발할 필요가 있었다. 현재 버전인 Student의 t-분포(t-distribution)는 1925년 R. A. Fisher(1890-1962)에 의하여 유도되었다. 맨-휘트니 U-검정은 1947년 오하이오 주립대학의 경제학자인 Henry B. Mann과 대학원생인 D. Ransom Whitney에 의하여 개발되었다(Salsburg, 2001). 이 검정은 첫 번째 비모수 검정(즉, 자료가 주어진 특정 분포에 의존하지 않는 검정)의 하나이다. 이 검정은 초기에는 경제학에서 서로 다른 연도의 평균 임금을 비교하기 위하여 사용하였다. 그러나 이제는 보건과학 연구 분야에서 아주 유용하게 사용된다.

연구문제

특정 특성이 갖는 두 집단을 비교할 때 두 집단 간에 차이가 있는가를 질문한다. 통계적으로 우리가 발견한 차이가 우연히 일어날 차이보다 더 큰가를 묻는다. t검정과 맨-휘트니 U-검정의 영가설(null hypothesis)은 두 집단 사이에서 일어나는 차이는 확률오차(random error)에 기인하는 것이지 서로 다른 두 집단으로부터 추출된 표본 때문이 아니라고 기술한다. 간단히 말하면, 영가설은 두 집단 간에는 차이가 존재하지 않는다고 기술한다. 두 집단 간의 차이에

대한 유의성을 해석하기 위하여 t검정 또는 맨-휘트니 U-검정을 사용할 때 다음과 같은 통계적 질문을 한다. "동일한 모집단에서 추출된 확률표본(random sample)을 비교한다면 집단에서 이러한 크기의 차이를 구할 확률이 얼마인가?" 다시 말해 "단지 우연에 의해 차이를 구할 확률은 얼마인가?" 다음은 이러한 두 검정이 답을 주는데 도움이 될 두 질문의 예제이다.

수면문제가 만성 심장질환을 갖고 있는 노인 환자의 건강-관련 삶의 질에 영향을 주는가?

노인의 수면문제에 대한 이 연구는 독립표본 t검정 사용의 좋은 예이다. 이 연구는 만성 심장질환을 갖는 223명의 노인에 대한 단면 관찰연구(observational cross-sectional study)이다(Brostrom, Strongberg, Daahlstrom, and Fridlund, 2004). 이 연구는 수면장애를 가지고 있다고 보고된 만성 심장질환 환자가 수면장애를 가진 경험이 없는 만성 심장질환 환자에 비해 건강-관련 삶의 질 평균 점수가 낮을 것이라는 가설을 검정한다. 집단변수는 "수면장애"이고 두 범주를 갖는다. (1) 수면장애를 가짐, (2) 수면장애를 갖지 않음. 관심 결과변수는 "건강-관련 삶의 질"이다. 이 점수는 Minnesota Living with Heart Failure Questionnaire로부터 구해진다. 이 점수는 서열-척도 변수(ordinal-scale variable)이고, 점수가 높을수록 삶의 질이 낮은 것을 의미한다.

이 연구에서 집단변수(수면장애)는 독립변수이고 건강-관련 삶의 질 점수는 종속변수이다. 연구자들은 자신들의 가설을 검정하기 위하여 독립표본 t검정을 사용하고 수면장애를 갖는 만성 심장질환 환자의 평균 삶의 질 점수는 수면장애를 갖지 않는 만성 심장질환 환자보다 유의하게 더 낮다는 결론을 내렸다.

경구 미소프로스톨이 위약보다 빠른 출산을 유도하는가?

경구 미소프로스톨이 자궁 촉진제로의 역할을 갖는가를 알아보기 위하여 (완전 실험연구인) 이중 눈가

림 무작위임상시험(double blind, randomized trial)에 156명의 임산부가 참여하였다(Beige, Kabiri, & Zarrinkoub, 2003). 첫 번째 검정될 가설은 경구 미소프로스톨을 복용한 여성이 위약을 복용한 여성에 비하여 빠른 출산을 할 가능성이 높은가이다. 집단변수는 "약의 종류", 경구 미소프로스톨과 위약이고, 결과변수는 "약의 복용으로부터 신생아 출산까지의 시간"이다. 이 경우에 집단변수는 독립변수이고, 결과변수는 종속변수이다. 연구자들은 맨-휘트니 U-검정을 사용하였고 경구 미소프로스톨을 복용한 여성들이 위약을 복용한 여성들에 비하여 유의하게 짧은 출산시간을 갖는다는 결론을 내렸다.

독립표본 t검정 : 자료의 형태

연구자들은 여기에서 보여 주는 질문에 대한 답을 얻기 위하여 독립표본 t검정과 맨-휘트니 U-검정 중 하나를 선택하여야 한다. 독립표본 t검정은 모수 검정이고, 검정이 타당하기 위해서는 다음의 가정을 충족해야 한다.

- (일반적으로 독립변수인) 집단변수는 이분(dichotomous)이어야 한다(즉, 단지 두 범주만 가져야 하고 범주들은 상호배반이어야 한다).
- 두 범주는 서로 독립이어야 한다(예를 들어, 한 집단의 값은 다른 집단의 값에 영향을 주지 않아야 한다).

- (일반적으로 종속변수인) 관심 특성을 측정한 변수는 정규분포를 따르고, 연속변수(continuous variable)이어야 한다.

몇몇 사람들은 변수의 측정수준(서열, 구간, 비율)을 특정지우지 않고 연속(continuous)이라는 용어를 사용하는 데 비판적이다. 그러나 자료가 서열로 측정되었을 때조차도 자료가 근사적으로 주어진 분석에 대한 가정을 충족한다면 모수 분석을 사용하는 것이 적절할 수 있다. Nunally and Bernstein(1994)은 11개 이상의 수준으로 가정할 수 있는 어떤 측정도 연속으로 고려할 수 있고, 어떤 상황에서는 11개보다 적은 수준을 갖는 측정도 연속으로 처리할 수 있다고 하였다. 적은 항목을 갖는 척도는 이산(discrete)으로 고려한다. 쉽게 표현하기 위하여 척도 점수를 기술할 때 연속이라는 용어를 사용한다.

하나 이상의 가정을 충족하지 못할 때 독립표본 t검정을 사용한다면 계산된 p-값(p-value)은 올바르지 않을 수 있으며 내적타당도(internal validity)[(즉, 통계적 결론(statistical conclusion)]에 위협이 될 수 있다. 그러나 t검정은 하나 이상의 가정이 약간 위배되었을 때는 확신을 가지고 사용할 수 있다. 특히 표본수가 큰 경우(즉, ≥30), 자료가 심하게 왜곡되지 않은 경우와 서열 또는 비율변수의 값이 아주 큰 범위를 갖고 있는 경우라면 사용할 수 있다(Box 5-1).

마지막으로 독립표본 t검정은 두 버전이 있다. 합동분산과 분리분산. 비교할 두 집단의 분산이 동일할 때[등분산성(homogeneity of variance)] 합동표본

Box 5-1 독립표본 t검정과 맨-휘트니 U-검정의 선택

독립표본 t검정은 다음과 같은 경우에 사용할 수 있다.
- 집단변수가 이분인 경우
- 관심 특성을 측정한 변수가 정규분포를 따르고 연속인 경우
- 관심 특성을 측정한 변수의 각 측정치가 독립 확률표본으로 구성된 경우

맨-휘트니 U-검정은 다음과 같은 경우에 사용할 수 있다.
- 집단변수가 이분인 경우
- 관심 특성을 측정한 변수의 각 측정치가 독립 확률표본으로 구성된 경우
- 관심 특성을 측정한 변수의 측정척도가 적어도 서열인 경우
- 전체 표본수가 적어도 8 이상인 경우

(pooled samples)에 대한 t검정 공식을 사용할 수 있다. 두 집단이 유의한 차이를 갖는 분산을 가지고 있을 때[이분산성(heterogeneity of variance)] 분리표본(separate samples)에 대한 t검정 공식을 사용할 수 있다(Daniel, 2008; Kuzma & Bohnenblust, 2001).

독립 표본 *t*검정의 계산

합동분산 공식

독립표본 t검정에 대하여 이 장에서 소개할 계산 절차는 다음의 전형적인 연구문제에 대한 해답을 주기 위한 자료를 이용하여 설명하였다. 남성의 체중 감소가 여성보다 더 빠른가? 이 문제에 대한 해답을 얻기 위한 한 방법은 현재 다이어트를 하는 사람들의 집단을 사용한 장기관찰연구(longitudinal, observational study)이다. 적어도 20% 이상 과체중인 사람들이 모두 이 연구에 참여하였고, 다이어트를 한 후 3개월 후의 평균 체중 감소를 조사하였다. 집단변수는 "성별

(gender)"이고 두 범주(남성과 여성)를 갖는다. 따라서 이 변수는 **이분**(*dichotomous*)이다. 관심 결과변수는 "지난 3개월 동안의 체중 감소(*lb*)"이고 비율-수준 변수(ratio-level variable)이다. 이 경우 집단변수는 독립변수이다. 이 예제에서는 두 집단의 분산이 같을 때 사용할 수 있는 독립표본 t검정을 위한 계산 방법을 제시하였다. 서로 다른 분산을 갖는 경우에 대한 직접적인 계산은 더 복잡해서 여기서는 소개하지 않는다. 그러나 분리분산을 갖는 독립표본 t검정의 사용에 대해서는 SPSS를 이용하여 소개할 것이다.

첫 번째, 지역 다이어트 지원 집단으로부터 적어도 20% 이상 과체중인 사람들 중 연구 참여에 동의한 32명이 무작위로 추출되었다. 연구 참가자들(다이어트를 하는 17명의 남성과 15명의 여성)에게 얼마나 많은 체중 감소가 일어났는지를 알아보기 위하여 3개월 간 추적하였다. 자료는 표 5-1에서 볼 수 있다. 변수 "체중"에 대한 분포는 표 5-2의 줄기-잎 그림으로 볼 수 있다. 손으로 직접 계산하는 단계별 t계산 방법을 Box 5-2에서 볼 수 있고, SPSS를 이용하여 t검정을 계산하기 위한 절차는 Box 5-3에서 볼 수 있

표 5-1　　다이어트하는 남성과 여성의 3개월간 체중 감소

번호	성별	체중 감소 (X)	$(x_i - \bar{x})^2$	번호	성별	체중 감소 (X)	$(x_i - \bar{x})^2$
1	F	3	83.357	16	M	9	91.968
2	F	5	50.837	17	M	9	91.968
3	F	6	37.577	18	M	13	31.248
4	F	8	17.057	19	M	13	31.248
5	F	8	17.057	20	M	14	21.068
6	F	10	4.537	21	M	15	12.888
7	F	12	0.017	22	M	17	2.528
8	F	13	0.757	23	M	19	0.168
9	F	13	0.757	24	M	19	0.168
10	F	13	0.757	25	M	19	0.168
11	F	16	14.977	26	M	19	0.168
12	F	16	14.977	27	M	21	5.808
13	F	18	34.457	28	M	23	19.448
14	F	20	61.937	29	M	24	29.268
15	F	21	78.677	30	M	25	41.088
				31	M	27	70.728
				32	M	30	130.188
계	−	182	417.734	−	−	316	580.118

표 5-2	체중 감소 자료에 대한 줄기-잎 그림

전체와 성별 줄기-잎 그림

(줄기 폭: 10.00; 각 잎: 1 사례)

전체

빈도	줄기-잎 그림
1.00	0.3
6.00	0.568899
8.00	1.02333334
9.00	1.566789999
5.00	1.566789999
2.00	2.57
1.00	3.0

여성

빈도	줄기-잎 그림
1.00	0.3
4.00	0.5688
5.00	1.02333
3.00	1.668
2.00	2.10

남성

빈도	줄기-잎 그림
2.00	0.99
3.00	1.334
6.00	1.579999
3.00	2.134
2.00	2.57
1.00	3.0

다. 이 절차로부터 구해진 SPSS 결과물은 표 5-3에서 볼 수 있다. 독립표본 t검정이 어떻게 계산되는지에 대한 이해를 돕기 위하여 직접 손으로 계산하는 방법을 보여 줄 것이다. SPSS 또는 다른 통계 패키지를 사용하여 쉽게 계산할 수 있다.

단계 1: 영가설과 대립가설을 기술한다.

- H_0: 남성과 여성 간의 평균 체중 감소에는 차이가 없다.
- H_A: 남성이 여성보다 유의하게 큰 체중 감소를 이룰 것이다.

단계 2: 유의수준(α)을 정의하고, 자유도를 결정하고 계산된 독립표본 t검정통계량에 대한 기각값을 찾는다.

두 집단의 평균이 통계적으로 유의한 차이가 있다고 말하기 위해서는 독립표본 t-통계량의 계산된 값이 기각값(critical value)보다 커야 한다. 계산된 값은 직접 계산한 t검정통계량(Box 5-2)과 SPSS를 이용한 t검정통계량(Box 5-3)이다. t검정의 기각값은 주어진 자유도(degree of freedom)와 유의수준(α-수준)에서 t-통계량에 대한 기각값표로부터 구할 수 있다 (부록 C). 기각값은 제4장에서 설명한 기각역(rejection region)을 정의한다. t-통계량의 기각값은 영가설을 기각할 것인가를 결정하기 위하여 t검정에서 계산된 값과 비교되는 값이다.

양측검정(two-tailed test)에 대하여 계산된 값이 오른쪽 기각값보다 크거나 왼쪽 기각값보다 작을 경우 영가설을 기각한다. 방향을 갖는 가설(directional hypothesis)은 단측검정(one-tailed test)을 이용하여 검정하여야 하지만, 여기에서는 양측검정을 사용하였다. SPSS에서 특별한 옵션을 주지 않으면 독립표본 t검정을 포함한 대부분의 검정에 대하여 양측검정을 실행한다. SPSS를 사용하면 계산된 t-검정통계량에 대한 정확한 p-값이 자동적으로 계산된다. 그러므로 영가설을 기각하기 위한 기각값을 찾을 필요가 없다.

그러나 독립표본 t검정을 손으로 직접 계산할 때 통계적 유의성을 결정하기 위해서는 t-표(t-table)에서 기각값을 찾을 필요가 있다. 이 예에서 유의수준(α-level)은 .05이고 양측검정이 사용되었다. 전체 표본수에서 2을 뺀 값 ($n-2$)가 t검정을 위한 자유도(degree of freedom)이다. 이 분석에서는 32명이 있으므로 자유도는 $n-2=30$이다. t검정표(부록 C)에서 기각값을 찾을 수 있다. 기각값은 2.042이고 이 값은 열에서 "양측검정 $\alpha=.05$", 행에서 "자유도 = 30"을 찾아 구할 수 있다.

단계 3: 자료가 필요한 가정을 모두 충족하는지 확인한다.

자료(표 5-1)를 검토하고 필요한 가정을 모두 충족하는지 살펴본다. 집단변수는 이분이다(성별은 두 범

Box 5-2 단계별 계산: 독립표본 t검정통계량

단계 1: 영가설과 대립가설을 기술한다.

- **H_0:** 두 집단 간 평균에는 차이가 없을 것이다.
- **H_A:** 다이어트하는 남성은 다이어트하는 여성에 비해 체중 감소에 유의한 차이를 보일 것이다.

단계 2: 유의수준(α)을 정의하고 자유도를 결정한다. 그리고 기각값을 찾는다.

- 유의수준 α는 0.05이다.
- 전체 자유도는 30(n - 2)이다.
- t-통계량에 대한 기각값은 2.0423이다.

단계 3: 자료가 필요한 가정을 모두 충족하는지 확인한다.

- 집단변수는 이분이다.
- 자료는 서로 독립이다.
- 자료는 정규분포를 따른다(표 5-2).
- 체중 감소는 비율변수이다.

단계 4: 성별에 따른 체중 감소의 평균, 표준편차와 분산을 계산한다.

성별	평균 체중 감소(lb)	표준편차	분산
여성	12.13	5.46	29.84
남성	18.59	6.02	36.26
전체	15.56	6.55	42.90

단계 4에 대한 계산

여성의 체중 감소에 대한 평균

$$\frac{\sum X_1}{n_1} = \frac{182}{15} = 12.13 \, lb$$

여성의 체중 감소에 대한 분산

$$s^2 = \frac{\sum X_i^2 - \frac{\left(\sum X\right)^2}{n}}{n-1} = \frac{2626 - \frac{182^2}{15}}{15-1} = 29.84$$

여성의 체중 감소에 대한 표준편차

$$\sqrt{29.84} = 5.463$$

남성의 체중 감소에 대한 평균

$$\frac{\sum X_2}{n_2} = \frac{316}{17} = 18.59 \, lb$$

남성의 체중 감소에 대한 분산

$$s^2 = \frac{6454 - \frac{316^2}{17}}{17-1} = 36.26$$

(계속)

Box 5-2 단계별 계산: 독립표본 *t*검정통계량

남성의 체중 감소에 대한 표준편차

$$\sqrt{36.26} = 6.02$$

단계 5: 등분산성에 대한 검정(Test for homogeneity of variance)

f-통계량에 대한 기각값은 2.44이다.

계산된 *f*-통계량은 다음과 같다.

$$\frac{36.26}{29.84} = 1.22$$

계산된 *f*-통계량이 기각값보다 크지 않기 때문에 두 집단의 분산은 동일하다는 결론을 내리고 합동표본을 이용한 독립표본의 *t*검정을 사용할 수 있다.

t-통계량(합동표본)을 계산하기 위한 공식은 다음과 같다.

$$t = \frac{\overline{x}_1 - \overline{x}_2}{\sqrt{\left(\dfrac{\sum(x_{1i} - \overline{x}_1)^2 + \sum(x_{2i} - \overline{x}_2)^2}{n_1 + n_2 - 2} \right)\left(\dfrac{1}{n_1} + \dfrac{1}{n_2} \right)}}$$

위의 공식을 이용하여 계산된 *t*-통계량은 다음과 같다.

$$t = \frac{12.13 - 18.59}{\sqrt{\left(\dfrac{417.734 + 580.118}{15 + 17 - 2} \right)\left(\dfrac{1}{15} + \dfrac{1}{17} \right)}}$$

$$t = \frac{-6.46}{\sqrt{(33.262)(0.067 + 0.059)}} = \frac{-6.46}{\sqrt{4.191}} = -3.156$$

평균 차이에 대한 95% 신뢰구간(CI)은 다음과 같다.

$$95\%CI = (\overline{x}_1 - \overline{x}_2) \pm t_{df,\alpha}(SE_{pooled})$$

두 집단의 분산이 동일할 때 평균 차이에 대한 표준오차는 다음과 같다.

$$SE_{pooled} = \sqrt{\left(\frac{\sum(x_{1i} - \overline{x}_1^2 + \sum(x_{2i} - \overline{x}_2)^2}{n_1 + n_2 - 2} \right)\left(\frac{1}{n_1} + \frac{1}{n_2} \right)}$$

기각값은 $t_{30,\,0.05}$ = 2.042이다. 위 예제에 대한 95% 신뢰구간을 계산하기 위한 표준오차는 SE_{pooled} = 2.047이다.

기각값: 2.042

$$95\%CI = (x_1 - x_2) \pm t_{df,\alpha}(SE_{pooled})$$
$$95\%CI = 18.59 - 12.13 \pm 3.042(2.047)$$
$$95\%CI = 6.46 \pm 4.180$$
$$= (2.28, 10.64)$$

단계 6: 통계적 유의성을 결정하고 결론을 기술한다.

계산된 *t*-통계량의 절대값이 3.16으로 기각값 2.042보다 크므로 영가설을 기각할 수 있다. 이 자료에서 3개월 동안 다이어트하는 남성이 다이어트하는 여성에 비해 통계적으로 유의한 체중 감소가 있었다는 결론을 내릴 수 있다.

Box 5-3 SPSS를 이용한 독립표본 *t*검정의 수행

단계 1: 자료를 SPSS 데이터 창에 입력한다. 성별(1=여성, 2=남성)을 표시하기 위하여 숫자 코드(numeric code)로 할당해야 한다.

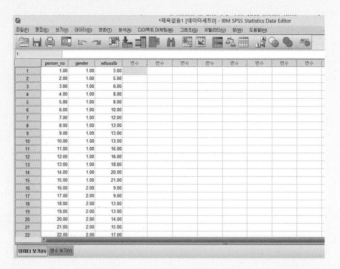

단계 2: 메뉴에서 "분석(A)"를 클릭하고 "평균 비교(M)", "독립표본 *t*검정"을 선택한다.

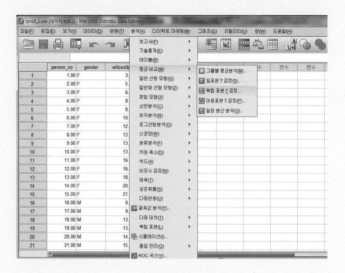

단계 3: "독립표본 *t*-검정" 팝업창이 나타나면 "wtlosslb"를 선택하고 "검정변수" 자리로 이동시킨다. 변수 "gender"를 선택하고 "그룹화 변수"로 이동시킨다. "그룹 정의" 버튼을 클릭한다. "그룹 1"에 1을 입력하고 "그룹 2"에 2를 입력한다. 집단 변수 "gender"는 두 값을 가지고 있다. "확인" 버튼을 클릭하면 결과물이 결과물 창(output window)에 나타난다 (표 5-3).

(계속)

Box 5-3 SPSS를 이용한 독립표본 *t*검정의 수행

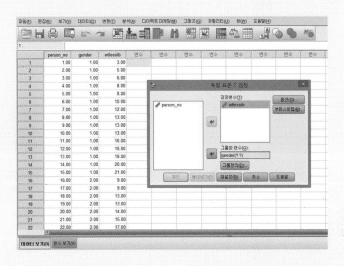

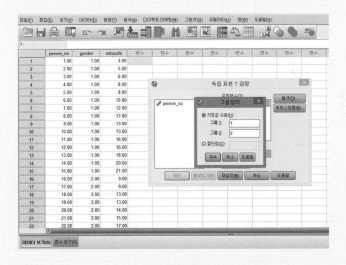

표 5-3 SPSS 결과물

그룹통계

	성별	N	평균	표준편차	표준오차평균
Wtlosslb	1	15	12.133	5.46243	1.41039
	2	17	18.5882	6.02141	1.46041

독립표본 검정

		Levene의 등분산 검정		평균 등식에 대한 t검정					차이 95% 신뢰구간	
		F	유의수준	t	df	유의수준(양쪽)	평균차이	표준오류 편차	하한	상한
wtlosslb	등분산을 가정함	.078	.782	-3.159	30	.004	-6.45490	2.04304	-10.62735	-2.28246
	등분산을 가정하지 않음			-3.179	29.969	.003	-6.45490	2.03027	-10.60144	-2.30836

주를 갖는다). 이 연구에서 여성과 남성은 체중-감소 집단으로부터 무작위로 추출되었고, 서로 관련되어 있지 않기 때문에 독립 무작위 표본(independent random sample)으로 구성되어 있다. 전체 표본수는 30보다 크다(*n* = 32). 체중-감소는 근사적으로 정규분포를 따르고(표 5-2) 비율 측정척도이다. 모든 가정이 충족되기 때문에 독립표본 *t*검정을 사용할 수 있다. 이러한 가정 중 하나 이상이 가정이 위배된다면 맨-휘트니 U-검정을 사용한다. 이러한 결정은 상황별로 다르고 얼마나 많은 가정을 위배했는가와 위배된 가정이 얼마나 심각한가에 의존한다.

단계 4: 각 집단의 평균, 표준편차와 분산을 계산한다.

두 집단의 평균을 비교해야 하기 때문에 우선 두 집단의 평균과 두 값 사이의 차이를 계산하는 것이 필요하다. 이 예에서 남성의 체중-감소는 평균 18.59 lb(8.43 kg), 표준편차 6.02이고 여성의 체중-감소는 평균 12.13 lb(5.50 kg), 표준편차 5.46이다. 전체적으로 남성의 체중-감소가 여성보다 6.46 lb(2.93 kg) 더 많다. 이 계산의 자세한 내용은 Box 5-2의 단계 4에서 볼 수 있다.

단계 5: 검정통계량을 계산한다.

*t*검정은 이러한 평균의 차이가 통계적으로 유의한 차이가 있는지 또는 우연한 결과에 기인하는 것인지에 대한 결정을 내리는 데 도움을 줄 수 있다. 독립표본 *t*-검정통계량을 계산하고, 유의수준 α = .05와 자유도 = 30인 양측 *t*검정에 대한 기각값과 비교한다. 평균의 차이가 통계적으로 유의하지 않다면(즉, 계산된 *t*-통계량이 기각값보다 작다면), 영가설을 기각할 수 없다. 이러한 내용은 수집된 자료에 기초하여 두 집단 간에 체중 감소에는 실제적인 차이가 없다는 것이고, 관찰된 차이는 확률오차(random error)의 결과라는 것을 의미한다.

올바른 독립표본 *t*검정을 선택한다.

독립표본 *t*검정을 계산하는 두 가지 방법이 있다. 첫 번째 방법은 두 집단의 분산이 같을 때 사용하고, 두 번째 방법은 두 집단의 분산이 유의하게 차이가 있을 때 사용한다. 올바른 검정은 두 집단의 분산을 비교함으로써 선택할 수 있다. 두 집단의 **분산이 같을 때 합동표본에 대한 독립표본 *t*검정 공식**(independent *t* test formula for pooled samples)이 사용된다. 두 집단의 분산이 다를 때 **분리표본에 대한 독립표본 *t*검정 공식**(independent *t* test formula for separate samples)이 사용된다. 두 집단의 분산이 같을 때 이 책에서 설명한 계산방법이 사용된다. 두 집단의 분산이 다를 때 직접 계산하는 방법은 더 복잡하고 이 책에서는 설명하지 않는다. 그러나 SPSS에서 두 방법이 어떻게 계산되는가를 보여 주고 독립표본 *t*검정의 두 공식 중 어떤 공식을 선택할 것인가를 SPSS 결과물로 보여 줄 것이다.

분산이 동일한가를 확인하기 위하여 사용할 수 있는 여러 검정들이 있다. 간단한 검정 중 하나가 F_{max} 검정으로 알려진 하틀리 검정(Hartley test)이다. 이 검정에서 통계량은 큰 분산(maximum variance)을 작은 분산(minimum variance)으로 나누어 계산한다. 그때 *f*-통계량의 기각값은 적절한 자유도(각 집단에 대하여 *n* − 1)와 선택된 유의수준에 따라 *f*-표(부록 F)에서 구할 수 있다. 계산된 *f*-통계량이 기각값보다 크면 두 집단의 분산은 차이가 있다는 것이다. 계산된 *f*-통계량이 기각값보다 크지 않으면 두 분산은 차이가 없는 것이다. 분산이 동일하다면 합동분산을 갖는 독립표본 검정이 사용된다. 분산이 차이를 갖는다면 분리분산을 갖는 독립표본 *t*검정이 사용된다. F_{max}통계량은 비교적 쉽게 계산할 수 있지만 두 모집단에서 변수의 분포가 정규분포를 따라야 한다는 가정을 충족해야 하고, 이 가정이 위배되었을 경우에 매우 민감하다. 다소 덜 민감한 검정이 SPSS에서 사용된 등분산성(homogeneity of variance)에 대한 레벤 검정(Levene's test)이다. 그러나 이 예에서는 F_{max}검정을 사용할 것이다.

이 예에서 분자의 자유도=16, 분모의 자유도=14에서 *p* < .05을 위한 *f*-통계량의 기각값을 찾는다. 기각값은 2.44이다. *f*-통계량은 큰 분산(즉, 다이어트하는 남

성)을 작은 분산(다이어트하는 여성)으로 나누어 구한다. 분산은 표준편차의 제곱이라는 것을 기억하는 것이 중요하다. 그러므로 계산된 f-통계량은 다음과 같다.

$$\frac{6.02^2}{5.46^2} = \frac{36.24}{29.81} = 1.22$$

계산된 f-통계량 1.22는 기각값 2.44보다 작기 때문에 두 분산은 서로 유의한 차이가 없다는 결론을 내릴 수 있다. 그러므로 합동분산을 이용한 독립표본 t검정이 선택된다. 만약 등분산성을 갖지 않는다면 서로 다른 분산을 갖는 독립표본 t검정이 이용되고 SPSS를 이용하여 구할 수 있다.

합동분산을 갖는 공식을 이용하여 t-통계량을 계산한다.

독립표본 t-통계량에 대한 공식은 다음과 같다.

$$t = \frac{\bar{x}_1 - \bar{x}_2}{SE_{pooled}}$$

$$SE_{pooled} = \sqrt{s_{pooled}^2 \left(\frac{1}{n_1} + \frac{1}{n_2}\right)}$$

$$S_{pooled}^2 = \frac{(n_1 - 1)s_1^2 + (n_2 - 1)s_2^2}{n_1 + n_2 - 2} \qquad (5\text{-}1)$$

$$s^2 = \frac{1}{n-1}\sum(x_i - \bar{x})^2$$

$$t = \frac{\bar{x}_1 - \bar{x}_2}{\sqrt{\left(\dfrac{\sum(x_{1i} - \bar{x}_1)^2 + \sum(x_{2i} - \bar{x}_2)^2}{n_1 + n_2 - 2}\right)\left(\dfrac{1}{n_1} + \dfrac{1}{n_2}\right)}}$$

식 5-1을 이용하여 독립표본 t-통계량을 계산하였다.

$$t = \frac{12.13 - 18.59}{\sqrt{\left(\dfrac{417.734 + 580.118}{15 + 17 - 2}\right)\left(\dfrac{1}{15} + \dfrac{1}{17}\right)}}$$

$$t = \frac{-6.46}{\sqrt{(33.262)(0.067 + 0.059)}} = \frac{-6.46}{\sqrt{4.191}} = -3.156$$

이 공식을 계산하는 자세한 단계는 Box 5-2의 단계 5에서 볼 수 있다.

평균 간 차이에 대한 95% 신뢰구간을 계산한다.

두 집단의 분산이 같을 때 평균 간 차이에 대한 95%

신뢰구간(confidence interval)은 손으로 직접 계산할 수 있다. 두 집단의 분산이 동일하지 않을 경우 신뢰구간을 계산하는 것은 더 복잡하고 이 책의 영역을 벗어난다. SPSS를 포함한 대부분의 통계 패키지들이 신뢰구간을 계산해준다.

두 집단의 분산이 같을 때 평균 간 차이에 대한 신뢰구간을 계산하기 위해서는 합동 표준오차(pooled standard error, SE_{pooled})를 계산해야 한다. 이 값은 독립표본 t검정을 계산하기 위한 공식의 아래 중간부분에 주어져 있고 이미 2.047로 계산되어 있다. 유의수준 α = .05와 적절한 자유도(이 예에서는 $n_1 + n_2 - 2$ = 17+15-2 = 30)에서 양측 독립표본 t검정을 위한 기각값을 결정할 필요가 있다. 만약 90% 또는 99% 신뢰구간을 계산한다면, 유의수준 .10 또는 .01에서 양측검정을 위한 기각값을 결정하여야 한다. 이 경우에 α = .05에서 양측검정을 위한 기각값은 2.042이다. 이 두 값을 계산한 후에 95% 신뢰구간의 상한(upper bound)과 하한(lower bound)을 다음의 공식에 따라 계산할 수 있다.

$$95\% \text{ 신뢰구간} = (\bar{x}_1 - \bar{x}_2) \pm t_{df, \alpha}(SE_{pooled}) \qquad (5\text{-}2)$$

다이어트 예제에 대한 95% 신뢰구간을 식 5-2를 이용하여 계산할 수 있다. 이는 남성과 여성 간의 체중 감소 차이에 대한 추정치의 95%가 2.28 lb와 10.64 lb(1.03 kg과 4.83 kg) 사이에 있다는 것을 의미한다.

단계 6: 통계적 유의성을 결정하고 결론을 기술한다.

단계 6에서 계산된 t-통계량의 **절대값**(*absolute value*)이 단계 5에서 결정된 t-통계량의 기각값보다 크면 계산된 독립표본 t검정은 통계적으로 유의하다. 다시 말해 계산된 통계량이 기각역에 포함된다면, 차이는 통계적으로 유의하고 평균들은 서로 유의한 차이가 있다. 이 예에서 계산된 t-통계량의 절대값(3.156)은 기각값 2.042보다 크다($|-3.156| >$ 2.042). 이는 실제 p-값이 .05보다 작다는 것이다. 통계적 유의성을 확인하는 또 다른 방법은 평균 차이

에 대한 95% 신뢰구간을 이용하는 것이다. 95% 신뢰구간에 0이 포함되지 않으면 통계적으로 유의하다. 95% 신뢰구간이 2.28부터 10.64로 0을 포함하고 있지 않기 때문에 성별에 따른 체중 감소의 차이는 α = .05수준에서 통계적으로 유의하다.

독립표본 *t*검정을 계산하기 위하여 SPSS를 이용하는 단계별 절차

SPSS를 이용하여 독립표본 *t*검정을 수행하는 것은 아주 쉽다. Box 5-3에서 SPSS 프로그램의 과정을 그림을 이용하여 설명하고 있다. 첫 번째, 자료를 데이터 창(data editor)에 입력한다. 여기에는 세 개의 변수가 있다. 개인 식별번호(person ID), 성별(1=여성, 2=남성)과 체중 감소(lb). 자료를 입력한 후에 독립표본 *t*-통계량을 구하기 위하여 메뉴 (menu system)를 사용한다. SPSS 결과물(표 5-3)은 각 집단의 평균과 표준편차뿐 아니라 체중 감소에서 발견한 어떤 차이가 통계적으로 유의한가를 알아보기 위한 독립표본 *t*검정 결과를 제공한다.

SPSS 결과물은 두 부분이 있다. 결과물의 첫 번째 부분은 두 집단의 평균과 표준편차를 제공한다. 두 번째 부분은 다음의 4가지 정보를 제공한다. (1) 분산이 동일한지 동일하지 않은지, (2) 합동분산과 분리분산을 갖는 두 경우에 대한 *t*-통계량의 값, (3) 계산된 통계량에 대한 정확한 *p*-값과 (4) 평균 차이에 대한

95% 신뢰구간(confidence interval).

"그룹 통계(group Statistics)"라고 명기된 Box를 먼저 살펴본다. 이 값이 각 집단에서 구한 체중 감소의 평균과 표준편차이다. 여성(집단 1)에 있어 체중 감소의 평균은 12.13 lb(5.50 kg)이고 표준편차는 5.462 lb이다. 남성(집단 2)에 있어 체중 감소의 평균은 18.59 lb(8.43 kg)이고 표준편차는 6.021 lb이다. 이 Box는 각 평균의 표준오차(standard error)도 제공해 준다.

두 번째, "독립표본 검정(Independent samples *t* Test)"이라고 표시된 표로부터 **Levene의 등분산성 검정**(*Levene's test for equality of variances*)을 살펴볼 필요가 있다. 이 검정은 연구자들이 분산이 동일하다[등분산성(homogeneity of variances)]고 가정할 때와 두 집단의 분산이 동일하지 않다[이분산성(heterogeneity of variances)]고 가정할 때 적절한 독립표본 검정을 선택하는데 도움을 준다. 이 검정의 정확한 *p*-값이 (α = .05보다 큰) .782이기 때문에 두 집단의 분산은 유의한 차이를 가지고 있지 않다는 결론을 내릴 수 있다. 즉, 두 집단의 등분산성이 성립한다. 그러므로 "등분산성이 가정됨(equal variance assumed)"이라고 표시된 행에서 올바른 독립표본 *t*검정의 값을 구해야 한다. (등분산성이 가정된) 독립표본 *t*-통계량의 계산된 값은 −3.159이고 자유도는 30, *p*-값은 .004이다. 정확한 *p*-값이 α = .05보다 작기 때문에 다이어트를 하는 남성이 다이어트를 하는 여성에 비해 3개월 동안 유의하게 큰 체중 감소가

함께하기

각 집단의 체중 감소에 대한 평균, 독립표본 *t*검정과 신뢰구간을 계산한 후에 결론을 기술할 수 있다. 차이에 대한 크기와 방향을 모두 기술(즉, 남성이 여성보다 더 체중 감소를 하였다)하고 차이가 통계적으로 유의한가를 기술하는 것이 중요하다. 이 점이 독자들로 하여금 통계적 유의성과 결과에 대한 임상적 유의성을 판단할 수 있도록 한다.

이 연구에서 다이어트를 한 사람들은 3개월 동안 평균 15.56 lb(7.06 kg)(표준편차 6.55)의 체중 감소가 있었다. 이 기간 동안 남성은 평균 18.59 lb(8.43 kg) 체중 감소가 있었고, 여성은 평균 12.13 lb(5.50 kg) 체중 감소가 있었다는 결론을 내릴 수 있다. 또한 α = .05 수준의 독립표본 검정을 통하여 다이어트를 한 남성이 여성에 비해 유의하게 더 많은 체중을 감소[6.46 lb(2.93 kg)]시켰다는 결론을 내릴 수 있고, 연구자들은 3개월 후 남성과 여성의 실제 체중 감소의 차이가 2.28부터 10.64 lb(1.03부터 4.83 kg) 사이에 있을 가능성이 95%라고 확신할 수 있다.

있었다는 결론을 내릴 수 있다. 레벤 검정(Levene's test)은 직접 계산할 때 사용했던 *f*-검정보다 등분산성을 검정하는 좀 더 세련된 방법이다.

세 번째로 "차이의 95% 신뢰구간(95% Confidence Interval of the Differences)"이라고 표시된 결과물을 살펴본다. 95% 신뢰구간은 "등분산이 가정됨"이라고 표시된 행으로부터 구할 수 있다. 신뢰구간은 −10.627(하한)부터 −2.282(상한)이다. 이 값은 여성의 체중 감소에서 남성의 체중 감소를 뺀 값에 대한 신뢰구간이다. 값이 음수(negative number)인 것은 여성보다 남성에게서 더 많은 체중 감소가 있었기 때문이다. 남성의 체중 감소에서 여성의 체중 감소를 뺀 값은 양의 차이를 보일 것이고 신뢰구간은 2.28부터 10.64일 것이다.

독립표본 *t*검정의 개념적 이해

체중 감소와 성별의 관계에 대한 다이어트 연구에서 다이어트를 하는 전체 모집단(entire population)으로부터 32명(남성 17명과 여성 15명)의 표본을 이용하였다. 다이어트를 하는 모든 사람들의 모집단에 대한 추론(inference)은 "남성의 체중 감소가 3개월 후에 여성보다 더 많은가?"라는 질문에 답을 하기 위하여 표본으로부터의 결과에 기초한다. 이 표본으로부터 평균의 차이는 6.46 lb(2.93 kg)이었다. 무작위로 뽑은 32명의 남성과 여성(*n* = 32)으로 구성된 다른 집단을 대상으로 이 연구를 반복적으로 수행한다면 이 연구에서 얻은 체중 감소의 차이 6.46 lb와 정확하게 같지는 않을 것이다. 확률오차가 있고 두 평균에 대한 추정치는 서로 다르게 뽑힌 확률표본(random sample)에 따라 매번 약간의 차이가 있을 것이다.

모집단의 분산을 알지 못하는 정규분포를 따르는 두 변수의 차이에 대한 이러한 추정치를 모으는 것은 그 자체로 변수가 *t*-분포(*t*-distribution)를 따른다는 것을 가정하는 것이다. 그러므로 평균의 차이[6.46 lb(2.93 kg)]에 대하여 구해진 추정치를 *t*-통계량(*t*-statistic)으로 변환하고, 계산된 값이나 *t*-통계량이 큰 값을 가질 확률이 얼마인가를 알아보기 위하여 *t*-표(*t*-table)을 사용할 수 있다(부록 C). 이 점이 주어진 이론적 확률분포에 대한 가정이 평균 차이의 추정치에 대한 적절한 *p*-값을 계산할 수 있도록 하는 경험적 분포의 사용과의 차이이다.

독립표본 *t*검정을 이용하여 검정하려는 것은 두 평균 간의 차이가 0(즉, 여성과 남성의 체중 감소에는 차이가 없다)이라고 하는 영가설이다. 독립표본 *t*검정을 이용함으로써 "정규분포를 따르는 분포에서 뽑은 표본으로부터 두 평균 사이에 차이를 가질 확률은 얼마인가?"라는 질문에 대한 답을 줄 수 있을 것이다. *t*-표는 *t*-분포에 대한 확률을 나타내 준다(각 자유도에 대하여 약간 다른 확률과 약간 다른 그래프, 부록 C). 이 예에 대한 *t*-분포는 그림 5-1과 같다. 정규분포와 유사하다(즉, 동일한 평균, 중위수와 최빈수; 평균에 대하여 좌우 대칭, 종형). 일반적으로 표본수가 증가하면 정규분포와 더 유사해진다. 자유도가 200 이상일 경우 *t*-분포는 정규곡선과 거의 구분할 수 없다.

두 가지 관심은 다음과 같다: (a) 두 평균의 차이가 더 클 때 독립표본 *t*검정의 값이 더 크다(통계적으로 더 유의하다)와 (b) 각 집단 내의 분산이 더 작을 때 독립표본 *t*검정의 값이 더 크다(그림 5-1).

t-분포(*t*-distribution)는 부록 C에 있다. 분포의

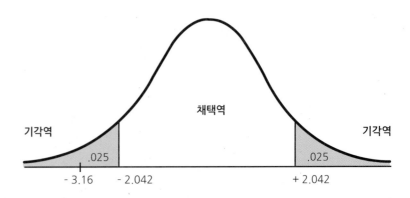

그림 5-1 *p* < .05와 자유도=30일 때 독립표본 *t*검정을 이용한 기각역과 채택역

모양은 모집단으로부터 뽑은 표본수에 따라 변한다. 정규곡선(normal curve)에 기초하고 이론적인 모수(population parameter)를 추정하는 z-분포와 달리 t-분포는 표본수에 기초하고 자유도에 따라 변한다. 이론적으로 표본수가 정규분포를 따르는 모집단으로부터 뽑힌 표본수와 동일한 무한개일 때 표본 확률분포(sampling distribution)의 평균은 모집단의 평균과 같을 것이다. 표본수가 충분히 크다면 표본 확률분포의 모양은 정규곡선에 근사할 것이다.

연구문제를 해결하기 위하여 t검정을 이용하여 구한 차이의 평균을 표본 확률분포(sampling distribution)와 비교한다. 일반적으로 두 평균 사이의 차이가 크면 클수록 t검정은 더 유의하다. 그러나 두 요인을 더 고려하여야 한다. 변동(variability)과 표본수(sample size). 변동이 커지면 오차는 증가하고 표본수가 커지면 오차는 감소한다.

남성과 여성에 있어 체중 감소의 차이에 대한 평균의 추정치는 32명의 연구대상자에 대한 연구에 기초한다. 그러므로 (다이어트를 하는 32명의 다른 확률표본을 갖는) 연구가 다시 수행되었다면 체중 감소의 차이에 대하여 정확하게 같은 "점"추정치(point estimate)를 구할 수 없다. 합리적인 질문은 "추정치가 얼마나 좋은가?"이다. 체중 감소가 남성과 여성에 있어 차이가 있는가를 확실히 하는 것과 더불어 t-분포가 체중 감소에 있어 차이의 평균의 추정치에 대한 신뢰구간을 구하는데 도움을 줄 것이다. 신뢰구간은 연구자들에게 남성과 여성에서 체중 감소의 차이에 대한 추정치가 얼마나 좋은 점추정치인가를 이해하는데 도움을 줄 수 있다.

일반적으로 신뢰구간은 모수(parameter)의 참값이 어떻게 추정되었는가에 대한 측정치를 제공한다. 90% 또는 99% 신뢰구간도 많이 사용하지만 통상적으로 95% 신뢰구간을 구한다. 구간에는 두 값이 있다. (실험이 반복적으로 이루어졌을 경우 얻을 수 있는 차이의 가장 작은 추정치인) 하한(lower bound)과 (실험이 반복적으로 이루어졌을 경우 얻을 수 있는 차이의 가장 큰 추정치인) 상한(upper bound)이다. 하한과 상한의 차이가 적은 좁은 구간은 넓은 구간을 갖는 경우에 비해 좋은 추정치이고 좀 더 정확한 추정치이다. 연구자들은 체중 감소의 차이에 대한 모집단의 "참"값(true value)이 하한과 상한 사이에 속할

것이라고 95% 확신할 수 있다.

t검정의 표본수와 검정력

t검정을 위하여 얼마나 많은 연구대상자가 필요한가? Cohen(1987)은 검정력(power)과 효과크기(effect size)에 기초하여 표본수(sample size)를 결정할 수 있는 표를 제공하였다. 컴퓨터 프로그램을 이용할 수도 있다. 표를 이용하기 위하여 우선 단측검정(one-tailed test)과 양측검정(two-tailed test) 중 어떤 검정을 할 것인가와 α 또는 확률수준(probability level)을 얼마로 할 것인가를 결정해야 한다. 충분한 이론적 근거(theoretical rationale)를 갖고 있고 한 집단이 다른 집단보다 통계적으로 더 높은 점수를 갖는다고 가정할 수 있으면 단측검정을 이용한다. 단순히 "측정 결과가 두 집단 사이에 차이가 있는가?"와 같은 질문에 답하는 것이라면 양측검정을 사용할 것이다. 연구를 계획할 때 표본수는 가장 많은 수의 연구대상자를 필요로 하는 계획된 분석에 기초한다. 세 번의 t검정을 수행하고 한 번이 양측검정이라면 표본은 이 계획에 기초하고, 단측검정보다 더 많은 연구대상자가 필요할 것이다.

영가설에 대한 검정력은 영가설이 사실이 아닐 때 "영가설을 기각하기 위한 확률"이다(Cohen, 1987, p. 4). 그러므로 검정력 .80은 영가설이 사실이 아닐 때 영가설을 기각할 가능성이 80%라는 것을 의미한다. 요구되는 검정력이 높을수록 더 많은 연구대상자들이 필요하다. Cohen(1987)은 행동과학 연구에 있어 요구되는 수준을 선택하기 위한 다른 근거가 없는 경우 검정력 .80이 타당하다고 제안하였다.

효과크기(effect size)는 Cohen(1987) 표로부터 단순히 구한 "적당한" 효과(moderate effect)를 이용하기 보다는 존재한다면 이전 연구에 기초하는 것이 좋다. t검정에 대한 효과크기는 단순히 두 집단 사이의 평균 차이를 측정치에 대한 표준편차로 나눈 값이다. Cohen의 적당한 효과크기는 .50이다. 이 값은 표준편차의 반을 의미한다. GRE(graduate record examination)가 평균 500점, 표준편차 100점을 갖는다고 하자. 이 측정치에서 표준편차의 반은 50(100/2)점이다. 그러므로 적당한 효과는 두 집단 사이에

GRE에서 50점의 차이를 갖는다.

교대 간호근무 모형에 대한 검정(Brooten et al., 1995)에서 LOPSC(LaMonica-Oberst Patients Satisfaction Scale)이 사용되었다. 비슷한 실험에서 이 척도를 다시 사용하였다면 기대할 수 있는 효과크기는 얼마인가? 평균 사이의 차이 17을 표준편차 24로 나눈 값(17/24)이고 **효과크기**(*effect size*)는 .71이다.

표 5-4에 Cohen의 표를 보여 준다. 표의 윗부분은 α = .05에서 양측검정(α₂)(또는 α = .025에서 단측검정)에 대한 표이다. 효과크기 .70(표의 맨 위에 표시된 값)과 검정력 .80(표의 왼쪽에 표시된 값)이

주어졌을 때 각 집단에 33명의 연구대상자가 필요하다. 적당한 효과크기(Cohen에 의해 정의된 .50)를 사용한다면 각 집단에 대하여 64명의 연구대상자가 필요하다. 효과크기가 크면 클수록 평균 점수 간의 차이가 크다는 것을 의미하고, 더 적은 수의 연구대상자로 차이를 알아낼 수 있다는 것이다.

표의 아랫부분은 α = .05에서 단측검정(α = .05)을 위한 표이다. 효과크기 .70과 검정력 .80이 주어졌을 때 각 집단으로부터 26명의 연구대상자가 필요하다. 그러므로 단측검정이 훨씬 더 강력하다는 것을 볼 수 있다. 즉, 더 적은 연구대상자로 유의한 차이를 검

표 5-2				*t*검정에 대한 검정력 표						

$\alpha_2 = .05 \ (\alpha_1 = .025)$

검정력	.10	.20	.30	.40	.50	.60	.70	.80	1.00	1.20	1.40
.25	332	84	38	22	14	10	8	6	5	4	3
.50	769	193	86	49	32	22	17	13	9	7	5
.60	981	246	110	62	40	28	21	16	11	8	6
2/3	1144	287	128	73	47	33	24	19	12	9	7
.70	1235	310	138	78	50	35	26	20	13	10	7
.75	1389	348	155	88	57	40	29	23	15	11	8
.80	1571	393	175	99	64	45	33	26	17	12	9
.85	1797	450	201	113	73	51	38	29	19	14	10
.90	2102	526	234	132	85	59	44	34	22	16	12
.95	2600	651	290	163	105	73	54	42	27	19	14
.99	3675	920	409	231	148	103	76	58	38	27	20

$$\frac{\alpha_1 = .05 \ (\alpha_2 = .10)}{d}$$

검정력	.10	.20	.30	.40	.50	.60	.70	.80	1.00	1.20	1.40
.25	189	48	21	12	8	6	5	4	3	2	2
.50	542	136	61	35	22	16	12	9	6	5	4
.60	721	181	81	46	30	21	15	12	8	6	5
2/3	862	216	96	55	35	25	18	14	9	7	5
.70	942	236	105	60	38	27	20	15	10	7	6
.75	1076	270	120	68	44	31	23	18	11	8	6
.80	1237	310	138	78	50	35	26	20	13	9	7
.85	1438	360	160	91	58	41	30	23	15	11	8
.90	1713	429	191	108	69	48	36	27	18	13	10
.95	2165	542	241	136	87	61	45	35	22	16	12
.99	3155	789	351	198	127	88	65	50	32	23	17

출처: Cohen, J. (1987). *Statistical power analysis for the behavior sciences*(Rev. ed.). Hillsdale, NJ : Lawrence Erlbaum Assoc. pp. 54-55.

정할 수 있다는 것이다.

t검정에서 필요한 표본수를 구하기 위해서는 다음을 결정하여야 한다.

- 단측검정 대 양측검정
- α 수준
- 효과크기
- 검정력

또한 얼마나 많은 연구대상자가 자료 수집과정에 "탈락(lost)"하는가와 분석을 위해 적절한 수를 가지고 있는가를 확실하게 추정해야만 한다.

맨-휘트니 *U*-검정

맨-휘트니 *U*-검정은 한 변수는 이분(dichotomous)이고 다른 변수는 적어도 서열(ordinal)일 때 두 집단 사이에 어떤 관계가 존재하는가를 결정하기 위한 비모수 검정(nonparametric test)이다. 이 검정은 독립표본 t검정에 대한 가정(즉, 작은 표본수, 정규분포를 따르지 않는 자료와 서열자료)이 충족되지 않을 경우 사용한다. 맨-휘트니 *U*-검정에서 영가설은 두 집단의 분포가 동일하다고 기술한다. 이 검정은 두 집단의 평균이 같은가를 검정하는 독립표본 t검정과 유사하다.

맨-휘트니 *U*-검정 계산을 위한 단계별 절차

맨-휘트니 *U*-검정에 대한 계산 절차를 설명하기 위하여 물리치료(physical therapy) 연구에서 사용한 자료를 사용하였다. 통증감소 약(painkilling drug)을 복용한 늑골골절 환자와 경피신경자극기(transcutaneous nerve stimulation, TENS)를 사용한 늑골골절 환자 사이에 통증수준 감소에 차이가 있는가? 늑골골절 환자 30명이 참여한 소규모 연구가 정형외과에서 실행되었다. 23명의 환자(응답률 76.7%)로부터 사용 가능한 자료를 수집하였다. 집단변수는 "통증관리를 위하여 사용된 형태"이고 두 범주를 갖는다. 약의 복용과 경피신경자극기 사용. 관심 결과변수는 "통증수준"이고 0점부터 20점까지의 척도로 환자가 평가하

였다. 통증감소가 전혀 없는 경우 0점이고 완전한 통증감소가 있는 경우 20점으로 평가하였다. 이 경우에 집단변수는 독립변수이고 변수 통증수준완화는 종속변수이다. 경피신경자극기 집단에 11명, 통증감소 약 복용 집단에 12명이 있다. 자료는 표 5-5에서 볼 수 있고 순위를 매기는 과정에 대한 요약은 표 5-6에서 볼 수 있다. SPSS를 이용하여 맨-휘트니 *U*-검정을 계산하는 절차는 Box 5-4에서 볼 수 있고, SPSS 결과물은 표 5-7에서 볼 수 있다.

단계 1: 영가설과 대립가설을 기술한다.

- **H₀**: 통증감소 약을 복용한 환자와 경피신경자극기를 사용한 환자에서 통증완화 점수는 차이가 없을 것이다.
- **Hₐ**: 통증감소 약을 복용한 환자와 경피신경자극기를 사용한 환자에서 통증완화 점수의 분포는 서로 다를 것이다.

단계 2: 유의수준(α)을 정의하고, 자유도를 결정하고 계산된 맨-휘트니 *U*-통계량에 대한 기각값을 찾는다.

맨-휘트니 *U*-검정을 사용할 때 두 집단이 서로 유의하게 차이가 있다고 말하기 위해서는 *U*-통계량을 계산한 값이 기각값보다 작은 값을 가져야 한다. 이 예에서는 α = .05와 양측검정을 사용하였다. 경피신경자극기를 사용한 집단에 11명(집단 *n*), 통증감소 약을 복용한 집단에 12명(집단 *m*)이 있다. 기각값은 부록 D에서 구할 수 있다. 기각값은 α = .05(양측검정)에 대하여 *n* = 11과 *m* = 12가 만나는 점을 찾으면 된다. 이 경우에 기각값은 34이다.

단계 3: 자료가 필요한 가정을 모두 충족하는지 확인한다.

자료는 모든 가정을 충족하고 있다. 집단변수 "통증관리의 형태"는 이분이고, 다른 변수 "자가-측정 통

표 5-5		자가-측정 통증완화 점수 자료			
번호	집단 (1=TENS)	자가-측정 통증완화	번호	집단 (2=Painkillers)	자가-측정 통증완화
1	1	17	12	2	13
2	1	12	13	2	10
3	1	16	14	2	4
4	1	14	15	2	5
5	1	16	16	2	7
6	1	16	17	2	6
7	1	14	18	2	6
8	1	16	19	2	9
9	1	15	20	2	4
10	1	14	21	2	11
11	1	17	22	2	3
			23	2	16

증 완화"는 서열이다. 통증완화 점수가 높을수록 통증이 더 많이 완화된 것을 의미한다. 측정치는 독립 확률 표본으로 구성되어 있고 전체 표본수는 8보다 크다.

단계 4: 각 집단의 중위수와 사분위수 범위를 계산한다.

표본에 대하여 몇 가지 기술통계량을 계산하는 것이 유용하다. [이상점(outliers)에 덜 영향을 받는] 중위수(median)가 평균(mean)보다 더 좋기 때문에, 비모수 검정을 이용하여 두 집단을 비교할 때에는 중위수와 사분위수 범위(inter-quartile range)를 사용하는 것이 일반적이다. 필요한 첫 번째 정보는 중위수이고, 중위수 사이의 차이이다. 이 예에서 통증완화 점수의 중위수는 13이고, 사분위수 범위는 10(16-6)이다. 경피신경자극기를 사용한 집단에서 통증완화 점수에 대한 중위수는 16(사분위수 범위, 2)이고, 통증감소 약을 복용한 집단의 중위수는 6.5(사분위수 범위, 7)이다. 경피신경자극기를 사용한 집단이 통증감소 약을 복용한 집단보다 더 많은 통증완화를 경험한 것으로 보인다. 이 차이가 통계적으로 차이가 있는가를 알아보기 위하여 맨-휘트니 U-검정을 하고 $p \leq .05$에서 U-통계량에 대한 기각값을 비교한다.

단계 5: 맨-휘트니 U-통계량을 계산한다.

첫 번째, 두 집단에 있는 모든 자료를 크기에 따라 가장 작은 값부터 순위를 매긴다. 표 5-6은 이 과정을 어떻게 수행하는지 자세하게 보여 준다. 가장 작은 수에 순위 1, 두 번째로 작은 수에 순위 2를 부여하는 방식이다. 두 개 이상의 측정치가 동일한 값을 가지고 있는 경우 "동률 순위(tied for rank)"라고 한다. 이러한 경우에는 동일한 측정치를 갖는 모든 위치의 평균 순위를 준다. 예를 들어, 두 자료가 다섯 번째 위치에서 동률인 경우 순위 5.5를 부여한다.

$$5.5 = \frac{5+6}{2}$$

작은 수의 집단에 대한 순위합(rank sum) R_n은 작은 수의 집단(집단 n)에서 자료에 부여된 순위를 모두 더하여 구하고, 큰 수의 집단에 대한 순위합 R_m은 큰 수의 집단(집단 m)에서 자료에 부여된 순위를 모두 더하여 구한다. 이 예에서 순위합은 다음과 같이 계산된다.

경피신경자극기 사용 집단(집단 n): $R_n = 11 + 14 + 14 + 14 + 16 + 19 + 19 + 19 + 19 + 22.5 + 22.5 = 190$

통증완화 약 복용 집단(집단 m): $R_m = 1 + 2.5 + 2.5 + 4 + 5.5 + 5.5 + 7 + 8 + 9 + 10 + 12 + 19 = 86.$

표 5-6	자료의 순위		
집단	**실제 점수**	**위치(M)**	**점수의 순위**
2	3	1	1
2	4	2	2.5(순위 2와 3이 동률)
			$\dfrac{2+3}{2} = 2.5$
2	4	3	2.5(순위 2와 3이 동률)
2	5	4	4
2	6	5	5.5(순위 5와 6이 동률)
2	6	6	5.5(순위 5와 6이 동률)
2	7	7	7
2	9	8	8
2	10	9	9
2	11	10	10
1	12	11	11
2	13	12	12
1	14	13	14(순위 13, 14와 15가 동률)
			$\dfrac{13+14+15}{3} = 14$
1	14	14	14(순위 13, 14와 15가 동률)
1	14	15	14(순위 13, 14와 15가 동률)
1	15	16	16
2	16	17	19(순위 17, 18, 19, 20과 21이 동률)
			$\dfrac{17+18+19+20+21}{5} = 19$
1	16	18	19(순위 17, 18, 19, 20과 21이 동률)
1	16	19	19(순위 17, 18, 19, 20과 21이 동률)
1	16	20	19(순위 17, 18, 19, 20과 21이 동률)
1	16	21	19(순위 17, 18, 19, 20과 21이 동률)
1	17	22	22.5(순위 22와 23이 동률)
1	17	23	22.5(순위 22와 23이 동률)

노트: 모든 점수는 특정 집단(1 또는 2) 내에서 가장 작은 값부터 가장 큰 값까지 나열한다. 모든 순위 번호(1–*n* 또는 1–23)를 나열한다. 연구에 포함된 사람수 만큼 순위 번호가 있다. 순위를 계산할 때 동률 점수는 평균을 이용한다.

표 5-7	SPSS 결과물

가설검정 요약

귀무가설	검정	유의수준	결정
1 PainScore의 분포는 group의 범주에서 동일합니다.	독립표본 Mann-Whitney U-검정	.000	귀무가설을 거부합니다.

근사 유의성(Asymptomatic significances)을 보여준다. 유의수준은 .05이다.

Box 5-4 SPSS를 이용하여 맨-휘트니 *U*-통계량 계산하기

단계 1: 자료를 SPSS 데이터 창에 입력한다.

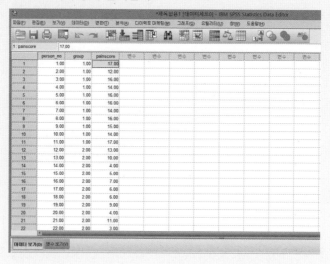

단계 2: 메뉴에서 "분석(A)"를 클릭하고 "비모수 검정"과 "독립표본"를 선택한다.

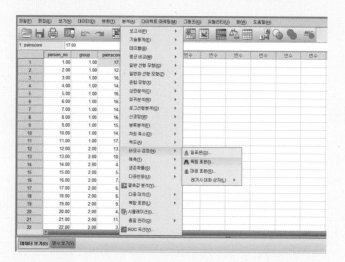

(계속)

Box 5-4 SPSS를 이용하여 맨-휘트니 *U*-통계량 계산하기

단계 3: "비모수 검정: 둘 이상의 독립표본" 팝업창이 나타나면 "필드"를 클릭한다. "검정 필드" Box에 Painscore를 이동시킨다. 그리고 집단 변수를 선택하고 "그룹"이라고 표시된 자리로 이동시킨다. 집단은 반드시 명목변수(nominal variable)로 정의되어야 하고 Painscore는 척도변수(scale variable)로 정의하여야 한다("변수 보기" 창에서 집단 변수는 "명목"으로 정의하여야 하고, Painscore는 "측도" 아래에 "척도"로 지정하여야 한다).

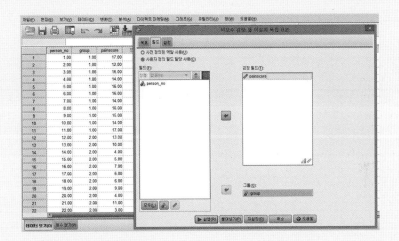

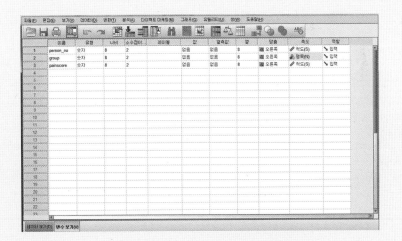

(계속)

Box 5-4 SPSS를 이용하여 맨-휘트니 U-통계량 계산하기

팝업 Box에서 "설정"을 클릭한다. "검정 사용자 정의"에서 "Mann-Whitney U(2개 표본)"를 선택한다. "실행"을 클릭하면 결과가 결과물 창(output window)에 나타난다(표 5-6).

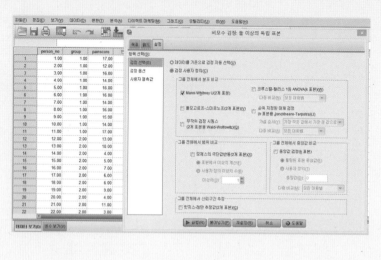

순위합을 구한 후 맨-휘트니 U-통계량을 계산할 수 있다. 맨-휘트니 U-검정에 대한 기본 공식은 다음과 같다.

$$U = R_n - \frac{n(n+1)}{2} \qquad (5\text{-}3)$$

$$U' = n \times m - U \qquad (5\text{-}4)$$

여기서, n은 작은 수의 집단에 대한 표본수이고, m은 큰 수의 집단에 대한 표본수이다. R_n은 더 작은 표본수를 갖는 집단의 순위합이다.

이 예에서 U-통계량은 식 5-3을 이용하여 다음과 같이 계산할 수 있다:

$$U = 190 - \frac{11(12)}{2} = 190 - 66 = 124$$
$$U = 124$$

U'은 식 5-4를 이용하여 다음과 같이 계산한다:

$$U' = (11 \times 12) - 124 = 132 - 124 = 8$$
$$U' = 8$$

단계 6: 통계적 유의성을 결정하고 결론을 기술한다.

두 집단에서의 측정치가 20개보다 작을 때에는 U 또는 U' 중 더 작은 값을 사용하고, 계산된 값을 단계 2에서 설명한 맨-휘트니 U 표에서의 기각값과 비교한다. 각 집단에서의 측정치가 20개 이상일 경우에는 표를 사용할 수 없다. 대신에 z-점수(z-score)를 계산하고, 기각값을 z-표(z-table)에서 찾는다(부록 B). z-점수는 다음 식을 사용하여 계산할 수 있다.

$$z = \frac{(u - mn/2)}{(mn\,[n + m + 1]/12)} \qquad (5\text{-}5)$$

SPSS에서 이 값을 계산해주고 U-통계량에 대한 정확한 p-값을 제공한다.

이 예에서 $U = 124$이고 $U' = 8$이다. 두 값 중 작은 값인 8을 기각값 34와 비교한다. 계산된 U-통계량 8이 기각값 34보다 작기 때문에 통계량은 $p < .05$에 대한 기각역(rejection region)에 포함되고, 영가설을 기각한다. 그러므로 경피신경자극기를 사용한 집단이 통증완화 약을 복용한 집단보다 유의하게 더 높은 통증완화를 갖는다는 결론을 내릴 수 있다.

맨-휘트니 *U*-통계량을 계산하기 위하여 SPSS를 이용하는 단계별 절차

SPSS를 이용하여 맨-휘트니 *U*-통계량을 계산하는 것은 아주 쉽다(Box 5-4). 첫 번째, 자료를 데이터 창(data editor)에 입력한다. 여기에는 3개의 변수가 있다. 개인 식별번호(person ID), 집단(group, 1=TENS, 2=painkillers)과 통증완화 점수(pain relief score). 자료를 입력한 후에 맨-휘트니 *U*-검정을 위하여 메뉴(menu system)를 사용할 수 있다. SPSS 결과물(표 5-7)은 맨-휘트니 *U*-검정의 *p*-값 (*p*-value)을 제공한다(Box 5-4).

결과물(표 5-7)에서 맨-휘트니 *U*-검정에 대한 *p*-값을 볼 수 있다. 실제 *p*-값이 .000으로 나타나 있고 α = .05보다 작기 때문에 경피신경자극기를 사용한 집단의 사람들이 통증완화 약을 복용한 집단의 사람들보다 유의하게 큰 통증완화 경험을 갖는다는 결론을 내릴 수 있다.

맨-휘트니 U-검정의 개념적 이해

맨-휘트니 *U*-검정은 각 집단의 측정치에 대한 상대 순위(relative ranks)에 기초한다. 순위를 매기는 것이 연구자들로 하여금 각 집단의 관찰치의 분포에 대한 상대적 크기로 사용할 수 있도록 한다. 두 집단의 자료에 대하여 순서를 매기고 각 집단에서 독립적으로 순위가 할당된다. 두 분포가 비슷하다면 순위합은 비슷하고 *U* 또는 *U*′값은 비슷하다. 한 집단의 분포가 다른 집단의 분포보다 더 크다면, 한 집단의 순위합이 다른 집단의 순위합보다 훨씬 클 것이고 (통계적으로 유의한) 작은 *U*값이 얻어질 것이다.

함께하기

각 집단에 대한 통증감소의 중위수를 구하고 맨-휘트니 *U*-검정을 실행한 후에 결론을 기술한다. 이 연구에서 경피신경자극기를 사용한 늑골골절 환자의 통증완화 점수의 중위수는 16.0이고, 통증감소 약을 복용한 늑골골절 환자의 통증감소 점수의 중위수는 6.5이다. 맨-휘트니 *U*-검정은 *p* < .05로 유의하다. 경피신경자극제를 사용한 사람들이 통증감소 약을 복용한 사람보다 유의하게 더 큰 통증감소를 경험했다는 결론을 내릴 수 있다.

연습 문제

선다형 문제

1. 독립표본 *t*검정에 대하여 가장 잘 기술한 것은?
   a. 맨-휘트니 *U*-검정의 형태
   b. 모수 검정
   c. 비모수 검정
   d. 모두 아님

2. 독립표본 *t*검정은 다음 집단 간 평균의 차이를 검정하기 위하여 사용된다.
   a. 단지 두 집단
   b. 단지 세 집단
   c. 단지 네 집단
   d. 어떤 수의 집단

3. 비교할 두 집단의 분산이 유의한 차이를 갖는다면, 어떤 독립표본 t검정을 사용하여야 하는가?
   a. 합동분산을 갖는 독립표본 t검정
   b. 분리분산을 갖는 독립표본 t검정
   c. 표본수가 30 이상이면 둘 중 하나의 검정
   d. 맨-휘트니 U-검정

4. 독립표본 t검정은 관심 변수의 측정척도가 어느 경우에 사용하기 가장 좋은가?
   a. 명목척도
   b. 서열척도
   c. 구간척도 또는 비율척도
   d. 다 맞음

5. 독립표본 t검정은 언제 사용하는 것이 가장 좋은가?
   a. 전체 표본수가 적어도 30 이상인 경우
   b. 집단 변수가 이분인 경우
   c. 자료가 쌍을 이룬 경우
   d. a와 b의 경우

6. 다음 질문을 보고 답하시오. 여성이 남성보다 병원을 더 많이 방문하는가? 집단변수는 무엇인가?
   a. 성별
   b. 내과의사 방문 횟수
   c. 둘 다
   d. 둘 다 아님

7. 다음 질문을 보고 답하시오. 1주일에 3번 이상 운동하는 사람들이 3번 미만 운동하는 사람에 비하여 수축기 혈압이 더 낮은가? 어떤 변수가 정규분포를 따라야 하는가?
   a. 운동 빈도
   b. 수축기 혈압
   c. 둘 다
   d. 둘 중 하나

8. 다음 질문을 보고 답하시오. 천연두에 대하여 면역력을 가진 어린이가 면역력이 없는 어린이에 비해 학교에 결석하는 날짜가 더 적은가? 집단 변수는 무엇인가?
   a. 학교 결석일수
   b. 면역력 상태
   c. 둘 중 하나
   d. 둘 다 아님

9. 다음 질문을 보고 답하시오. 의료보험을 갖고 있지 않은 사람이 어떤 형태든 의료보험을 가진 사람들에 비해 처방전 없이 살 수 있는 약을 구입하는데 더 많은 돈을 지출하는가? 변수 "의료보험"은 몇 개의 수준(또는 가능한 값)을 가져야 하는가?
   a. 하나
   b. 둘
   c. 셋
   d. 말할 수 없음

10. 다음 질문을 보고 답하시오. 만성 요통을 갖는 사람들 중에 척추 지압사에 의해 치료를 받은 사람이 의사에 의해 치료를 받은 사람들보다 결근일수가 더 적은가? 변수 "결근일수"를 세 범주(없음, 3일 미만, 3일 이상)로 코드를 다시 부여하였다면 독립표본 t검정을 사용하는 것이 가능한가?
    a. 가능하지 않다.
    b. 가능하다.
    c. 연구에 적어도 60명 미만이면 가능하다.
    d. 독립 확률표본이라면 가능하다.

11. 맨-휘트니 U-검정에 대하여 가장 잘 기술한 것은?
    a. 독립표본 t검정의 특수한 형태
    b. 모수 검정
    c. 비모수 검정
    d. 모두 아님

12. 맨-휘트니 U-검정은 다음 집단 간 평균의 차이를 검정하기 위하여 사용된다.
    a. 단지 두 집단
    b. 단지 세 집단
    c. 단지 네 집단
    d. 어떤 수의 집단

13. 단지 한 집단에서의 자료만 정규분포를 따른다면, 다음 중 어떤 검정을 사용할 수 있는가?
    a. 합동분산을 갖는 독립표본 t검정
    b. 분리분산을 갖는 독립표본 t검정
    c. 표본수가 30 이상이면 둘 중 하나의 검정
    d. 맨-휘트니 U-검정

14. 맨-휘트니 U-검정은 관심 변수의 측정척도가 어느 경우에 사용하기 가장 좋은가?
    a. 명목척도
    b. 서열척도
    c. 구간척도 또는 비율척도
    d. b와 c의 경우

15. 맨-휘트니 U-검정은 언제 사용하는 것이 가장 좋은가?
    a. 전체 표본수가 적어도 8 이상인 경우
    b. 집단 변수가 이분인 경우
    c. 자료가 쌍을 이룬 경우
    d. a와 b의 경우

16. 다음 질문을 보고 답하시오. 오후 8시 이후에 식사를 하는 사람들은 오후 8시 이전에 식사를 하는 사람들에 비하여 수면시간이 더 짧은가? 집단 변수는 무엇인가?
    a. 오후 8시 이후 식사와 오후 8시 이전 식사
    b. 수면시간
    c. 둘 다
    d. 둘 다 아님

17. 다음 질문을 보고 답하시오. 1주일에 3번 이상 운동하는 사람들이 3번 미만 운동하는 사람에 비하여 수축기 혈압이 더 낮은가? 맨-휘트니 U-검정을 실행하기 위해서는 어떤 변수가 정규분포를 따라야 하는가?
    a. 운동 빈도
    b. 수축기 혈압
    c. 둘 다
    d. 정규분포에 대한 가정이 없으므로 둘 다 아님

18. 다음 질문을 보고 답하시오. 천연두에 대하여 면역력을 가진 어린이가 면역력이 없는 어린이에 비해 학교에 결석하는 날짜가 더 적은가? 맨-휘트니 U-검정을 실행하기 위하여 어떤 변수를 이분으로 하여야 하는가?
    a. 학교 결석일수
    b. 면역력 상태
    c. 둘 중 하나
    d. 정규분포에 대한 가정이 없으므로 둘 다 아님

19. 다음 질문을 보고 답하시오. 보험 상태와 결근일수 사이에 관련성이 있는가? 독립표본 검정을 사용하기 위하여 변수 "의료보험"은 몇 개의 가능한 값을 가져야 하는가?
    a. 하나
    b. 둘
    c. 셋
    d. 주어진 정보가 없으므로 말할 수 없음

20. 다음 질문을 보고 답하시오. 만성 요통을 갖는 사람들 중에 척추 지압사에 의해 치료를 받은 사람이 의사에 의해 치료를 받은 사람들보다 결근일수가 더 적은가? 변수 "결근일수"가 두 범주(없음, 1일 이상)로 코드를 부여하였다면 맨-휘트니 U-검정을 사용하는 것이 가능한가?

   a. 가능하지 않다.
   b. 가능하다.
   c. 비모수 자료를 이용할 경우에만 가능하다.
   d. 독립 확률표본이라면 가능하다.

비평적 사고 문제

1. 독립표본 t검정과 맨-휘트니 U-검정을 이용할 수 있는 5개의 가설을 설정하시오.

2. 다음의 p-값과 표본수(n)에 대한 독립표본 t검정의 기각값을 찾으시오. 각 경우에 대하여 양측검정을 실행하는 것으로 가정한다.

   a. p = .05; sample size = 23 _____
   b. p = .01; sample size = 47 _____
   c. p = .10; sample size = 180 _____
   d. p = .05; sample size = 19 _____
   e. p = .10; sample size = 102 _____
   f. p = .01; sample size = 14 _____

3. 다음의 p-값과 표본수(n)에 대한 맨-휘트니 U-검정의 기각값을 찾으시오. 각 경우에 대하여 양측검정을 실행하는 것으로 가정한다.

   a. p = .05; n = 10; m = 13 _____
   b. p = .01; n = 17; m = 5 _____
   c. p = .10; n = 20; m = 20 _____
   d. p = .05; n = 2; m = 9 _____
   e. p = .10; n = 8; m = 12 _____
   f. p = .01; n = 14; m = 7 _____

계산 문제

다음 다섯 개의 문제에 대하여 1-4번 문제에서 두 집단 사이에 통계적으로 유의한 차이가 있는지를 결정하기 위한 가설을 기술하고, 독립표본 t검정을 실행하시오. 1-4번 문제에 대하여 유의수준 α = .05 하에서 양측검정을 하시오. 문제 5에 대하여 (맨-휘트니 U-검정이 아니라) 독립표본 t검정을 하시오. 문제 1-4번까지는 직접 계산과 SPSS를 이용한 계산을 실행하시오. 문제 5에 대해서는 직접 계산만 하시오.

1. 이 연구는 불면증에 대한 약초 처방의 효과를 조사하기 위하여 진행하였다. 13명의 자원자가 참여하였고, 약초 처방이나 위약 처방 중 하나로 무작위 할당되었다. 다음 표는 약초 처방 또는 위약 처방을 받은 사람들의 수면시간을 나타낸다.

집단	수면시간	집단	수면시간
위약	3.8	약초 처방	4.6
위약	5.2	약초 처방	6.2
위약	6.7	약초 처방	3.9
위약	3.7	약초 처방	5.2
위약	4.3	약초 처방	5.4
위약	2.1	약초 처방	4.1
위약	5.0		

2. 이 연구는 어린이의 돌봄 형태(예; 가정 돌봄, 시설 돌봄)가 아이들의 공격적 성향과 관련되어 있는가를 알아보기 위하여 진행하였다.

집단	4시간 동안의 공격적 행동	집단	4시간 동안의 공격적 행동
가정 돌봄	5	시설 돌봄	1
가정 돌봄	3	시설 돌봄	3
가정 돌봄	4	시설 돌봄	4
가정 돌봄	1	시설 돌봄	4
가정 돌봄	2	시설 돌봄	2
가정 돌봄	3	시설 돌봄	0
가정 돌봄	2		

3. 이 연구는 대도시 지역에서 의료보험형태와 지난 해 병원 방문횟수 사이의 관계를 알아보기 위하여 진행하였다.

번호	의료보험 형태	병원 방문횟수	번호	의료보험 형태	병원 방문횟수
1	없음	0	31	사보험	0
2	없음	0	32	사보험	0
3	없음	0	33	사보험	1
4	없음	0	34	사보험	1
5	없음	0	35	사보험	1
6	없음	0	36	사보험	1
7	없음	1	37	사보험	2
8	없음	1	38	사보험	2
9	없음	1	39	사보험	2
10	없음	1	40	사보험	2
11	없음	1	41	사보험	2
12	없음	1	42	사보험	2
13	없음	1	43	사보험	2
14	없음	1	44	사보험	2
15	없음	1	45	사보험	3
16	없음	1	46	사보험	3
17	없음	2	47	사보험	3
18	없음	2	48	사보험	3
19	없음	2	49	사보험	3
20	없음	2	50	사보험	3
21	없음	2	51	사보험	3
22	없음	2	52	사보험	3

(계속)

번호	의료보험 형태	병원 방문횟수	번호	의료보험 형태	병원 방문횟수
23	없음	3	53	사보험	4
24	없음	3	54	사보험	4
25	없음	3	55	사보험	4
26	없음	3	56	사보험	4
27	없음	4	57	사보험	4
28	없음	4	58	사보험	5
29	없음	5	59	사보험	5
30	없음	5	60	사보험	6
			61	사보험	6

4. 빈곤수준과 우울 사이의 관계를 알아보기 위한 연구 자료가 다음 표에 있다. 이 연구에는 전체 67 명이 참여하였다. 점수가 높을수록 우울 수준이 더 높음을 나타낸다.

번호	빈곤 수준	우울 점수	번호	빈곤 수준	우울 점수
1	빈곤수준 미만	12	32	빈곤수준 이상	10
2	빈곤수준 미만	12	33	빈곤수준 이상	9
3	빈곤수준 미만	11	34	빈곤수준 이상	8
4	빈곤수준 미만	11	35	빈곤수준 이상	8
5	빈곤수준 미만	11	36	빈곤수준 이상	8
6	빈곤수준 미만	11	37	빈곤수준 이상	7
7	빈곤수준 미만	9	38	빈곤수준 이상	7
8	빈곤수준 미만	9	39	빈곤수준 이상	7
9	빈곤수준 미만	8	40	빈곤수준 이상	6
10	빈곤수준 미만	8	41	빈곤수준 이상	6
11	빈곤수준 미만	7	42	빈곤수준 이상	6
12	빈곤수준 미만	7	43	빈곤수준 이상	5
13	빈곤수준 미만	7	44	빈곤수준 이상	5
14	빈곤수준 미만	7	45	빈곤수준 이상	5
15	빈곤수준 미만	7	46	빈곤수준 이상	5
16	빈곤수준 미만	6	47	빈곤수준 이상	5
17	빈곤수준 미만	6	48	빈곤수준 이상	5
18	빈곤수준 미만	6	49	빈곤수준 이상	5
19	빈곤수준 미만	6	50	빈곤수준 이상	5
20	빈곤수준 미만	6	51	빈곤수준 이상	5
21	빈곤수준 미만	6	52	빈곤수준 이상	5
22	빈곤수준 미만	5	53	빈곤수준 이상	5
23	빈곤수준 미만	4	54	빈곤수준 이상	5
24	빈곤수준 미만	4	55	빈곤수준 이상	4
25	빈곤수준 미만	4	56	빈곤수준 이상	4
26	빈곤수준 미만	3	57	빈곤수준 이상	4
27	빈곤수준 미만	3	58	빈곤수준 이상	3
28	빈곤수준 미만	2	59	빈곤수준 이상	3
29	빈곤수준 미만	2	60	빈곤수준 이상	3
30	빈곤수준 미만	0	61	빈곤수준 이상	3
31	빈곤수준 미만	0	62	빈곤수준 이상	3
			63	빈곤수준 이상	2
			64	빈곤수준 이상	2

(계속)

번호	빈곤 수준	우울 점수	번호	빈곤 수준	우울 점수
			65	빈곤수준 이상	1
			66	빈곤수준 이상	1
			67	빈곤수준 이상	0

5. 이 연구는 치위생의 전문적 행동을 조사하기 위하여 진행되었다. 정기적으로 전문적인 논문을 읽었는가와 실제로 실행한 기간에 대한 정보를 이용할 수 있다. 관심 문제는 "정기적으로 이 분야의 논문을 읽은 사람이 그렇지 않은 사람에 비해 실행 기간이 더 긴가?"이다.

집단	표본수	평균 실행 기간(년)	표준편차
정기적으로 논문을 읽지 않음	120	11.83	7.67
정기적으로 논문을 읽음	107	15.71	8.84

짝지은 *t*검정과 월콕슨 짝지은-쌍 부호순위 검정: 관련된 두 집단의 평균/중위수 비교

목적

이 장을 공부한 후 다음을 할 수 있어야 한다:

1. 짝지은 *t*검정과 월콕슨 짝지은-쌍 부호순위 검정을 언제 사용하는 것이 적절한가를 결정하고 올바른 검정을 선택한다.

2. 짝지은 *t*-통계량과 월콕슨 짝지은-쌍 부호순위 통계량을 손으로 직접 계산하고 통계적으로 유의한가를 결정한다.

3. 짝지은 *t*검정과 월콕슨 짝지은-쌍 부호순위 검정을 위하여 SPSS를 사용한다.

4. 짝지은 *t*검정과 월콕슨 짝지은-쌍 부호순위 검정에 대한 SPSS 결과물을 올바르게 해석한다.

5. 짝지은 *t*검정과 월콕슨 짝지은-쌍 부호순위 검정의 결과를 기술한다.

짝지은 *t*검정과 월콕슨 짝지은-쌍 부호순위 검정의 개요

사전검사/사후검사(pretest/posttest)와 짝지은-쌍 설계(matched-pair design)는 보건의료 연구에서 사용하는 두 가지 일반적인 연구설계(research design)이다. 이 두 설계에 대하여 자료는 "짝지어 있다(paired)", 즉, 동일한 변수에 대한 서로 다른 시점에서의 측정치가 비교된다. "짝지은"은 두 관찰치가 어떤 방식이든 관련되어 있고 서로 독립이 아니라는 것이다. 변수의 짝지은-쌍 관찰치는 동일한 사람을 대상으로 서로 다른 시점에서 측정될 수도 있고, 어떤 상황(예, 연령, 성별 그리고 쌍둥이)에 대하여 "짝지어진(matched)" 서로 다른 두 사람에 대하여 동시에 측정할 수도 있다. 둘 중의 한 명은 개입(intervention)을 받고 다른 한 명은 대조군(control)으로서의 역할을 한다. 항상 그렇지는 않지만 일반적으로 이 변수가 종속변수(dependent variable)이다.

짝지은 자료(paired data)에 대한 통계분석은 측정치들이 동일한 참가자나 유사한 참가자로부터 수집되었기 때문에 서로 관련되어 있다는 것을 가정한다. 이러한 자료에서 중심경향성 측도(예, 평균과 중위수)의 차이를 측정하기 위하여 짝지은 *t*검정(paired *t* test) 또는 월콕슨 짝지은-쌍 부호순위 검정(Wilcoxon matched-pairs signed rank test)을 사용한다. 짝지은 t검정은 두 관련된(짝지은) 집단의 평균을 비교하는 모수 검정(parametric test)이다. 그러나 자료는 특정 가정을 충족해야만 한다. 이 검정은 앞장에서 설명한 t-분포(t-distribution)를 사용한다. 월콕슨 짝지은-쌍 검정은 짝지은 t검정과 유사한 비모수 검정(nonparametric test)이고 관련된 두 평균보다는 중위수를 비교한다. 그리고 더 적은 수의 가정을 필요로 한다. 두 집단에 대한 관심 특성의 중심경향성의 측도 (measure of central tendency)가 유의하게 다른지에 대하여 두 검정에 주는 정보는 동일하다. 월콕슨 짝지은-쌍 검정은 적은 수의 가정을 필요로 하고, 종종 사용하지만 짝지은 t검정만큼 민감하지는 않다.

연구문제

연구문제는 다음과 같다. "두 관련된 집단의 평균 또는 중위수가 서로 다른가?" 개입 후 종속변수의 사후검사 점수를 개입 전 동일한 변수의 사전검사 점수와 비교함으로써 연구 참가자들에 대한 개입의 효과를 조사하는 연구에서 사전검사/사후검사 설계(pretest/posttest design)가 사용된다. 예를 들어, 연구자들은 연구 참가자들의 개입 후 체중을 개입 전 체중과 비교함으로써 특정 개입 후의 체중감소를 알아보기 원할 수 있다. 이러한 경우에 연구 참가자들이 자신의 대조군이 된다. 짝지은-쌍 설계(matched-pairs design)는 개입을 받은 참가자가 개입을 받지 않은 대조군과 짝지어졌을 경우 개입의 효과를 알아보기 위하여 사용한다. 짝지은-쌍 설계는 생물학적 또는 인구사회학적 특성(예, 연령, 성별, 인종 등)을 공유한 쌍둥이 또는 형제들에 대하여 흔히 사용된다. 예를 들면, 연구자는 운동을 한 집단과 운동을 하지 않은 집단에 대한 다이어트 계획에서 어떤 체중감소가 일어나는지 알고 싶을 수 있다. 쌍둥이 집단이 짝지은-쌍으로 연구된다. 쌍둥이 중 한 사람은 다이어트만 하고, 다른 한 사람은 운동을 병행한 다이어트를 한다. 다이어트만 한 쌍둥이의 체중감소와 운동을 병행한 다이어트를 한 쌍둥이의 체중감소를 비교한다.

비교하여야 할 두 집단이 짝지어져 있거나 쌍을 이루고 있다면, 점수는 비슷할 것이다. 우연에 기인한

두 집단 사이의 차이는 자료가 독립적으로 뽑혔을 때에 비해 크지 않을 것이다. 짝지은 t검정과 월콕슨 짝지은-쌍 검정에서 이를 설명하기 위한 수정이 있어야 한다.

특정 특성에 대한 두 관련된 집단을 비교할 때, 두 집단이 이미 관련되어 있다는 사실에 대하여 통제하기 위하여 두 집단이 서로 다른가에 대한 의문을 갖는다(즉, 동일한 사람 또는 짝지은-쌍 대조군으로부터 추출되었기 때문에 관련되지 않은 두 집단보다 더 유사한 값을 가질 것이라는 것을 기대할 수 있다). 통계적 질문은 집단 간에 어떤 차이가 있는가이다. 즉, 차이가 우연히 나타났다고 기대하는 것보다 더 큰가? 짝지은 t검정에 대하여 영가설은 "두 집단에서 평균은 차이가 없다"이다. 월콕슨 짝지은-쌍 부호순위 검정에서 영가설은 "두 집단의 분포는 차이가 없다"이다. 개념적으로 질문하고 싶은 것은 "서로 관련되어 있는 두 집단에서 평균/중위수의 크기가 차이를 가질 확률은 얼마인가?"이다. 짝지은 t검정에 대하여 검정통계량(test statistics)이 크면 클수록 이와 관련된 확률(p-값)은 더 작아질 것이다. 바꾸어 말하면 더 큰 짝지은 t검정통계량은 평균의 차이가 우연히 일어날 가능성이 낮다는 것을 의미한다. 월콕슨 짝지은-쌍 부호순위 검정에 대하여 검정통계량이 작을수록 관련된 확률(p-값)은 더 작을 것이다. 다시 말해 더 작은 월콕슨 짝지은-쌍 부호순위 검정통계량은 분포에서의 차이가 우연히 일어날 가능성이 낮다는 것을 의미한다.

다음의 연구들은 짝지은 t검정과 월콕슨 짝지은-쌍 검정이 실제 어떻게 사용되는가에 대한 예이다. 첫 번째 연구는 짝지은 환자-대조군 연구(matched case-control study)의 예이다. 두 번째 두 연구는 연구 참가자들이 직접 대조군이 되는 사전검사/사후검사 연구의 예이다.

모유 수유가 골밀도에 영향을 주는가?

후향적 짝지은 환자 대조군 쌍둥이 연구(retrospective matched case control twin study)는 모유-수유가 골밀도에 영향을 주는가를 조사하기 위하여 쌍둥이 데이터베이스를 갖고 있는 Bone Research Program으로부터 자료를 수집하였다(Paton et al.,

2002). 이 연구에서 쌍둥이 중 한 명은 모유-수유를 받고, 한 명은 모유-수유를 받지 않은 58쌍의 여성 쌍둥이(총 116명)의 골밀도를 조사하였다. 이 환자 대조군 연구에서 "환자군(case)"의 측정치를 "대조군(control)"의 측정치와 비교한다. 연구자들은 모유-수유를 받은 쌍둥이와 받지 않은 쌍둥이의 골밀도를 비교하기 위하여 짝지은 t검정을 사용한다. 연구자들은 쌍둥이들에게서 척추, 엉덩이와 전신의 골밀도에서 차이를 발견하지 못했다. 연구자들은 모유-수유는 골밀도에 영향을 주지 않는다는 결론을 내렸다.

우울증 교육 프로그램이 산부인과 레지던트의 지식을 변화시키는가?

연구자들은 8개 병원의 산부인과 레지던트에 대하여 5시간 교육의 개입(하나는 강의이고 하나는 워크숍) 효과를 검정하였다(Learman et al., 2003). 레지던트에 대하여 개입 전과 개입 3개월 후의 우울 지식과 자기-효능 검사를 시행하였다. 연구자들은 자료가 정규분포를 따르고 짝지은 t검정을 위한 모든 가정을 충족한다는 것을 알았다. 연구자들은 우울증 환자에 대해 시행한 자기-효능은 유의하게 증가하였으나(p ≤ .001), 지식은 근사하게 유의하기는 하지만 증가하지 않았다는 결론을 내렸다.

최소-접촉 개입이 앉아서 일하는 여성들의 보행을 증진시키는가?

일하는 여성에 있어 6주 최소 접촉 개입이 보행을 증진시키는가에 대한 연구가 시행되었다(Dinger, Heesch, & McClary, 2005). 개입은 오리엔테이션, 계보기의 사용, 보행에 대한 세 개의 상업적 브로슈어와 6주 동안 매주 이메일 보내기로 구성되어 있다. 이 메일은 보행을 포함한 신체활동 프로그램을 어떻게 시작하고 유지할 것인가에 대한 정보를 포함하고 있다. 이 연구는 연구 참가자들이 대조군이 되는 한 집단 사전/사후 검사 설계(one group pretest/posttest design)이다. 매주 걷는 시간을 포함한 결과변수들은 연구시작 시점과 6주가 되는 시점에서 수집되었다.

보행 자료는 정규분포를 따르지 않기 때문에 연구자들은 일주일 동안 걷는 시간에 차이가 있는가를 알아보기 위하여 월콕슨 짝지은-쌍 검정을 사용하였다. 사전검사에서 여성들이 보고한 1주일간 보행시간의 중위수는 55분이었고 사후검사에서 보고한 보행시간의 중위수는 1주일에 245분이었다. 월콕슨 짝지은-쌍 검정에 의해 통계적으로 유의한 증가를 가져왔다고 보고되었다(p ≤ .001).

자료의 형태

짝지은 t검정과 월콕슨 짝지은-쌍 검정 모두 서로 다른 두 시점에서 동일한 사람 또는 짝지은 대조군(matched control)으로부터 구한 동일한 종속변수의 두 측정치가 필요하다. 짝지은 t검정에 대하여 종속변수는 구간 또는 비율 측정척도이다. 그러나 자료가 서열 수준으로 측정되었을 때 자료가 필요한 자료의 형태와 근사하다면 짝지은 t검정은 적절할 수 있다.

특히 종속변수가 서열일지라도 척도가 11개 이상의 범주를 갖고 정규분포를 따른다면 짝지은 t검정을 이용하여 분석할 수 있다(Nunally & Bernstein, 1994). 월콕슨 짝지은-쌍 검정에 대하여 자료는 적어도 서열 측정척도이어야 한다. 두 검정에 대하여 독립변수는 범주(categorical)이고, 개입(예, 약과 위약)이거나 단순히 시간(시점 1과 시점 2를 비교함)이다.

가정

관련된 두 집단의 평균 또는 중위수를 비교하기 위해서는 짝지은 t검정이나 월콕슨 짝지은-쌍 검정을 선택하여야 한다. 짝지은 t검정은 모수 검정이고 몇 가지 가정을 충족하는 경우에 사용할 수 있다. 특히 다음의 내용을 아는 것이 필요하다. (a) 단지 두 측정치가 비교된다(동일한 사람 또는 동일한 측정치에 대한 사전검사/사후검사, 짝지은-쌍 대조군). (b) 전체 표본수, (c) 변수의 두 측정치가 정규분포를 따르는가와 (d) 관심 특성을 측정하는 변수의 측정척도.

하나 이상의 가정을 충족하지 못할 경우에 짝지은 t검정을 사용하는 것은 계산된 p-값이 올바르지 않기 때문에 내적타당도(internal validity; 즉, 통계적 결론)에 대한 위협이 된다. 그러나 짝지은 t검정은 확신을 가지고 사용할 수 있으며 약간의 가정이 위배된다면(즉, 표본수가 상대적으로 크거나, 자료가 아주 많이 왜곡되어 있지 않거나, 값들이 아주 큰 범위를 갖는 경우) 오류에 대해서는 상대적으로 적은 위험을 갖는다.

윌콕슨 짝지은-쌍 검정은 가정이 적으며, 서열, 구간, 비율 수준의 자료에 대하여 사용할 수 있다. 비교할 적어도 다섯 쌍의 측정치가 있다는 가정을 할 수 있다. 두 검정의 차이에 대한 요약을 Box 6-1에서 볼 수 있다.

짝지은 t검정의 계산

짝지은 t검정은 구간 또는 비율 측정척도를 갖고 정규분포를 따르는 관련된 두 변수의 평균 사이에 차이가 있는가를 결정하기 위하여 사용하는 모수 검정이다. 자료가 정확하게 정규분포를 따르지 않더라도 적어도 30쌍 이상의 측정치를 가지고 있다면 짝지은 t검정을 사용할 수 있다. 짝지은 t검정에서 영가설은 두 짝지은(관련된)-쌍에 대한 평균 사이의 차이가 통계적으로 0과 차이가 없다는 것이다.

짝지은 t검정을 직접 계산하기 위한 단계별 절차

짝지은 t검정을 설명하기 위하여 다음의 연구문제에서 사용된 자료를 이용할 것이다. 10대에 대하여 실시한 심혈관 건강교육 프로그램이 심혈관 건강에 대한 10대들의 지식을 증가시키는가? 이 문제에 답을 주기 위하여 10대 집단이 건강교육 프로그램에 참가하였다. 첫 번째 시작 시점에서 심혈관 건강에 대한 (0점부터 100점을 갖는) 20개 항목의 퀴즈를 보았다. 마지막 시간이 끝나는 시점에서 동일한 퀴즈를 보았다. 심혈관 건강에 대한 지식이 유의하게 변화하는지를 알아보기 위하여 사후검사 점수를 사전검사 점수와 비교하였다. 사전검사와 사후검사 자료가 동일한 사람으로부터 구해졌기 때문에 자료는 관련되어 있다(서로 독립이 아니다). 그러므로 짝지은-쌍에 대한 통계적 방법을 사용한다. 사전검사와 사후검사 퀴즈 점수는 표 6-1에서 볼 수 있고, 이 자료에 대한 줄기-잎 그림은 표 6-2에서 볼 수 있다. 이 예에 대한 짝지은 t검정에 대해서는 Box 6-2와 Box 6-3에서 설명하고 있다.

단계 1: 영가설과 대립가설을 기술한다.

- H_0: 사전검사와 사후검사 지식점수의 평균은 차이가 없을 것이다.

Box 6-1 짝지은 t검정과 윌콕슨 짝지은-쌍 검정의 선택

짝지은 t검정은 다음의 경우 사용한다.
- 관심 특성에 대한 두 개의 짝지은-쌍 측정치를 가지고 있다(즉, 동일한 사람에 대하여 사전 검사와 사후 검사 측정치 또는 연구 참가자의 측정치와 짝지은-쌍 대조군의 측정치)
- 비교되는 두 측정치는 정규분포를 따른다. 또는 적어도 30쌍의 자료와 분포가 심하게 왜향되지 않아야 한다.
- 측정척도가 구간척도이거나 비율척도이어야 한다(때때로 서열척도도 이용할 수 있다).

윌콕슨 짝지은-쌍 검정은 다음의 경우 사용한다.
- 관심 특성에 대한 두 개의 짝지은-쌍 측정치를 가지고 있다(즉, 동일한 사람에 대하여 사전 검사와 사후 검사 측정치 또는 연구 참여자의 측정치와 짝지은-쌍 대조군의 측정치)
- 측정척도가 서열척도, 구간척도이거나 비율척도이어야 한다.
- 전체 표본수가 적어도 5개 이상의 측정치의 쌍을 가지고 있어야 한다.

표 6-1	건강 교육 프로그램에 참여한 10대 청소년 31명에 대한 교육 전후의 건강 지식 점수			
	지식 점수			
번호	프로그램 후	프로그램 전	점수의 차이(d)	차이의 제곱(d^2)
1	73	48	25	625
2	78	56	22	484
3	67	58	9	81
4	74	60	14	196
5	72	61	11	121
6	73	61	12	144
7	65	62	3	9
8	79	63	16	256
9	77	64	13	169
10	80	66	14	196
11	78	66	12	144
12	79	66	13	169
13	70	67	3	9
14	74	67	7	49
15	86	68	18	324
16	83	70	13	169
17	86	71	15	225
18	80	72	8	64
19	80	72	8	64
20	70	72	−2	4
21	75	73	2	4
22	87	73	14	196
23	75	74	1	1
24	87	74	13	169
25	90	76	14	196
26	82	77	5	25
27	78	78	0	0
28	77	79	−2	4
29	83	81	2	4
20	83	84	−1	1
31	86	88	−2	4
계	2,427	2,147	280	4,106

- **H$_A$:** 사후검사 지식점수의 평균은 사전검사 지식점수의 평균과 유의하게 차이가 있을 것이다.

단계 2: 유의수준(α)을 정의하고, 자유도를 결정하고 계산된 t검정통계량에 대한 기각값을 찾는다.

두 측정치의 평균이 통계적으로 유의한 차이가 있다고 말하기 위해서는 짝지은-쌍 t-통계량 값이 기각값보다 커야 한다. 자료로부터 계산한 짝지은-쌍 t-통계량은 숫자(numeric value)이다. 기각값은 t검정에 대한 기각값을 나타낸 표로부터 구한 값이다(부록 C). 기각값은 사전에 결정된 α-수준 이상 또는 이하

표 6-2	사전 사후 지식 점수에 대한 줄기-잎 그림
사전 검사	**사후 검사**
줄기-잎 그림	줄기-잎 그림
4.8	6.57
5.68	7.0023344
6.666778	7.557788899
6.666778	8.0002333
7.012223344	8.66677
7.6789	9.0
8.14	
8.8	

의 값을 얻을 확률값이다.

이 예에서 α = .05와 양측검정을 사용하였다. t검정에 대한 자유도는 연구에서 짝지은-쌍 전체의 수에서 1을 빼서 계산한다. 이 예에서는 31쌍이 있고, 자유도는 n - 1 = 30이다. t검정표(부록 C)로부터 기각값은 "양측검정 = .05"라고 표시된 열과 "자유도 = 30"이라고 표시된 행에서 찾을 수 있다. 기각값은 2.042이다.

단계 3: 자료가 필요한 가정을 모두 충족하는지 확인한다.

표 6-1에 있는 자료는 모든 가정을 충족한다. 31명의 10대에 대하여 종속변수의 두 측정치(사전검사와 사후검사)가 있고 자료는 비율 측정척도(100점 만점인 퀴즈)이며 (표 6-2의 줄기-잎 그림을 보면) 자료는 근사적으로 정규분포를 따른다. 모든 가정을 충족하기 때문에 짝지은 t검정을 사용할 수 있다. 이러한 가정을 하나라도 위배한다면 윌콕슨 짝지은-쌍 검정을 사용한다. 이러한 결정은 상황에 따르고 위배된 가정의 수와 심각성에 따른다.

단계 4: 각 집단의 평균과 표준편차를 계산한다.

두 시점에서 측정한 변수의 평균(사전검사와 사후검사)을 비교해야 하기 때문에 평균과 평균 사이의 차이에 대한 크기를 구해야 한다. 이 예에서 평균 사전검사 지식점수는 69.26점(표준편차, 8.61점)이고 평균 사후검사 지식점수는 78.29점(표준편차, 6.21점)이다. 전반적으로 사후검사 지식점수가 사전검사 퀴즈점수보다 평균 9.03점 더 높다.

단계 5: 짝지은 t검정통계량을 계산한다.

짝지은 t검정은 평균의 차이가 통계적으로 유의한지 또는 우연히 일어났는가를 결정하는 데 도움을 줄 수 있다. 짝지은 t검정통계량을 계산하고 α = .05와 자유도 30에서 t-통계량에 대한 기각값과 비교한다. 평균의 차이가 통계적으로 유의하지 않다면 두 퀴즈 점수 사이에는 실제적인 차이가 존재하지 않는 것이고 관찰된 차이는 확률오차(random error)의 결과이다.

짝지은 t검정통계량을 구하기 위한 공식은 다음과 같다.

$$t = \frac{(\bar{x}_d - \mu_d)}{\text{SE}_{\bar{x}_d}}$$

$$\bar{x}_d = (\bar{x}_1 - \bar{x}_2)$$

$$\text{SE}_{\bar{x}_d} = \frac{s_d}{\sqrt{n_d}}$$

$$s_d = \sqrt{\frac{\sum d_i^2 - \dfrac{(\sum d_i)^2}{n_d}}{(n_d - 1)}}$$

여기서 d는 사전검사와 사후검사 점수의 차이이고, μ_d는 영가설 하에서 평균의 차이, 즉 0이다.

$$t = \frac{\bar{x}_1 - \bar{x}_2 - 0}{\sqrt{\dfrac{\sum d_i^2 - \dfrac{(\sum d_i)^2}{n_d}}{n_d(n_d - 1)}}} \qquad (6\text{-}1)$$

이 공식을 사용하기 위하여 사후검사 점수에서 짝지어진 대상자의 사전검사 점수를 빼서 차이를 구하고 차이의 평균을 계산해야 한다. 또한 차이 점수의 합($\sum d_i$)과 차이 점수의 제곱합($\sum d_i^2$)을 계산해야 한다. 표 6-1에 이 값들이 나와 있다. $\sum d_i$ = -280과 $\sum d_i^2$ = 4,106. 이 값들을 공식에 대입한 후 짝지은-쌍 -통계

Box 6-2 단계별 계산: 짝지은 *t* 검정통계량

단계 1: 영가설과 대립가설을 기술한다.

H_0: 두 집단 간 평균에는 차이가 없을 것이다.

H_A: 프로그램에 참여한 후 평균 지식점수는 프로그램에 참여하기 전 평균 지식점수와 유의한 차이가 있을 것이다.

단계 2: 유의수준(α)을 정의한다. 자유도를 결정하고 계산된 *t*-통계량에 대한 기각값을 찾는다.

유의수준 α는 .05이다.

전체 자유도는 쌍의 수에서 1을 뺀 값(31 − 1 = 30)과 같다.

t-통계량에 대한 양측검정의 기각값은 $t_{\alpha/df} = t_{.05/30} = 2.042$이다.

단계 3: 필요한 가정을 모두 충족하는지 확인한다.

두 평균에 대한 종속변수의 측정치는 관련되어 있다.

종속변수 "지식점수"는 비율변수이다.

종속변수는 정규분포를 따른다.

단계 4: 각 집단에 대한 평균, 표준편차와 분산을 계산한다.

프로그램	평균 지식점수	표준편차	분산
전	69.26점	8.61	74.06
후	78.29점	6.21	38.55

단계 5: 짝지은-쌍 *t*-통계량을 계산한다.

짝지은-쌍 *t*-통계량의 공식은 다음과 같다.

$$t = \frac{\overline{x}_1 - \overline{x}_2 - 0}{\sqrt{\dfrac{\sum d_i^2 - \dfrac{\left(\sum x_i\right)^2}{n_d}}{n_d(n_d - 1)}}}$$

$\sum d$에 대한 계산은 표 6-1에서 볼 수 있다.

$\sum d = -25 - 22 - 9 - 14 - 11 - 12 - 3 - 16 - 13 - 14 - 12 - 13 - 3 - 7 - 18 - 13$
$- 15 - 8 - 8 + 2 - 2 - 14 - 1 - 13 - 14 - 5 - 0 + 2 - 2 + 1 + 2 = -280$.

$\sum d^2$에 대한 계산은 표 6-1에서 볼 수 있다.

$\sum d^2 = 625 + 484 + 81 + 196 + 121 + 144 + 9 + 256 + 169 + 196 + 144 + 169 + 9$
$+ 49 + 324 + 169 + 225 + 64 + 64 + 4 + 4 + 196 + 1 + 169 + 196 + 25 + 0 + 4$
$+ 4 + 1 + 4 = 4,106$.

짝지은-쌍 *t*-통계량 공식에 $\sum d$와 $\sum d^2$ 값을 대입한다.

$$t = \frac{69.26 - 78.29 - 0}{\sqrt{\dfrac{(4106) - \dfrac{(-280)^2}{31}}{31(30-1)}}}$$

$$= \frac{-9.03}{\sqrt{\dfrac{4106 - 2529.032}{930}}}$$

$$= -6.935$$

짝지은-쌍 *t*-통계량 = − 6.935

(계속)

Box 6-2 단계별 계산: 짝지은 *t*-검정통계량

단계 6: 통계적 유의성을 결정하고 결론을 기술한다.

기각값은 2.042이다. | -6.935| = 6.935 > 2.042이므로 두 평균 사이에는 유의한 차이가 있다.

계산된 짝지은-쌍 *t*-통계량의 절대값이 6.935로 기각값 2.042보다 크므로 교육 프로그램에 참여한 후 지식점수는 프로그램에 참여하기 전 지식점수보다 유의하게 높다는 결론을 내릴 수 있다.

Box 6-3 SPSS를 이용하여 짝지은 *t*검정 계산하기

단계 1: 자료를 SPSS 데이터 창에 입력한다.

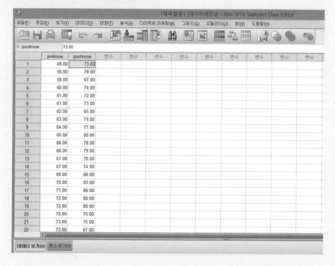

단계 2: 메뉴에서 "분석(A)"를 클릭하고 "평균 비교"와 "대응 표본 *t*검정"을 선택한다.

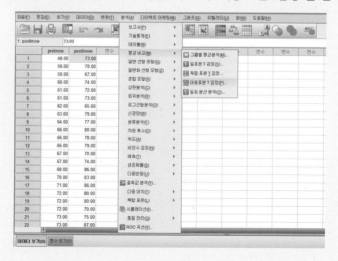

(계속)

Box 6-3 SPSS를 이용하여 짝지은 *t*검정 계산하기

단계 3: "대응 표본 *t*검정" 팝업 Box에서 "preknow"와 "postknow"를 선택하고 "대응 변수"로 명기된 자리 아래 "변수 1"과 "변수 2"로 이동시킨다. "확인" 버튼을 선택하면 결과가 표 6-3과 같이 결과물 창(output window)에 나타난다.

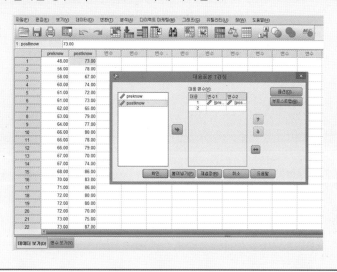

량은 식 6-1을 이용하여 계산할 수 있다.

$$t = \frac{69.26 - 78.29 - 0}{\sqrt{\dfrac{(4106) - \dfrac{(-280)^2}{31}}{31(30-1)}}}$$

$$= \frac{-9.03}{\sqrt{\dfrac{4106 - 2529.032}{930}}}$$

$$= -6.935$$

단계 6: 통계적 유의성을 결정하고 결론을 기술한다.

통계적 유의성을 결정하기 위하여 계산된 *t*-통계량의 절대값(absolute value)을 기각값 2.042와 비교한다. 계산된 *t*-통계량의 절대값이 기각값보다 크기 때문에 두 평균은 $p \leq .05$(양측검정)에서 서로 유의하게 차이가 있다는 결론을 내릴 수 있다. 양측검정을 사용했기 때문에 계산된 짝지은-쌍 *t*-통계량의 절대값이 *t*-표를 이용하여 결정된 기각값보다 크다면 통계적으로 유의하다. 그러므로 계산된 *t*-통계량 -6.935는

여전히 통계적으로 유의한 것으로 생각한다. 바꾸어 말하면, 계산된 통계량은 기각역에 속하고 차이는 통계적으로 유의하며, 짝지은-쌍 평균은 서로 유의한 차이를 갖는다.

이 표본들로부터 10대들은 교육 프로그램에 참여한 후에 통계적으로 유의하게 높은 점수(9.02점)를 받았다는 결론을 내릴 수 있다. 이러한 결론을 기술할 때, 차이에 대한 크기와 방향(9.02점 더 높음) 모두와 통계적으로 유의한 차이를 갖는가를 기술하는 것이 중요하다.

짝지은 *t*검정을 계산하기 위하여 SPSS를 이용하는 단계별 절차

SPSS를 이용하여 짝지은 *t*검정을 실행하는 것은 아주 쉽다. Box 6-3에 SPSS 프로그램으로부터 이미지를 포함하여 과정을 설명하고 있다. 첫 번째, 자료를 데이터 창(data editor)에 입력한다. 세 변수가 있다. 개인 식별번호(person ID), 사전 지식점수와 사후 지식점수. 이 검정을 위한 자료는 각 집단(사전검사와

사후검사)에서 검정 점수 변수를 가지고 있는 자료와는 일반적으로 약간 다르게 구성되어 있다. 사전검사 점수에 대한 자료는 SPSS 한 열에 입력되고, 사후 검사에 대한 자료는 다른 열에 입력될 것이다(일반적으로 두 개의 다른 변수를 갖는다. 하나는 검사점수이고 하나는 집단에 대한 것이다-사전검사와 사후검사). 자료가 입력된 후에 메뉴에서 "분석(A)"을 클릭함으로써 사용되고 "평균 비교"에서 "대응 표본 t검정"을 선택한다. "대응 표본 t검정" 팝업창에서 "preknow"와 "postknow"를 선택하고 "대응 표본"으로 명기된 자리 아래 "변수 1"과 "변수 2"로 이동시킨다. 다음에 "확인" 버튼을 클릭하면 표 6-3에서 보는 것과 같이 결과물이 결과물 창에 나타난다.

짝지은 t검정이 실행된 후에 결과물을 살펴보아야 한다(표 6-3). 결과물의 첫 번째 부분은 사전검사와 사후검사 점수의 평균과 표준편차를 보여 준다. 결과물의 두 번째 부분은 두 평균 사이의 상관성을 보여 준다. 두 값이 유의하게 연관되어 있다($p=.001$). 결과물의 세 번째 부분은 네 가지 중요한 정보를 제공한다. (a) 두 값 사이의 평균 차이(=-9.032), (b) 이 차이에 대한 95% 신뢰구간 (−11.692, −6.373), (c) 계산된 t-통계량(−6.936) 그리고 계산된 통계량과 관련한 실제 p-값($p = .000$ 또는 $p < .001$).

첫 번째, 사전검사와 사후검사의 평균과 표준편차를 알기 위하여 "대응 표본 통계" 아래 결과물을 살펴보아야 한다. 두 번째, t검정의 결과를 알아보기 위하여 "대응 표본 검정" 아래 결과물을 살펴본다. 이 절에서 사전검사로부터 사후검사에서 얻은 평균 점수(9.032)를 볼 수 있다. 또한 이 추정치에 대한 95% 신뢰구간, 6.373부터 11.692(사전검사와 사후검사의 비교를 위하여 절대값을 보여줌)도 볼 수 있다. 이 연구를 다른 31쌍의 10대 표본에 대하여 반복적으로 시행하였다면 이 값 사이에 있을 가능성이 95%라는 것을 기대할 수 있다는 것이다. "실제" 차이가 놓여 있을 것을 이 추정치가 보여 준다.

짝지은 t검정의 개념적 이해

짝지은 t검정에서는 다음과 같은 질문을 한다. 정규분포를 따르는 관련된 표본으로부터 구한 두 평균 사이의 크기에 차이가 있을 확률은 얼마인가? 예를 들면, 10대들의 프로그램 참여에 따른 지식의 관계를 알아보는 연구에서 10대 전체 모집단으로부터 31쌍의 표본을 뽑았다. 지식에 대한 두 측정치는 질문에 답한 동일한 사람들로부터 구해야 한다. 개입(intervention)의 결과로써 지식이 변하였는가? 동일한 사람으로부터 여러 측정치를 조사했으므로 두 변수는 서로 독립이 아니다(즉, 각 개인의 사후검사 지식점수는 사전검사 지식점수와 관련되어 있다). 그러므로 두 측정치 사이의 상관성을 고려해야 하기 때문에 독립표본 t검정을 사용할 수 없다. 이는 점수의 차이에 대한 표준오차를 구하고 표준오차를 이용한 t-통계량을 구함으로써 실행할 수 있다(t-분포를 따르는 두 변수의 차이에 대한 분포는 student's t-분포를 따른다). 이 경우에 평균 자체에 대한 신뢰구간이 아니라 차이의 평균에 대한 95% 신뢰구간을 계산한다.

윌콕슨 짝지은-쌍 검정의 계산

윌콕슨 짝지은-쌍 검정은 변수의 측정이 적어도 서열인 동일한 변수의 두 관련된 측정치 사이에 관계가 있는가를 알아보기 위하여 사용하는 비모수 검정이다. 윌콕슨 짝지은-쌍 검정은 짝지은 t검정과 유사하고 짝지은 t검정에 대한 가정이 충족되지 않는 경우(예, 작은 표본수, 정규분포를 따르지 않는 자료, 서열수준의 측정치)에 사용할 수 있다. 윌콕슨 짝지은-쌍 검정에서 영가설은 두 관련된 집단의 중위수는 같다는 것이다.

윌콕슨 짝지은-쌍 검정을 직접 계산하기 위한 단계별 절차

윌콕슨 짝지은-쌍 검정을 설명하기 위하여 다음의 연구문제를 사용하였다. 운동을 병행한 치료가 치료만 받는 것보다 우울 증후군을 경감시키는가? 이 문제를 해결하기 위하여 경미한 우울증으로 새로 진단받은 사람들이 이 연구에 참여하였다. 연구 참가자들은 연령, 인종과 성별에 따라 짝지어졌다. 각 쌍으로부터 한 사람은 치료만 받는 집단에 할당하고, 다른 한 사람은 운

표 6-3	짝지은 *t* 검정에 대한 SPSS 결과물

대응표본 통계

		평균	N	표준편차	표준 오차 평균
쌍 1	Preknow	69.26	31	8.606	1.546
	Postknow	78.29	31	6.209	1.115

대응표본 상관

		N	상관	유의수준
쌍 1	Pretest & Posttest	31	.562	.001

대응표본 검정

		대응 차이							
					차이의 95% 신뢰구간				
		평균	평균차이	표준 오차 평균	하향	상향	*t*	df	유의수준 (양쪽)
쌍 1	Pretest – Posttest	−9.032	7.250	1.302	−11.692	.−6.373	−6.936	30	.000

함께하기

교육개입은 심혈관 건강에 대한 10대의 지식을 유의하게 증가시켰다. 프로그램을 마친 후 학생들은 평균 9.03점 지식점수가 높았다(95% 신뢰구간, 6.37 - 11.69). 이 결과는 (양쪽) 짝지은 *t*-검정에 의해 p ≤ .05로 통계적으로 유의하였다.

동과 치료를 병행하는 집단으로 할당하였다. 20주 후에 두 집단 중 어느 집단에서 더 낮은 우울 증후군을 갖는가를 알아보기 위하여 두 집단의 우울수준을 비교하였다. 연구 참가자들이 짝지어져 있기 때문에 우울의 두 측정치(치료 대 치료+운동)는 관련되어 있고, 짝지은 자료에 대한 방법을 사용하여야 한다.

이 연구에는 10쌍 20명의 환자가 참여했다. 각 쌍에 대하여 한 사람은 치료만 받는 집단에, 다른 한 사람은 치료와 운동을 병행한 집단에 할당하였다. (순위를 포함한) 표본 자료는 표 6-4에서 볼 수 있다. 그리고 줄기-잎 그림은 표 6-5에서 볼 수 있다. 윌콕슨 짝지은-쌍 통계량을 계산하는 절차는 Box 6-4에서

볼 수 있다. SPSS를 이용하여 윌콕슨 짝지은-쌍 검정을 하는 절차는 Box 6-5에 있다. 윌콕슨 짝지은-쌍 검정에 대한 결과물은 표 6-6에서 볼 수 있다.

단계 1: 영가설과 대립가설을 기술한다.

- **H₀**: 치료만 받은 연구 참가자와 치료와 운동을 병행한 연구 참가자들의 우울점수의 중위수는 차이가 없을 것이다.
- **Hₐ**: 치료와 운동을 병행한 연구 참가자들의 우울점수의 중위수와 치료만 받은 집단의 연구 참가자들의 우울점수의 중위수는 서로 다를 것이다.

단계 2: 유의수준(α)을 정의하고, 윌콕슨 짝지은-쌍 검정에 대한 기각값을 찾는다.

유의수준 α를 정의하고 계산된 윌콕슨 짝지은-쌍 통계량에 대한 기각값을 찾는다. 윌콕슨 짝지은-쌍 검정을 이용하여 운동과 치료를 병행한 연구 참가자들의 우울수준이 치료만 받은 연구 참가자들의 우울수

Box 6-4 단계별 계산하기: 윌콕슨 짝지은-쌍 검정

단계 1: 영가설과 대립가설을 기술한다.

H_0: 두 집단의 우울점수의 중위수에는 차이가 없을 것이다.

H_A: 치료와 운동을 병행한 집단의 우울점수의 중위수는 치료만 받은 집단의 우울점수의 중위수와 차이가 있을 것이다.

단계 2: 유의수준(α)을 정의하고, 계산된 윌콕슨 짝지은-쌍 검정에 대한 기각값을 찾는다.

유의수준 α는 .05이다.

10쌍이 있다.

10쌍에 대한 기각값은 8이다.

단계 3: 자료가 필요한 가정을 모두 충족하는지 확인한다.

종속변수의 측정치는 관련되어 있다.

종속변수(우울증 점수)는 적어도 서열변수여야 한다.

적어도 5쌍 이상이어야 한다.

단계 4: 각 집단의 중위수와 사분위수 범위를 계산한다.

프로그램	우울점수의 중위수	사분위수 범위
치료	28	(24.0, 32.5)
치료+운동	26.5	(17.25, 31.25)

단계 5: 윌콕슨 짝지은-쌍의 통계량을 계산한다.

윌콕슨 짝지은-쌍의 통계량은 단순히 순위의 두 합(음의 순위합 $\sum R-$와 양의 순위합 $\sum R+$) 중 작은 값이다.

점수의 차이를 구하고 각 차이의 절대값에 대하여 순위를 매기고(표 6-4) $\sum R-$와 $\sum R+$를 계산한다.

$\sum R- = 5.5 + 8.5 + 3 + 1.5 = 18.5$

$\sum R+ = 4 + 7 + 5.5 + 10 + 1.5 + 8.5 = 36.5$

두 순위합 중 작은 값이 계산된 통계량이다. 따라서 18.5 < 36.5. 기각값은 8이고 18.5 > 8이다.

단계 6: 통계적 유의성을 결정하고 결론을 기술한다.

계산된 통계량 18.5가 기각값 8보다 크기 때문에 유의한 차이를 보이지 않는다. 치료와 운동을 병행한 집단과 치료만 받은 집단의 우울점수의 중위수에는 차이가 존재하지 않는다는 결론을 내릴 수 있다.

준과 차이가 있다고 말하기 위해서는, 계산된 통계량의 값이 기각값보다 작아야 한다.

이 예에서는 α = .05를 사용하였다. 10쌍이 있기 때문에 기각값을 찾기 위하여 윌콕슨 부호순위표(Wilcoxon signed rank table)를 사용할 수 있다(부록 E). "n = 10"인 열을 찾으면 된다. n = 10쌍에 대

하여 계산된 부호순위 통계량은 α = .05에서 통계적 유의성을 갖기 위해서는 8보다 작아야 한다. 윌콕슨 부호순위표에서는 각각에 대하여 정확한 p-값과 5부터 30까지의 서로 다른 표본수(쌍의 수)에 대한 모든 가능한 값을 제공한다.

Box 6-5 SPSS를 이용하여 윌콕슨 짝지은-쌍의 통계량 계산하기

단계 1: 자료를 SPSS 데이터 창에 입력한다.

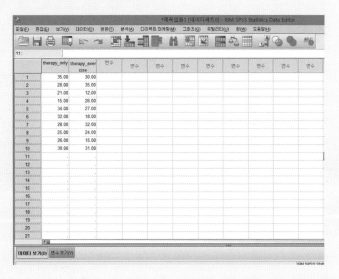

단계 2: 메뉴에서 "분석(A)"을 클릭하고 "비모수 검정"과 "대응 표본"을 선택한다.

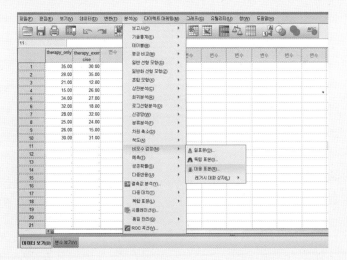

(계속)

Box 6-5 SPSS를 이용하여 윌콕슨 짝지은-쌍의 통계량 계산하기

단계 3: 팝업창 위에 있는 "필드" 탭을 클릭한다. 두 변수(therapy_only와 therapy_exercise)를 "검정 필드" Box로 이동한다(Box의 변수는 변수 보기 아래의 "측도" Box에서 척도 변수로 정의해야 한다).

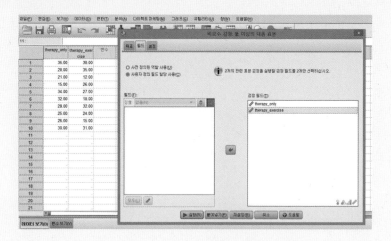

단계 2: 팝업 Box 위에 있는 "설정" 탭을 클릭하고 "검정 사용자 정의"에서 "Wilcoxon 대응 표집 쌍 부호 순위(2개 표본)"를 선택한다. "실행"을 클릭하면 결과가 결과물 창(output window)에 나타난다(표 6-6).

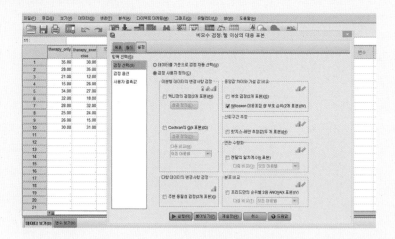

| 표 6-4 | 개입 후 우울 점수 | | | |

	개입 후 우울 점수(CES-D)		절대값의 순위	
번호	치료	치료+운동	점수의 차이	점수 차이에 대한 순위
1	35	30	5	4.0
2	28	35	−7	5.5
3	21	12	9	7.0
4	15	26	−11	8.5
5	34	27	7	5.5
6	32	18	14	10.0
7	28	32	−4	3.0
8	25	24	1	1.5
9	26	15	11	8.5
10	30	31	−1	1.5

순위를 매기는 자세한 절차		
번호	점수의 차이	점수 차이의 절대값의 순위
10	−1	1.5
8	1	1.5
7	−4	3
1	5	4
2	−7	5.5
5	7	5.5
3	9	7
4	−11	8.5
9	11	8.5
6	14	10

단계 3: 자료가 필요한 가정을 모두 충족하는지 확인한다.

자료는 윌콕슨 짝지은-쌍 검정에 대한 가정을 모두 충족한다. 우울에 대한 측정치(Center for Epidemiologic Studies Deression Scale[CES-D] 점수)는 서열(ordinal)이다. 측정치는 쌍을 이루고 있고 전체 표본수는 다섯 쌍보다 많다. 자료가 정규분포를 따르지 않기 때문에 짝지은 t검정을 사용할 수 없다(표 6-4와 6-5).

단계 4: 각 집단의 중위수와 사분위수 범위를 계산한다.

두 중위수를 비교하기 때문에 중위수가 필요하다. 이 예에서 치료만 받은 집단의 연구 참가자들에 대한 우울점수의 중위수는 28점(사분위수 범위, 24에서 32.5)이고 치료와 운동을 병행한 집단의 연구 참가자들에 대한 우울점수의 중위수는 26.5점(사분위수 범위, 17.25에서 31.25)이다.

단계 5: 윌콕슨 짝지은-쌍 통계량을 계산한다.

윌콕슨 짝지은-쌍 통계량은 단순히 두 순위합(양의 값을 갖는 자료의 순위합과 음의 값을 갖는 자료의 순위합) 중 작은 값을 사용한다. 통계량을 계산하는 첫 번째 단계는 각 쌍의 점수 차이를 계산하는 것이다(표 6-4). 그리고 이 점수의 절대값에 대하여 제5장에서 기술한 맨-휘트니 U-검정에서 순위를 주기

표 6-5	점수의 차이에 대한 줄기-잎 그림
빈도	**줄기-잎 그림**
치료	
1.00	1.5
2.00	2.15
3.00	2.688
3.00	3.024
1.00	3.5
치료+운동	
1.00	1.2
2.00	1.58
1.00	2.4
2.00	2.67
3.00	3.012
1.00	3.5

위해서 했던 절차에 따라 가장 작은 값부터 가장 큰 값까지 순위를 매긴다. 두 순위합을 별도로 계산한다. 첫 번째, 음의 차이를 갖는 모든 순위를 더한다. 그리고 양의 차이에 대한 모든 순위를 더한다. 계산된 통계량은 이 두 값 중 작은 값이다. 이 경우에 음의 차이에 대한 순위합은 18.5이고, 양의 차이에 대한 순위합은 36.5이다. 그러므로 18.5가 윌콕슨 짝지은-쌍 검정의 값으로 사용된다.

단계 6: 통계적 유의성을 결정하고 결론을 기술한다.

검정통계량 18.5가 기각값 8보다 크기 때문에 치료만 받은 집단과 운동과 치료를 병행한 짝지은-쌍 집단 사이의 우울점수의 중위수는 유의한 차이를 갖지 않는다는 결론을 내린다.

윌콕슨 짝지은-쌍 검정을 계산하기 위하여 SPSS를 이용하는 단계별 절차

자료를 입력한 후에 Box 6-5와 표 6-6에서 볼 수 있는 것처럼 메뉴(menu system)가 윌콕슨 짝지은-쌍 통계량을 구하기 위하여 사용된다. 첫 번째 단계는 자료를 컴퓨터에 입력하는 것이다. 이 검정에 대한 자료는 각 집단에서 각자의 CES-D 변수를 갖는 자료와는 약간 다르게 구성되어 있다. 그러므로 치료만 받는 집단의 CES-D 점수가 SPSS에서 한 열에 입력되고, 치료와 운동을 병행한 집단의 CES-D 점수가 다른 열에 입력된다. 이 예에서는 두 변수가 있다. (1) 치료만 받는 집단에 대한 CES-D 점수(therapy_only)와 (2) 치료와 운동을 병행한 집단의 CES-D 점수(therapy_exercise). 각 짝지은-쌍의 자료(치료만 받은 집단에 대한 CES-D 점수와 치료와 운동을 병행한 집단의 CES-D 점수)는 서로 다른 행에 입력한다. 이 경우에 쌍에서 단지 치료만 받은 사람들의 우울 변수가 "집단(group)"으로 불리고 치료와 운동을 병행한 사람에 대한 우울 변수가 "실험집단(groupex)"이라고 불린다. 두 번째로 Box 6-5(표 6-6)에서 보는 것과 같이 결과물을 생성하기 위하여 SPSS 메뉴를 사용한다. 이 순위합에 대한 정확한 p-값은 .358이다. p-값이 .05보다 크기 때문에 두 짝지은-쌍 집단 사이에서 우울점수의 중위수는 통계적으로 유의한 차이를 갖지 않는다는 결론을 내릴 수 있다.

윌콕슨 짝지은-쌍 검정의 개념적 이해

윌콕슨 짝지은-쌍 검정은 짝지은-쌍에서 점수의 차이에 대한 상대적 순위에 기초한다. 음의 차이를 갖는 순위합과 양의 차이를 갖는 순위합을 구한다. 양의

표 6-6	윌콕슨 짝지은-쌍 검정에 대한 SPSS 결과물

Hypothesis Test Summary

귀무가설	검정	유의수준	결정
1 치료만 받은 집단 및 치료와 운동을 병행한 집단 사이의 중앙값 차이는 0과 같습니다.	대응표본 Wilcoxon 부호 순위검정	.358	귀무가설을 유지한다.

점근 유의수준이 표시된다. 유의 수준이 .05이다.

차이를 갖는 크기와 음의 차이를 갖는 크기가 비슷하다면 음의 차이와 양의 차이에 대한 순위합 또한 비슷할 것이다(그리고 충분히 크다면 유의하지 않을 것이다). 예를 들어, 양의 차이가 음의 차이보다 더 많으면(또는 더 크면) 양의 차이에 대한 순위합이 클 것이고, 음의 차이에 대한 순위합은 더 작아지고 유의한 값이 될 것이다.

함께하기

이 연구에서 치료만 받은 집단과 치료와 운동을 병행한 집단에 참여한 연구 대상자들 사이에 우울 수준에 대한 중위수는 유의한 차이를 갖지 않는다는 결론을 내릴 수 있다.

연습 문제

선다형 문제

1. 짝지은-쌍 t검정은?
   a. 윌콕슨 짝지은-쌍 검정의 형태이다.
   b. 모수 검정이다.
   c. 비모수 검정이다.
   d. a와 b로 기술된다.

2. 짝지은-쌍 t검정은 다음의 어떤 경우의 평균의 차이가 있는가를 알아보기 위하여 사용되는가?
   a. 반복된 두 측정치
   b. 반복된 세 측정치
   c. 환자군과 짝지은-쌍 대조군으로부터의 측정치
   d. a와 c

3. 짝지은-쌍 t검정은 관심 특성이 어떤 척도일 때 사용하는 것이 가장 좋은가?
   a. 명목척도
   b. 서열척도
   c. 구간척도 또는 비율척도
   d. a, b와 c 모두

4. 윌콕슨 짝지은-쌍 검정은 관심 특성이 어떤 척도일 때 사용하는 것이 가장 좋은가?
   a. 명목척도
   b. 서열척도
   c. 구간척도 또는 비율척도
   d. b와 c

5. 자료가 쌍을 이루고 있고 비교될 측정치 중 하나만 정규분포를 따를 경우 다음 중 어떤 통계검정을 사용하는가?
   a. 합동분산을 갖는 t검정
   b. 짝지은-쌍 t검정
   c. 윌콕슨 짝지은-쌍 검정
   d. 맨-휘트니 U-검정

6. 다음 중 어느 경우 자료는 쌍을 이루고 있는 것으로 보는가?
   a. 동일한 변수의 두 측정값이 동일한 사람으로부터 구해진 경우
   b. 동일한 변수의 측정값이 환자군과 짝지은-쌍 대조군으로부터 구해진 경우
   c. 동일한 변수의 측정값이 환자군과 짝지어지지 않은 대조군으로부터 구해진 경우
   d. a와 b인 경우

7. 두 집단이 통계적으로 유의한가를 결정하기 위한 윌콕슨 짝지은-쌍 검정에 사용되는 중심경향성의 측도는 다음 중 어느 것인가?
   a. 평균
   b. 중위수
   c. 최빈수
   d. 사분위수 범위

8. 윌콕슨 짝지은-쌍 검정은 언제 유의한가?
   a. 음의 차이와 양의 차이의 순위합이 같을 때
   b. 음의 차이의 순위합이 양의 차이의 순위합보다 상당히 클 때
   c. 양의 차이의 순위합이 음의 차이의 순위합보다 상당히 클 때
   d. b와 c일 때

9. 짝지은 자료의 평균이나 중위수의 차이를 분석할 때 다음 중 가장 중요하게 고려되어야 할 것은 무엇인가?
   a. 차이의 크기
   b. 차이의 통계적 유의성
   c. 표본수
   d. a와 b 모두 중요하다.

10. 윌콕슨 짝지은-쌍 검정은 다음 중 언제 사용하는 것이 가장 좋은가?
    a. 두 짝지은-쌍 집단을 비교할 때
    b. 셋 이상의 짝지은-쌍 집단을 비교할 때
    c. 자료가 정규분포를 따를 때
    d. 자료가 표본이라기보다는 전체 모집단일 때

가장 좋은 통계 검정의 선택

다음 10개의 시나리오(1-10)에 대하여 다음 중 가장 적절한 검정을 선택하시오.
  a. 독립표본 t검정
  b. 맨-휘트니 U-검정
  c. 짝지은-쌍 t검정
  d. 윌콕슨 짝지은-쌍 검정

1. 전문 간호사 준비 과정에 다니는 75명의 간호학과 학생과 자가 공부를 하는 65명의 간호학과 학생이 있다. 전문 간호사 자격 점수가 정규분포를 한다고 가정할 때 두 집단 중 어떤 집단이 더 높은 전문 간호사 자격 점수를 취득했는가를 알아보기 위해서는 어떤 검정을 사용하여야 하는가?

2. 3시간 운동 오리엔테이션 프로그램을 받기 전과 받은 후에 한 달간 평균 운동횟수의 차이를 알아보고자 할 경우에는 어떤 검정을 사용하여야 하는가? 50명의 표본이 있고 운동횟수는 정규분포를 따르지 않는다.

3. 다음 연구문제를 해결하기 위하여 가장 적절한 검정은 무엇인가? 코카인을 사용한 적이 있는 환자가 사용한 적이 없는 환자에 비해 더 많은 충치를 갖는가? 15명의 표본(코카인을 사용한 적이 있는 7명과 사용한 적이 없는 환자 8명)이 있고, 충치의 수는 정규분포를 따르지 않는다.

4. 다음 연구문제를 해결하기 위하여 가장 적절한 검정은 무엇인가? 도시 지역에 사는 사람과 농촌 지역에 사는 사람들 사이에 1년간 외래로 병원을 방문한 횟수에 차이가 있는가? 22명의 표본(각 집단에 11명)이 있고, 방문 횟수는 정규분포를 따른다.

5. 다음 연구문제를 해결하기 위하여 가장 적절한 검정은 무엇인가? 군인과 민간인 사이에 1년간 병원 방문횟수에 차이가 있는가? 37명의 표본이 있고 방문횟수는 좌왜향분포를 따른다.

6. 다음 연구문제를 해결하기 위하여 가장 적절한 검정은 무엇인가? 3개월 동안 두 연령집단(18-44세, 45-64세) 여성에 있어 평균 체중 감소에 차이가 있는가? 87명의 여성이 표본으로 추출되었고 체중 감소는 정규분포를 따른다.

7. 다음 연구문제를 해결하기 위하여 가장 적절한 검정은 무엇인가? 계획하지 않은 임신과 성병 모두에 대하여 공중 보건기구에서 치료를 받은 여성은 계획하지 않은 임신은 하였으나 성병을 갖지 않은 여성에 비해 더 젊은가? 이 연구에는 250명의 여성이 참여하였고, 연령은 정규분포를 따른다.

8. 연령에 대하여 짝짓기한 중환자실의 환자는 실험 구강관리 또는 대조 구강관리를 받는다. 이 연구문제를 해결하기 위하여 가장 적절한 검정은 무엇인가? 환자들이 받는 구강관리 형태가 중환자실 입원기간에 영향을 주는가? 36쌍의 환자가 있고 입원기간은 정규분포를 따르지 않는다.

9. 다음 연구문제를 해결하기 위하여 가장 적절한 검정은 무엇인가? 자녀수(없는 집단과 한 명 이상인 집단을 비교)와 시급으로 측정된 임금 사이에는 관련이 있는가? 1,021명의 표본이 있고, 임금은 좌왜향분포를 따른다.

10. 유아의 젖을 빠는 행동에 대한 쌍둥이 연구에서 한 유아에게는 얼굴 사진을 보여 주고 다른 한 유아에게는 무작위 기하학적 형태의 그림을 보여 주었다. 이 연구문제를 해결하기 위하여 가장 적절한 검정은 무엇인가? 얼굴 사진을 본 유아가 더 활발한 젖을 빠는 행동을 하는가? 38쌍의 유아가 있고 젖을 빠는 빈도는 정규분포를 따른다.

비평적 사고 문제

1. 짝지은-쌍 t검정 또는 윌콕슨 짝지은-쌍 검정을 하기 위한 다섯 개의 가설을 설정하시오.

2. 다음의 p-값과 표본수(n)를 가지고 있을 때 윌콕슨 짝지은-쌍 검정(양측-검정)의 기각값을 구하시오.
   a. p = .05, 8 쌍 _____
   b. p = .01, 8 쌍 _____
   c. p = .10, 25 쌍 _____
   d. p = .05, 9 쌍 _____
   e. p = .10, 16 쌍 _____

3. 환자군과 짝지은-쌍 대조군 설계를 갖는 연구와 각 개인이 자신의 대조군을 갖는 연구의 차이를 간단히 기술하시오.

계산 문제

다음 4개의 문제에 대하여 문제에서 두 집단 사이에 통계적으로 유의한 차이가 있는가를 결정하기 위한 가설을 설정하고 짝지은 t검정을 하시오. 유의수준 α = .05 하에서 양측-검정을 하시오. 문제 1번-3번에 대하여 직접 계산과 SPSS를 이용하여 계산하시오. 문제 1번과 2번은 짝지은 t검정에 대한 가정을 모두 충족하지 않을 수도 있다. 4번 문제는 SPSS를 이용하여 구하시오.

1번부터 4번까지 문제에 대하여 윌콕슨 짝지은-쌍 검정을 하시오. 1번부터 3번까지는 손으로 직접 계산과 SPSS를 이용한 계산을 하고, 4번 문제는 SPSS를 이용하여 계산하시오.

1. 헤어스타일 연구자는 금발을 하는 것이 정말로 더 즐거운가를 알아보기 위한 연구를 진행하길 원한다. 10명의 사람을 표본으로 선정하였다. 지난주 즐거웠던 정도를 7점 척도로 측정하였다. 점수가 높을수록 더 즐거웠다는 것을 의미한다. 주말에 연구 참여자들은 헤어디자이너를 찾아와서 지난주 얼마나 즐거웠는가에 대한 정도(동일한 7점 척도)를 다시 측정한다. 자료는 다음과 같다.

대상자 번호	갈색	금발
1	5	4
2	3	5
3	3	4
4	4	6
5	3	5
6	1	6
7	4	6

대상자 번호	갈색	금발
8	1	5
9	2	4
10	3	4

2. 식품 회사는 어떤 종류의 샐러드가 고객들에게 좋은 평가를 받는가를 알고 싶다. 10명을 대상으로 두 형태의 샐러드(A 형태와 B 형태)를 제공하였다. 각 샐러드는 정확하게 15온스이다. 20분 후에 남아있는 샐러드의 무게를 측정하였고, 두 형태의 샐러드에 대하여 각 개인이 남긴 샐러드의 양을 계산하였다. 연구 대상자들은 자신들이 선호하는 형태의 샐러드를 더 많이 먹었을 것으로 가정하였다. 어떤 샐러드를 더 선호하는가? 자료는 다음과 같다.

대상자 번호	샐러드 A(온스)	샐러드 B(온스)
1	12	11
2	5	7
3	15	15
4	13	12
5	4	13
6	2	5
7	13	14
8	10	11
9	4	15
10	3	10

3. 이 연구는 간호학과 학생들에 대한 교육이 가정 폭력 피해자에 대한 지식을 향상시키는가를 알아보기 위하여 진행되었다. 이 개입은 성공적인가? 각 학생들에 대한 사전과 사후 지식점수는 다음과 같다.

대상자 번호	사후검사 점수	사전검사 점수
1	2	3
2	4	3
3	4	4
4	5	4
5	6	5
6	5	5
7	6	5
8	6	6
9	5	6
10	6	6
11	7	6
12	8	7
13	7	7
14	3	7
15	7	8
16	8	8
17	9	9

4. 보건 교육자는 금연 프로그램이 연구 참가자들의 흡연량을 감소시키는지 평가하고 싶다. 전체 35명의 남성 흡연자가 이 연구에 참여하였다. 금연 프로그램에 참여하기 전과 참여한 후 하루 흡연량을 기록하였다. 이 프로그램은 효과가 있는가? 자료는 다음과 같다.

연구참가자 번호	프로그램 참여 전 하루 흡연량	프로그램 참여 후 하루 흡연량
1	12	10
2	11	6
3	13	8
4	13	8
5	10	6
6	20	9
7	10	7
8	17	12
9	11	6
10	14	8
11	10	8
12	13	6
13	14	9
14	22	10
15	16	8
16	17	8
17	11	6
18	19	6
19	15	7
20	14	10
21	18	6
22	15	6
23	16	7
24	13	6
25	12	6
26	11	8
27	1	7
28	17	8
29	16	6
30	14	9
31	10	10
32	20	11
33	21	9
34	15	6
35	15	7

1요인 분산분석과 크루스칼-왈리스 *H*-검정: 관련이 없는 셋 이상의 집단 간 평균 비교

목적

이 장을 공부한 후 다음을 할 수 있어야 한다:

1. 1요인 분산분석과 크루스칼-왈리스 *H*-검정이 사용하기 적절한 경우를 결정한다.

2. 1요인 분산분석과 크루스칼-왈리스 *H*-검정을 선택한다.

3. 집단 간 분산, 집단 내 분산과 전체 분산을 기술한다.

4. 1요인 분산분석과 크루스칼-왈리스 *H*-검정을 손으로 직접 계산하고 그 결과가 통계적으로 유의 한가를 결정한다.

5. 1요인 분산분석과 크루스칼-왈리스 *H*-검정을 위하여 SPSS를 사용하고 결과물을 정확하게 해석한다.

6. 사후검정과 다중 비교를 설명한다.

7. 요약표로 1요인 분산분석의 결과를 보고한다.

1요인 분산분석과 크루스칼-왈리스 *H*-검정

1요인 분산분석(One-way analysis of variance, One-way ANOVA)은 세 집단 이상의 평균을 비교 하기 위하여 사용하고, 크루스칼-왈리스 *H*-검정 (Kruskal-Wallis test)은 세 집단 이상의 분포를 비 교하기 위하여 사용한다. 분산분석 모형은 실험 통계 학자 중 한 사람인 Ronald A. Fisher(1890-1962)에 의하여 농업 연구에서 개발되었다. Fisher는 영국의 Rothamsted Experimental Station에서 통계학자로 근무하였다. 분산분석 모형은 후에 건강과학 연구를 포함한 다양한 연구 형태에 적용되었다.

건강 서비스 연구나 임상 연구문제에서 특정 측 정치에 대한 여러 집단의 비교는 아주 흔한 일이다. 제5장에서 두 집단 간의 차이를 조사하기 위한 독립 표본 *t*검정과 맨-휘트니 *U*-검정에 대하여 설명하였 다. 세 개 이상의 집단을 가지고 있고 이 집단 간의 차 이에 관심이 있을 때 평균 또는 분포의 다양한 조합 을 다룬다. 독립표본 *t*검정 분석을 통하여 차이를 분 석하는 것을 선택한다면, 여러 번의 독립표본 *t*검정 을 실행하여야 한다. 특정 변수를 비교하기 위한 서 로 다른 네 집단(A, B, C와 D)이 있다고 하자. 네 집 단 간의 차이에 관심이 있다면 네 집단 사이에 가능 한 모든 쌍에 대하여 독립표본 *t*검정을 실행할 필요가 있다. A와 B, A와 C, A와 D, B와 C, B와 D 그리고 C와 D. 비교를 위하여 모두 6번의 분석이 필요하다.

이러한 여러 집단 간의 비교를 하는데 있어서의 문제점은 주어진 통계분석의 개념과 관련이 있다. 각 검정은 영가설이 사실일 확률에 기초한다. 그러므로 분석을 시행할 때 제1종 오류(type I error)의 위험을 고려해야 한다. 영가설을 기각하기 위하여 설정한 확률 수준은 우리가 생각하는 위험 수준이다. 이 수준이 .05라면, 100번 중 5번은 영가설을 기각하는 오류를 받아들이는 것이다. 그러나 동일한 변수에서 측정된 독립표본에 대하여 여러 번의 t검정을 실행하는 것은 오류율(rate of error)이 시행된 검정의 수에 따라 기하급수적으로 증가한다. 예를 들어, 네 집단 문제에서 오류율은 100번 중 26번으로 크게 증가한다. 제1종 오류에 대한 비율은 다음 공식에 따라 결정된다.

$$제1종\ 오류의\ 확률 = 1-(1-\alpha)^t$$

여기서 α는 검정의 유의수준이고, t는 비교를 위해 사용된 검정의 수이다. 이 예에서는 다음과 같이 계산된다.

$$제1종\ 오류의\ 확률 = 1-(1-0.05)^6 = .26$$

제1종 오류를 일으킬 확률이 증가하는 것을 피하기 위하여, 여러 번의 개별 비교(예, 6번의 t검정)를 사용하는 대신에 모든 집단 간의 변동을 한 번에 고려할 수 있는 분석을 통하여 집단 간의 차이를 조사한다. 이 검정이 1요인 분산분석과 이와 유사한 비모수 검정인 (때때로 크루스칼-왈리스 분산분석이라고 불리는) 크루스칼-왈리스 H-검정이다.

연구문제

1요인 분산분석의 연구문제는 "셋 이상의 독립 집단의 평균들이 서로 유의한 차이가 있는가?"이다. 특히 셋 이상의 집단의 평균이 동일하다는 영가설을 검정하는 것이다. "1요인(One-way)"은 검정이 단지 한 집단 변수만을 가지고 있다는 것을 의미한다. 반면에 "n-요인(n-way)" 분산분석(제8장)은 동일한 모형에

여러 개의 독립변수를 가지고 있다.

크루스칼-왈리스 H-검정은 1요인 분산분석과 유사한 비모수 검정이고, 자료가 1요인 분산분석에 대한 가정을 충족하지 않을 때 사용할 수 있다. 이때 질문은 "셋 이상의 독립 집단의 분포가 서로 유의하게 차이가 있는가?"이다. 이 경우에 세 개 이상의 집단의 분포가 동일하다는 영가설을 검정하는 것이다. 크루스칼-왈리스 분산분석을 이용할 때에는 평균을 보고하기보다는 중의수를 보고한다. 크루스칼-왈리스 H-검정은 1요인 분산분석만큼 민감하지 않고, 집단 간의 유의한 차이를 보이는 것이 쉽지 않다.

다음의 연구들은 1요인 분산분석과 크루스칼-왈리스 H-검정을 실제로 어떻게 사용하는가에 대한 예를 보여준다. 첫 번째 연구는 어린이에게 있어 호흡기 질환의 비율에 대한 학교 폐쇄의 효과를 조사하기 위하여 1요인 분산분석을 사용하였다. 두 번째 연구는 저소득 여성에 있어 서로 다른 교육 프로그램의 효과를 조사하기 위하여 크루스칼-왈리스 H-검정을 사용하였다.

플루가 유행할 동안에 초등학교를 닫아야 하는가?

이 문제는 이스라엘 어린이들의 호흡기 질환의 발생에 대한 학교폐쇄의 효과를 조사할 때 연구자들이 설명한 질문이다(Heymann, Chodick, Reichman, Kokia, & Laufer, 2004). 학교폐쇄가 질병의 전파를 감소시키는지 결정하기 위하여 전염병이 최고 발생률을 갖고 있는 동안에 학교를 폐쇄하였다. 정기적으로 계획된 2주 동안 3번의 학교 폐쇄가 6세부터 12세 사이의 어린이 186,094명에게 영향을 주는가를 보기 위하여 자료는 기록된 진단과 증후군, 병원 방문과 약 구입에 기초하여 호흡기 감염 발생에 대하여 수집되었다. 전염병의 결과인 비율을 1요인 분산분석을 사용하여 비교하였다. Tukey 사후검정(Tukey post hoc test)이 추가적으로 사용되었다. 학교폐쇄 기간 동안에 호흡기 질환의 발생률, 병원 방문과 약의 구입이 유의하게 감소하였다. 이 연구는 인플루엔자 유행 기간 동안에 학교폐쇄를 지지하기 위한 계량적 자료(quantitative data)를 제공한다.

어떤 교육방법이 여성, 유아와 아동 프로그램에 참가한 여성 중 HIV/AIDS에 관한 지식을 가장 많이 증가시키는가?

이 질문은 세 집단(문서를 받은 대조군, 간호사 교육을 받은 집단과 비디오테이프 교육을 받은 집단) 중 한 집단에 할당된 217명의 여성에 대한 연구로부터 조사되었다. 집단변수, "교육형태"는 세 수준을 갖는 명목변수이다. 결과변수 "지식점수"는 비율변수이다. 이 연구는 크루스칼-왈리스 H-검정을 사용하였고 대조군에 비해 간호사 교육을 받은 집단과 비디오테이프 교육을 받은 집단이 유의하게 높은 사후검사 지식점수를 갖는다는 것을 알 수 있었다(Ashworth, Durant, Gaillard, & Rountree, 1994).

자료의 형태

1요인 분산분석이나 크루스칼-왈리스 H-검정 모두 독립변수는 명목수준(nominal level)이다. 1요인 분산분석은 단지 [가끔 요인(factor) 또는 집단변수(grouping variable)라고 불리는] 독립변수가 하나라는 것을 의미한다. 이 점은 크루스칼-왈리스 H-검정에 대해서도 동일하다. 성별은 남/여 두 범주를 갖는 독립변수이지만, 인종은 어떻게 정의하는가에 달려있고 다양한 수준을 가질 수 있다. 예를 들어, 네 수준의 인종을 정의할 수 있다(아프리카계 미국인, 히스패닉, 코카시언과 기타). 집단변수를 요인으로 하고 집단을 정의하고 집단의 분포를 비교한다. 종속변수는 연속(구간 또는 비율 측정척도)이어야 한다. 이는 변수에 대한 분포의 평균을 구하고 각 집단에 대한 평균을 비교한다는 것이다. HIV/AIDS에 대한 지식을 높이기 위한 교육 프로그램에서 "교육형태"는 집단변수이다.

가정

분산분석은 아주 로버스트(robust)하다. 이 말은 변수들이 검정을 위해 요구되는 가정을 완전하게 충족하지 않더라도 결과가 사실에 가깝다는 것을 뜻한다. 표본수가 크거나 설계가 균형적이라면(각 집단이 대략 동일한 표본수를 갖고 있다면), 그리고 자료가 심하게 치우쳐 있지 않다면 오류의 위험(risk of error)은 낮을 것이다. 분산분석에 대한 가정은 t검정에 대한 가정과 동일하다. 관심 특성이 정규분포를 따르는 연속변수이고, 집단(이 경우에는 셋 이상)은 상호배반(mutually exclusive)이고 서로 독립이며, 집단은 동일한 분산(등분산성)을 가져야 한다는 것이다.

크루스칼-왈리스 H-검정은 가정이 적으며, 하나 이상의 가정이 위배되어 1요인 분산분석을 사용할 수 없을 때 사용하는 비모수 검정이다. 어떤 특성에 대하

Box 7-1 1요인 분산분석과 크루스칼-왈리스 H-검정의 선택

1요인 분산분석은 다음의 가정을 충족할 때 사용할 수 있다.

- 관심 특성의 측정치는 독립 확률표본이어야 한다.
- 집단변수는 적어도 세 범주 이상이어야 한다.
- 관심 특성을 측정한 변수는 정규분포를 따라야 한다.
- 관심 특성을 측정한 변수는 연속 변수(구간변수 또는 비율변수)이어야 한다.
- 모든 집단의 분산은 동일하여야 한다.

크루스칼-왈리스 H-검정은 다음의 가정을 충족할 때 사용할 수 있다.

- 관심 특성의 측정치는 독립 확률표본이어야 한다.
- 집단변수는 적어도 세 집단을 가지고 있어야 한다.
- 관심이 있는 특성을 측정한 변수의 측정척도는 적어도 서열변수여야 한다.

여 비교하기 위한 상호배반이고, 독립적인 셋 이상의 집단만 단순히 가정한다. 특성은 서열, 구간 또는 비율측정이면 된다. 반드시 연속이거나 정규분포를 따라야 하는 것은 아니다. Box 7-1에서 두 검정의 차이로 보여 주고 있다.

1요인 분산분석

1요인 분산분석(one-way ANOVA)은 정규분포를 따르는 구간 또는 비율 측정척도를 갖는 ("k" 집단으로 표시한) 셋 이상의 집단 평균들이 통계적으로 유의한 차이가 있는가를 보기 위하여 사용하는 모수 검정이다. 독립변수(또는 요인)의 "k" 범주 또는 수준은 비교할 서로 다른 집단으로 정의한다. 기술적으로 (각 집단 내에 적절한 표본을 가지고 있을 때) 요인의 수는 제한되지 않는다. 그러나 6개 이상의 집단 사이에 차이가 있는가를 알아보는 것은 일반적이지 않다.

학생들은 가끔 분산분석이 집단 간 평균이 유의하게 다른가와 분산을 분석하여 진행된다는 것에 대하여 언급할 때 혼동을 갖는다. t검정은 명확한 평균 차이의 검정이다. 왜냐하면 t검정 공식의 분자에 두 평균의 차이가 포함되어 있기 때문이다. 어떤 측정치에 대하여 중심경향성 측도(measure of central ten-dency)인 평균(mean)의 차이를 집단의 변동으로 어떻게 분석할 것인가를 이해하는 것이 중요하다.

평균을 비교하기 위한 분산의 사용

1요인 분산분석은 평균 간 차이에 대한 가설을 검정하기 위하여 다른 두 가지 형태의 분산의 비를 이용한다는 점에서 평균에 대한 다른 검정과 약간 차이가 있다. 이 두 형태의 분산은 집단 내 분산(within group variance)과 집단 간 분산(between-group variance)이고, 이 두 값을 합하여 표본에서의 전체 분산(total variance)을 나타낸다(그림 7-1). 집단 내 분산은 각 집단 내에서의 산포도이고, 1요인 분산분석은 등분산성 가정이 필요하기 때문에 각 집단에 대하여 대략적으로 같은 값을 가져야 한다. 집단 내 분산은 "오차" 분산("error" variance) 또는 "잔차" 분산("residual" variance)으로 부르기도 한다. 집단 간 분산은 서로 다른 집단들의 평균 사이의 거리에 대한 측도이다.

1요인 분산분석에서 두 분산을 계산하고 집단 간 분산과 집단 내 분산의 비를 구하여 f-통계량을 계산한다. 일반적으로 (집단 내 분산에 비하여) 집단 간 분산이 크면 클수록 f-통계량은 큰 값을 갖는다. 두

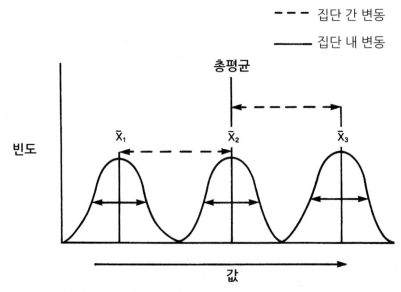

그림 7-1 집단 간 변동과 집단 내 변동 : 분포가 겹치지 않을 때

분산의 비는 f-분포(f-distribution, 부록 F)를 따른다. f-통계량이 충분히 크다면 기각값보다 클 것이고, 통계적으로 유의할 것이다. 그러므로 적어도 한 집단의 평균이 다른 집단의 평균과 유의한 차이를 보인다는 결론을 내리는 것이 가능할 것이다.

분산분석에서 각 집단의 분산은 따로 측정한다. 모든 연구 대상자들을 함께 모아 전체 집단의 분산을 계산한다. 전체 집단의 분산(전체 변동)이 각 집단의 분산(집단 내 분산)의 평균과 같다면, 각 집단의 평균은 서로 차이가 없다. 이는 전체 변동은 집단 내 변동과 집단 간 변동을 합한 값이고, 전체 변동이 집단 내 변동이 같다면 집단 간 변동은 존재하지 않기 때문이다. 이 값은 다음의 다이어그램(diagram)에서 좀 더 명확해진다. 그러나 전체 집단의 분산이 각 집단 내의 평균 변동보다 훨씬 크다면 적어도 두 집단 사이에 유의한 평균 차이가 존재할 것이다. 이와 같은 경우에 집단 내 분산은 전체 분산과 같지 않다. 두 값의 차이가 집단 간 분산과 같아야 한다.

변동의 형태에서 차이를 보기 위하여 서로 다른 세 실험 상황에 노출된 세 집단을 고려한다. 세 상황에서 결과 측정치에 대하여 세 집단에서 겹치지 않을 정도로 아주 다른 점수를 갖고 있다고 하자(그림 7-1). 서로의 관계와 전체 집단에 대하여 세 집단을 표현해야 한다. 각 집단은 집단의 평균을 가지고 있으며 평균을 중심으로 하는 분포를 갖는다. 동시에 모든 집단의 평균을 결합한 **총 평균**(grand mean)을 구해야 한다. 그림 7-1에서 보는 바와 같이 집단 내 변동과 집단 간 변동을 조사할 수 있다. 집단 내 변동과 집단 간 변동의 합은 전체 변동과 같다.

분산분석은 변동을 조사하고 집단 간 변동

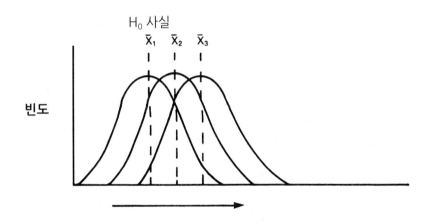

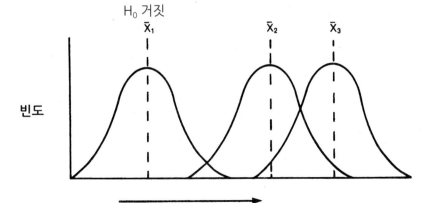

그림 7-2 영가설에서 변동의 관계

(between-group variation)이 집단 내 변동(within-group variation)보다 큰 가를 검정한다. 집단 간 분산이 집단 내 분산보다 (통계적으로) 클 때, 집단 평균 간에는 차이가 있을 것이다. 그러나 집단 내 분산이 집단 간 분산과 거의 같으면, 집단의 평균 간에는 유의한 차이가 없다. 집단 간 차이와 서로 다른 형태의 분산 간의 관계를 그림 7-2에서 볼 수 있다.

영가설(H_0)이 사실(즉, 모든 집단의 평균은 같다)일 때 집단들은 많은 부분에서 겹쳐지고, 집단 내 변동이 집단 간 변동보다 클 것이다. 영가설이 거짓이라면 집단은 아주 조금 겹쳐지게 보일 것이고, 집단 간 거리는 더 클 것이다. 그림 7-2의 아래 그림에서 집단 1은 집단 2와 약간 겹쳐지고 집단 3과는 전혀 겹쳐지지 않음을 볼 수 있다. 집단 2와 집단 3은 아주 많이 겹친다. 이와 같은 경우에 집단 1의 점수가 집단 2와 집단 3에 비해 유의하게 낮고, 집단 2와 집단 3의 점수는 서로 유의한 차이를 보이지 않는다. 따라서 집단 변동(group variation)과 집단 평균 간의 편차가 영가설이 사실일 가능성을 결정한다. 그림 7-3은 영가설을 기각하기 위해서는 집단 내 분포가 좁을 경우에 비해 집단 내 변동이 클 때 집단 간 차이가 더 커야 한다는 사실을 설명하고 있다. 집단의 분포가 좁을 경우(작은 집단 내 분산) 상대적으로 작은 집단 간 차이가 유의할 것이다.

1요인 분산분석은 적어도 한 집단의 평균이 다른 집단의 평균과 유의한 차이를 갖는다는 것을 보여 주는 것이고, 어떤 평균들 간에 차이가 있는가를 보여 주는 것은 아니다. 어떤 집단 간 평균에 유의한 차이가 있는가를 알아보기 위하여 사후검정(post hoc test)을 실행해야 한다.

분산분석에서 사후검정

1요인 분산분석에 대하여 유의한 f-검정 결과를 얻은 후에 영가설을 기각할 수 있고, 적어도 한 집단의

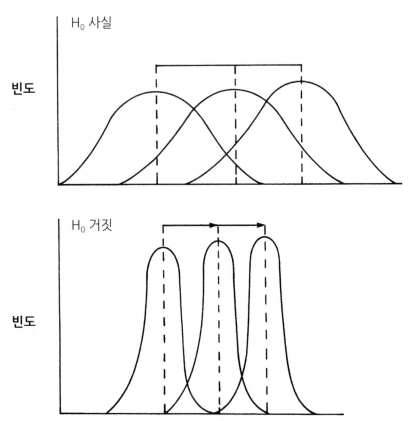

그림 7-3 영가설에서 집단 내 변동의 효과

평균이 다른 집단과 차이가 있다고 말할 수 있다. 그러나 어떤 집단 간에 평균의 차이가 있는가를 알아보기 위한 추가적인 검정이 실행되어야 한다. 일련의 *t*검정이 평균들의 모든 가능한 쌍을 비교하기 위하여 계산된다. 그러나 일련의 *t*검정이 갖는 문제는 다중비교(multiple comparison)를 할 때 제1종 오류(type I error)의 문제를 가져올 수 있다는 것이다.

　"사후검정(*post hoc test*)"이라고 불리는 통계검정의 형태는 제1종 오류를 일으킬 가능성을 감소시킨다. 사후검정은 어떤 집단 간에 차이가 있는가를 알 수 있게 하고, 유의한 분산분석 검정(ANOVA test) 후에만 실행한다. 많은 사후검정 방법이 보건의료 연구자들에게 유용하다(그림 7-4). 서로 다른 형태의 사후검정이라도 일반적으로 결과가 유사하지만, 사후검정의 선택은 자료의 형태와 비교하기 원하는 것에 크게 의존한다. 이들 검정에 대한 자세한 논의는 이 책의 영역을 넘어서는 것이다. Toothaker(1993)의 *SPSS Base 15 User's Guide*(SPSS, 2006)에 잘 소개되어 있다. 사후검정을 선택할 수 있는 유용한 결정을 위한 흐름도를 Gaddis와 Gaddis(1990)의 책에서 찾아볼 수 있다.

　본페로니 검정(Bonferroni test)이 자주 보고된다. 본페로니 검정에서 기대되는 α-수준은 비교할 수로 나눈다. 예를 들어, α-수준 .05를 가지고 네 번의 비교를 한다면, 짝지은-쌍 비교에서 유의하기 위한 유의수준(significance level)은 .05/4=.0125보다 작거나 같다. 이러한 내용에 대해서는 "1요인 분산분석의 계산(Computing the One-Way Analysis of Variance)"에 대한 절에서 설명할 것이다.

분산분석표

분산분석에 대한 *f*-비를 구하기 위한 계산의 결과는 분산분석 결과를 나타내기 위한 표준 표 형식으로 요약되어 있다. 결과에 대한 이러한 표는 분산분석표의 요약 또는 단순히 분산분석표라고 부른다(표 7-1). 이 표는 집단 내 분산과 집단 간 분산 사이의 *f*-비를 계산하기 위하여 필요한 모든 요소들을 보여 준다. 1요인 분산분석 결과가 통계적으로 유의한가를 알아보기 위하여 계산된 *f*-비를 (표준 *f*-표, 부록 F)로부터 구한 기각값과 비교한다.

　전형적인 1요인 분산분석표는 여섯 개의 열과 세 개의 행으로 구성되어 있다. 첫 번째 열은 두 행에 기술한 분산(집단 간 분산과 집단 내 분산)의 형태를 나열한다. 다음 세 열은 두 형태의 분산값과 *f*-비를 계산하기 위하여 필요한 값으로 구성되어 있다. 이 값들은 제곱합(sum of squares), 자유도(degree of freedom)와 평균제곱(mean square)이다. 다섯 번째 열은 *f*-비의 실제 값이고 여섯 번째 열은 통계적으로 유의한가에 대한 값이다. 실제 예를 사용하여 이 값들을 어떻게 계산하는가에 대하여 설명할 것이다.

Bonferroni correction	기대하는 수준을 비교하는 횟수로 나눈다.
Duncan test	이 검정은 Student Newman-Keuls와 동일한 방법으로 계산된다. 그러나 기각값이 덜 엄격하다.
Least significance difference test	이 검정은 다중 *t*검정(multiple *t*-test)과 동일하다. 수정은 비교할 집단의 분산을 사용하기보다는 합동분산의 추정치(pooled estimate of variance)를 사용하는 것이다.
Scheffe test	일반적으로 사용되는 검정 공식은 *t*검정이나 *f*-비를 계산하는 일반적인 공식에 근거한다. *f*-통계량 검정의 결과가 유의하게 다른가를 결정하기 위한 기각값을 사용한다.
Student Newman-Keuls	이 검정은 Tukey의 HSD(honestly significant difference)와 유사하다. 그러나 기각값이 동일하지는 않다. 이 점이 변수들을 비교하는 데 영향을 준다.
Tukey's HSD	이 방법이 가장 보수적인 비교 검정이고 가장 강력하지 않은 검정이다. Tukey 검정을 위한 기각값은 비교할 평균의 수와 관계없이 모든 비교에 대하여 동일하다.
Tukey's wholly significant difference	이 검정은 기각값으로 Tukey HSD 방법과 Student Newman-Keuls 방법에서 사용한 기각값의 평균을 사용한다. 그러므로 두 측정치 사이의 보수성도 중간 정도이다.

그림 7-4 분산분석 모형에 대하여 일반적으로 사용되는 사후검정

1요인 분산분석을 계산하기 위한 단계별 절차

1요인 분산분석을 사용하여 설명하려는 연구 질문은 "사보험을 가지고 있는 사람들이 보험을 가지고 있지 않거나(no insurance) 다른 형태의 보험을 가지고 있는 사람들보다 병원을 더 많이 방문하는가?"이다. 이 질문에 대하여 지역사회에 기반을 둔 건강박람회에 참여한 108명의 성인들에 대한 연구로부터의 자료를 이용하여 답을 구할 것이다. 건강박람회에 들어갈 때 각 연구 참가자들은 건강 상태, 의료서비스 이용, 받고자 하는 진료 정보에 대한 질문을 받는다. 이 분석에서 관심 집단변수는 "보험형태"이고 네 범주가 있다. 보험을 가지고 있지 않은 집단(no insurance), 메디케어(Medicare) 집단, 트리케어(TRICARE) 집단과 사보험을 가지고 있는 집단(private insurance). 종속변수는 "지난해 병원 방문횟수"이고 비율 측정척도이다.

자료는 1요인 분산분석을 수행하기 위하여 사용된 계산을 포함하여 표 7-2에 제시되어 있다. 변수 "병원 방문횟수"의 분포는 표 7-3의 줄기-잎 그림에서 볼 수 있다. 계산 과정에 대한 요약은 Box 7-2에서 볼 수 있고, SPSS를 이용하여 (결과물을 포함한) 1요인 분산분석을 실행하는 절차는 Box 7-3에서 볼 수 있다.

단계 1: 영가설과 대립가설을 기술한다.

- H_0: 어느 집단에서도 병원 방문횟수의 평균에는 차이가 없다.
- H_A: 적어도 한 집단은 다른 집단에 비해 병원 방문횟수의 평균에 차이가 있을 것이다.

단계 2: 유의수준(α)을 정의하고, 자유도를 결정하고 f 검정에 대한 기각값을 찾는다.

평균들이 통계적으로 유의한 차이가 있다는 것을 말하기 위해서는 계산된 f-통계량값이 선택된 f-수준에서의 기각값보다 커야 한다. 계산된 값은 자료로부터 구한 f-비이고, 기각값은 f-검정을 위한 기각값표(부록 F)로부터 구해진 값이다.

이 예에서 α-수준은 .05를 사용하였다. 자유도는 집단 간 분산(df_b)과 집단 내 분산(df_w)에 대하여 결정하여야 한다. 집단 간 분산에 대한 자유도는 전체 집단의 수에서 1을 뺀 값($k-1$)이고, 집단 내 분산에 대한 자유도는 전체 자료의 수에서 집단의 수를 뺀 값($n-k$)이다. $df_b = (k - 1) = (4 - 1) = 3$이고 $df_w = (n - k) = (108 - 4) = 104$이다. f-표(부록 F)에서 이 자유도가 교차하는 점으로부터 f-비에 대한 기각값을 찾으면 된다. df_b는 분자이고, df_w는 분모이다.

이 예에서 집단 간 자유도(df_b)는 3이고, 집단 내 자유도(df_w)는 104이다. (이 표에서는 104가 없기 때문에) 3, 100의 값을 사용한다. 집단 간 자유도는 표의 위의 행에 나타나 있고, 집단 내 자유도는 표의 왼쪽 열에 나타나 있다. 이 점들을 이용하여 f에 대한 두 개의 기각값이 있다. (α = .05에 대하여 흐리게 표시된) 위의 값은 2.70이다. 이 값은 α = .05에서 영가설을 기각하기 위한 값이다. 아래 값(진하게 표시됨)은 3.98이고 α = .01에서 영가설을 기각할 수 있는 값이다. 그러므로 영가설을 기각하고 평균들이 $p < .05$에서 서로 유의하게 차이가 있다고 말하기 위해서는 계산된 f-통계량이 2.70보다 커야 한다.

표 7-1	**1요인 분산분석표**				
출처	**제곱합 (SS)**	**자유도 (df)**	**평균제곱 (MS)**	**f-비**	**p-값**
집단 간	SS_b	df_b	MS_b	MS_b/MS_w	f-표에서 구할수 있음
집단 내	SS_w	df_w	MS_w		
전체	SS_t				

df_b, 집단 간 분산에 대한 자유도; df_w, 집단 내 분산에 대한 자유도; MS_b, 집단 간 평균제곱; MS_w, 집단 내 평균제곱; SS_b, 집단 간 제곱합; SS_t, 전체 제곱합; SS_w, 집단 내 제곱합.

| 표 2-2 | 보험 형태별 지난 해 병원 방문횟수 | | | | | | | |

보험 없음		사보험		메디케어		트리케어	
x	x^2	x	x^2	x	x^2	x	x^2
0	0	1	1	1	1	1	1
0	0	1	1	2	4	1	1
1	1	2	4	2	4	2	4
1	1	2	4	2	4	2	4
1	1	2	4	2	4	2	4
1	1	3	9	3	9	3	9
1	1	3	9	3	9	3	9
2	4	3	9	3	9	3	9
2	4	3	9	3	9	3	9
2	4	4	16	4	16	4	16
2	4	4	16	4	16	4	16
2	4	4	16	4	16	4	16
2	4	4	16	4	16	4	16
2	4	4	16	4	16	4	16
2	4	5	25	4	16	5	25
3	9	5	25	4	16	5	25
3	9	5	25	5	25	5	25
3	9	5	25	5	25	5	25
3	9	5	25	5	25	5	25
3	9	5	25	5	25	6	36
3	9	6	36	6	36	6	36
3	9	6	36	6	36	6	36
3	9	6	36	6	36	7	49
4	16	6	36	7	49	8	64
4	16	7	49	7	49		
4	16	7	49	8	64		
4	16	8	64				
5	25	9	81				
5	25						
6	36						
$N = 30$		$N = 28$		$N = 26$		$N = 24$	
$\sum x = 77$		$\sum x = 125$		$\sum x = 109$		$\sum x = 98$	
$\sum x^2 = 259$		$\sum x^2 = 667$		$\sum x^2 = 535$		$\sum x^2 = 476$	

표 7-3	병원 방문횟수에 대한 줄기-잎 그림

줄기 폭 : 1	각 잎 : 1 사례
빈도	줄기-잎
2.00	0.00
10.00	1.0000000000
18.00	2.000000000000000000
20.00	3.00000000000000000000
21.00	4.000000000000000000000
17.00	5.00000000000000000
11.00	6.00000000000
5.00	7.00000
3.00	8.000
1.00	9.0

Box 7-2 단계별 계산하기 : 1요인 분산분석

단계 1: 영가설과 대립가설을 기술한다.

- H_0: 네 집단 평균 간에는 차이가 없다.
- H_A: 적어도 한 집단의 병원 방문횟수의 평균은 차이가 있다.

단계 2: 유의수준(α)을 정의한다. 자유도를 결정하고 f-검정에 대한 기각값을 찾는다.

- 유의수준 α는 .05이다.
- 집단 간 자유도는 (df_b) = k − 1 = 4 −1 = 3이다.
- 집단 내 자유도는 (df_w) = total n − k = 108 − 4 = 104이다.
- 유의수준 α = .05에서 f-검정에 대한 기각값은 $f_{3,104}$ = 2.70이다. (f-표로부터 구할 수 있는 $f_{3,100}$'의 값을 이용해라).

단계 3: 자료가 필요한 가정을 모두 충족하는지 확인한다.

- 측정치가 독립 확률표본으로 구성되어 있다.
- 집단변수, "보험형태"는 적어도 세 수준을 가져야 한다.
- 종속변수 "방문횟수"는 정규분포를 따라야 한다.
- 각 집단의 분산은 동일하여야 한다(계산은 아래와 같다).

등분산성 검정

- 가장 큰 분산을 갖는 집단은 사보험 집단이다. s^2 = 4.04; df = 27.
- 가장 작은 분산을 갖는 집단은 보험을 가지고 있지 않은 집단이다. s^2 = 2.12; df = 29.
- 계산된 f-검정: 4.04/2.12 = 1.91.
- 유의수준 α = .05에서 기각값은 $f_{27,29}$ = 1.901이다.
- 계산된 값이 기각값과 매우 근사하므로 등분산성에 대한 가정은 전반적으로 위배되지 않았다는 결론을 내릴 수 있다. 1요인 분산분석은 로버스트한 방법이고 집단 별로 표본수가 대략적으로 동일한 대 표본을 가지고 있기 때문에 1요인 분산분석을 사용할 수 있다.

(계속)

Box 7-2 단계별 계산하기 : 1요인 분산분석

단계 4: 각 집단에 대한 평균, 표준편차와 분산을 계산한다.

측정치	보험 없음	사보험	메디케어	트리케어
평균 방문횟수	2.57	4.46	4.19	4.08
표준편차	1.46	2.01	1.77	1.82
분산	2.12	4.04	3.12	3.30

평균과 분산의 계산

집단	평균	분산	표준편차
	$\overline{x} = \dfrac{\sum x_i}{n}$	$s^2 = \dfrac{\sum x_i^2 - [(\sum x)^2/n]}{n-1}$	$s = \sqrt{s^2}$
보험 없음	$\dfrac{77}{30} = 2.57$	$s^2 = \dfrac{259 - \dfrac{77^2}{30}}{30-1} = 2.12$	$s = \sqrt{2.12} = 1.45$
사보험	$\dfrac{125}{28} = 4.46$	$s^2 = \dfrac{667 - \dfrac{125^2}{28}}{28-1} = 4.04$	$s = \sqrt{4.04} = 2.01$
메디케어	$\dfrac{109}{26} = 4.19$	$s^2 = \dfrac{535 - \dfrac{109^2}{26}}{26-1} = 3.12$	$s = \sqrt{3.12} = 1.77$
트리케어	$\dfrac{98}{24} = 4.08$	$s^2 = \dfrac{476 - \dfrac{98^2}{24}}{24-1} = 3.30$	$s = \sqrt{3.30} = 1.82$

단계 5: 1요인 분산분석표를 완성하기 위하여 필요한 계산을 하고, 필요하다면 사후검정을 실행한다.

집단 간 제곱합(SS_b):

$$SS_b = \sum_{i=1}^{k} n_i (\overline{x}_i - \overline{x})^2$$

$SS_b = 30(2.57\text{-}3.79)^2 + 28(4.46\text{-}3.79)^2 + 26(4.19\text{-}3.79)^2 + 24(4.08\text{-}3.79)^2$
$SS_b = 44.65 + 12.57 + 4.16 + 2.02 = 63.4$

집단 내 제곱합(SS_w):

$$SS_w = \sum_{i=1}^{k} (n_i - 1)s_i^2$$

$SS_w = (30-1)1.45^2 + (28-1)2.01^2 + (26-1)1.77^2 + (24-1)1.82^2$
$SS_w = 60.97 + 109.08 + 78.32 + 76.19 = 324.56$

전체 제곱합(SS_t):

$SS_t = SS_b + SS_w = 63.4 + 324.56 = 387.96$

평균제곱과 f-비를 계산한다:

집단 간 평균제곱(MS_b):

$$MS_b = \dfrac{SS_b}{df_b}$$

$$MS_b = \dfrac{63.4}{3}$$

$$MS_b = 21.13$$

(계속)

Box 7-2 단계별 계산하기 : 1요인 분산분석

집단 내 평균제곱(MS_w):

$$MS_w = \frac{SS_w}{df_w}$$
$$MS_w = \frac{324.56}{104}$$
$$MS_w = 3.12$$

f-통계량과 사후검정(f-비)을 계산한다.

$$f = \frac{MS_b}{MS_w}$$
$$f = \frac{21.13}{3.12}$$
$$f = 6.772$$

기각값은 2.70이다. 6.772가 2.70보다 크기 때문에 적어도 한 집단의 평균에는 유의한 차이가 있다.

분산분석표

출처	제곱합	자유도	평균 제곱	f-비	p-값
집단 간	63.4	3	21.13	6.722	<.05
집단 내	324.56	104	3.12		
전체	387.96				

단계 6: 통계적 유의성을 결정하고 결론을 기술한다.
보험형태는 외래 방문횟수와 밀접한 관계가 있다($p < .05$). SPSS를 이용한 사후검정에서 보험이 없는 사람들(2.57)이 사보험(4.46), 메디케어(4.19) 또는 트리케어(4.08)를 가지고 있는 사람들에 비해 유의하게 방문횟수가 적었다. 나머지 세 집단 간에는 유의한 차이를 보이지 않았다.
노트: 이 예제에서 손으로 계산한 결과와 SPSS 결과 간의 차이는 평균과 표준편차에 대하여 근사값을 사용하였기 때문에 발생하였다(소수 둘째자리).

Box 7-3 SPSS를 이용하여 1요인 분산분석 실행하기

단계 1: 자료를 SPSS 데이터 창에 입력한다.

(계속)

Box 7-3 SPSS를 이용하여 1요인 분산분석 실행하기

단계 2: 메뉴에서 "분석(A)"를 클릭하고 "평균 비교"와 "일원 분산분석"을 선택한다.

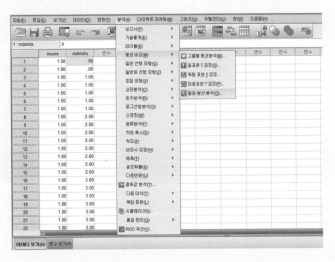

단계 3: "일원 분산분석" 팝업창이 "mdvisits"를 "종속 목록"으로 "insure"를 "요인" Box로 이동시킨다.

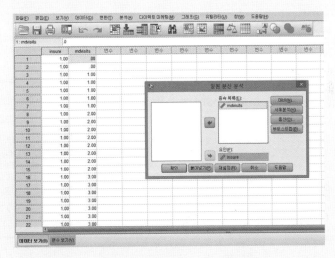

(계속)

Box 7-3 SPSS를 이용하여 1요인 분산분석 실행하기

단계 4: "사후 분석"을 클릭한다. "일원 분산분석 : 사후 분석 = 다중비교" Box가 나타나면 사후검정 "Bonferroni"를 선택한다. 이 경우에 Bonferroni test가 선택된다. "계속" 버튼을 클릭한다.

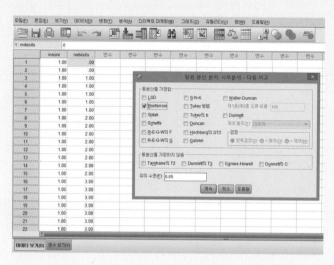

단계 5: "옵션"을 클릭한다. "일원 분산분석 : 옵션" Box가 나타나면 "기술통계"와 "분산 동질성 검정"을 체크하고 "계속"을 클릭한다.

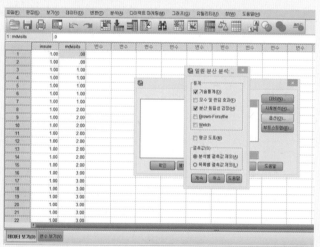

단계 6: "확인" 버튼을 클릭하면 결과물이 결과물 창(output window)에 나타난다.

단계 3: 자료가 필요한 가정을 모두 충족하는지 확인한다.

표 7-2에서 보는 것과 같이 자료는 모든 필요한 가정을 충족한다. 이 연구에 참여한 사람들은 지역보건 건강박람회에 참여한 사람들로부터 무작위로 뽑혔고, 네 집단에 속한 사람들은 서로 관련되어 있지 않으므로(즉, 독립) 독립 확률표본으로 구성되어 있다. 집단변수인 "보험형태"는 네 수준을 갖는다. 보험을 가지고 있지 않은 집단, 메디케어 집단, 사보험 집단과 트리케어 집단. 전체 표본수(N=108)가 매우 크므로 정규분포에 대한 가정이나 등분산성 가정에 대한 약간의 위배는 결과에 큰 영향을 주지 않는다. 종속변수 "병원 방문횟수"는 근사적으로 정규분포를 따르고(표 7-3의 줄기-잎 그림) 비율 측정적도이다.

집단 간 분산의 동일성에 대한 검정을 위하여 F_{max}검정으로 알려진 Hartley 검정을 사용할 수 있다. F_{max}검정은 가장 큰 분산을 갖는 집단의 분산을 가장 작은 분산을 갖는 집단의 분산으로 나누어 실행할 수 있다. 계산된 f-통계량값을 f-표(부록 F)로부터 구한 기각값과 비교한다. 가장 극단적인 값을 갖는 두 집단 사이에 분산이 동일하다면 다른 모든 집단의 분산이 동일하다는 것을 의미한다. SPSS를 이용하여 1요인 분산분석을 실행할 때 등분산성을 검정하기 위하여 Levene 검정이 사용된다(자세한 내용은 제5장에서 설명하였다).

자료가 가정을 거의 모두 충족하기 때문에 1요인 분산분석을 사용할 수 있다. 등분산성에 대한 가정이 약간 충족하지 않지만 이 연구는 많은 표본수를 가지고 있고 집단 별로 표본수가 거의 비슷하다. 이러한 상황에서 1요인 분산분석은 로버스트한 검정(가정이 약간 위배되었더라도 올바른 답을 줄 수 있다는 의미)이므로 1요인 분산분석을 선택하였다. 하나 이상의 가정이 크게 위배된다면, 대신에 크루스칼-왈리스 H-검정을 사용한다. 이러한 결정은 상황에 따라 다르고, 얼마나 많은 가정이 위배되고 가정에 대한 위배가 얼마나 심각한가에 달려있다.

단계 4: 각 집단에 대한 평균, 표준편차와 분산을 계산한다.

표 7-2에서 보는 것과 같이 전체 자료를 이용하여 평균을 계산한다. 사보험을 가지고 있는 사람들이 지난 해 병원을 가장 많이 방문하였다(4.46, 표준편차 2.01), 다음이 메디케어(4.19, 표준편차 1.77), 그 다음이 트리케어(4.08, 표준편차 1.82)이고, 보험을 가지고 있지 않은 사람의 방문이 가장 적었다(2.57, 표준편차 1.45). "보험을 가지고 있지 않은" 집단이 다른 집단과 차이가 있다는 것을 나타내지는 않지만, 이러한 생각을 확인하기 위하여 1요인 분산분석을 실행하고 사후검정을 시행한다.

단계 5: 1요인 분산분석표를 완성하기 위하여 필요한 계산을 한다.

1요인 분산분석표를 완성하는 첫 번째 단계는 제곱합(sum of squares)을 계산하는 것이다. 세 가지 제곱합이 계산된다. SS_t, SS_b와 SS_w. 이 값들을 계산한 후에 분산분석표의 적절한 위치에 이 값을 적는다. 이 예에서 SS_t=388.1, SS_b=63.89, 그리고 SS_w=324.2이다(Box 7-2의 단계 5에 자세한 계산 절차가 있다). 세 가지 제곱합에 대한 공식은 다음과 같다.

$$SS_t = SS_b + SS_w$$

$$SS_b = \sum_{i=1}^{k} n_i (\bar{x}_i - \bar{x})^2$$

$$SS_w = \sum_{i=1}^{k} (n_i - 1) s_i^2$$

이 공식에서 k는 집단의 수, n_i는 i번째 집단의 표본수, $\bar{x}_i$는 i번째 집단의 표본평균, 그리고 $\bar{x}$는 전체 평균(전체 집단의 모든 관찰치에 대한 평균)이다. 분산분석표를 완성하는 두 번째 단계는 단계 2에서 구한 자유도를 채우고 평균제곱(mean square)과 f-비(f-ratio)를 계산하여 분산분석표에 넣는 것이다. f-비는 단순히 MS_b/MS_w의 비, 21.13/3.12이다. 표 7-3에서 보는 것처럼 $f = 6.772$이다. 공식은 다음과 같다.

$$MS_b = \frac{SS_b}{df_b}$$

$$MS_w = \frac{SS_w}{df_w}$$

$$f_{ratio} = \frac{MS_b}{MS_w}$$

1요인 분산분석표를 완성하는 마지막 단계는 계산된 f_{ratio}(6.772)를 단계 2에서 구한 기각값(2.70)과 비교하는 것이다. 계산된 f-비가 기각값보다 크다면 적어도 한 집단의 평균이 다른 집단의 평균과 유의하게 차이가 있다는 것이다.

f-검정이 유의하기 때문에 적어도 한 집단의 평균은 다른 집단의 평균과 유의하게 차이가 있다는 것을 알 수 있다. 그러나 어떤 집단 간에 평균의 차이가 있는가를 알아보기 위하여 사후검정(post hoc test)을 하여야 한다. 직접 사후검정을 하는 것은 이 책의 영역을 벗어난다. 그러나 다음 절에서 SPSS를 이용하여 어떻게 사후검정을 하는 가에 대하여 설명할 것이다.

단계 6: 통계적 유의성을 결정하고 결론을 기술한다.

1요인 분산분석이 통계적으로 유의하기 때문에 병원을 방문한 사람의 수는 적어도 한 종류의 보험 형태에 대하여 유의한 차이를 보인다는 결론을 내릴 것이다.

1요인 분산분석을 계산하기 위하여 SPSS를 이용하는 단계별 절차

SPSS를 이용하여 1요인 분산분석을 실행하는 것은 아주 쉽다. Box 7-3에서 SPSS 프로그램으로부터 이미지를 포함하여 과정을 설명하고 있다. 첫 번째, 자료를 자료 스프레드시트(data spreadsheet)에 입력해야 한다(데이터 보기). 두 변수가 사용된다. 보험(변수명: insure; 코드 1=보험 없음, 2=사보험, 3=메디케어, 4=트리케어)과 방문횟수(변수명: mdvisits).

자료를 입력한 후에 1요인 분산분석을 실행하기 위하여 메뉴(menu system)에서 "분석(A)"을 클릭한다. 그리고 "평균 비교"와 "일원 분산분석"을 선택한다. "일원 분산분석" 팝업창이 나타날 때, 변수 "mdvisit"를 "종속 목록"으로 이동하고, 집단 변수 "insure"를 "요인" Box로 이동한다. 그리고 "사후 분석"이라고 붙은 버튼을 클릭한다. "일원 분산분석"의

표 7-4 1요인 분산분석에 대한 SPSS 결과물

MDVisits

기술 통계

	N	평균	표준 편차	표준 오차	평균의 95% 신뢰구간		최소값	최대값
					하한	상한		
1.00	30	2.57	1.455	.266	2.02	3.11	0	6
2.00	28	4.46	2.009	.380	3.69	5.24	1	9
3.00	26	4.19	1.767	.346	3.48	4.91	1	8
4.00	24	4.08	1.816	.371	3.32	4.85	1	8
총계	108	3.79	1.904	.183	3.42	4.15	0	9

분산의 동질성 검정

MDVisits

Levene 통계	df1	df2	유의수준
.886	3	104	.451

(계속)

표 7-4 1요인 분산분석에 대한 SPSS 결과물

분산 분석

MDVisits

	제곱합	df	평균 제곱	f	유의 수준
집단 간	63.899	3	21.300	6.833	.000
집단 내	324.203	104	3.117		
총계	388.102	107			

다중비교

종족 변수: MDVisits

Bonferroni

(*I*) Insure	(*J*) Insure	평균차이 (*I-J*)	표준 오차	유의수준	95% 신뢰구간 하한	95% 신뢰구간 상한
1 보험 없음	2 사보험	-1.898[a]	.464	.001	-3.15	-.65
	3 메디케어	-1.626[a]	.473	.005	-2.90	-.35
	4 트리케어	-1.517[a]	.484	.013	-2.82	-.22
2 사보험	1 보험 없음	1.898[a]	.464	.001	.65	3.15
	3 메디케어	.272	.481	1.000	-1.02	1.57
	4 트리케어	.381	.491	1.000	-.94	1.70
3 메디케어	1 보험 없음	1.626[a]	.473	.005	.35	2.90
	2 사보험	-.272	.481	1.000	-1.57	1.02
	4 트리케어	.109	.500	1.000	-1.24	1.45
4 트리케어	1 보험 없음	1.517[a]	.484	.013	.22	2.82
	2 사보험	-.381	.491	1.000	-1.70	.94
	3 메디케어	-.109	.500	1.000	-1.45	1.24

[a]평균 차이가 0.05 수준에서 유의한다.

"사후 분석" 팝업창에서 원하는 검정을 선택한다(이 경우에는 Bonferroni post-hoc test). 유의수준은 .05로 설정한다.

"계속" 버튼을 클릭한 후 "옵션" 버튼을 클릭한다. "옵션" 팝업창에서 "기술통계"와 "분산 동질성 검정"을 선택한다. 그리고 "계속" 버튼과 "확인" 버튼을 클릭한다(또는 "붙여넣기"를 클릭하고 구문(syntax)을 실행한다). 결과가 결과물 창(output window)에 나온다. SPSS 결과물(표 7-4)은 1요인 분산분석 결과뿐 아니라 각 집단의 평균과 표준편차를 제공한다.

SPSS 결과물의 첫 번째 부분은 "기술통계"라고 표시되어 있다. 여기서 각 집단의 평균과 표준편차를 찾을 수 있다. 이 부분에서는 최대값과 최소값뿐 아니라 각 집단의 평균에 대한 95% 신뢰구간도 포함하고 있

다. 각 집단의 평균은 직접 계산한 값과 동일하다.

결과물의 두 번째 부분은 "분산의 동질성 검정"이라고 표시되어 있다. (제5장에서 설명한) Levene의 통계량(Levene's statistics)은 p-값이 .451(α=.05)이므로 유의하지 않다. 이는 등분산성(homogeneity of variance)이 성립한다는 것을 의미한다. Levene의 검정은 정규분포로부터의 이탈에 대하여 덜 영향을 받으며 직접 계산한 검정보다 더 정확하다.

결과물의 세 번째 부분은 분산분석표를 보여 준다. SPSS는 전체 분산분석표를 보여 주고 이 표는 직접 계산한 것과 동일하다. 결과를 볼 때 중요한 것은 계산된 f-통계량에 대한 실제 p-값이다. 계산된 f-통계량은 6.833(직접 계산한 값과 거의 동일함)이다. 이 값에 대한 p-값이 .000으로 α=.05보다 작기 때문

에 적어도 하나의 집단의 평균은 다른 집단과 차이가 있다는 결론을 내릴 수 있다.

결과의 네 번째 부분은 Bonferroni 사후검정의 결과를 보여 준다. 이 결과는 해석하는데 다소 혼동이 있을 수 있다. 사후 검정에서 첫 행은 한 집단과 다른 모든 집단과의 대비(contrast)를 보여 준다. 예를 들어, 첫 번째 행은 보험 없는 집단(none)과 다른 세 집단에 대한 비교 결과를 보여 준다. 첫 번째 열은 각 쌍 사이의 평균의 차이, 두 번째 열은 차이에 대한 표준오차(standard error), 그리고 세 번째 열은 사후검정에 대한 p-값을 보여 준다. 네 번째와 다섯 번째 열은 평균 차이에 대한 95% 신뢰구간을 보여 준다.

세 번째 열로부터 평균의 쌍이 $p < .05$를 갖는가를 보고 서로 유의하게 차이가 있는가를 말할 수 있다. 보험이 없는 집단과 사보험 집단 간의 평균 차이는 $p = .001$이므로 통계적으로 유의한 차이를 갖는다. 보험이 없는 집단과 트리케어 집단 간의 평균 차이가 유의한 것($p = .013$)처럼 보험이 없는 집단과 메디케어 집단 간의 평균 차이도 통계적으로 유의하다($p = .005$). 다른 집단 간의 평균 차이는 통계적으로 유의하지 않다.

크루스칼-왈리스 H-검정

크루스칼-왈리스 H-검정은 한 변수가 명목(또는 제한된 수의 범주를 갖는 서열)이고, 다른 변수가 서열, 구간 또는 비율인 두 변수 사이에 관계가 있는가를 알아보기 위하여 사용하는 비모수 검정이다(Kruskal & Wallis, 1952). 특히 이 검정은 셋 이상의 집단 간의 분포에 차이가 있는가를 결정하기 위하여 사용한다. 명목변수는 "k"집단("k"는 명목변수의 가능한 값의 수 또는 범주)으로 표본을 나누기 위하여 사용된다. "k"집단이 서로 다른 분포를 갖는가를 결정하기 위하여 영가설 하에서 기대되는 합과의 차이의 정도를 보기 위하여 각 집단에 대한 순위합을 비교한다. 크루스칼-왈리스 H-검정은 비모수 검정이기 때문에 1요인 분산분석에 대한 가정(예를 들어, 표본수, 정규분포를 따르지 않는 자료, 등분산성 가정이 성립되지 않는 경우 또는 연속이 아닌 자료)이 충족되지 않을 경우 사용할 수 있다.

크루스칼-왈리스 H-검정을 위한 단계별 절차

크루스칼-왈리스 H-검정을 실행하는 것을 설명하기 위하여 다음의 질문을 이용할 것이다. "서로 다른 프로그램에서 건강과학 대학생들이 대학 잡지를 평가하는데 차이가 있는가?" 지역 대학에 출석한 세 전공(간호학, 물리치료학과 치위생학)으로부터 각각 7명 씩 21명의 학생들에 대한 자료를 이용하여 이 질문에 대한 답을 구하였다. 각 학생들에게 1년 동안 잡지를 보게 하고 1점부터 30점까지 값을 매기도록 하였다. 자료는 표 7-5에 있다. 순위를 매기는 과정에 대한 요약이 표 7-6에서 볼 수 있다. SPSS를 이용하여 검정을 하는 절차는 Box 7-4에서 볼 수 있고, SPSS 결과물은 표 7-7에서 볼 수 있다.

단계 1: 영가설과 대립가설을 기술한다.

- **H_0**: 서로 다른 전공 학생들 간에 잡지에 대한 평가에는 차이가 없을 것이다.
- **H_A**: 적어도 한 전공의 학생들은 다른 전공의 학생들과 잡지에 대하여 다르게 평가할 것이다.

함께하기

각 집단에 대한 평균 병원 방문횟수에 대한 1요인 분산분석과 사후검정을 시행한 후 결론을 기술한다. 이 연구에서 1년 동안 평균 방문횟수는 3.79 (표준편차, 1.90)이다. 1요인 분산분석 결과 보험형태는 1년간 병원 방문횟수와 유의하게 연관되어 있다는 것을 보여준다. 본페로니 사후검정 결과 보험에 가입하지 않은 사람의 평균 방문횟수(2.57/년)가 사보험에 가입한 사람(4.46/년), 메디케어에 가입한 사람(4.19/년)과 트리케어에 가입한 사람(4.08/년) 보다 유의하게 적었다는 것을 보여준다.

표 7-5	건강과학 대학생에 의한 잡지 순위							
	간호학과			물리치료학과			치위생학과	
번호	순위점수	순위	번호	순위점수	순위	번호	순위점수	순위
11	25	16.0	21	23	14.0	31	12	2.0
12	26	17.0	22	28	19.0	32	13	3.0
13	27	18.0	23	29	20.0	33	14	4.0
14	21	12.0	24	19	9.5	34	20	11.0
15	18	8.0	25	22	13.0	35	15	5.0
16	19	9.5	26	9	1.0	36	17	7.0
17	24	15.0	27	30	21.0	37	16	6.0
	순위합	95.5		순위합	97.5		순위합	38.0

단계 2: 유의수준(α)을 정의하고, 크루스칼-왈리스 H-통계량에 대한 기각값을 찾는다.

이 연구에서 유의수준은 .10을 사용하였다. 이는 영가설이 사실일 때 영가설을 기각하는 제1종 오류(type I error)를 일으킬 확률이 .10이라는 것을 의미한다. 크루스칼-왈리스 H-검정을 사용할 때 두 집단 간에 유의한 차이가 있는가를 결정하기 위하여 두 표 중 한 표를 선택한다. 각 집단이 적어도 다섯 명의 연구대상자를 포함하고 있다면, 자유도 $k-1$을 갖는 카이제곱표를 사용한다(부록 L). 각 집단의 연구 대상자가 다섯 명보다 적다면 정확한 p-값을 구하기 위하여 크루스칼-왈리스 H-표를 사용한다(부록 G). 이 경우에 각 집단에 7명의 연구 대상자가 포함되어 있기 때문에 기각값은 카이제곱표로부터 구할 수 있다(부록 L). 자유도는 $k-1$이고 k는 집단의 수이다. 그러므로 이 검정에 대하여 자유도는 3 - 1 = 2이다. α = .10과 자유도 2에서 카이제곱 통계량에 대한 기각값은 4.61이다. 따라서 집단 간에 차이가 존재한다는 것을 기술하기 위해서는 계산된 크루스칼-왈리스 H-검정의 값이 4.61보다 커야 한다.

단계 3: 자료가 필요한 가정을 모두 충족하는지 확인한다.

자료는 크루스칼-왈리스 H-검정의 모든 가정을 충족하고 있다. 자료는 독립 확률표본으로 구성되어 있다. 종속변수 "잡지 평가"에 대한 측정 수준은 서열이

고, 집단변수 "전공"은 세 범주를 갖는다.

단계 4: 각 집단에 대한 중위수와 사분위수 범위를 계산한다.

실제 자료는 표 7-5에 있다. 세 분포를 비교해야 하기 때문에 첫 번째 필요한 정보는 각 집단에 대한 중심 경향성의 측도와 변동이다. 자료가 정규분포를 따르지 않기 때문에 평균과 표준편차보다 더 강력한 측도인 중위수와 사분위수 범위를 사용한다. 이 예에서 잡지 평가의 중위수는 간호학과 학생 24(사분위수 범위, 7), 물리치료학과 학생 23(사분위수 범위, 10)이고, 치위생학과 학생 15(사분위수 범위, 4)이다. 전반적으로 치위생학과 학생들이 다른 두 집단에 비해 잡지를 더 낮게 평가하는 것처럼 보이고, 이 차이가 정말로 통계학적으로 유의한가를 결정하기 위하여 크루스칼-왈리스 H-통계량을 계산한다.

단계 5: 크루스칼-왈리스 H-통계량을 계산하고 필요하다면 사후검정을 실행한다.

크루스칼-왈리스 H-통계량을 계산하기 위한 첫 번째 단계는 한 표에서 모든 집단의 자료에 대하여 순위를 매기는 것이다(표 7-6). 가장 작은 값부터 시작하여 전체 수가 사용되고, 어떤 수가 어떤 집단에 있는지를 표시한다. 가장 작은 값에 순위 1, 두 번째로

집단	실제 점수	위치	점수의 순위
표 7-6	**자료의 순위**		
2	9	1	1
3	12	2	2
3	13	3	3
3	14	4	4
3	15	5	5
3	16	6	6
3	17	7	7
1	18	8	8
1	19	9	9.5 (9 + 10)/2
2	19	10	9.5
3	20	11	11
1	21	12	12
2	22	13	13
2	23	14	14
1	24	15	15
1	25	16	16
1	26	17	17
1	27	18	18
2	28	19	19
2	29	20	20
2	30	21	21

1. 모든 점수를 가장 작은 값부터 가장 큰 값 순으로 나열한다.
2. 위치에 대한 수를 나열한다(1부터 n, 이 경우에는 1부터 21). 연구 참가자수 만큼 위치에 대한 수가 있다.
3. 순위를 계산한다. 동률인 점수는 모든 값에 대한 평균 순위를 구한다.

작은 값에 순위 2등으로 순위를 매긴다. 두 개 이상의 측정치가 동일한 값을 가지면, "동률순위(tied for rank)"이고 동일한 값이 각 측정치에 대하여 할당된 위치의 평균 순위를 사용한다. 예를 들어, 두 자료가 다섯 번째 위치에서 동률이라면 순위 5.5[(5 + 6)/2]가 할당된다. R_i는 i번째 집단의 순위합(the sum of

ranks)이고, 각 집단의 자료에 대한 순위를 모두 더하여 구한다. 표 7-5에서 순위합을 볼 수 있다. 이 예에서 순위합은 다음과 같이 계산한다.

간호학과 학생에 대하여

$$R_1 = 16 + 17 + 18 + 12 + 8 + 9.5 + 15.0 = 95.5$$

물리치료학과 학생에 대하여

$$R_2 = 14 + 19 + 20 + 9.5 + 13 + 1 + 21 = 97.5$$

치위생학과 학생에 대하여

$$R_3 = 2 + 3 + 4 + 11 + 5 + 7 + 6 = 38$$

순위를 할당하고 각 집단에 대하여 합을 계산한 후에 크루스칼-왈리스 H-통계량을 계산할 수 있다. 크루스칼-왈리스 H-통계량을 계산하는 기본 공식은 다음과 같다.

$$H = \frac{12\sum_{i=1}^{k} R_i^2 / n_i}{n(n+1)} - 3(n+1)$$

여기서 n은 연구에 참가한 사람의 수이고, $\sum_{i=1}^{k} R_i^2$은 모든 집단에 대한 순위의 제곱합에 대한 합이다(k는 전체 집단의 수). 그러나 한 가지 고려할 사항이 있다. 만약 하나라도 순위에 동률이 있는 경우(즉, 두 개 이상의 순위가 같은 경우), 이 통계량은 동률에 대하여 수정하여야 한다. 이 수정에 대하여 손으로 직접 계산하는 것은 이 책 영역 밖이지만, SPSS에서는 자동적으로 이 수정에 대하여 계산할 것이다.

이 경우에 크루스칼-왈리스 H-통계량을 계산하기 위하여 앞의 식을 사용하였고, 적절한 값을 대입하였다.

Box 7-4 SPSS를 이용하여 크루스칼-왈리스 *H*-통계량 계산하기

단계 1: 자료를 SPSS 데이터 창에 입력한다.

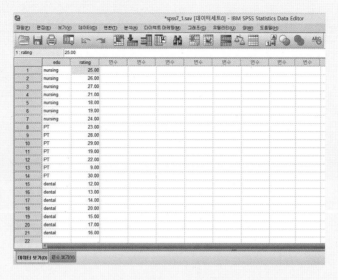

단계 2: "분석(A)"을 클릭하여 메뉴(menu bar)를 사용한다. "비모수 검정"과 "독립표본"을
선택한다.

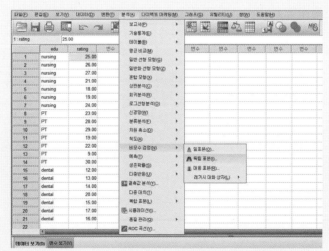

(계속)

Box 7-4 SPSS를 이용하여 크루스칼-왈리스 *H*-통계량 계산하기

단계 3: "비모수 검정 : 둘 이상의 독립표본" 팝업창이 열리면, "필드"를 클릭한다. "rating" 을 "검정 필드" Box에, 변수 "edu"를 선택하고 "그룹"으로 명기된 자리로 이동시킨다. 변수 edu는 명목변수로 정의되고 rating은 척도변수로 정의되어야 한다("데이터 보기" 창에서 "측도"에 변수 edu는 "명목" rating은 "척도"로 지정한다).

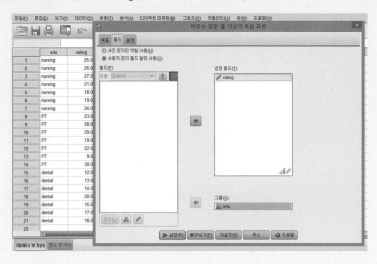

단계 4: 팝업창에서 "설정"을 클릭한다. "검정 사용자 정의"를 선택하고 "크루스칼-왈리스 1원 ANOVA(*k* 표본)"을 선택한다. 그리고 "다중비교"에서 "모든 대응별"을 확인한다.

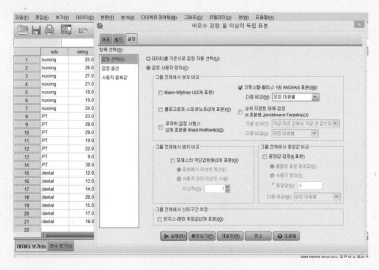

단계 5: "실행"을 클릭하면 결과가 결과물 창에 나타난다(표 7-7).

표 7-7	크루스칼-왈리스 *H*-검정에 대한 SPSS 결과물

가설 검정 요약

귀무가설	검정	유의수준	결정
1 Rating의 분포는 edu의 범주에서 동일합니다.	독립 표본 크루스칼-왈리스의 검정	.014	귀무가설을 거부

노트: 점근 유의수준이 표시된다. 유의수준이 .05이다.

$$H = \left[\left(\frac{12}{N(N+1)} \right) \frac{\sum R_i^2}{n_i} \right] - 3(21+1)$$

$$H = \left[\left(\frac{12}{21(21+1)} \right) \left(\frac{95.5^2}{7} + \frac{97.5^2}{7} + \frac{38^2}{7} \right) \right] - 3(21+1)$$

$$H = \left[\left(\frac{12}{462} \right) (1,302.89 + 1,358.04 + 206.29) \right] - 66$$

$$H = [.02957 \times 2,867.22] - 66$$

$$H = 74.47 - 66$$

$$H = 8.473$$

계산된 크루스칼-왈리스 *H*-통계량 8.473이 기각값 4.605보다 크기 때문에 잡지를 평가하는데 있어 집단 간에는 *p* < .10에서 유의한 차이가 있다는 결론을 내릴 수 있다. 그러나 분산분석에서와 마찬가지로 어떤 집단 간에 서로 차이가 있는가를 알아보기 위하여 사후검정(post hoc test)이 필요하다.

어떤 집단 간에 서로 차이가 있는가를 결정하기 위하여 사후검정을 수행할 필요가 있다. Glantz(1997)가 동일한 표본수와 동일한 표본수를 갖지 않는 두 경우에 대한 적절한 비모수 사후검정(the Dunn Q)을 제공한다. 검정통계량은 다음과 같다.

$$Q = \frac{\overline{R}_1 - \overline{R}_2}{\sqrt{\left(\frac{N(N+1)}{12} \right) \left(\frac{1}{n_1} + \frac{1}{n_2} \right)}}$$

여기서 $\overline{R}_1$은 비교할 첫 번째 집단에서의 평균 순위, $\overline{R}_2$은 비교할 두 번째 집단에서의 평균 순위이고 n_1과 n_2는 첫 번째 집단과 두 번째 집단의 표본수이다. 결과 통계량을 *Q*-표(*Q*-table)의 기각값과 비교한다 (부록 H).

α = .10과 *k* = 3에서 Dunn's *Q*-검정에 대한 기각값은 2.394이다. 간호학과 학생과 물리치료학과 학생 사이의 평가를 비교하기 위하여 식 7-12가 사용된다.

$$Q = \frac{(95.5 / 7) - (97.5 / 7)}{\sqrt{\left(\frac{21(21+1)}{12} \right) \left(\frac{1}{7} + \frac{1}{7} \right)}}$$

$$Q = \frac{-0.289}{\sqrt{38.5 \times 0.286}} = \frac{-0.289}{3.32}$$

$$Q = -0.087$$

−0.087이 2.39보다 작기 때문에 두 분포는 서로 유의한 차이를 갖지 않는다.

간호학과 학생과 치위생학과 학생 사이의 평가를 비교하기 위하여 식 7-12를 다시 사용하였다.

$$Q = \frac{(95.5 / 7) - (38 / 7)}{\sqrt{\left(\frac{21(21+1)}{12} \right) \left(\frac{1}{7} + \frac{1}{7} \right)}}$$

$$Q = \frac{13.64 - 5.43}{\sqrt{38.5 \times 0.286}} = \frac{8.21}{3.32}$$

$$Q = 2.47$$

2.47이 2.39보다 크기 때문에 두 분포는 서로 유의한 차이를 갖는다.

물리치료학과 학생과 치위생학과 학생 사이의 평가를 비교하기 위하여 식 7-12를 다시 사용하였다.

$$Q = \frac{(97.5 / 7) - (38 / 7)}{\sqrt{\left(\frac{21(21+1)}{12} \right) \left(\frac{1}{7} + \frac{1}{7} \right)}}$$

$$Q = \frac{13.92 - 5.43}{\sqrt{38.5 \times 0.286}} = \frac{8.49}{3.32}$$

$$Q = 2.56$$

2.56이 2.39보다 크기 때문에 두 분포는 서로 유의한 차이를 갖는다.

단계 6: 통계적 유의성을 결정하고 결론을 기술한다.

크루스칼-왈리스 분산분석에 의해 검정된 것처럼 세 학생 집단에 의한 대학 잡지에 대한 평가의 분포는 유의한 차이가 있는 것으로 밝혀졌다. Dunn's Q-검정을 통한 추가 분석에서 치위생학과 학생들이 간호학과나 물리치료학과 학생들보다 잡지를 더 낮게 평가하였고, 간호학과와 물리치료학과 학생들 간에는 평가에 유의한 차이를 보이지 않았다는 것을 알 수 있다.

크루스칼-왈리스 H-통계량을 계산하기 위하여 SPSS를 이용하는 단계별 절차

SPSS를 이용하여 크루스칼-왈리스 H-통계량을 구하기 위해서는 자료를 자료 편집창에 입력하여야 한다(Box 7-4). 자료를 입력한 후에 크루스칼-왈리스 H-통계량을 구하기 위해 메뉴를 사용할 수 있다. SPSS 결과물(표 7-7)이 결과물 창(output window)

에 표시된다.

　SPSS 결과물은 크루스칼-왈리스 p-값을 제공한다(표 7-7). 이 예에서 p-값이 .014로 α = .10보다 작기 때문에 세 전공의 학생들이 대학 잡지를 평가하는 데에는 유의한 차이가 있다는 결론을 내릴 수 있다. SPSS에서는 사후검정 결과를 제시하지 않는다. 필요하다면 직접 계산하면 된다.

요약

1요인 분산분석과 크루스칼-왈리스 검정은 세 집단 이상의 분포를 비교하기 위하여 사용된다. 분산분석에 대한 전체 f와 크루스칼-왈리스 검정에 대한 H가 유의하고 두 개 이상의 집단이 비교된다면, 어떤 집단 간에 서로 차이가 있는가를 결정하기 위하여 사후검정이 필요하다. 또한 분산분석과 마찬가지로 직접적인 가설이 적절할 때, 사전 대비(priori contrasts)를 정하고 검정할 수 있다.

함께하기

다음과 같이 결론을 기술할 수 있다. 크루스칼-왈리스 H-검정을 통해 세 전공 학생들이 대학 잡지를 평가하는데 유의한 차이가 있다. 사후검정은 치위생학과 학생들이 간호학과나 물리치료학과 학생들보다 잡지를 유의하게 낮게 평가하고 있다는 것을 보여 준다.

연습 문제

선다형 문제

1. 크루스칼-왈리스 검정은?
   a. t검정의 형태이다.
   b. 모수 검정이다.
   c. 비모수 검정이다.
   d. a와 b가 해당된다.

2. 크루스칼-왈리스 검정은 다음의 어떤 차이가 있는가를 결정하기 위하여 사용하는가?
   a. 두 개의 독립된 측정치
   b. 세 개 이상의 독립된 측정치
   c. 환자군과 대조군으로부터 반복된 측정치
   d. 세 개 이상의 집단으로부터의 반복된 측정치

3. 1요인 분산분석은 관심 특성이 어떤 척도를 가질 때 가장 좋은가?
   a. 명목척도
   b. 서열척도
   c. 구간척도 또는 비율척도
   d. a, b와 c 중 하나

4. 크루스칼-왈리스 H-검정은 언제 사용할 수 있는가?
   a. 전체 표본수를 알 수 없을 때
   b. 측정척도가 서열척도일 때
   c. 자료가 짝지어 있을 때
   d. a, b와 c가 모두 사실이다.

5. 1요인 분산분석은 다음을 비교함으로써 집단 간의 평균들이 차이가 있는가를 결정하는가?
   a. 서로 다른 집단에 대한 집단 내 분산
   b. 집단 간 분산에 대한 집단 내 분산
   c. 원 자료의 순위
   d. f-표에 대한 집단 간 분산

6. 1요인 분산분석은?
   a. 하나 이상의 집단의 평균이 다른 집단과 차이가 있는가를 알려준다.
   b. 어떤 집단의 평균이 다른 집단의 평균가 차이가 있는가를 알려준다.
   c. 집단의 분산이 차이가 있는가를 알려준다.
   d. 어떤 집단이 가장 큰 분산을 갖는가를 알려준다.

7. 크루스칼 왈리스 검정은 언제 1요인 분산분석보다 더 좋은 검정인가?
   a. 집단변수가 두 범주 이상일 때
   b. 종속변수가 정규분포를 따르지 않을 때
   c. 집단 간 평균의 차이가 있는가를 알아보고자 할 때
   d. 각 집단 내 표본의 수가 클 때

8. 분산분석 검정 결과가 유의하다면, 다음 단계는?
   a. 가장 큰 평균을 갖는 집단이 다른 집단과 유의한 차이를 갖는다는 결론을 내리는 것이다.
   b. 어떤 집단의 평균이 다른 집단의 평균과 차이가 있는가를 알아보기 위하여 사후검정을 실행하는 것이다.
   c. 등분산성에 대한 검정을 실행하는 것이다.
   d. 비모수 검정을 실행하는 것이다.

9. 분산분석 대신에 독립표본 t검정을 사용하는 경우는 언제인가?
   a. 독립변수가 정규분포를 따를 때
   b. 집단이 서로 다른 분산을 가질 때
   c. 표본수가 작을 때
   d. 집단변수가 두 범주만을 가지고 있을 때

10. 크루스칼-왈리스 검정이나 맨-휘트니 U-검정과 같은 비모수 검정은 언제 사용할 수 있는가?
    a. 자료가 모수 검정에 대한 분포 가정을 충족하지 못할 때
    b. 문제가 평균에서의 차이가 분명할 때
    c. 비교할 집단이 셋 이상일 때
    d. 사후검정이 필요할 때

가장 좋은 통계 검정의 선택

다음 각 시나리오(1-10)에 대하여 다음의 **a**부터 **f** 중 가장 적절한 검정을 고르시오.
   a. 독립표본 t검정
   b. 맨-휘트니 U-검정
   c. 짝지은-쌍 t검정
   d. 윌콕슨 짝지은-쌍 검정
   e. 1요인 분산분석
   f. 크루스칼-왈리스 H-검정

1. 인종(백인, 흑인, 아시아계/태평양섬 주민, 기타)과 경제에 대한 만족도(1점부터 10점 척도; 1=매우 불행함, 10=황홀함) 사이에 관련이 있는가를 결정한다. 만족도는 정규분포를 따르지 않고 표본에는 47명이 포함되어 있다.

2. 언어의 유창함 평가에서 취학 전 아동의 성적과 나이 많은 형제자매 유무(유/무) 사이에 관련이 있는가를 결정한다. 22명의 취학 전 아동이 표본이고, 자료(언어의 유창함)는 정규분포를 따른다.

3. 체중감소 프로그램에 이성 커플 45쌍이 참여하였다. 남편이 부인보다 더 많은 체중 감소가 일어났는가? 자료(체중 감소)는 정규분포를 따른다.

4. 3시간 운동 프로그램에 참여하기 전과 참여한 후의 한 달간 운동횟수의 평균은 얼마인가? 이 연구에는 17명이 참여하였고 자료(운동횟수)는 정규분포를 따르지 않는다.

5. 72명의 여성에 대한 연구에서, 연구자는 콜레스테롤 수준이 여성의 최종 학력(학위 없음, 고졸, 관련 학위, 학사 학위)과 관련이 있는지 알기 원한다. 자료(콜레스테롤 수준)는 정규분포를 따른다.

6. 남편과 부인 사이에 휴일의 우울 정도에 차이가 있는가? 우울 정도는 서열척도이고, 정규분포를 따르지 않는다. 표본에는 47쌍의 부부가 포함되어 있다.

7. 연구자들은 지역(시골, 소도시와 대도시)과 SAT 수학 점수 사이에 관련이 있는가를 결정하는데 관심이 있다. 자료는 2,100명의 점수이고 정규분포를 따른다.

8. 유치원에 입학한 학생에서 어린이가 살고 있는 주거 형태(단독주택, 아파트와 이동주택)와 알고 있는 알파벳 수 사이에 관련이 있는가? 48명의 어린이가 표본이고, 자료(알파벳 수)는 정규분포를 따르지 않는다.

9. 일주일 동안 마시는 술의 양(온스)이 학부생과 대학원생 사이에 차이가 있는가? 표본에는 130명의 학생이 포함되어 있고 자료(음주량)는 정규분포를 따른다.

10. 의료보험 형태(Medicare, Medicaid, Blue Cross, and Cigna)에 따른 지스로맥스정 처방을 위해 얼마나 많은 돈을 지불했는가? 2,230명의 표본이 있고, 자료(지불된 금액)는 정규분포를 따른다.

비평적 사고 문제

1. 1요인 분산분석 또는 크루스칼-왈리스 H-검정을 하기 위한 다섯 개의 가설을 설정하시오.

2. 다음의 유의수준(α)과 자유도에 대하여 1요인 분산분석과 크루스칼-왈리스 H-검정의 기각값을 구하시오.

유의수준(α)	자유도(분자)	자유도(분모)	1요인 분산분석
.01	2	30	
.05	2	30	
.01	3	25	
.05	3	25	

3. 다음의 분산분석표를 완성하시오.

출처	제곱합 (SS)	자유도 (df)	평균제곱 (MS)	f-비	p-값
집단 간		2			
집단 내	12.3	62			
전체	109.7				

계산 문제

다음 4개의 문제에 대하여 각 문제에서 집단 사이에 통계적으로 유의한 차이가 있는가를 결정하기 위한 가설을 설정하고 1요인 분산분석을 하시오. 유의수준 .05이다. 평균이 서로 유의한 차이가 있는가를 알아보기 위한 본페로니 사후검정을 하시오. 1번-4번 문제에 대하여 손으로 직접 계산과 SPSS를 이용한 계산을 하시오. 문제 1번과 2번은 1요인 분산분석에 대한 가정을 모두 충족하지 않을 수도 있다. 5번 문제는 SPSS를 이용하여 구하시오.

    1번부터 5번까지 문제에 대하여 크루스칼-왈리스 H-검정을 하시오. 1번부터 4번까지는 직접 계산과 SPSS를 이용한 계산을 하고 5번 문제는 SPSS를 이용하여 계산하시오.

1. 초등학교 교사는 자신의 학급의 세 집단에서 읽기 속도에 차이가 있는가를 비교하고 싶다. 세 집단의 읽기 속도(1분 간 단어수)는 다음 표와 같다.

집단 I	집단 II	집단 III
25	17	9
16	21	11
18	13	12
10	14	8
9		

2. 시청 공무원은 세 도시에서 교통사고의 차이가 있는가를 알아보고 싶다. 세 도시에서 하루 교통사고 발생수는 다음 표와 같다.

도시 A	도시 B	도시 C
20	18	9
12	14	13
11	7	15
16	6	4
19	10	3
10	8	2
17	5	8

3. 보건과학 연구자는 가정 폭력 피해자의 자아존중감에 대하여 연구하기를 원한다. 자아존중감이 교육수준과 관련이 있는지 알고 싶다. 피해자의 교육수준과 자아존중감 점수(높을수록 자아존중감이 더 높음을 마타낸다)는 다음 표와 같다.

고등학교 졸업 미만	고등학교 졸업	2년제 대학 졸업	4년제 대학 졸업 이상
17	22	24	26
15	23	25	27
14	24	26	28
16	25	24	29
17	26	28	30
26	27	29	31
15	28	27	32
18	20	26	33

고등학교 졸업 미만	고등학교 졸업	2년제 대학 졸업	4년제 대학 졸업 이상
19	18	25	34
21	20	23	35

4. 연구자는 다섯 개 대학교 조교수의 월 급여를 비교하기를 원한다. 각 대학교 조교수의 월 급여($)는 다음 표와 같다.

A 대학교	B 대학교	C 대학교	D 대학교	E 대학교
1,689	5,206	2,970	3,745	6,091
1,630	4,455	2,611	3,511	5,999
1,620	4,380	2,754	3,068	5,891
1,757	4,235	2,810	3,524	6,015
2,776	5,015	2,913	3,754	5,789
1,721	5,225	2,596	3,333	5,842
1,866	4,631	2,688	3,901	5,546
1,764	4,776	2,013	3,102	5,329
1,835		2,001		
1,952				

5. 연구자는 네 개의 표준 대도시 지역 환자의 총 콜레스테롤 수준을 비교하기 원한다. 총 콜레스테롤 수준은 다음 표와 같다.

지역 A	지역 B		지역 C		지역 D	
96	120	224	138	222	101	191
126	122	230	139	224	104	192
166	128	242	140	230	104	193
168	131	250	140	231	107	194
173	132	251	141	232	108	195
178	147		159	233	122	200
190	148		166	237	125	206
194	149		172	243	136	207
195	151		176	245	139	207
198	160		180	263	149	209
212	160		182	274	160	210
212	162		185	294	162	212
213	164		188	307	162	215
215	165		188	327	168	221
216	174		192		171	224
227	184		194		173	227
	185		194		174	229
	188		200		175	231
	192		202		180	239
	194		203		182	241
	197		206		182	248
	198		210		184	262
	201		215		184	317
	221		220		190	

집단 간 평균의 차이: N-요인 분산분석과 다변량 분산분석

목적

이 장을 공부한 후 다음을 할 수 있어야 한다:

1. N-요인 분산분석을 사용하는데 적절한 경우는 언제인가를 결정한다.

2. 교호작용에 대한 검정의 이점을 설명한다.

3. SPSS를 이용하여 2요인 분산분석을 실행하고 결과를 올바로 해석한다.

4. 다변량 분산분석(MANOVA)의 적절한 사용을 설명한다.

5. 두 종속변수를 갖는 1요인 다변량 분석분석의 SPSS 결과물을 올바로 해석한다.

N-요인 분산분석과 다변량 분산분석의 개요

제7장에서 하나의 (요인으로 불리기도 하는) 독립변수와 하나의 종속변수를 갖는 분산분석 모형인 1요인 분산분석을 통하여 분산분석 모형을 소개하였다. 이 장에서는 둘 이상의 독립변수를 갖는 분산분석(N-요인 분산분석)에 대하여 설명한다. N-요인 분산분석은 두 개 이상의 독립변수(요인)에 의해 정의된 서로 다른 집단 간에 있어 종속변수의 평균 간 차이를 검정하기 위하여 사용한다. 문헌에서 이 검정을 흔히 "연구 대상자 간 요인 분산분석(between-subjects factorial ANOVA)"이라고 부른다. 또한 둘 이상의 종속변수를 포함한 분석에 대하여 설명할 것이다. 이러한 분석을 다변량 분산분석(multivariate analysis of variance, MANOVA)이라 부르고, 연구자들은 여러 개의 종속변수와 독립변수 사이의 관계를 동시에 찾기 위하여 사용한다.

분산분석에서 두 개 이상의 독립변수와(또는) 두 개 이상의 종속변수를 갖는 것은 큰 이점이 있다. 하나의 이점은 경제적이라는 것이다. 많은 가설들을 다중비교(multiple comparison)를 통하여 제1종 오류의 증가하는 위험없이 검정할 수 있다. 다른 중요한 이점은 효과수정(effect modification)이라고 불리는 교호작용(interaction)에 대한 검정이 가능하다는 것이다. 하나의 접근방법이 다른 접근방법보다 더 좋은가를 배우는 것은 흥미있고 가치있는 일이지만, 종속변수에 대한 하나의 독립변수의 효과가 다른 변수의 출현으로 수정되는가를 알아보는 것이 더 중요할 수 있다. 다시 말해 독립변수와 종속변수와의 관계가 제3의 변수, 효과수정변수(effect modifier)의 값에 의존하여 차이가 있는가? 교호작용에 대한 검정은 처리결과가 적용된 집단 또는 상태에 따라 어떻게 변하는가를 결정할 수 있도록 한다.

N-요인 분산분석을 위한 연구문제

모든 분산분석 모형은 기본적으로 동일한 질문을 한다. 즉, "서로 다른 집단 간 평균에 차이가 있는가?" N-요인 분산분석 모형에 대한 이해를 하기 위하여 중요한 것은 요인들이 평균을 비교하기 위한 집단을 정의하기 위하여 사용된다는 것이다. 문헌으로부터 2요인 분산분석(두 요인/하나의 종속변수)의 예로 시작하여 3요인 분산분석(세 요인/하나의 종속변수)의 예로 확장하여 설명할 것이다. 1요인 분산분석에서와 마찬가지로 N-요인 분산분석도 단지 평균들 사이에 차이가 있는가를 말해준다는 것이다. 어떤 집단의 평균이 다른 집단과 차이가 있는가를 결정하기 위해서는 (제7장에서 설명한) 사후검정(post-hoc tests)이 필요하다.

　일반적으로 2요인 분산분석(two-way ANOVA)은 이러한 질문들을 설명하는 데 도움을 준다.

1. 요인 A의 서로 다른 수준(또는 범주)에 대하여 종속변수의 평균이 서로 차이가 있는가(다시 말해 요인 A가 주 효과(main effect)를 갖는가)?
2. 요인 B의 서로 다른 수준(또는 범주)에 대하여 종속변수의 평균이 서로 차이가 있는가(다시 말해 요인 B가 주 효과(main effect)를 갖는가)?
3. 종속변수의 평균에 대한 요인 A와 요인 B의 교집합으로부터 교호작용효과(interaction effect)가 있는가? 다시 말해 요인 A의 수준에 따른 종속변수의 평균의 차이가 요인 B의 수준에 따라 변하는가(또는 요인 B의 수준에 따른 평균의 차이가 요인 A의 수준에 따라 차이가 있는가)?

명백하게 이러한 질문들은 세 개 이상의 요인들로 확장할 수 있다.

과음이 당뇨병을 가진 사람이 당뇨병을 갖지 않은 사람에 비해 심장질환을 가질 위험을 증가시키는가? 2요인 분산분석의 예

이 연구는 당뇨병을 갖고 있는 사람과 가지고 있지 않는 사람들에 있어 심장질환에 대한 위험요인(risk factors)을 조사하였다(Sakuta, Suzuki, Katayama, Yasuda & Ito, 2005). 특히 과음이 당뇨병을 가진 사람에게 있어 당뇨병을 갖지 않은 사람들과 비교하여 심장건강에 다른 영향을 갖는가를 질문하였다. 심장질환에 대한 마커(marker)는 "전체 호모시스테인 혈장(plasma total homocysteine)", 약자로 tHcy이다. tHcy 수준이 높을수록 더 큰 위험을 갖는다는 것을 나타낸다. 이 연구에서 두 개의 독립 요인은 당뇨병 상태(2형 당뇨병을 갖는 경우와 갖지 있지 않는 경우)와 알코올 소비(높음 대 낮음)이고 종속변수는 tHcy 수준이다. tHcy 수준은 연속이고 정규분포를 따른다고 가정한다. 필수적으로 이 연구는 세 가지 질문을 한다.

1. 2형 당뇨병을 갖고 있는 사람은 당뇨병을 가지고 있지 않은 사람들과 서로 다른 평균 tHcy 수준을 갖는가?
2. 평균 tHcy 수준이 알코올소비 수준(높음 대 낮음)에 따라 차이가 있는가?
3. tHcy 수준에 대한 당뇨병과 알코올 소비의 교호작용 효과가 있는가? 다시 말해 높은 알코올 소비를 하는 사람과 낮은 알코올 소비를 하는 사람들 사이의 평균 tHcy 수준에서의 차이가 2형 당뇨병 상태에 따라 변하는가?

표 8-1에서 두 요인이 비교하기 원하는 서로 다른 집단을 어떻게 정의하는가 보여 주고 있다.

　이는 종종 2 × 3 요인 설계(factorial design)라고 불리는 2 × 3 설계의 예이다. 첫 번째 요인은 당뇨병 상태이고 두 수준(2형 당뇨병 환자와 2형 당뇨병 환자가 아님)을 갖는다. 두 번째 요인은 음주 상태이고

표 8-1	두 독립 요인에 의해 정의된 집단			
요인 2 : 음주 상태				
요인 1: 당뇨병 상태	술을 안 마심	술을 조금 마심	술을 많이 마심	합계
당뇨병 상태				
당뇨병 없음	112	302	398	812
2형 당뇨병	28	41	71	140
합계	140	343	469	전체 $N = 952$

노트: 수는 각 집단에 있는 사람들의 수이다. 이 연구에는 전체 952명의 연구 참가자가 있다.

노트: 각 연구 참가자는 단지 한 집단에 속한다.

출처: Data from Sakuta H, Suzuki T, Katayama Y, Yasuda H, Ito T.(2005). Heavy Alcohol Intake, Homocysteine and Type 2 Diabetes. Diabetic Medicine. 22: 1359-1363.

세 수준(술을 마시지 않는 집단, 술을 보통 정도 마시는 집단과 술을 많은 마시는 집단)을 갖는다. 두 요인들 사이의 교호작용은 여섯 집단(2 수준 × 3 수준)으로 정의되고 각 연구대상자는 이 집단 중 단지 하나의 집단에 속한다.

　이 연구에서 연구자들이 각 독립변수에 따라 나누어 분석하였다면, 2요인 분산분석에서 교호작용 효과를 연구하기 위하여 제공되는 정보를 이끌어 내지 못할 것이다. 사실 연구자들은 당뇨병 환자에 대한 평균 tHcy 수준에는 유의한 차이가 존재하지 않았으나($p = .929$, 당뇨병 상태는 주 효과가 아님), 평균 tHcy 수준에 대한 과음(heavy drinking)의 주 효과는 있다는 것을 발견했다($p = .010$). 그러나 더 중요한 것은 유의한 교호작용 효과가 있다는 것을 발견했다는 것이다($p = .009$). 당뇨병을 갖고 있고 과음하는 사람이 당뇨병을 갖지 않는 과음자보다 유의하게 높은 평균 tHcy 수준을 갖는다.

휴대전화 사용, 낮 시간과 차 사이의 거리가 운전자의 제동 반응시간에 영향을 주는가? 3요인 분산분석의 예

Al-Darrab, Khan & Ishrat(2009)는 휴대전화 사용과 서로 다른 운전 상태가 운전자의 반응시간에 어떻게 영향을 주는가를 조사하였다. 이 연구는 세 요인(세 독립변수)을 가지고 있다. 요인 A는 차 사이의 거리이고 세 수준(10, 15와 20 m)을 갖는다. 요인 B는 휴대폰 사용시간이고 세 수준(30, 60과 90 초)을 갖는다. 요인 C는 하루 중 운전시점이고 두 수준(낮과 밤)을 갖는다. 이 연구는 다음과 같은 질문을 한다.

1. 차 사이의 거리가 브레이크를 밟는 평균 반응시간에 영향을 주는가(즉, 요인 A가 주 효과인가)?
2. 휴대폰 사용시간이 브레이크를 밟는 평균 반응시간에 영향을 주는가(즉, 요인 B가 주 효과인가)?
3. 운전시점이 브레이크를 밟는 평균 반응시간에 영향을 주는가(즉, 요인 C가 주 효과인가)?
4. 브레이크를 밟는 평균 반응시간에 대한 차 사이의 거리와 휴대폰 사용시간 사이에 교호작용 효과가 있는가(즉, 요인 A와 B의 교호작용 효과가 있는가)?
5. 브레이크를 밟는 평균 반응시간에 대한 차 사이의 거리와 운전 시점 사이에 교호작용 효과가 있는가(즉, 요인 A와 C의 교호작용 효과가 있는가)?
6. 브레이크를 밟는 평균 반응시간에 대한 휴대폰 사용시간과 운전 시점 사이에 교호작용 효과가 있는가(즉, 요인 B와 C의 교호작용 효과가 있는가)?
7. 브레이크를 밟는 평균 반응시간에 대한 차 사이의 거리, 휴대폰 사용시간과 운전 시점 사이의 교호작용 효과가 있는가(즉, 요인 A, B와 C의 교호작용 효과가 있는가)?

　이 연구의 결과는 표 8-2에 있다. 분산분석표는 제7장에서 본 것과 비슷하다. 그러나 한 요인 대신에 세 요인과 교호작용 항목 모두에 대한 제곱합을 보여준다. 브레이크를 밟는 반응시간에 대한 요인 A(다음 차까지의 거리)의 효과는 없지만 휴대폰 사용시간과 운전 시점은 유의한 효과를 갖는다. 더불어 모든 교호작용 효과도 유의하다. 전반적으로 이 연구는 휴대폰 사용시간이 길수록, 밤에 운전하는 경우에 평균 반응시간이 유의하게 느렸으며, 세 요인의 모든 교호작용이 반응시간에 영향을 주었다는 것을 알 수 있다.

자료의 형태

N-요인 분산분석은 1요인 분산분석의 단순한 확장이다. 독립변수는 명목(범주)이고 종속변수는 서열 또는 비율 측정척도이다.

가정

N-요인 분산분석의 가정은 1요인 분산분석의 가정과 비슷하다. 독립변수들은 상호배반 집단(mutually exclusive groups)으로 구성되어야 한다. 종속변수는 정규분포를 따르고 각 요인의 수준과 요인들의 교호작용에 의하여 정의된 집단에 따라 분산이 동일하여야 한다. 그러나 분산분석은 아주 로버스트(robust)하다고 알려져 있다. 이는 변수들이 검정에 요구되는 가정에 엄격하게 접근하지 않는 경우에도 결과는 진실에 가까울 수 있다는 것이다. 표본수가 크고 설계가 균형적이고(즉, 각 집단이 대략적으로 동일한 표본수를 가지고), 자료가 심하게 치우쳐 있지 않다면 오류의 위험은 줄어들 것이다.

N-요인 분산분석의 계산

분산분석표

N-요인 분산분석 검정에 대한 계산 결과가 표로 잘 요약되어 있다. 결과에 대한 이러한 표현은 1요인 분산분석과 비슷하다. 2요인 분산분석에 대한 형태는 표 8-3에 나타나 있다. 이 표는 3요인 이상의 분산분석에 대하여 쉽게 확장할 수 있다.

이 표는 집단 내 분산과 각 요인과 각 요인의 교호작용 항목에 대한 집단 간 분산 사이의 f-비를 계산하기 위하여 필요한 모든 요소를 보여준다. 요인 A, 요인 B와 교호작용(AB)에 대한 제곱합을 모두 구하였다. 처리 제곱합(the sum of squares treatment, SSTr)은 요인 A, 요인 B와 교호작용(AB)의 제곱합을 더한 값이다. 이 값은 두 요인에 따른 자료에서 모든 분산의 측도로 여겨질 수 있다. 나머지 분산, 오차 제곱합(sum of squares error)은 잔차(residual)이고 SST-SSTr로 구할 수 있다. 제곱합을 구하고 자유도가 결정되면, 각 요인과 교호작용에 대한 평균제곱(mean square)과 f-비를 계산할 수 있다. SPSS는 계산된 f-비로부터 각 검정에 대한 정확한 p-값을 결정해준다. 구해진 p-값을 통계적 유의성을 결정하기 위하여 조사자가 정의한 α-수준과 비교한다.

표 8-2	3요인 분산분석의 결과					
Source	제곱합	자유도	평균 제곱	F 값	p-값	
모형	1.802	17	.106	22.12	<.0001	유의함
A	.018	2	.009	1.92	.1621	
B	.640	2	.320	66.73	<.0001	
C	.394	1	.394	82.12	<.0001	
A×B	.137	4	.034	7.12	.0002	
A×C	.063	2	.031	6.52	.0038	
B×C	.380	2	.190	39.59	<.0001	
A×B×C	.172	4	.043	8.98	<.0001	
순수 오차	.173	36	.005			
전체	1.975	53				

출처: Reproduced with permission from Al-Darrab, I. A., Khan, Z. A., & Ishrat, S. I.(2009) An experimental study on the effect of mobile phone conversation on driver's reaction time breaking response. *Journal of Safety Research*, 40(3): 185-189.

SPSS를 이용하여 N-요인 분산분석을 계산하기 위한 단계별 절차

"건강보험 형태가 병원 방문회수에 유의한 영향이 있는가?"라는 연구 질문에 답하기 위하여 제7장에서 사용한 예제를 이용한다. 분석에서 변수 "성별"을 추가하고 다음 질문에 대하여 답을 구한다.

1. 평균 병원 방문횟수가 보험 형태에 따라 차이가 있는가?
2. 평균 병원 방문횟수가 성별에 따라 차이가 있는가?
3. 종속변수의 평균에 대한 보험 형태와 성별의 교집합으로부터 교호작용 효과가 있는가? 다른 말로 하면, 보험 형태에 따른 평균 병원 방문횟수가 성별에 따라 변동하는가?

이 분석에서 관심 요인들은 네 범주(보험 없음, 메디케어, 트리케어와 사보험)를 갖는 "보험 형태"와 두 범주(남과 여)를 갖는 성별이다. 종속변수는 "지난 해 병원 방문횟수"이고 비율 측정척도이다.

자료가 표 8-4에 있고 계산 과정에 대한 요약을 Box 8-1에서 볼 수 있다. 이 책은 이 표에 따라 설명할 것이다.

단계 1: 가설을 기술한다.

- H_0: 평균 병원 방문횟수는 보험 형태에 따라 차이가 없다.
- H_a: 네 보험 집단 중 적어도 한 집단은 다른 집단보다 평균 병원 방문횟수에 차이가 있다.
- H_0: 평균 병원 방문횟수는 성별에 따라 차이가 없다.
- H_b: 평균 병원 방문횟수는 성별에 따라 차이가 있다.
- H_0: 평균 병원 방문횟수에 대한 성별과 보험 형태의 교호작용 효과는 없다.
- H_c: 병원 방문횟수에 대한 성별과 보험 형태의 교호작용 효과가 있다. 다른 말로 하면, 보험 형태에 따른 평균 병원 방문횟수는 성별에 따라 차이가 있다.

단계 2 : 유의수준(α)을 정의한다.

평균들 간에 통계적으로 유의한 차이가 있다고 말하기 위해서는 (SPSS로부터 구한) 계산된 f-비의 p-값이 선택한 α-수준보다 작아야 한다. 각 요인(그리고 교호작용)을 나누어 검정한다. 이 예에서 α-수준은 .05를 사용하였다.

표 8-3	2요인 분산분석표				
변동	**제곱합(SS)**	**자유도(df$_x$)**	**평균 제곱(MS)**	**f (분산비)**	**p-값**
요인 A	SSA	$df_a = a - 1$	SSA/df$_a$	MSA/MSE	p-값
요인 B	SSB	$df_b = b - 1$	SB/df$_b$	MSB/MSE	p-값
교호작용(AB)	SSAB	$df_{ab} = (a - 1)$ $(b - 1)$	SSAB/df$_{ab}$	MSAB/MSE	p-값
처리	SSTr	$df_{tr} = ab - 1$	(요인들의 전체 효과)		
잔차(오차)	SSE	$df_e = ab(n - 1)$	SSE/df$_e$	(측정되지 않은 모든 값의 총 변동)	
계	SST	$df_t = abn - 1$	(총 분산)		

(계속)

노트 : 단계 3부터 단계 5에 대하여, SPSS 결과물을 구하고 이용할 필요가 있다.

SPSS를 이용하여 2요인 분산분석을 실행하는 것은 아주 쉽다. Box 8-1에 SPSS 프로그램에 대한 과정을 설명한다. 자료를 입력한 후에 2요인 분산분석의 결과를 구하기 위하여 메뉴에서 "분석(A)"을 클릭하고 "일반선형모형"를 선택한다. "일변량"을 선택하고 결과물을 얻기 위하여 Box 8-1에 주어진 지시를 따른다.

단계 3: 자료가 필요한 가정을 모두 충족하는지 확인한다.

표 8-4에서 보는 바와 같이 자료는 필요한 모든 가정

을 충족한다. 이 연구에 참여한 사람들은 지역사회 건강박람회에 참석한 사람들로부터 무작위로 뽑았기 때문에 독립 확률표본으로 구성되어 있다. 전체 표본수($N = 108$)가 아주 크기 때문에 정규분포나 등분산성은 연구 결과에 심각한 영향을 주지 않는다. 7장에서 설명한 것처럼 종속변수는 근사적으로 정규분포를 따르고(표 7-3의 줄기-잎 그림) 비율 측정척도이다.

집단 간의 등분산성(homogeneity of variance)을 검정하기 위하여 Levene의 검정을 사용하였다. 이 결과가 SPSS 결과물에 나타나 있고(표 8-5) "Levene의 오차 분산 등식 검정"이라고 명기되어 있다. Levene 검정이 유의하지 않기 때문에($p = .735$) 분산은 동일하다(즉, 집단 간 분산에는 차이가 없다는 영가설을 기각할 수 없다)는 결론을 내릴 수 있다.

표 8-4	의료공급자의 성별, 보험 형태, 진료 만족도와 연간 병원 방문횟수						
성별	보험형태	병원방문횟수	진료만족도	성별	보험형태	병원방문횟수	진료만족도
보험 없음				메디케어			
0	1	0	87	0	3	1	91
0	1	0	92	0	3	2	70
0	1	1	83	0	3	2	82
0	1	1	84	1	3	2	86
0	1	1	93	0	3	2	91
0	1	1	94	0	3	3	82
0	1	1	94	0	3	3	83
0	1	2	78	0	3	3	87
1	1	2	82	0	3	3	89
1	1	2	84	1	3	4	74
0	1	2	85	0	3	4	74
0	1	2	85	1	3	4	76
0	1	2	85	1	3	4	79
0	1	2	86	1	3	4	81
0	1	2	91	0	3	4	81
1	1	3	77	0	3	4	85
0	1	3	77	0	3	5	68
0	1	3	78	1	3	5	69
1	1	3	80	1	3	5	75
1	1	3	82	1	3	5	77
1	1	3	86	0	3	5	81

(계속)

표 8-4　의료공급자의 성별, 보험 형태, 진료 만족도와 연간 병원 방문횟수

성별	보험형태	병원방문횟수	진료만족도	성별	보험형태	병원방문횟수	진료만족도
보험 없음				메디케어			
1	1	3	87	1	3	6	80
1	1	3	89	1	3	6	72
1	1	4	76	1	3	6	82
1	1	4	77	1	3	7	62
1	1	4	78	0	3	7	63
1	1	4	79	1	3	8	87
1	1	5	84				
1	1	6	79				
사보험				트리케어			
0	2	1	88	0	4	1	87
0	2	1	90	0	4	1	90
0	2	2	83	0	4	1	1
0	2	2	86	0	4	2	75
1	2	2	87	0	4	2	85
0	2	3	81	0	4	3	80
1	2	3	81	1	4	3	83
0	2	3	82	0	4	3	84
0	2	3	90	0	4	3	85
0	2	4	72	0	4	4	72
0	2	4	78	0	4	4	76
0	2	4	80	1	4	4	78
0	2	4	81	0	4	4	82
0	2	4	90	1	4	4	89
1	2	5	67	0	4	5	62
1	2	5	68	1	4	5	64
1	2	5	70	1	4	5	66
1	2	5	71	1	4	5	75
0	2	5	73	1	4	5	79
1	2	5	75	1	4	6	69
0	2	6	90	0	4	6	78
1	2	6	65	1	4	6	81
1	2	6	73	1	4	7	75
1	2	6	75	1	4	8	94
1	2	7	95				
1	2	7	65				
1	2	8	92				
1	2	9	95				

Box 8-1 SPSS를 이용하여 2요인 분산분석 실행하기

단계 1: 자료를 SPSS 데이터 창에 입력한다. 메뉴에서 "분석"을 클릭하고 "일반선형모형"과 "일변량"을 선택한다.

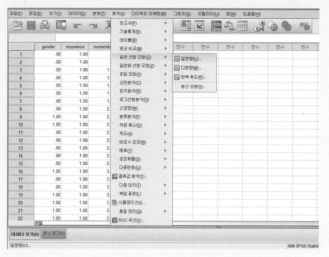

단계 2: "일변량 분석" 팝업창이 나타나면 "numvisits"를 "종속변수"로 "insurance"와 "gender"를 "모수 요인"으로 이동시킨다.

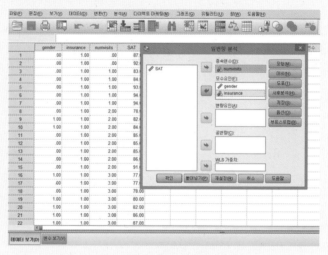

(계속)

Box 8-1 SPSS를 이용하여 2요인 분산분석 실행하기

단계 3: "옵션"을 클릭한다. "표시"에서 "기술통계"와 "동질성 검정"을 선택한 후 "계속"을
클릭한다.

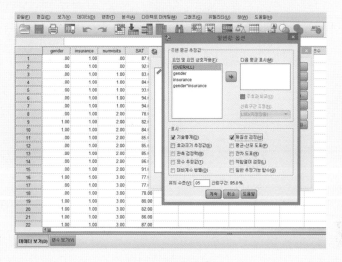

단계 4: "사후분석"을 클릭한다. "insurance"를 "사후 검정변수"로 이동시키고, 사후검정으
로 "Bonferonni"를 선택한다. "Gender"는 두 범주를 갖기 때문에 사후검정이 필요하지 않
다. 그리고 "계속"을 클릭한다.

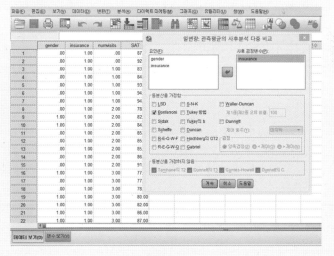

(계속)

Box 8-1 SPSS를 이용하여 2요인 분산분석 실행하기

단계 5: "확인"을 클릭하면 결과가 결과물 창에 나온다.

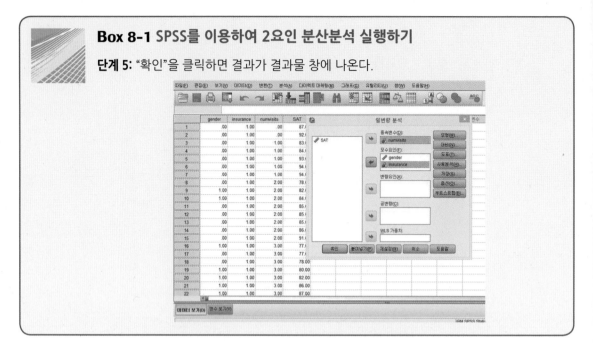

단계 4 : 각 집단에 대한 평균과 표준편차를 계산한다.

SPSS 결과물의 첫 번째 부분은 "기술통계"라고 명기되어 있다. 여기에서 각 집단과 부분집단(subgroup)의 평균과 표준편차를 찾을 수 있다. 이 값들을 독자의 편의를 위하여 표(표 8-5)에 넣었다.

표에서 보는 바와 같이 사보험을 가지고 있는 사람들이 지난 해 가장 많이 병원을 방문하였다(평균, 4.46; 표준편차, 2.01). 그 다음으로 메디케어를 가지고 있는 사람(평균, 4.19; 표준편차, 1.77)이었고 그 다음이 트리케어를 가지고 있는 사람(평균, 4.08; 표준편차, 1.82)이었다. 보험을 가지고 있지 않은 사람들이 가장 적게 병원을 방문하였다(평균, 2.57; 표준편차, 1.46). 성별에 대하여 남성은 평균 2.78번(표준편차, 1.54) 병원을 방문하였고 여성은 평균 4.80번(표준편차, 1.70) 병원을 방문하였다. "보험을 가지고 있지 않은" 집단이 다른 집단과 차이를 보이고 있고, 여성이 남성보다 더 많이 병원을 방문하였지만, 이러한 감을 확인하기 위하여 추가적으로 사후검정을 2요인 분산분석에서 실행하여야 한다.

단계 5: 2요인 분산분석표를 완성한다.

"오브젝트 간 효과 검정"이라고 명기된 2요인 분산분석표를 결과물에서 볼 수 있다.

단계 6: 통계적 유의성을 결정하고 결론을 기술한다.

α-수준은 .05이다. 성별과 보험 형태 모두 p-값이 .05보다 작기 때문에(각각에 대하여 $p < .001$), 두 변수 모두 병원 방문횟수에 유의한 효과를 가지고 있다. 그리고 교호작용 효과가 없다는 것도 명백하다($p = .880$). ("다중비교" 아래에서 볼 수 있는) 사후검정 결과는 보험을 가지고 있지 않은 집단이 다른 세 집단과 유의한 차이가 있다는 것을 보여 준다. 성별은 두 범주를 가지고 있기 때문에 사후검정은 필요하지 않다.

다변량 분산분석

다변량 분산분석(multivariate analysis of variance)은 연구자들이 여러 개의 종속변수와 독립변수의 관계를 동시에 볼 수 있도록 한다. 다변량 분산분석은

표 8-5	2요인 분산분석에 대한 SPSS 결과물

오브젝트 간 요인

		N
성별	0	54
	1	54
보험	1	30
	2	28
	3	26
	4	24

기술통계

종속변수: Numvsisits

성별	보험	평균	표준편차	N
0	1	1.53	.915	15
	2	3.29	1.437	14
	3	3.31	1.548	13
	4	3.17	1.528	12
	계	2.78	1.538	54
1	1	3.60	1.121	15
	2	5.64	1.823	14
	3	5.08	1.553	13
	4	5.00	1.651	12
	계	4.80	1.698	54
계	1	2.57	1.455	30
	2	4.46	2.009	28
	3	4.19	1.767	26
	4	4.08	1.816	24
	계	3.79	1.904	108

Levene의 오차 분산 등식 검정[a]

종속변수: Numvsisits

F	df1	df2	Sig.
.624	7	100	.735

그룹 간의 종속변수의 오차 분산이 동일한 귀무가설을 검정한다.

[a]디자인: 절편 + 성별 + 보험 + 성별 × 보험.

(계속)

표 8-5	오브젝트 간 효과 검정

오브젝트 간 효과 검정

소스	유형 III 제곱합	df	평균제곱	F	유의수준
수정한 모형	175.338[a]	7	25.048	11.773	.000
절편	1,570.575	1	1,570.575	738.178	.000
성별	107.964	1	107.964	50.744	.000
보험	63.899	3	21.300	10.011	.000
성별 × 보험	1.430	3	.477	.224	.880
오류	212.764	100	2.128		
총계	1,937.000	108			
수정 합계	388.102	107			

[a]R^2 = .452 (조정된 R^2 = .413).

다중비교

종속변수: Numvsisits
Bonferroni

(I) 보험	(J) 보험	평균차이(I - J)	표준오차	유의수준	95% 신뢰구간 하안	상한
1	2	−1.90[a]	.383	.000	−2.93	−.87
	3	−1.63[a]	.391	.000	−2.68	−.57
	4	−1.52[a]	.399	.002	−2.59	−.44
2	1	1.90[a]	.383	.000	.87	2.93
	3	.27	.397	1.000	−.80	1.34
	4	.38	.406	1.000	−.71	1.47
3	1	1.63[a]	.391	.000	.57	2.68
	2	−.27	.397	1.000	−1.34	.80
	4	.11	.413	1.000	−1.00	1.22
4	1	1.52[a]	.399	.002	.44	2.59
	2	−.38	.406	1.000	−1.47	.71
	3	−.11	.413	1.000	−1.22	1.00

노트: 관측 평균을 기준으로 한다.
오차항은 평균 제곱(오류)=2.128이다.
[a].05 수준에서 평균 차이가 상당하다.

함께하기

이 연구에서 1년 동안 평균방문횟수는 3.79 (표준편차, 1.90)이었다. N-요인 분산분석 결과 의료보험 형태와 성별이 1년간 병원 방문횟수와 유의하게 관련되었다는 것을 보여준다. 본페로니 사후검정 결과 의료보험을 가지고 있지 않는 사람(평균, 2.57/년)이 다른 형태의 의료보험을 갖는 사람보다 병원 방문횟수가 유의하게 적었다. 그리고 남성(평균, 2.78/년)에 비해 여성(4.80/년)이 더 많이 병원을 방문하였다. 의료보험 형태와 성별사이에는 유의한 교호작용을 보이지 않는다.

구간척도나 비율척도로 측정된 적어도 두 개의 종속변수와 하나 이상의 요인(factors, 독립변수)을 가지고 있을 때 사용할 수 있다. 다변량 분산분석은 분산분석(ANOVA)의 확장이고 종속변수의 결합된 집단 사이의 평균이 통계적으로 유의하게 차이가 있는가를 검정한다. 기술적으로 종속변수의 결합(combination of the dependent variable)을 "결합 분포(joint distribution)"라고 부른다. 그림 8-1은 두 변수의 결합 분포가 어떤 모양을 하고 있는가에 대한 시각적인 표현이다.

연구문제

다변량 분산분석에서 질문하는 연구문제는 "두 개 이상의 종속변수의 결합 분포가 하나 이상의 요인과 유의하게 관련되어 있는가?"이다. 일반적으로 다변량 분산분석은 다음 세 가지 이유 중 하나에 대하여 사용된다. 다중비교(multiple comparison)의 문제를 피하기 위하여, 본질적으로 다변량 문제를 해결하기 위하여, (덜 일반적이지만) 반복측정 분산분석(repeated measure ANOVA)의 대안으로. 다중 비교의 문제를 피하기 위한 첫 번째 이유가 가장 일반적이다. 예를 들어, 안정 시 심박동수(resting heart rate), 혈압(blood pressure), 호흡수(respiration rate)와 같이 여러 개의 관련된 종속변수를 가지고 있다면 여러 번의 분산분석을 이용하여 이들 종속변수에 대한 독립변수의 효과를 분석할 수 있다. 그러나 실행되는 검정의 수가 많기 때문에 영가설을 잘못 기각하는 기회(제1종 오류)가 증가할 것이다. 대신에 한 번의 다변량 분산분석을 실행하는 것이 이러한 문제를 최소화한다.

다변량 분산분석을 사용하는 두 번째 이유는 본질적으로 다변량 문제를 설명하는 것이다. 예를 들어, 연구대상자가 여러 측정치에서 전체와 어떻게 다른가를 알고 싶다. 하나의 예는 일관성 있는 여러 번의 응답을 검정하는 것이다. 세 번째 이유는 일반적으로 실행되지는 않지만 반복측정 분산분석의 대안으로 다변량 분산분석을 사용하는 것이다.

일반적으로 다변량 분산분석은 여러 번의 분산분석을 실행하는 것보다 더 강력하고, 결과에 대한 해석은 동시에 결과물을 고려함으로써 향상될 수 있다. 결과물이 서로 관련되어 있지 않다면, 다변량 분산분석을 실행하는 이점은 없다.

다음의 연구가 다변량 분산분석이 실무에서 어떻게 사용되는가의 예이다. 첫 번째 연구는 호스피스 간호사들의 직무만족도 및 이직 의사와 연관된 요인을 찾는 것이다. 두 번째 연구는 스트레스에 대한 심혈관 반응에 코코넛 향의 효과를 조사하였고, 반복측정 분산분석 대신에 다변량 분산분석이 사용되었다.

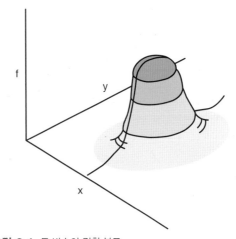

그림 8-1 두 변수의 결합 분포.

호스피스 간호사의 직무만족도와 이직 의사에 영향을 주는 요인은 무엇인가?

이 문제는 연구자들이 영리법인에서 일하는 777명의 호스피스 간호사에 대한 연구에서 다룬 문제이다 (Miller, 2008). 관심이 있는 두 종속변수는 미네소타 만족도 설문지(Minnesota Satisfaction Questionnaire)로 측정한 "직무만족도"와 Anticipated Turnover Scale로 측정한 "이직 의사"이다. 독립변수는 호스피스 간호사의 나이, 교육수준, 인종, 간호사 재직기간과 현 직무에서의 재직기간이다. 독립변수 모두는 범주변수(caregorical variables)이다(예, 연령은 30세 미만, 30세부터 39세, 40세부터 49세, 50세부터 59세, 60세 이상). 다변량 분산분석을 이용하여 연구자들은 호스피스 간호사의 어떤 특성도 직무만족도 또는 이직 이사와 유의한 관련성이 없다는 결론을 내렸다.

코코넛 향이 스트레스에 대한 심장 반응을 변화시키는가?

이 질문은 스트레스를 받고 있는 사람에 대하여 코코넛 향을 흡입한 17명과 공기를 흡입한 15명의 심장 반응을 비교하는 연구에서 조사되었다(Mazzacappa et al., 2010). "스트레스" 상황은 대상자들이 암산을 할 때 생긴다. 관심 종속변수의 하나는 심박동수(heart rate)이다. 심박동수는 암산 시작 전, 암산 중, 그리고 암산이 끝난 후 측정하였다. 독립 요인(independent factor)은 공기(코코넛 향과 일반 공기)이다. 두 집단에 있어 암산 전, 암산 중과 암산이 끝난 후의 심박동수가 유의한 차이가 있는가를 알아보기 위하여 다변량 분산분석이 사용되었다. 결과는 일반 공기를 흡입한 대상자들이 코코넛 향을 흡입한 대상자보다 심박동수가 통계적으로 더 많았다는 것을 보여 준다.

자료의 형태

다변량 분산분석을 실행하기 위해서는 관련된(상관

계수 *r*이 적어도 .30) 적어도 두 개의 종속변수와 적어도 하나의 독립 요인이 필요하다. 종속변수는 반드시 구간척도이거나 비율척도이어야 한다. 독립변수는 명목척도이어야 한다.

가정

분산분석에 대하여 가정은 종속변수가 확률표본(random sample), 정규분포(normal distribution) 그리고 집단에 대하여 분산이 같아야 한다(equal variance). 다변량 분산분석은 이러한 가정뿐 아니라 추가적인 가정을 충족해야 한다. 추가적인 가정은 다음과 같다.

- **이상점(outlier)이 없어야 함**: 다변량 분산분석은 이상점에 대하여 민감하다.
- **종속변수의 선형성(Linearity of dependent variable)**: 관련성이 있는 종속변수들이 필요하다. 종속변수들이 서로 독립이면, 자유도가 작아지고, 분석에서의 검정력(power)이 감소할 것이다.
- **다변량 정규성(Multivariate normality)**: 종속변수들은 각 집단에 대하여 동일한 분산 공분산 행렬(the same variance covariance matrix)을 갖는 다변량 정규분포(multivariate normal distribution)를 따라야 한다(SPSS, 1999a). 다변량 정규성은 Box의 M 검정(Box's M test)을 사용하여 검정한다.
- **분산-공분산 행렬의 동질성(homogeneity of variance-covariance matrix)**: Box의 M 검정을 사용하여 검정한다. 이 검정은 정규성으로부터의 이탈에 매우 민감하기 때문에 이 검정의 유의수준은 일반적으로 $\alpha < .001$이다. 값이 .001보다 큰 Box의 M 검정은 유의하지 않은 것으로 간주한다(다시 말해, 자료가 이 가정을 충족한다는 것이다)(Winer, 1971).
- **각 종속변수에 대한 독립변수 간 분산의 동질성** (homogeneity of variance among the independent groups for each dependent variable): Levene 검정(Levene's test)을 사용한다.

다변량 분산분석의 계산

다변량 분산분석(MANOVA)을 보여 주기 위하여 표 8-4에 주어진 자료를 이용할 것이다. 이 장의 앞에서 종속변수로 병원 방문횟수를 사용한 N-요인 분산분석을 어떻게 계산하는지 보여 주었다. 두 번째 종속변수로 치료에 대한 만족도를 추가하여 다변량 분산분석의 예로 제공하고자 한다. 변수 "Sat"는 "의료서비스 제공자에 대한 만족도"이고 0점부터 100점 사이의 척도로 측정된다. "0점"은 의료서비스 제공자에 대하여 전혀 만족하지 않는다는 것이고, "100점"은 완전히 만족한다는 것을 의미한다. 표 8-6에서 보는 바와 같이 두 종속변수는 $r = -.375$ ($p < .000$)로 유의한 관련성을 가지고 있다. 이 분석에서 설명할 세 가지 질문은 다음과 같다.

1. 남성과 여성에 있어 의료서비스 제공자에 대한 만족도와 지난해 병원 방문횟수는 서로 유의하게 차이가 있는가?
2. 네 보험 집단에 있어 의료서비스 제공자에 대한 만족도와 지난해 병원 방문횟수는 서로 유의하게 차이가 있는가?
3. 의료서비스 제공자에 대한 만족도와 지난해 병원 방문횟수에 대하여 성별과 보험 형태 사이에 교호작용이 존재하는가?

Box 8-2는 SPSS를 사용하여 다변량 분산분석을 실행하기 위한 단계별 과정을 보여 준다.

표 8-7에 (결과물에서 사용하지 않는 몇 개의 표를 제외한) 결과물이 있다. 다음 절에서 Box 8-2와 표 8-7에서 언급한 다변량 분산분석을 이용하여 가설을 검정하는 여섯 단계에 대하여 다룰 것이다.

단계 1: 영가설과 대립가설을 기술한다.

- **H₀**: 성별과 병원 방문횟수, 성별과 의료서비스 제공자에 대한 만족도는 연관성이 없을 것이다.
- **Hₐ**: 성별과 병원 방문횟수, 성별과 의료서비스 제공자에 대한 만족도는 연관성이 있을 것이다.
- **H₀**: 보험 형태와 병원 방문횟수, 보험 형태와

표 8-6	SPSS 결과물: 병원 방문횟수와 보건의료에 대한 만족도의 상관계수

상관		Numvisits	Satcare
Numvisits	Pearson 상관계수	1	-.375ᵃ
	유의수준 (양쪽)		.000
	N	108	108
Satcare	Pearson 상관계수	-.375ᵃ	1
	유의수준 (양쪽)	.000	
	N	108	108

ᵃ상관이 .01 수준에서 유의 하다(양쪽).

의료서비스 제공자에 대한 만족도는 연관성이 없을 것이다.
- **Hₐ**: 보험 형태와 병원 방문횟수, 보험 형태와 의료서비스 제공자에 대한 만족도는 연관성이 있을 것이다.
- **H₀**: 병원 방문횟수와 의료서비스 제공자에 대한 만족도를 예측하는데 성별과 보험 형태 사이에 교호작용은 존재하지 않을 것이다.
- **Hₐ**: 병원 방문횟수와 의료서비스 제공자에 대한 만족도를 예측하는데 성별과 보험 형태 사이에 교호작용이 존재할 것이다.

단계 2: 유의수준(α)을 정의한다.

이 예에서 α-수준은 .05가 사용되었다.

단계 3: 자료가 필요한 가정을 모두 충족하는지 확인한다.

앞에서 설명한 것처럼 자료는 N-요인 분산분석에 필요한 가정을 충족하여야 한다("Sat" 변수에 대한 히스토그램을 그리면, 대략적으로 정규분포를 따라야 한다). 다변량 분산분석과 관련된 가정을 검정하기 위하여 표 8-6과 표 8-7의 결과물을 살펴볼 필요가 있다.

Box 8-2 SPSS를 이용하여 다변량 분산분석 실행하기

단계 1: 자료를 SPSS 데이터 창에 입력한다. 메뉴에서 "분석"을 클릭하고 "일반선형모형"과 "다변량"을 선택한다.

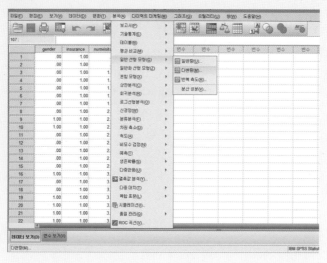

단계 2: "다변량 분석" 팝업창이 나타나면 "numvisits"와 "SAT"를 "종속변수"로 "insurance"와 "gender"를 "모수 요인"으로 이동시킨다.

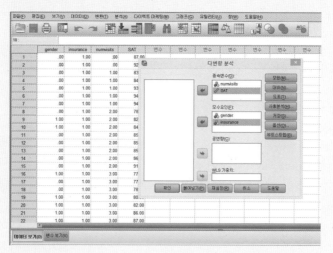

(계속)

Box 8-2 SPSS를 이용하여 다변량 분산분석 실행하기

단계 3: "옵션"을 클릭한다. "표시"에서 "기술통계"와 "동질성 검정"을 선택한 후 "계속"을 클릭한다.

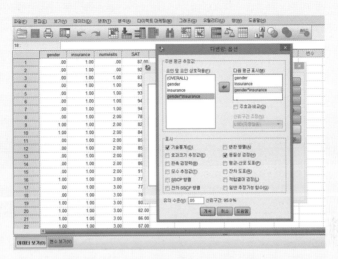

단계 4: "확인"을 클릭하면 결과가 결과물 창에 나온다.

| 표 8-7 | 다변량 분산분석에 대한 SPSS 결과물 |

기술통계

	성별	보험	평균	표준편차	N
Numvisits	0	1	1.53	.915	15
		2	3.29	1.437	14
		3	3.31	1.548	13
		4	3.17	1.528	12
		총계	2.78	1.538	54
	1	1	5.60	1.121	15
		2	5.64	1.823	14
		3	5.08	1.553	13
		4	5.00	1.651	12
		총계	4.80	1.698	54
	총계	1	2.57	1.455	30
		2	4.46	2.009	28
		3	4.19	1.767	26
		4	4.08	1.816	24
		총계	3.79	1.904	108

저자 노트: 이 부분 (기술통계량)은 비교할 서로 다른 집단의 평균을 볼 수 있다.

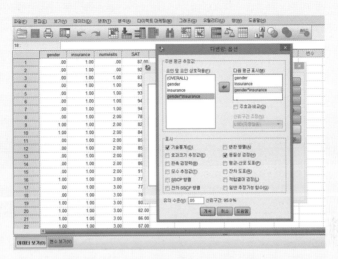

(계속)

| 표 8-7 | 다변량 분산분석에 대한 SPSS 결과물 |

기술통계

	성별	보험	평균	표준편차	N
Satcare	0	1	86.13	5.755	15
		2	83.14	6.163	14
		3	81.46	8.232	13
		4	79.67	7.691	12
		총계	82.80	7.178	54
	1	1	80.53	5.249	15
		2	77.07	10.979	14
		3	76.92	6.849	13
		4	76.33	9.736	12
		총계	77.83	8.371	54
	총계	1	83.33	6.116	30
		2	80.11	9.267	28
		3	79.19	7.772	26
		4	78.00	8.748	24
		총계	80.31	8.151	108

저자 노트: Box M 검정은 집단 간 공분산의 동질성을 검정하기 위하여 사용된다. 영가설은 종속변수의 관찰된 공분산 행렬이 집단에 따라 동일하다는 것이다. α-수준은 통상적으로 α < .001을 사용한다. 보고된 p-값이 (.001 보다 큰) .003 이므로 공분산행렬은 서로 유의한 차이가 없다는 결론을 내린다.

Box의 공분산 행렬 등식 검정[a]

Box의 M	45.877
F	2.040
df1	21
df2	3,3264.264
Sig.	.003

그룹 간에 종족 변수의 관측 공분산 행렬이 동일한 귀무가설을 검정한다.
[a]디자인: 절편 + Gender + Insurance + Gender × Insurance.

다변량 검정[a]

효과	값		F	가설 df	오류 df	유의수준	
절편	Pillai의 트레이스	.993	6,816.432[b]	2.000	99.000	.000	
	Wilks의 람다	.007	6,816.432[b]	2.000	99.000	.000	
	Hotelling의 트레이스	137.706	6,816.432[b]	2.000	99.000	.000	
	Roy의 최대 루트	137.706	6,816.432[b]	2.000	99.000	.000	
성별	Pillai의 트레이스	.354	27.129[b]	2.000	99.000	.000	
	Wilks의 람다	.646	27.129[b]	2.000	99.000	.000	
	Hotelling의 트레이스	.548	27.129[b]	2.000	99.000	.000	
	Roy의 최대 루트	.548	27.129[b]	2.000	99.000	.000	
보험	Pillai의 트레이스	.261	4.998	6.000	200.000	.000	
	Wilks의 람다	.744	5.266[b]	6.000	198.000	.000	
	Hotelling의 트레이스	.339	5.529	6.000	196.000	.000	
	Roy의 최대 루트	.319	10.649[b]	3.000	100.000	.000	

(계속)

다변량 검정[a]

효과	값		F	가설 df	오류 df	유의수준	
성별 × 보험	Pillai의 트레이스	.010	.168	6.000	200.000	.985	
	Wilks의 람다	.990	.167[b]	6.000	198.000	.985	
	Hotelling의 트레이스	.010	.166	6.000	196.000	.986	
	Roy의 최대 루트	.009	.301[c]	3.000	100.000	.825	

[a]디자인: 절편 + 성별 + 보험 + 성별 × 보험.

[b]정확한 통계

[c]통계량은 유의수준에서 하한(lower bound)을 생성하는 F의 상한(upper bound)이다.

저자 노트: 이 검정(레벤의 검정)은 각 종속변수에 대하여 분리된 각 독립변수에 대한 등분산성 가정을 검정한다. 레벤검정이 유의하지 않은 값이 집단 간 분산이 동일하다는 것을 보여주고 개별 분산분석 모형에 대한 확신을 준다.

Levene의 오차 분산 등식 검정[a]

	F	df1	df2	유의수준
Numvisits	.624	7	100	.735
Satcare	2.117	7	100	.048

그룹 간에 종속 변수의 오차 분산이 동일한 귀무가설을 검정한다.

[a]디자인: 절편 + 성별 + 보험 + 성별 × 보험.

저자 노트: 다변량 결과가 유의하기 때문에 단일변량 결과를 조사한다. 단일변량 결과는 유의한 다변량 결과가 하나 또는 두 개의 종속변수에 어떻게 적용되는가를 말한다. 이 경우에 두 요인(의료보험 형태와 성별)에 대한 단일변량 결과를 조사하였다. 다변량 결과가 유의하지 않기 때문에 교호작용에 대한 단일변량효과에 대한 결과물에는 관심이 없다. 성별은 병원 방문횟수와 의료에 대한 만족도 모두에 효과를 가지고 있지만 의료보험 형태는 병원 방문횟수에만 효과를 가지고 있다(의료에 대한 만족도에 대한 p-값은 .07 이고 유의적이지 않다).

오브젝트 간 효과 검정[a]

소스	종속변수	유형 III 제곱합	df	평균 제곱	F	유의수준
수정한 모형	Numvisits	175.338[a]	7	25.048	11.773	.000
	Satcare	1,129.700[b]	7	161.386	2.699	.013
절편	Numvisits	1,570.575	1	1,570.575	738.178	.000
	Satcare	68,9155.784	1	68,9155.784	11,525.121	.000
성별	Numvisits	107.964	1	107.964	50.744	.000
	Satcare	640.080	1	640.080	10.704	.001
보험	Numvisits	63.899	3	21.300	10.011	.000
	Satcare	435.913	3	145.304	2.430	.070
성별 × 보험	Numvisits	1.430	3	.477	.224	.880
	Satcare	28.750	3	9.583	.160	.923
오류	Numvisits	212.764	100	2.128		
	Satcare	5,979.597	100	59.796		
총계	Numvisits	1,937.000	108			
	Satcare	703,760.000	108			
수정 합계	Numvisits	388.102	107			
	Satcare	7,109.296	107			

[a]R^2 = .452 (조정된 R^2 = .413).

[b]R^2 = .159 (조정된 R^2 = .100).

표 8-6에서 두 종속변수가 서로 적당하게 관련되어 있다는 것을 볼 수 있다(피어슨 r=-.375) 표 8-7은 다변량 분산분석의 결과를 볼 수 있는 곳이다. Box의 M 검정(p = .003)과 Levene 검정을 살펴본다. Box의 M 검정(p = .003)은 α=.001에서 유의하지 않았다(이 검정에서는 α=.05 대신에 α=.001을 사용하는 것이 일반적이다). 그러므로 공분산 행렬의 등분산성 가정은 충족된다. Levene 검정이 종속변수 중 하나(SATCARE)에 대하여 유의하지만, .05(.048)에 근접한 값이므로 다변량 분산분석을 이용할 수 있을 것이다.

단계 4: 각 집단에 대한 평균, 표준편차와 분산을 계산한다.

각각의 부분집단과 전체 집단에 대하여 종속변수의 평균과 표준편차를 "기술통계량"이라고 표시된 결과물의 앞부분에서 찾을 수 있다. 이 값들을 살펴보면 어떤 형태를 찾을 수 있는지를 볼 수 있다. 이 값을 보면 보험에 가입하지 않은 사람들이 다른 보험가입자보다 병원 방문횟수가 적었고 남성보다는 여성이 더 많이 병원을 방문한 것을 볼 수 있다. 메디케어나 트리케어를 갖고 있는 사람이 진료에 대하여 덜 만족하고 있었고, 남성에 비해 여성이 진료에 대하여 덜 만족하는 것을 볼 수 있다. 그러나 다변량 분산분석의 결과를 살펴볼 때까지는 이러한 관계들이 통계적으로 유의한가를 알 수는 없을 것이다.

단계 5: 다변량 분산분석의 유의성을 평가하기 위하여 결과물을 조사한다.

두 번째 명기된 "다변량 검정(Multivariate Tests)"은 요인과 교호작용의 통계적 유의성을 첫 번째로 평가하는 곳이다. α-수준은 .05라는 것을 기억하라. 다변량 검정이 첫 번째 표시되어 있다. 하나의 통계량(분산분석에서 F)을 구하기보다는 네 가지 다변량 검정을 구한다. Pillai의 트레이스, Wilks의 람다, Hotelling의 트레이스와 Roy의 최대 루트.

  1. Wilks의 람다는 설명되지 않은 분산(즉, 오차

분산, error variance)의 크기를 나타낸다. 그러므로 작은 값이 유의한 것을 나타낸다.
  2. Pillai의 트레이스(또는 Pillai-Bartlett trace)는 설명된 분산의 합이다. 그러므로 큰 값이 유의한 것을 나타낸다.
  3. Roy's greatest chracteristic root는 첫 번째 판별 변량(discriminant variate)에 기초한다.
  4. Hotelling-Lawley 트레이스는 각 판별 변량에 대한 집단 간 제곱합과 집단 내 제곱합의 비에 대한 합이다.

이들 통계량들이 전체 다변량 가설을 검정하기 위하여 사용된다. 네 값이 모두 비슷하지만, Pillai의 트레이스가 보고하기에 가장 좋은 통계량이다. 왜냐하면 Pillai의 트레이스가 네 통계량 중 가장 로버스트(robust)하고 보수적인(conservative) 검정이기 때문이다. 그러나 Wilks's lambda가 가장 널리 사용된다.

전체 다변량 분석이 유의하다면 어디에서 차이를 보이는가를 알고 싶다. 각 집단이 종속변수 모두에 대하여 차이를 보이는가? 아니면 종속변수 중 하나에 대해서만 차이를 보이는가? 일반적으로 연구자들은 다변량 결과가 유의할 때 단일변량 분석(univariate analysis)을 실행할 것이다. 즉, 각각의 종속변수에 대한 분산분석(ANOVA)을 실행할 것이다. 제1종 오류의 위험이 전체 유의한 다변량 분석에 의해 "보호(protected)"된다.

단일변량 분석 결과는 "대상자 간 효과(Between Subjects Effects)"로 표시된 곳에 있다. "Numvisits"와 "Satcare" 두 개의 종속변수가 있다. 단일변량 분석 결과 성별은 병원 방문횟수와 진료에 대한 만족도 모두와 유의한 연관성이 있으며(각각에 대하여 p = .000과 p = .001) 보험 종류는 단지 병원 방문횟수와 유의한 연관성을 가지고 있다(p = .000). 교호작용은 존재하지 않는다(병원 방문횟수에 대하여 p = .880, 진료 만족도에 대하여 p = .923). 개별 단일변량 검정에서 **사후검정**(post hoc test)이 필요할 수 있다.

단계 6: 결론을 기술한다.

성별은 병원 방문횟수와 진료에 대한 만족도 모두와

유의한 연관성이 있으며(각각에 대하여, $p = .000$과 $p = .001$) 보험 종류는 단지 병원 방문횟수와 유의한 연관성을 가지고 있다($p = .000$)는 결론을 내린다. 교호작용은 존재하지 않는다.

요약

분산분석은 범주 독립변수와 (구간척도나 비율척도로 측정된) 연속 종속변수 사이의 관계를 검정하기 위한 강력하고 로버스트(robust)한 검정이다. 독립변수들 사이의 교호작용(interaction)에 대한 검정은 어떤 개입의 효과가 모든 형태의 사람이나 상황에 대하여 같은지를 결정할 때 특히 유용하다. 분산분석은 둘 이상의 종속변수의 사용으로 확장할 수 있다. 다변량 분산분석은 연구자들이 종속변수와 많은 독립변수들 사이의 관계를 볼 수 있도록 한다.

연습 문제

선다형 문제

1. 모든 분산분석 모형은 서로 다른 집단의 _____의 차이가 있는가를 결정한다.
   a. 중위수
   b. 평균
   c. 범위
   d. 사분위수 범위

2. N-요인 분산분석 모형은 독립변수가 다음의 형태를 가져야 한다.
   a. 서열척도
   b. 비율척도
   c. 구간척도
   d. 명목척도

3. N-요인 분산분석과 다변량 분산분석(MANOVA)의 가장 큰 차이는 무엇인가?
   a. 분산분석 모형은 하나의 독립변수만을 갖는다.
   b. 분산분석 모형은 하나의 종속변수만을 갖는다.
   c. 다변량 분산분석 모형은 하나 이상의 종속변수를 갖는다.
   d. b와 c가 맞다.

4. 다음을 제외한 모든 것이 다변량 분산분석의 결과물이다.
   a. Wilks' lambda
   b. F
   c. Roy's greatest characteristic root
   d. Pillai-Bartlett trace

5. 결과 측도가 다음의 경우 다변량 분산분석을 실행하는 것이 분산분석을 실행하는 것보다 낫다.
   a. 관련되어 있는 경우
   b. 관련되어 있지 않은 경우
   c. 범주인 경우
   d. 정규분포를 따르는 경우

6. 다음을 제외한 모든 것이 N-요인 분산분석에 대한 가정이다.
   a. 분산은 동일하여야 한다.
   b. 분산은 서로 이질적이어야 한다.
   c. 독립변수들은 상호배반 집단으로 구성되어 있어야 한다.
   d. 종속변수는 정규분포를 따라야 한다.

7. 분산분석의 통계적 유의성은 다음을 비교함으로써 구할 수 있다.
   a. α 수준에서의 p-값
   b. f-비에서의 p-값
   c. α 수준에서의 f-비
   d. 자유도에서의 p-값

8. 다음을 제외하고 N-요인 분산분석에서 각 요인과 교호작용에 대한 f-비를 계산하는 데 필요하다.
   a. 각 요인에 대한 제곱합
   b. 오차 제곱합
   c. p-값
   d. 자유도

9. 2요인 분산분석을 고려한다. 요인 A는 세 범주이고, 요인 B는 네 범주이다. 몇 개의 집단이 두 요인에 의하여 정의되는가?
   a. 2
   b. 4
   c. 7
   d. 12

10. 3요인 분산분석을 고려한다. 요인 A는 세 범주, 요인 B는 네 범주이고, 요인 C는 두 범주이다. 모두 몇 개의 교호작용 효과가 있는가?
    a. 4
    b. 9
    c. 14
    d. 24

가장 좋은 통계 검정의 선택

다음 시나리오(1-10)에 대하여 a부터 h 중 가장 적절한 검정을 선택하시오.
    a. 독립표본 t검정
    b. 맨-휘트니 U-검정
    c. 짝지은-쌍 t검정
    d. 윌콕슨 짝지은-쌍 검정
    e. 1요인 분산분석
    f. 크루스칼-왈리스 H-검정
    g. N-요인 분산분석
    h. 다변량 분산분석

1. 금연 프로그램에 48쌍의 부자가 참석하였다. 프로그램 후에 아버지의 한 달 흡연량이 아들에 비하여 적은가(흡연량은 정규분포를 따른다)?

2. 2시간 체중감소 프로그램에 15명의 참가자에 대하여 프로그램 참여 전과 참여 후 하루 소모되는 칼로리에 차이가 있는가(칼로리는 정규분포를 따르지 않는다)?

3. 알코올 소비(많음, 보통, 없음)와 성별(남/여)은 체질량 지수와 관련이 있는가($n = 420$, 체질량 지수는 정규분포를 따른다)?

4. 연구자는 연방 정부의 지원을 받는 두 집단(Medicare, Medicaid)의 병원 방문횟수를 비교하고 싶다(방문횟수는 정규분포를 따른다. $n = 215$).

5. 일주일 동안 온라인으로 소비하는 시간이 학부생, 대학원생과 박사 후 과정 학생에 따라 차이가 있는가? 170명의 학생이 포함되고 자료(온라인에 소비하는 시간)는 정규분포를 따르지 않는다.

6. 연구자들은 9개의 미국 지역(예, 노스웨스트와 미드웨스트), 대학 형태(주립대학과 사립대학)와 MCAT 점수($n = 4,012$이고 정규분포를 따른다) 사이에 관련이 있는가를 결정하는데 관심이 있다.

7. 인종(백인, 흑인, 아시아계/태평양 섬주민, 기타)과 보건의료 체계에 대한 만족도(1점부터 10점 척도, 1 = 매우 불행함, 10 = 황홀함) 사이에 관계가 있는가? 만족도는 정규분포를 따른다($n = 44$).

8. 취학 전 아동의 IQ 점수와 모유 수유(예/아니오)는 어떤 관계를 갖는가? 24명의 취학 전 아동이 포함되어 있고, 점수는 정규분포를 따르지 않는다.

9. 거주 지역(대도시, 중소도시와 농촌)과 성별(남/여)이 1년간 병원 방문횟수와 관련이 있는가($n = 90$, 방문횟수는 정규분포를 따른다)?

10. 우울과 불안 수준(둘 다 정규분포를 따르는 서열척도로 측정됨)이 대도시 거주 여부(대도시와 기타), 교육 수준(고졸 미만, 고졸과 대졸), 성별($n = 750$)과 관련이 있는가?

비평적 사고 문제

1. N-요인 분산분석을 위한 3개의 가설을 설정하시오.

2. 다변량 분산분석을 위한 3개의 가설을 설정하시오.

3. 다음의 N-요인 분산분석표를 완성하고 표를 해석하시오. 종속변수는 "미래에 대한 걱정"이고, 정규분포를 따른다. 요인 A는 흡연력(비흡연, 금연, 계속 흡연)이고, 요인 B는 "우울 증후군에 대한 경험"(있음/없음)이다. Levene 검정은 유의하지 않다.

2요인 분산분석표

출처	제곱합 (SS)	자유도 (df_x)	평균제곱 (MS)	F (분산비)	α=.05에서 유의성 (Compare F to the Tcrit)
요인 A	11.6	2			
요인 B	98.9	1			
교호작용(AB)					
처리					
잔차(오차)	1,746.8	688			
전체	1,948.7				

계산 문제

8장에 대한 계산 문제: 다음 질문에 대하여 SPSS를 이용하여 답을 구하시오.

1. 신생아 저체중은 미국에서 중요한 공중보건 문제이다. 연구는 신생아의 저체중과 관련한 임산부의 인구학적 요인을 보여 준다. 자료는 다음과 같다. 임산부의 인종은 세 범주(1=흑인/아프리카계 미국인, 2 = 백인/코카시안, 3 = 히스패닉), 임산부의 연령은 세 범주(1 = 18세 미만, 2 = 18세 이상 34세 미만, 3 = 34세 이상)를 갖고, 임산부의 흡연 상태는 두 범주(1 = 흡연, 2 = 비흡연)를 갖는다. 다음 질문에 대한 답을 구하기 위하여 적절한 분산분석 방법을 사용하시오.
   a. 임산부의 인종이 신생아의 저체중과 관련이 있는가?
   b. 산모의 연령(범주화)이 신생아의 저체중과 관련이 있는가?
   c. 임산부의 흡연 상태가 신생아의 저체중과 관련이 있는가?
   d. 어떤 변수가 결과에 대하여 상호작용을 하는가?

번호	인종	연령	흡연	신생아 체중(g)
1	1	1	0	1,646
2	1	1	1	1,986
3	1	1	1	1,986
4	1	1	0	2,838
5	1	1	0	2,979
6	1	1	0	1,873

(계속)

번호	인종	연령	흡연	신생아 체중(g)
7	1	1	0	2,951
8	1	1	1	2,440
9	2	1	0	2,412
10	2	1	0	3,405
11	2	1	0	3,008
12	2	1	0	3,320
13	2	1	1	3,433
14	2	1	0	3,490
15	2	1	0	4,739
16	3	1	1	3,519
17	3	1	0	3,575
18	3	1	1	3,462
19	3	1	1	3,519
20	1	2	1	1,078
21	1	2	1	1,334
22	1	2	1	1,759
23	1	2	0	2,071
24	1	2	0	2,440
25	1	2	0	2,951
26	1	2	0	3,065
27	1	2	0	4,058
28	2	2	0	4,341
29	2	2	1	3,263
30	2	2	1	2,752
31	2	2	1	3,320
32	2	2	1	4,483
33	2	2	1	2,951
34	3	2	0	2,979
35	3	2	0	3,547
36	3	2	0	4,256
37	3	2	0	3,433
38	3	2	0	3,235
39	3	2	0	3,746
40	3	2	0	3,831
41	1	3	1	2,497
42	1	3	0	2,923
43	1	3	1	3,433
44	1	3	0	2,497
45	2	3	1	3,916
46	2	3	0	2,525
47	2	3	0	2,611
48	2	3	1	3,774
49	2	3	0	4,341
50	2	3	1	4,200
51	2	3	0	3,433
52	3	3	0	2,355
53	3	3	1	2,838
54	3	3	1	2,838

(계속)

번호	인종	연령	흡연	신생아 체중(g)
55	3	3	0	3,235
56	3	3	1	3,320
57	3	3	0	3,405
58	3	3	1	3,490
59	3	3	0	3,433
60	3	3	1	3,973

2. 연구자들은 체중감소와 콜레스테롤 수준에 다이어트와 운동의 영향에 대하여 관심을 가지고 있다. 연구 참가자들은 다이어트와 운동 처방에 대하여 무작위로 할당된다. 자료는 다음 표와 같다. 두 결과물에 대한 두 개입의 영향을 평가하기 위하여 다변량 분산분석을 하고, 교호작용이 있는가를 결정하시오.

번호	다이어트	운동	체중 감소(lb)	콜레스테롤
1	0	0	1	96
2	0	0	4	126
3	0	0	1	166
4	0	0	2	168
5	0	0	4	173
6	0	0	3	178
7	0	0	6	190
8	0	0	4	194
9	0	0	2	195
10	0	0	4	198
11	0	0	4	212
12	0	0	5	212
13	0	0	2	213
14	0	0	5	215
15	0	0	6	216
16	1	0	6	227
17	1	0	9	120
18	1	0	8	122
19	1	0	6	128
20	1	0	5	131
21	1	0	11	132
22	1	0	5	147
23	1	0	7	148
24	1	0	6	149
25	1	0	7	151
26	1	0	8	160
27	1	0	6	160
28	1	0	9	162
29	1	0	12	164
30	1	0	6	165
31	0	1	7	174
32	0	1	8	184

(계속)

번호	다이어트	운동	체중 감소(lb)	콜레스테롤
33	0	1	7	185
34	0	1	8	188
35	0	1	6	192
36	0	1	5	194
37	0	1	8	197
38	0	1	10	198
39	0	1	7	201
40	0	1	3	221
41	0	1	6	224
42	0	1	8	230
43	0	1	9	242
44	0	1	5	250
45	0	1	6	251
46	1	1	5	138
47	1	1	7	139
48	1	1	5	140
49	1	1	4	140
50	1	1	5	141
51	1	1	6	159
52	1	1	7	166
53	1	1	4	172
54	1	1	5	176
55	1	1	6	180
56	1	1	7	182
57	1	1	8	185
58	1	1	3	188
59	1	1	5	188
60	1	1	6	192

셋 이상의 관련된 집단의 평균 비교: 반복측정 분산분석과 순위에 의한 프리드만 분산분석

목적

이 장을 공부한 후 다음을 할 수 있어야 한다:

1. 반복측정 분산분석과 순위에 의한 프리드만 분산분석의 목적을 기술한다.

2. 반복측정 분산분석 통계량과 프리드만 분산분석 순위 통계량을 선택한다.

3. 반복측정 분산분석 통계량과 프리드만 분산분석 순위 통계량을 구하고 집단의 평균과 중위수가 서로 유의하게 차이가 있는지를 결정한다.

4. 반복측정 분산분석 또는 순위에 의한 프리드만 분산분석의 사후검정을 이해하고 해석한다.

5. 반복측정 분산분석과 순위에 의한 프리드만 2요인 분산분석을 계산하기 위해 SPSS를 사용하고 결과를 올바르게 해석한다.

6. 반복측정 분산분석과 순위에 의한 프리드만 분산분석의 결과를 기술한다.

반복측정 분산분석과 순위에 의한 프리드만 분산분석의 개요

반복측정 분산분석은 연구자들이 동일한 사람 또는 짝지은-쌍 대조군으로부터 세 번 이상의 측정치에 대한 평균들이 비슷한지 또는 차이가 있는지를 결정하기 위하여 사용하는 모수 검정이다. 반복측정 분산분석은 1요인 분산분석과 매우 유사하다. 그리고 많은 가정들을 공유한다. 1요인 분산분석과 반복측정 분산분석의 차이는 반복측정 분산분석은 오류항으로부터 대상자 간 분산을 제거하고, 별도로 측정함으로

써 대상자 간 분산(between subjects variance)을 통제한다는 것이다. 이 장에서는 반복측정 모형의 가장 기본이 되는 하나의 요인에 대한 반복측정 분산분석에 대하여 설명한다. 1요인 분산분석과 반복측정 분산분석의 모든 측면을 포함하는 더 복잡한 모형이 사용될 수 있다. 더 복잡한 모형은 전형적으로 시간에 따른 반복측정과 시간에 따라 변하지 않는 고정 요인에 대한 통제를 하는 분석에서 사용된다.

순위에 의한 프리드만 분산분석은 하나의 요인을 갖는 반복측정 분산분석과 유사한 비모수 검정이다. 프리드만 분산분석은 비교될 측정치의 중위수가 반

복측정치의 조사된 순위의 분포와 다른가를 확인한다(크루스칼-왈리스 H-검정과 유사하다). 프리드만 분산분석은 가정이 적으며 다양한 자료에 대하여 사용할 수 있다. 그러나 프리드만 분산분석은 덜 민감한 검정이고 유의한 차이를 발견하기 어렵다.

반복측정

중요한 세 가지 형태의 (대상자 내 설계라고 불리는) 반복측정 설계가 있다. 한 형태는 대상자의 집단에서 시간에 따라 동일한 변수에 대하여 반복적인 측정치를 갖는 것이다. 예를 들면, 고혈압에 대하여 연구를 한다면 한 대상자에 대하여 한 번 이상 혈압을 측정하기 원할 것이다. 두 번째 형태는 모든 수준의 치료방법에 대하여 노출된 동일한 대상자를 포함한다. 이는 대상자가 자신의 대조군으로 사용되는 것을 말한다. 마지막으로 이 설계는 사람을 대상으로 하기보다는 동물을 대상으로 하는 무작위 통제연구(randomized, controlled study)에서 더 많이 사용하지만 "환자군(case)"과 둘 이상의 짝지은-쌍 대조군(control)으로부터 구해진 동일한 측정치이다.

반복측정 설계의 이점

화학요법 치료 동안에 구토를 감소시키는 약물치료의 효과를 검정하기 원한다고 하자. 환자를 다음의 세 경우 중 하나로 환자를 무작위로 할당할 것이다. 약물치료1, 약물치료2와 대조군 치료. 그러나 대상자들이 경험한 구토의 정도가 아주 크게 변한다면 대상자 내 변동(within-subjects variability)은 클 것이다. f-통계량은 집단 간 분산과 집단 내 분산의 비에 기초하기 때문에 매우 큰 집단 간 차이가 있어야 유의한 결과를 얻을 수 있을 것이다. 대상자 간의 아주 큰 변동이 집단의 실제적인 차이를 보기 어렵게 할 수 있다. 집단의 수가 적다면 특히 사실이다.

이와 같은 개인적인 차이를 제거하기 위한 하나의 방법은 각 대상자에 모든 치료방법을 할당하는 것이다. 각 대상자가 무작위 순서로 약물치료1, 약물치료2와 대조군 치료를 받는다. 각 대상자들이 자신에 대하여 통제될 것이고, 집단 내 분산 또는 오차 분산은 감소할 것이다. 이것이 더 강력한 검정의 결과를 제공하고 연구에서 필요한 대상자수를 감소시킬 것이다. 반복측정치들은 일반적으로 오차항을 감소시키기 때문에 분석에서의 검정력(power)을 향상시키고 더 적은 연구대상자를 필요로 한다. 반복측정 분산분석과 순위에 의한 프리드만 분산분석은 대상자 내 설계(within subjects design)의 자료를 분석하는 데 사용할 수 있다.

반복측정 자료 사용이 갖는 문제점

한 시점에서 주어진 처리의 일부 또는 전체 효과가 두 번째 처리의 시점까지 남아있다면 이월효과(carryover effect)가 발생한다. 예를 들어, 약물 시험에서 첫 번째 약에 대한 시간은 두 번째 약이 검정되기 전에 "세척(wash out)"되어야 한다. 적절한 시간이 이월효과를 예방할 수 있다. 대상자가 하나 이상의 처리에 노출될 때 이전 처리의 효과가 남아있을 수 있다는 것을 고려해야 한다.

처리의 순서가 결과에 영향을 줄 때 위치효과(position effect)가 일어난다. 예를 들어, 연구 참가자들은 연구의 시작 시점에서는(예, 첫 번째 실험적 처리에 대해서는) 관심을 가질 수 있지만 세 번째나 네 번째 처리에 대해서는 지루할 수 있고 신경을 덜 쓸 수 있다. 측정에 대한 반복적인 노출은 실제적인 변화가 아니라 대상자가 측정에 대하여 배운 것과 관련이 있는 결과 측정치를 증가시킬 수 있다. 대상자들이 반복적으로 측정되기 때문에 측정도구에 대하여 민감해지는 일이 어려움의 원인일 수 있다. 불안 척도에 대한 점수는 불안에 대한 실제적인 변화라기보다는 척도에 대한 반복적인 노출 때문에 변할 수 있다. 실질적인 측정치들조차 이러한 것에 영향을 줄 수 있다. 예를 들어, 바이탈 사인(vital sign)은 새로운 상황에서 증가할 수 있고 반복 측정치는 감소할 수 있다. 사전검사(previous test)를 하는 것이 사후검정에서 점수를 증가시킬 수 있다. 대상자들은 반복 측정에 대하여 지루해지고 사후 검사에 관심을 적게 가질 수 있다. 조사자들은 처리의 순서로 인해 생기는 효과를 제거하기 위하여 대상자들이 처리에 노출되는 순서를 무작위로 하기도 한다.

연구문제

반복측정 분산분석에서 연구문제는 "세 개 이상의 관련된 집단의 평균들이 서로 유의하게 차이가 있는가?"를 묻는 것이다. 특히 셋 이상의 집단의 평균이 동일한가에 대한 영가설을 검정하는 것이다. 프리드만의 순위에 의한 분산분석은 반복측정 분산분석과 유사한 비모수 검정이고 자료가 가정을 충족하지 못할 때 사용할 수 있다. 프리드만 검정은 다음과 같은 질문을 한다. "셋 이상의 종속변수의 분포가 서로 차이가 있는가?" 이 경우에 셋 이상의 집단의 분포가 동일한가에 대한 영가설을 검정한다. 전형적으로 순위에 의한 프리드만 분산분석을 사용할 때 평균보다는 중위수를 보고한다.

다음의 연구들은 이 두 가지 방법을 실무에서 어떻게 사용할 것인가에 대한 예를 제시한다. 첫 번째 연구는 응급실 근무 의료인에 대한 서로 다른 스트레스의 원인을 조사하기 위하여 반복측정 분산분석을 사용한다. 두 번째 연구는 투약에 대한 선호도를 조사하기 위하여 프리드만 분산분석을 이용한다. 세 번째는 칼로리 섭취에서 운동 후 수분 섭취의 효과를 조사하기 위하여 반복측정 분산분석을 사용한다.

응급실 근무 의료인에게 직무 스트레스를 주는 가장 큰 요인은 무엇인가?

Laposa, Alden & Fullerton(2003)은 51개 응급실 근무자들의 직무 관련 스트레스에 대한 연구에서 이 문제를 조사하였다. 이 연구는 대도시 응급실에서 행해진 단면 관찰연구이다. 이 자가보고 조사에는 근무경력과 사회인구학적 특성과 관련된 항목이 포함되어 있다. 종속변수는 Health Professional Stress Inventory(HPSI)를 측정한 직무스트레스이다. HPSI는 조직 특성, 환자 진료와 개인 간 갈등의 세 가지 서로 다른 스트레스를 측정한다. 사람들은 세 척도 각각에 대하여 점수를 매긴다. 세 스트레스 점수 중 어떤 스트레스가 직무스트레스에 가장 큰 영향을 주는가를 알아보기 위하여 반복측정 분산분석을 통하여 비교한다. 이 경우에 서로 다른 세 가지, 그러나 관련성이 있는 변수(조직 특성, 환자 진료와 개인 간 갈등)

가 동일한 연구 참가자에 대하여 한 시점에서 측정된다. 전반적으로 이 연구에서는 세 가지 요인 모두 유사한 스트레스 정도를 갖는 것으로 보고되었다.

어린이들에게 주어진 액체 스테로이드 제재의 맛에 유의한 차이가 있는가?

Mitchell & Counselman(2003)은 이중-눈가림 연구에서 이러한 질문을 하였다. 연구자들은 흔히 사용되는 세 가지 액체 스테로이드(prednisone, prednisolone과 dexamethasone)의 맛에 대한 검정을 위하여 86명의 의과대학생과 레지던트를 참여시켰다. 참가자들은 (A, B와 C로 표시된) 각 스테로이드 5 ml를 마시고 네 상황(맛, 감촉, 향과 뒷맛)에 대하여 평가하였다. 서로 다른 스테로이드를 먹는 중간에 짭짤한 크래커와 물이 주어졌다. 이 연구에서 동일한 사람에 대하여 서로 다른 항목이 평가되었다(예, 서로 다른 세 가지 약에 대한 맛의 평가). 이러한 세 가지 스테로이드 제재에 대한 평가가 비교되었다. 자료가 서열변수이고 정규분포를 따르지 않아 프리드만의 순위에 의한 분산분석이 이용되었다. 조사자들은 dexamethasone이 가장 맛있었고, prednisone보다는 prednosolone이 더 맛있다는 결론을 내렸다.

운동 후 차가운 물에 들어가는 것이 운동 후 칼로리 소모에 영향을 주는가?

Halse, Wallman & Guelfi(2011)는 10명의 신체 행동을 하는 남성에 대한 연구에서 이 질문을 하였다. 이 연구에서 남성들은 각각 차가운 물에 들어가기, 미지근한 물에 들어가기와 물에 들어가지 않고 휴식 후 40분 간 트레드밀 운동으로 구성된 세 번의 무작위 시험에 참가하였다. 그런 후에 참가자들은 뷔페 형태의 조식을 하고 희망하는 만큼의 양을 섭취하였다. 이 연구는 세 상황에서 남성의 칼로리 소모를 비교하기 위하여 반복측정 분산분석을 사용하였고 (물에 들어가지 않은 대조군 상황과 비교하여) 차가운 물이나 미지근한 물에 들어간 후 유의하게 더 많은 에너지를 소모했다는 결론을 내렸다.

자료의 형태

반복측정 분산분석 또는 순위에 의한 프리드만 분산분석을 사용하기 위해서는 관심 특성이 적어도 세 개 이상의 관련된 측정치를 가져야 한다. 이 측정치들은 동일한 변수에 대하여 여러 시점에서 측정하거나 세 개의 관련된 변수들의 측정치이어야 한다. 어떤 검정을 사용할 것인가를 결정하기 위하여 관심 특성을 측정한 변수의 측정척도와 정규분포를 따르는가를 알 필요가 있다. 측정치 간의 분산의 동질성과 종속변수의 모든 측정치 간의 유사한 상관의 결합인 상관된 대칭(correlated symmetry)이 있는가를 알아야 한다. 마지막으로 전체 표본수를 알 필요가 있다.

반복측정 설계에서 종속변수와 독립변수

이 설계에서 종속변수는 명확하게 측정되어야 한다. 그러나 독립변수는 암시적이고(예, 계산에서 사용된 수로 측정되지 않는) 네 가지 일반적인 상황 중 하나로 정의된다. 가장 간단한 상황은 동일한 연구대상자에 대하여 여러 시점에서 동일한 것을 측정하는 것이다. 이 경우에 독립변수는 시점이고, 각 시점에서 서로 다른 수준의 자료가 수집되는 것이다. 두 번째 상황은 동일한 측정치가 약의 서로 다른 용량의 효과를 조사하기 위하여 세 가지 서로 다른 약을 투여해서 맛을 비교하는 것과 같이 서로 다른 실험 상황에서 구해지는 것이다. 이때 독립변수는 "약의 형태"이고 세 수준을 갖는다. 세 번째 상황은 비슷하지만 동일하지는 않다. 서로 다른 형태의 직무스트레스에 대한 강도를 비교하기 위한 연구에서와 같이 동시에 동일한 척도를 측정하는 것이다. 독립변수는 "직무스트레스의 유형"이고 세 수준(조직 특성, 환자 진료와 개인 간 갈등)이다. 네 번째 상황은 연구가 각 집단이 독립변수의 수준에서의 환자군과 여러 짝지은-쌍 대조군을 갖는 경우이다.

두 검정 사이의 선택

하나 이상의 가정을 충족하지 않을 때 반복측정 분산분석이 사용된다면 구해진 p-값이 정확하지 않기 때문에 (통계적 결론에 대한) 내적타당도(internal validity)를 위협할 것이다. 그러나 1요인 분산분석과 마찬가지로 반복측정 분산분석은 정규성의 위반에 대하여 로버스트(robust)하다. 이는 하나 이상의 변수들이 정규분포를 따르지 않더라도 올바른 p-값을 구할 수 있다는 것이다. 특히 많은 수의 표본을 가지고 있을 때 이와 같은 오류의 위험은 더 낮다. 그러나 반복측정 분산분석은 상관된 대칭(correalted symmetry)에 대한 가정의 위배에는 매우 민감하다. 이 경우에 순위에 의한 프리드만 분산분석이나 Greenhouse-Geisser 절차를 사용한 수정된 반복측정 분산분석을 사용한다.

반복측정 분산분석

반복측정 분산분석표는 1요인 분산분석표와 유사하다. 연구에서 각 개인이 기여하는 종속변수에서의 변동을 보여주는 ("Blocks"라고 표시된) 추가적인 행이 있을 뿐이다(표 9-1). 단일요인 반복측정 분산분석표는 6개의 열과 4개의 행을 갖는다. 첫 번째 열은 전체 분산을 보여 주는 "총계(Total)" 행과 세 개의 열[즉, 처리(treatment), 블록(blocks)과 오차(error)]로 기술되는 것처럼 분산의 근원(source of variation)을 나열한다. 다음 세 열은 f-비를 계산하는데 필요한 값을 포함한다. 이 값들은 각 분산의 근원에 대한 제곱합, 자유도와 평균제곱이다. 다섯 번째 열은 f-비의 실제 값을 포함하고 여섯 번째 열은 통계적으로 유의한 값인지를 보여 준다. 이 표는 집단 내 분산과 집단 간 분산 사이의 f-비를 계산하는데 필요한 모든 요소를 보여 주고, 서로 다른 평균들이 유의한 차이를 갖는가를 알아보기 위하여 분산분석에서 구해진 값이 (부록 F의 f-표로부터 구한) 기각값과 비교한다.

반복측정 분산분석에서 사용되는 사후검정

반복측정 분산분석에서 유의한 f-검정 결과를 얻으면 영가설은 기각되고 집단 평균 중 적어도 하나는 서로 차이가 있다는 것을 말할 수 있다. 1요인 분산분석과 마찬가지로 어떤 평균들이 차이를 갖는가를 결정하기 위하여 사후검정을 실행할 필요가 있다. 사후검정은 반복측정 분산분석에 대한 전체 f-검정이 유의한 경우에만 실행한다. 반복측정 분산분석에 대하여 적합한 여러 가지 사후검정을 연구자들이 사용할 수 있다. 가장 흔히 사용되는 검정들에는 최소유의차검정[least significant difference(LSD) test], 수정된 본페로니 t검정(modified Bonferroni t test)과 Sidak 검정(Sidak test)이 포함된다. 최소유의차검정(LSD test)은 다중비교(multiple comparison)에 대하여 수정하지 않는다. 따라서 (실제적으로는 차이가 없는데 유의한 결과를 말할) 제1종 오류가 생길 큰 위험을 동반한다. 수정된 본페로니 검정이 비교의 수가 적을 때 (예, 3요인) 더 보수적인 검정(conservative test)이다. 그러나 비교할 집단의 수가 많을 경우 (실제적으로 차이가 있을 때 유의하지 않은 결과를 말할) 제2종 오류의 위험이 크게 증가한다. Sidak 검정은 다소 덜 보수적 검정이지만 많은 수의 집단을 비교할 때 좋은 선택이 된다(Clark, 2003). 여기서는 본페로니 t검정을 보여 준다.

반복측정 분산분석을 계산하기 위한 단계별 절차

다음의 질문을 이용하여 단일 요인 반복측정 분산분석을 계산하는 과정을 설명할 것이다. 동일한 실험실에서 서로 다른 실험기구로 측정한 헤모글로빈 A_{1c} (HbA_{1c}) 값에 차이가 있는가? HbA_{1c}는 당뇨병 환자의 혈당조절(glycemic control)을 확인하기 위하여 사용한다. 미국 당뇨병 학회의 임상 가이드라인에 따르면 7 이하의 값이 바람직하다(American Diabetes Association, 2007). 실험기구의 신뢰도(reliability)에 대한 문제는 정기적으로 혈당수준을 통제하기 위하여 검사한 HbA_{1c} 값이 필요한 당뇨병을 가진 사람에게는 중요한 일이다. 서로 다른 실험기구가 일관된 HbA_{1c} 값을 주지 못한다면, 병원이 기구를 바꾸거나 동일한 실험실에서 서로 다른 기구를 사용할 때 당뇨병을 가진 사람에게 제공되는 정보는 시점에 따라 일관성이 없을 수 있다.

이 질문에 답하기 위하여 당뇨병 환자 30명으로부터 혈액 표본을 구하고 HbA_{1c} 값을 구하기 위해 흔히 사용되는 (A, B와 C로 표시된) 세 가지 기구를 이용하여 검사하였다. 종속변수는 "HbA_{1c} 수준"이다. 종속변수는 "기구형태"이고 세 수준을 갖는다. 기구 A, 기구 B와 기구 C. 자료는 표 9-2에 있고 손으로 직접 계산하는 과정은 Box 9-1에서, SPSS 분석 결과는 Box 9-2에서 볼 수 있다.

단계 1: 영가설과 대립가설을 기술한다.

첫 번째 단계는 기대하는 결과에 대한 가설을 기술하는 것이다(Box 9-1).

- H_0: 기구들 사이에 평균 HbA_{1c} 값은 차이가 없을 것이다.
- H_A: 평균 HbA_{1c} 값이 적어도 하나의 기구에 대하여 유의한 차이가 있을 것이다.

표 9-1	반복–측정 분산분석표				
Source of Variance	제곱합 (SS)	자유도 (df)	평균제곱 (MS)	분산비 (f 검정)	p-값
처리	SS_{tr}	$(k - 1)$	$SS_{tr}/(k - 1)$	MS_{tr}/MS_e	
블록	SS_{bl}	$(n - 1)$	$SS_{bl}/(n - 1)$		
오차	SS_e	$(k - 1)(n - 1)$	$SS_e/(k - 1)(n - 1)$		
총계	SS_t	$(k \times n) - 1$			

노트: 처리는 서로 다른 실험 상황(즉, 독립변수들의 서로 다른 수준)에 의해 기인한 변동이다. 블록은 연구대상자 사이의 변동으로부터 나타나는 변동을 의미한다. 오차는 확률오차로부터 생기는 변동이고 총계는 전체 변동이다.
k, 처리의 수; MS_e, 오차 평균제곱(mean square error); MS_{tr}, 처리 평균제곱(mean square treatment); n, 연구에 참가한 사람의 수; SS_{bl}, 블록 제곱합(block sum of squares); SS_e, 오차 제곱합(error sum of squares); SS_t, 전체 제곱합(total sum of squares); SS_{tr}, 처리 제곱합 (treatment sum of squares).

단계 2 : 유의수준(α)을 정의하고, f 검정에 대한 기각값을 찾는다.

이 예에서 $p < .05$의 α-수준을 사용하였다. f-표(부록 F)로부터 기각값을 구할 수 있다. 처리 분산(treatment variance)에 대한 자유도(df_{tr})와 오차에 대한 자유도(df_e)가 필요하다. 처리 분산의 자유도는 독립변수가 갖는 수준에서 1을 뺀 값이고 오차에 대한 자유도는 $(n - 1) \times (k - 1)$이다. $df_{tr} = 2$이고 $df_e = 58$이다 f-통계량에 대한 기각값은 f-표의 α = .05에서 찾을 수 있다. f-표에서 df_e가 분모이다. α = .05에서 $f_{2.58}$에 대한 기각값은 약 3.15이다. 영가설을 기각하기 위해서는 계산된 f-통계량이 이 값보다 커야 하고 평균이 서로 유의한 차이를 갖는다고 말할 수 있다.

단계 3 : 자료가 필요한 가정을 모두 충족하는지 확인한다.

표 9-2와 표 9-3에서 보는 것처럼 자료는 반복측정 분산분석에 대한 대부분의 가정을 충족한다고 말할 수 있다. 연구에 참여한 사람들은 당뇨병을 가지고 있는 환자 집단으로부터 무작위로 선택되었고 서로 관련이 없기 때문에 독립 확률표본(independent random sample)로 구성되어 있다. 종속변수는 세 측정치를 갖는다. 종속변수는 크게 치우쳐 있지 않다. 값은 잘 분포되어 있고 종속변수의 측정척도는 비율척도이다. SPSS 결과로부터 복합대칭(compound symmetry)을 측정할 수 있다. 복합대칭은 아니다. 그러나 이에 대해서는 SPSS에서 수정할 수 있으며, 반복측정 분산분석을 사용할 수 있다. 혈액표본은 한 시점에서 모아졌기 때문에 위치효과(position effect)나 이월효과(carryover effect)는 가지고 있지 않다.

단계 4: 각 집단에 대한 평균과 표준편차를 계산한다.

표 9-2에서 보여 주는 총계를 이용하여 평균과 표준편차를 구한다. 기구 C가 기구 A(평균, 7.17; 표준편차, 2.71)나 기구 B(평균, 7.07; 표준편차, 2.25)보다 더 높은 평균 HbA₁c값(8.33, 표준편차, 1.95)을 갖는

다. 그러나 기구 C가 다른 기구와 비교하여 유의한 차이를 갖는가에 대한 처음의 느낌을 확인하기 위해서는 사후검정을 포함한 반복측정 분산분석을 실행할 필요가 있다.

단계 5 : 분산분석표를 완성하기 위해 필요한 계산과 집단 평균 간 유의한 차이가 있는가를 결정하기 위한 사후검정을 실행한다.

다음 단계는 표 9-1에서 본 것처럼 분산분석표를 완성하는 것이다. 첫 번째 네 개의 제곱합을 계산한다. 전체 제곱합(total sum of squares, ss_t), 처리 제곱합(treatment sum of squares, ss_{tr}), 블록 제곱합(block sum of squares, ss_{bl})과 오차 제곱합(error sum of squares, ss_e). 이 값들을 분산분석표의 적절한 위치에 대입한다. 제곱합을 계산하기 위해서는 수정요인(correction factor) "C"를 먼저 계산하여야 한다. 필요한 식과 계산 과정은 Box 9-1에서 볼 수 있다.

이 경우에 전체 f-통계량은 유의하고 평균 중 적어도 하나는 유의한 차이를 갖는다는 것을 의미한다. 실제적으로 어떤 평균에 차이가 있는가를 알아보기 위하여 사후검정을 실행할 필요가 있다. 여기서는 수정된 본페로니 t검정을 사용할 것이다(Glantz, 1997). 수정된 본페로니 t검정을 위해서는 두 가지가 필요하다. 공식과 t검정에 대한 올바른 기각값. 이 식은 제5장에서 이미 설명한 t검정 식과 동일하다. 차이는 분산분석표의 오차 분산(error variance, SS_e)이 t검정에 대한 분모로 사용된다는 것이다. 공식과 계산 과정은 Box 9-1에서 볼 수 있다.

t검정에 대한 올바른 기각값을 계산하는 것은 아주 어려운 일이 아니다. 제1종 오류를 범할 전체 확률을 .05 이하로 유지하기 위해서는 구해진 t-통계량이 α/k에 대한 기각값보다 커야 한다. 이 예에서 비교될 세 측정치(k = 3)이므로 사후 본페로니 t검정에 대한 기각값은 .05/3 = .016이다.

단계 6: 통계적 유의성을 결정하고 결론을 기술한다.

전체적으로 HbA₁c의 적어도 하나의 측정치는 $p \leq .05$

Box 9-1 반복측정 분산분석을 손으로 직접 계산하기

단계 1: 영가설과 대립가설을 기술한다.

- H_0: 세 기구의 HbA_{1c} 평균에는 차이가 없을 것이다.
- H_A: 적어도 하나의 HbA_{1c} 평균은 차이가 있을 것이다.

단계 2: 유의수준(α)을 정의하고, f 검정에 대한 기각값을 찾는다.

- 유의수준 $\alpha = .05$이다.
- 처리에 대한 자유도(df_{tr}) = 처리 수에서 1을 뺀 값(3-1=2)이다.
- 오차에 대한 자유도(df_e) = $(n-1)(k-1) = 29 \times 2 = 58$이다.
- 유의수준 $\alpha = 0.5$에서 $f_{2,58}$에 대한 기각값은 3.15이다(f-표로부터 구할 수 있는 가장 근사한 값 $f_{2,60}$을 이용한다).

단계 3: 자료가 필요한 가정을 모두 충족하는지 확인한다.

- 측정치가 독립 확률표본으로 구성되어 있다.
- 종속변수에 대하여 적어도 셋 이상의 측정치를 가지고 있다.
- 종속변수는 어느 정도 정규분포를 따른다.
- 종속변수는 구간척도이거나 비율척도여야 한다.
- 위치에 대한 잠재요인과 이월효과가 없어야 한다.
- 복합대칭(compound symmetry)이 없어야 한다(SPSS 결과물). 복합대칭은 주의가 필요하고 SPSS에서 Greenhouse-Geisser 절차가 사용될 필요가 있다는 것을 의미한다.

단계 4: 각 집단에 대한 평균과 표준편차를 계산한다.

측정치	기구 A	기구 B	기구 C
평균 HbA_{1c}	7.17	7.07	8.33
표준편차	2.71	2.25	1.95

평균과 표준편차의 계산

평균

$$\bar{x} = \frac{\sum x}{N}$$

표준편차

$$s = \sqrt{\frac{\sum x^2 - \frac{\left(\sum x\right)^2}{N}}{N-1}}$$

기구 A:

$$\bar{x} = \frac{215.2}{30} = 7.17 \quad s = \sqrt{\frac{1756.14 - \frac{(215.2)^2}{30}}{29}} = 2.71$$

(계속)

Box 9-1 반복측정 분산분석을 손으로 직접 계산하기

기구 B:

$$\bar{x} = \frac{212.2}{30} = 7.07 \qquad s = \sqrt{\frac{1647.64 - \frac{(212.2)^2}{30}}{29}} = 2.25$$

기구 C:

$$\bar{x} = \frac{250.0}{30} = 8.33 \qquad s = \sqrt{\frac{2193.00 - \frac{(250.0)^2}{30}}{29}} = 1.95$$

단계 5: 반복측정 분산분석표를 완성하기 위한 계산과 사후검정을 실행한다.

제곱합 계산:

수정 요인(Correction factor) C

$$C = \frac{\left(\sum \sum X_{ij}\right)^2}{k \times N}$$

$$C = \frac{(215.2 + 212.2 + 250.0)^2}{3 \times 30}$$

$$C = \frac{(677.4)^2}{90}$$

$$C = 5098.564$$

전체 제곱합(SS$_t$):

$$SS_t = \sum \sum X_{ij}^2 - C$$

$$SS_t = (1757.14 + 1647.64 + 2193.0) - 5098.56$$

$$SS_t = 499.216$$

처리 제곱합(SS$_{tr}$):

$$SS_{tr} = \frac{\sum T_{\cdot j}^2}{N} - C$$

$$SS_{tr} = \frac{215.2^2 + 212.2^2 + 250.0^2}{30} - 5098.564$$

$$SS_{tr} = \frac{153839.88}{30} - 5098.564$$

$$SS_{tr} = 29.432$$

(계속)

Box 9-1 반복측정 분산분석을 손으로 직접 계산하기

블록 제곱합(SS_{bl}):

$$SS_{bl} = \frac{\sum T_i^2}{k} - C$$

$$SS_{bl} = (44.1^2 + 24^2 + 24.5^2 + 18.5^2 + 18.8^2 + 21.4^2 + 23.6^2 + 29.0^2 + 21.9^2$$
$$+ 19.6^2 + 25.2^2 + 17.3^2 + 17.1^2 + 24.2^2 + 27.9^2 + 24.3^2 + 15.6^2 + 35.2^2$$
$$+ 14.8^2 + 16.4^2 + 23.1^2 + 24.6^2 + 17.5^2 + 19.2^2 + 28.7^2 + 26.0^2 + 16.4^2$$
$$+ 20.4^2 + 19.7^2 + 18.4^2)/3$$
$$- 5098.564$$

$$SS_{bl} = \frac{6413.24}{3} - 5098.564$$

$$SS_{bl} = 372.516$$

오차 제곱합(SS_e):

$$SS_e = SS_t - SS_{tr} - SS_{bl}$$
$$SS_e = 499.216 - 372.516 - 29.432$$
$$SS_e = 97.268$$

평균제곱 계산:

처리 평균제곱(MS_{tr}):

$$MS_{tr} = \frac{SS_{tr}}{df_{tr}}$$

$$MS_{tr} = \frac{29.43}{2}$$
$$MS_{tr} = 14.716$$

블록 평균제곱(MS_{bl}):

$$MS_{bl} = \frac{SS_{bl}}{df_{bl}}$$

$$MS_{bl} = \frac{372.53}{29}$$
$$MS_{bl} = 12.845$$

오차 평균제곱(MS_e):

$$MS_e = \frac{SS_e}{df_e}$$

$$MS_e = \frac{97.27}{58}$$
$$MS_e = 1.677$$

f-통계량(f_{ratio})계산:

$$f_{ratio} = \frac{MS_{tr}}{MS_e}$$

$$f_{ratio} = \frac{14.716}{1.677}$$
$$f_{ratio} = 8.775$$

(계속)

Box 9-1 반복측정 분산분석을 손으로 직접 계산하기

반복측정 분산분석표 만들기

반복측정 분산분석표

변동	제곱합	자유도	평균제곱	분산비 (f-검정)	p-값
처리	29.432	2	14.716	8.775	≤.05
블록	372.516	29	12.845		
오차	97.268	58	1.677		
전체	499.216				

결과물에 대한 통계적 유의성 평가:

기각값은 3.15이다. 검정통계량 8.775는 3.15보다 크기 때문에 적어도 하나의 평균은 다른 평균과 유의한 차이를 보인다.

평균들 사이에 유의한 차이가 있는가를 결정하기 위한 사후검정의 계산 (수정된 본페로니 t검정)

$$\text{본페로니 } t\text{검정} = \frac{\overline{x}_1 - \overline{x}_2}{\sqrt{\dfrac{2 \times \text{MS}_e}{n}}}$$

양측검정에 대한 본페로니 t검정의 기각값

$$\frac{\alpha}{k} = \frac{.05}{3} = .016$$
$$\text{df}_e = 58$$

유의수준 .016에서 df = 58에 대한 기각값은 대략 2.66(유의수준 α = .01과 df = 60일 경우의 값)이다.

본페로니 t검정 : A 대 B

$$\text{본페로니 } t\text{검정} = \frac{7.173 - 7.073}{\sqrt{\dfrac{2 \times 1.677}{30}}}$$

$$\text{본페로니 } t\text{검정} = \frac{0.10}{\sqrt{\dfrac{3.354}{30}}}$$

A 대 B에 대한 본페로니 t검정 = .2991. .2991 < 2.66이므로 두 평균에는 유의한 차이가 없다.

(계속)

Box 9-1 반복측정 분산분석을 손으로 직접 계산하기

본페로니 t검정 : A 대 C

$$\text{본페로니 } t\text{검정} = \frac{8.333 - 7.173}{\sqrt{\dfrac{2 \times 1.677}{30}}}$$

$$\text{본페로니 } t\text{검정} = \frac{8.333 - 7.173}{0.3343}$$

A 대 C에 대한 본페로니 t검정 = 3.47. 3.47 > 2.66이므로 두 평균에는 유의한 차이가 있다.

본페로니 t검정 : B 대 C

$$\text{본페로니 } t\text{검정} = \frac{8.333 - 7.073}{\sqrt{(2 \times 1.677)/30}}$$

$$\text{본페로니 } t\text{검정} = \frac{1.26}{.3343}$$

B 대 C에 대한 본페로니 t검정 = 3.77. 3.77 > 2.66이므로 두 평균에는 유의한 차이가 있다.

단계 6: 통계적 유의성을 결정하고 결론을 기술한다.

다른 기구로 구한 HbA_{1c}의 측정치는 적어도 하나는 유의한 차이를 보인다. 특히 사후검정 결과 기구 C로 구한 점수가 다른 두 기구로 구한 점수와 유의한 차이를 보이고 있다. 그러나 기구 A와 B로 측정한 점수 사이에는 서로 유의한 차이를 보이지 않았다.

Box 9-2 SPSS를 이용하여 반복측정 분산분석 실행하기

단계 1: 자료를 SPSS 데이터 창에 입력한다. 메뉴(menu bar)에서 "분석(A)"을 클릭하고 "일반선형모형(G)" 과 "반복 측도(R)"를 선택한다.

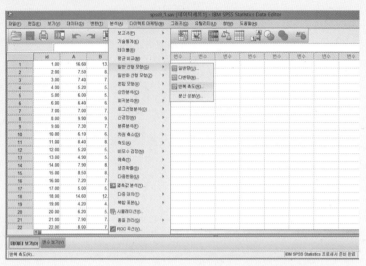

단계 2: "반복 측도 요인 정의" 팝업창에서 "개체 내 요인 이름" 자리에 "요인1"로 "hba1c" 를 입력하고, "수준 수" 자리에 "3"을 입력한 후 "추가" 버튼을 클릭한다.

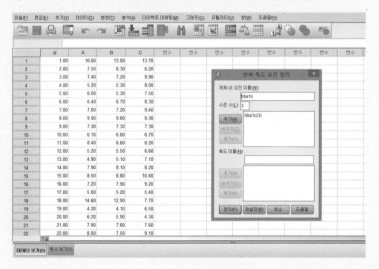

(계속)

Box 9-2 SPSS를 이용하여 반복측정 분산분석 실행하기

단계 3: "정의" 버튼을 클릭한다. 변수 "A", "B"와 "C"를 "개체 내 변수(hba1c)" Box의
"___?___(1)" "___?___(2)" "___?___(3)"으로 표시된 자리로 이동시킨다. "오브젝
트 간 요인"과 "공변량" Box는 빈칸으로 남겨둔다. 그리고 "옵션" 버튼을 클릭한다.

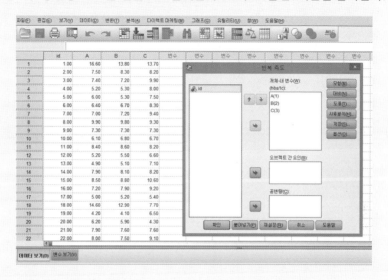

단계 4: "반복 측도 : 옵션" 팝업창에서 "기술통계(D)" Box를 선택하고 "hba1c"를
"다음 평균 표시" Box로 이동한다. "주효과 비교"를 체크하고 "신뢰구간 조정"에서
"Bonferroni"를 선택한다. 그리고 "계속" 버튼을 클릭한다. "확인" 버튼을 클릭하면 결과물
이 결과물 창(output window)에 나온다.

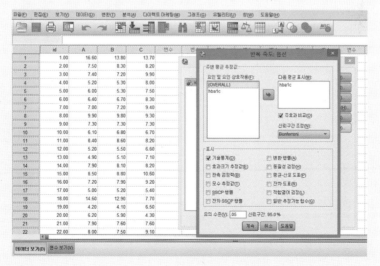

표 9-2	세 기구로 측정한 HbA$_{1c}$ 수준				
번호	기구 A	기구 B	기구 C	블록(행) 합	블록(행) 제곱합
1	16.6	13.8	13.7	*44.1*	*653.69*
2	7.5	8.3	8.2	*24.0*	*192.38*
3	7.4	7.2	9.9	*24.5*	*204.61*
4	5.2	5.3	8.0	*18.5*	*119.13*
5	6.0	5.3	7.5	*18.8*	*120.34*
6	6.4	6.7	8.3	*21.4*	*154.74*
7	7.0	7.2	9.4	*23.6*	*189.20*
8	9.9	9.8	9.3	*29.0*	*280.54*
9	7.3	7.3	7.3	*21.9*	*159.87*
10	6.1	6.8	6.7	*19.6*	*128.34*
11	8.4	8.6	8.2	*25.2*	*211.76*
12	5.2	5.5	6.6	*17.3*	*100.85*
13	4.9	5.1	7.1	*17.1*	*100.43*
14	7.9	8.1	8.2	*24.2*	*195.26*
15	8.5	8.8	10.6	*27.9*	*262.05*
16	7.2	7.9	9.2	*24.3*	*198.89*
17	5.0	5.2	5.4	*15.6*	*81.2*
18	14.6	12.9	7.7	*35.2*	*438.86*
19	4.2	4.1	6.5	*14.8*	*76.70*
20	6.2	5.9	4.3	*16.4*	*91.74*
21	7.9	7.6	7.6	*23.1*	*177.93*
22	8.0	7.5	9.1	*24.6*	*203.06*
23	4.7	4.6	8.2	*17.5*	*110.49*
24	5.5	5.6	8.1	*19.2*	*127.22*
25	7.7	7.5	13.5	*28.7*	*297.79*
26	8.7	8.5	8.8	*26.0*	*225.38*
27	4.9	4.8	6.7	*16.4*	*91.94*
28	5.4	5.4	9.6	*20.4*	*150.48*
29	5.9	6.0	7.8	*19.7*	*131.65*
30	5.0	4.9	8.5	*18.4*	*121.26*
열의 합(T_j)	215.2	212.2	250	*677.4*	*5597.78*

노트: 일반체로 나열된 수는 자료이고 이탤릭체로 나열된 수는 반복측정 분산분석을 구하기 위해 사용된 자료로부터 계산된 값이다.

를 갖는 반복측정 분산분석으로 검정한 결과 서로 유의한 차이가 있다는 것을 발견했다. 수정된 본페로니 *t*검정으로 추가 조사한 결과 기구 C가 다른 두 기구보다 유의하게 높은 점수를 가지고 있고 다른 두 기구는 서로 차이를 보이지 않았다.

반복측정 자료의 분산분석을 계산하기 위하여 SPSS를 이용하는 단계별 절차

SPSS를 이용하여 반복측정 분산분석을 실행하는 것은 다소 복잡하다. 왜냐하면 SPSS는 여러 가지 서

표 9-3	각 기구에 의해 측정된 HbA$_{1c}$의 줄기-잎 그림
각 잎 : 1 case	

빈도	줄기-잎 그림
기구 A 줄기-잎 그림	
빈도	줄기-잎 그림
4.00	4.2799
7.00	5.0022459
4.00	6.0124
8.00	7.02345799
4.00	8.0457
1.00	9.9
2.00 극단치	(≥14.6)
기구 B 줄기-잎 그림	
4.00	4.1689
8.00	5.12334569
3.00	6.078
7.00	7.2235569
5.00	8.13568
1.00	9.8
2.00 극단치	(≥12.9)
기구 C 줄기-잎 그림	
1.00 극단치	(≤4.3)
1.00	5.4
4.00	6.5677
6.00	7.135678
9.00	8.012222358
6.00	9.123469
1.00	10.6
2.00 극단치	(≥13.5)

로 다른 분산분석 모형을 계산하기 위하여 특정 함수를 이용하기 때문이다. 지시 사항을 정확하게 따르고 올바른 정보를 결과물로부터 구해야 한다. 그러므로 결과물을 세심히 읽는 것이 중요하다. Box 9-2에 SPSS 프로그램을 이용하는 과정을 설명하고, 표 9-4에 모든 필요한 정보를 얻을 수 있는 주석이 달린 결과물을 포함하고 있다.

분석을 실행하기 위한 SPSS의 사용

첫 번째는 자료를 데이터 편집기에 입력할 필요가 있다. 네 변수는 "개인번호(id)"와 세 개의 기구 "A", "B"와 "C"이다. 자료를 입력한 후 메뉴에서 반복측정 분산분석을 구하기 위하여 사용된다. 첫 번째 "분석(A)"을 클릭하고 "일반선형모형"과 "반복측도"를 선택한다. "반복측도 요인 정의" 팝업창이 나타나면, "개체 내 요인 이름" 자리에 "hba1c"를 입력한다. 자료가 세 개의 수준(즉, A, B, C)을 가지고 있기 때문에 "수준수" 자리에 "3"을 입력하고, "추가" 버튼을 클릭한다. 일반적으로 "개체 내 요인 이름"에 대해서는 기술적 이름(descriptive name)이 사용된다(그러나 SPSS 데이터 세트에서 변수명이 이미 사용되지 않았다). 수준의 값은 비교될 종속변수에 대한 측정치의 수이다. 그리고 "정의" 버튼을 클릭한다. 변수 "A", "B"와 "C"를 "개체 내 변수"의 세 점으로 이동시킨다. 그리고 "옵션" 버튼을 클릭한다. "반복 측도 : 옵션" 팝업창이 나타나면 "기술통계" Box를 체크한다. "hba1c"를 "다음 평균 표시" Box로 이동한다. 그리고 "주효과 비교" Box를 체크하고 "신뢰구간 조정"에서 "Bonferroni"를 선택한다. "계속" 버튼을 클릭한 후 "확인" 버튼을 클릭하면 결과물이 결과물 창(output window)에 나온다.

결과의 해석

SPSS 결과는 표 9-4에서 볼 수 있다. 이 결과물의 일부는 반복측정 분산분석과 관련이 없다. 이 표에서 관련된 절만 보면 된다. 표는 관련된 정보를 찾고 반복측정 분산분석표를 작성할 수 있도록 주석이 달려있다.

표 9-4	반복측정 분산분석에 대한 SPSS 결과물

일반선형모형

	평균	표준편차	N
A	7.1733	2.71292	30
B	7.0733	2.24897	30
C	8.3333	1.94464	30

노트: 출력물의 이 부분은 세 기구에 의해 HbA_{1c}의 평균과 표준편차를 볼 수 있는 곳이다.

Mauchly의 단위행렬 검정[a]

측도: MEASURE_1

개체 내 효과	Mauchly의 W	근사 카이제곱	df	유의수준	엡실론[b]		
					Greenhouse-Geisser	Huynh-Feldt	하안
hba1c	1.212	43.420	2	.000	.559	.566	.500

직교 규격화된 변환 종속변수의 오차 공분산 행렬이 항등 행렬에 비례하는 귀무가설을 검정한다.

노트: 출력물의 이부분은 "Mauchly의 단위행렬 검정(Mauchly's test of sphericity)" 결과를 제공한다. 이 검정은 복합 대칭(compound symmetry)이 있는가를 결정하는 것이다. 이 검정의 p-값("유의수준" 행을 보라)이 유의하다면 복합대칭이 없는 것이고 정확한 정보를 얻기 위하여 제공되는 출력물의 Greenhouse-Geisser라는 부분을 살펴볼 필요가 있다. 이 경우에는 Mauchly의 단위행렬검정의 p-값이 .05보다 작기 때문에 복합대칭은 없다.

[a]Design: 절편 개체 내 디자인 hba1c.

[b]평균 유의수준 검정의 자유도를 조정하는 데 사용할 수 있다. 개체 내 효과 검정 테이블에 정된 검정이 표시된다.

개체 내 효과 검정

측도: MEASURE_1

소스		유형III 제곱합	df	평균제곱	f	유의수준
hba1c	구형성 가정	29.432	2	14.716	8.775	.000
	Greenhouse-Geisser	29.432	1.119	26.311	8.775	.004
	Huynh-Feldt	29.432	1.132	26.002	8.775	.004
	하안	29.432	1.000	29.432	8.775	.005
오차 (hba1c)	구형성 가정	97.268	58	1.677		
	Greenhouse-Geisser	97.268	32.440	2.998		
	Huynh-Feldt	97.268	32.825	2.963		
	하안	97.268	29.000	3.354		

노트: 출력물의 이 부분은 "개체 내 효과 검정(Tests of Within-Subjects Effects)"이라고 명시되어 있다. 첫번째 열에서 처리제곱합(treatment sum of squares, SStr)을 찾을 수 있다. 복합대칭이 있다면 "구형성 가정(Sphericity Assumed)" 이라고 명기된 첫 번째 행의 값이 사용된다(see Box 9-1, Step 5). 복합대칭이 없기 때문에 "Greenhouse-Geisser"라고 명기된 두 번째 행의 값을 분산분석표에 넣기 위하여 사용한다. 오차제곱합(sum of squares error, SSe) 또한 이 부분에서 찾는다. 결과물의 부분에서 가장 중요한 두개의 정보인 계산된 f 검정 값(8.775)과 검정에 대한 p-값(.004)이 있다. p-값은 "Greenhouse-Geisser"라고 명기된 행으로 부터 구할 수 있고 비교될 세 집단의 평균에는 유의한 차이가 있다고 말할 수 있다.

(계속)

표 9-4	반복측정 분산분석에 대한 SPSS 결과물

오브젝트 간 효과 검정

측도: MEASURE_1

변환변수: 평균

소스	유형III 제곱합	df	평균제곱	f	유의수준
Intercept	5098.564	1	5098.564	396.918	.000
Error	372.516	29	12.845		

노트: 결과물의 이 부분은 두 가지 유용한 정보를 포함한다. "Intercept"이라고 명기된 첫 번째는 손으로 계산된 수정요인(correction factor)의 값을 제공한다. "Error"라고 명기된 두 번째는 블록제곱합(sum of square blocks, SSbl)을 제공한다.

쌍대 비교

측도: MEASURE_1

(I) hba1c	(J) hba1c	평균 차이(I-J)	표준오차	유의수준[b]	차분의 95% 신뢰구간[b]	
					하한	상한
1	2	.100	.125	1.000	−.018	.418
	3	−1.160[b]	.426	.032	−2.242	−.078
2	1	−.100	.125	1.000	−.418	.218
	3	−1.260[b]	.372	.006	−2.206	−.314
3	1	−1.160[b]	.426	.032	.078	2.242
	2	1.260[b]	.372	.006	.314	2.206

노트: 결과물의 이 부분은 사후검정(post hoc tests) 결과를 포함하고 있다. "상대비교(Pairwise Comparison)"라고 명기된 box가 있다. 이 box는 본페로니 비교(Bonferroni Comparison)의 결과를 보여준다. 이 결과로부터 3번째 평균(기구 "C")이 다른 두 기구(기구 "A"와 기구 "B")의 평균과 유의한 차이가 있다는 것을 볼 수 있다.

주변 평균 추정값 기준

[a]다중 비교를 위한 조정: 본페로니.

[b].05 수준에서 평균 차이가 상당하다.

순위에 의한 프리드만 분산분석

순위에 의한 프리드만 분산분석은 반복측정 분산분석과 유사한 비모수 검정이다(Friedman, 1937, 1939). 종속변수에 대하여 반복측정된 서열변수, 구간변수와 비율변수의 중위수에 대한 차이를 검정하기 위하여 사용된다. 이 분석은 반복측정 분산분석이 하나 이상의 가정을 충족하지 못해 사용할 수 없는 경우에 유용하다. 이 분석은 유사한 항목(예, 서로 다른 약의 맛)에 대한 평가(rating)나 선호도(preferences)의 차이를 조사하기 위하여 종종 사용된다.

이 방법에서 독립변수는 표본을 "k" 집단으로 나누기 위하여 사용된다(k는 가능한 값의 수 또는 명목변수의 수준). "k" 집단의 중위수가 서로 다른지를 결정하기 위하여, 각 집단에 대한 순위합(sums of the ranking)과 영가설 하에서 기대되는 합의 정도를 비교한다.

순위에 의한 프리드만의 분산분석을 계산하기 위한 단계별 절차

다음의 질문에 답하기 위하여 프리드만 분산분석을 실행한다. 진료형태가 진료에 대한 환자만족도와 관련이 있는가? 자료는 Health Maintenance Organization(HMO)에서 진료를 받은 10명의 환자로부터 구했다. 자료는 표 9-5에서 볼 수 있다. 환자는 세 가지 서로 다른 진료를 위해 방문하였다. 첫 번째는 의사에 의한 진료(MD), 두 번째 방문은 실무 간호사에 의한 진료(NP)이고 세 번째 방문은 의사 보조원에 의한 진료(PA). 각각에 대한 방문 후에 환자에 대하여 환자만족도에 대한 설문조사를 하였다. 만족도는 10개 항목으로 구성된 척도로 측정하였고, 점수는 0점부터 10점이다. 0점은 매우 만족하지 않음이고, 10점은 매우 만족함이다. 직접 손으로 계산하는 과정은 Box 9-3에서 볼 수 있고, SPSS를 이용하는 과정은 Box 9-4에서 볼 수 있다. SPSS 결과는 표 9-6에서 볼 수 있다.

단계 1: 영가설과 대립가설을 기술한다.

- **H₀**: 의사, 간호사와 의사보조원에 대한 환자만족도에는 차이가 없을 것이다.
- **H_A**: 의사, 간호사와 의사보조원에 대한 환자만족도에는 유의한 차이가 있을 것이다.

단계 2: 유의수준(α)을 정의하고, f검정에 대한 기각값을 찾는다.

이 연구에서 유의수준 α = .05를 사용한다. 순위통계량을 이용한 프리드만 분산분석을 사용할 때 두 집단이 서로 유의하게 차이가 있다는 것을 말하기 위해서는 두 표 중 하나를 선택할 필요가 있다(SPSS에서는 자동적으로 선택된다). 집단의 규모가 작을 때 순위에 의한 프리드만 분산분석은 정확한 분포를 갖는다(부록 G). 그러나 집단의 규모가 클 때에는 분포가 카이제곱 분포(chi-square distribution)와 아주 유사하다. 그러므로 9명 이하의 연구 참가자를 갖는 세 집단에 대한 분석이나 4명 이하의 연구 참가자를 갖는 네 집단에 대한 분석에서는 순위에 의한 프리드만 분산분석(부록 G)이 사용된다. 다른 상황(다섯 개 이상의 집단 또는 9명 이상의 연구 참가자)에서는 기각값을 구하기 위하여 자유도 $k-1$인 카이제곱표(부록 L)가 사용된다.

이 연구는 세 집단이고 10명의 연구 참가자가 있기 때문에 카이제곱표로부터 기각값을 찾을 수 있다. 자유도는 $2(k-1=3-1=2)$이다. $p < .05$에서 자유도 2에 대한 카이제곱 통계량에 대한 기각값은 5.991이다. 따라서 순위에 의한 프리드만 분산분석에서 구한 값이 이 값보다 커야 집단 간에 차이가 있다고 말할 수 있다.

단계 3: 자료가 필요한 가정을 모두 충족하는지 확인한다.

자료가 모든 가정을 충족하고 있다. 측정척도는 서열척도이다. 각 연구 참가자에 대한 종속변수는 세 측정치를 갖는다. 연구 참가자와 처리의 교호작용은 기대되지 않는다. 마지막으로 연구 참가자들은 서로 독립이다.

단계 4: 중위수와 사분위수 범위를 계산한다.

실제 자료는 표 9-5에서 볼 수 있다. 만족도 평가에 대한 중위수와 사분위수 범위는 다음과 같다. 의사에 대해서는 만족도 평가에 대한 중위수는 7.00이다(사분위수 범위는 6.5부터 7.25이다). 간호사에 대해서는 만족도 평가에 대한 중위수는 8.25이다(사분위수 범위는 6.75부터 9.125이다). 의사보조원에 대해서는 만족도 평가에 대한 중위수는 6.00이다(사분위수 범위는 4.0부터 6.625이다). 간호사가 가장 높은 만족도

함께하기

이 연구는 Greenhouse-Geisser 절차(Grrenhouse & Geisser, 1959)를 이용한 반복측정 분산분석을 통하여 서로 다른 세 기구에 의해 측정된 HbA₁c의 평균이 유의한 차이가 있다는 것을 발견하였다. 수정된 본페로니 사후검정(Glantz, 1997)은 기구 "C"가 기구 "A"와 "B"와 차이가 있고, "A"와 "B" 사이에는 서로 유의한 차이가 없다는 것을 밝혔다.

평가를 받았고 의사보조원이 가장 낮은 평가를 받은 것으로 나타났지만, 이에 대한 명확한 결과를 검정하기 위해서는 순위에 의한 프리드만 분산분석이 필요하다.

단계 5: 프리드만의 순위에 의한 분산분석을 계산하기 위해 필요한 계산과 어떤 집단의 중위수 간에 유의한 차이가 있는가를 결정하기 위한 사후검정을 실행한다.

순위에 의한 프리드만 분산분석 통계량을 구하기 위해서는 종속변수의 각 측정치에 대한 순위합(rank sums)을 계산할 필요가 있다. 첫 번째 단계는 윌콕슨 짝지은-쌍 검정에서 사용했던 방법과 동일하게 자료에 순위를 매기는 것이다. 자료는 각 연구 참가자에 따라 순위(예, 행에 따른 순위)로 매겨진다. 예를 들어, 첫 번째 참가자에 대한 값이 9점, 7점과 6점이면 순위는 3, 2와 1이다. 10명의 연구 참가자 각각에 대한 순위는 표 9-6에서 볼 수 있다. 두 번째 단계는 종속변수의 각 측정치에 대한 순위합(예, 열의 합)을 구하는 것이다. 응답자가 자료에 이미 순서를 매겼다면 이 과정은 생략하고 순위를 합한다. 이 값은 Box 9-3에서 볼 수 있다. $\sum (R_i)$를 계산한 후에 순위에 의한 프리드만 분산분석 통계량을 구할 수 있다. 순위에 의한 프리드만 분산분석 통계량에 대한 기본 공식은 다음과 같다.

$$x_r^2 = \frac{12}{nk(k+1)} \sum (R_i)^2 - 3n(k+1)$$

여기서, n은 연구 참가자(대상자)의 수, k는 독립변수가 갖는 수준의 수(예, 종속변수의 측정치수)이고 $\sum (R_i)^2$는 순위의 제곱합이다. 순위에 대하여 동률이 있을 경우, 동률에 대한 수정을 실행한다. 이 수정에 대해 직접 계산하는 것은 이 책의 영역을 벗어난다. SPSS에서는 동률에 대한 수정을 한다. 그러므로 동률이 있는 경우에는 직접 손으로 계산한 결과가 SPSS의 결과물과 정확하게 일치하지 않을 것이다. 이 연구에 대한 통계량은 Box 9-3에서 볼 수 있는 것처럼 기본 공식을 이용하여 계산되었다.

프리드만 통계량이 유의하기 때문에 적어도 하

표 9-5	서로 다른 보건의료 제공자에 대한 환자의 만족도					
	만족도			순위		
환자 번호	간호사	의사	의사 보조원	간호사	의사	의사 보조원
1	9	7	6	3	2	1
2	9.5	6.5	8	3	1	2
3	5	7	4	2	3	1
4	8.5	8.5	6	2.5	2.5	1
5	9.5	5	7	3	1	2
6	7.5	8	6	2	3	1
7	8	6.5	6.5	3	1.5	1.5
8	7	6.5	4	3	2	1
9	8.5	7	6.5	3	2	1
10	6	7	3	2	3	1
	순위합			26.5	21.0	12.5

의사 (MD, medical doctor); 간호사 (NP, nurse practitioner); 의사 보조원 (PA, physician's assistant).

나의 중위수는 다른 중위수와 유의한 차이가 있다. 어떤 중위수가 실제로 차이가 있는가를 알아보기 위하여 사후검사를 실행할 필요가 있다. Student-Newman-Keuls(SNK) 검정이 순위에 의한 프리드만 분산분석에 이어지는 다중비교를 위하여 사용될 수 있다(Glantx, 1997). 첫 번째 단계는 순위합을 가장 작은 값부터 가장 큰 값으로 배열하는 것이다. 이 경우에는 12.5(PA), 21.0(MD)와 26.5(NP)이다. 다음 단계는 통계적으로 유의한 차이가 있는가를 결정하기 위하여 각 순위의 쌍에 대한 SNK 통계량을 구하는 것이다.

SNK 통계량은 다음과 같이 계산한다(Glantz, 1997):

$$q = \frac{R_a - R_b}{\sqrt{[pn(p+1)]/12}}$$

여기서 R_a와 R_b는 비교할 두 집단에 대한 순위합이다. p는 비교를 위한 간격 집단의 수이고, n은 연구에 참가한 사람의 수이다. 결과값 q를 무한대의 자유도를 갖는 p에 대한 q의 기각값과 비교한다(부록 I). 이 예에서 세 번의 비교를 할 필요가 있다. NP와 MD,

Box 9-3 프리드만 분산분석을 손으로 직접 실행하기

단계 1: 영가설과 대립가설을 기술한다.

- H_0: 의사, 간호사와 의사보조원에 대한 환자 만족도에는 차이가 없을 것이다.
- H_A: 의사, 간호사와 의사보조원에 대한 환자 만족도에는 유의한 차이가 있을 것이다.

단계 2: 유의수준(α)을 정의하고, f 검정에 대한 기각값을 찾는다.

- 유의수준 α는 .05이다.
- 자유도는 $2(k - 1 = 3 - 1 = 2)$이다.
- 세 집단에 10명의 참가자: 기각값은 카이제곱표로부터 구한다(부록 L).
- $p \leq .05$에서 자유도 2에 대한 카이제곱 통계량에 대한 기각값은 5.991이다.

단계 3: 자료가 필요한 가정을 모두 충족하는지 확인한다.

- 측정척도는 서열척도이다.
- 각 참가자에 대한 종속변수는 세 측정치를 갖는다.
- 참가자와 처리의 교호작용은 기대되지 않는다.
- 연구 참가자는 서로 독립이다.
- 자료가 모든 가정을 충족한다.

단계 4: 중위수와 사분위수 범위를 계산한다.

만족도 순위에 대한 중위수와 사분위수 범위는 다음과 같다.

- 의사: 만족도 순위에 대한 중위수는 7.00이다(사분위수 범위는 6.5부터 7.25이다).
- 간호사: 만족도 순위에 대한 중위수는 8.25이다(사분위수 범위는 6.75부터 9.125이다).
- 의사보조원: 만족도 순위에 대한 중위수는 6.00이다(사분위수 범위는 4.0부터 6.625이다).

단계 5: 순위 통계량에 의한 프리드만 분산분석을 실행한다.

$$\chi_f^2 = \frac{12}{nk(k+1)} \times \sum (R_j)^2 - 3n(k+1)$$

$$\chi_f^2 = \frac{12}{10 \times 3 \times (3+1)} \times \sum (26.5^2 + 21^2 + 12.5^2) - 3 \times 10 \times (3+1)$$

$$\chi_f^2 = 129.95 - 120.00 = 9.95$$

9.95>5.991이므로 순위에 의한 프리드만 분산분석의 결과는 유의하다.

사후검정의 실행:

간호사 대 의사($p = 2$: 인접한 두 순위합을 비교한다):

$$q = \frac{26.5 - 21}{\sqrt{[2 \times 10 \times (2+1)] / 12}}$$

$$q = \frac{5.5}{\sqrt{60 / 12}}$$

$$q = \frac{5.5}{2.236} = 2.46$$

(계속)

Box 9-3 프리드만 분산분석을 손으로 직접 실행하기

SNK q-표로부터 기각값은 2.772이기 때문에 두 집단 간에는 통계적으로 유의한 차이를 보이지 않는다.

간호사 대 의사보조원($p = 3$: 세 순위합의 폭이다):

$$q = \frac{26.5 - 12.5}{\sqrt{[3 \times 10 \times (3+1)]/12}}$$

$$q = \frac{14}{\sqrt{120/12}}$$

$$q = \frac{14}{3.16} = 4.43$$

SNK q-표로부터 기각값은 3.314이기 때문에 통계적으로 유의한 차이가 있다.

의사 대 의사보조원($p = 2$: 인접한 두 순위합을 비교한다):

$$q = \frac{21.0 - 12.5}{\sqrt{[2 \times 10 \times (2+1)]/12}}$$

$$q = \frac{8.5}{\sqrt{120/12}}$$

$$q = \frac{8.5}{2.23} = 3.801$$

SNK q-표로부터 기각값은 2.772이기 때문에 두 집단 간에는 통계적으로 유의한 차이를 보인다.

NP와 PA, 그리고 MD와 PA. 세 개의 q값이 Box 9-3과 같이 계산된다.

단계 6: 통계적 유의성을 결정하고 결론을 기술한다.

마지막 단계는 결과를 기술하고 결론을 이끌어 내는 것이다. 전체적으로 이 연구는 순위에 의한 프리드만 분산분석으로 검정한 결과 NP, MD와 PA에 대한 환자만족도에 유의한 차이가 있다는 것을 발견했다. 수정된 SNK 검정(Glantz, 1997)을 통한 추가적인 조사에서 PA에 대한 만족도가 MD나 NP에 대한 만족도보다 유의하게 낮다는 것을 보여 준다. 다른 차이는 발견되지 않았다.

프리드만의 순위에 의한 분산분석을 계산하기 위하여 SPSS를 이용하는 단계별 절차

Box 9-4는 SPSS를 이용하여 순위에 의한 프리드만

표 9-6	순위에 의한 프리드만 분산분석에 대한 SPSS 결과물

		가설 검정 요약		
	귀무가설	검정	유의수준	결정
1	NP, MD, PA의 분포는 동일하다.	이용표본 프리드만 의 이원 분산 분석 (순위별)	.005	귀무가설을 거부한다.

접근 유의수준이 표시된다. 유의 수준이 .05이다.

Box 9-4 SPSS를 이용하여 프리드만 분산분석 실행하기

단계 1: 자료를 SPSS 데이터 창에 입력한다. 메뉴(menu bar)에서 "분석(A)"을 클릭하고 "비모수 검정"과 "대응표본"을 선택한다.

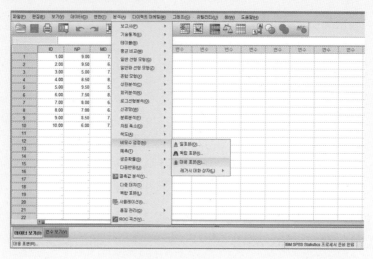

단계 2: "목표"를 클릭하고 "분석 사용자 정의"를 선택한다.

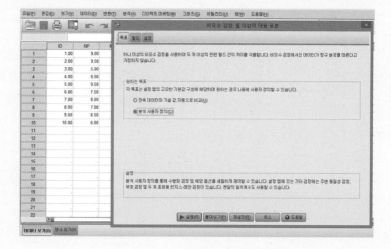

(계속)

Box 9-4 SPSS를 이용하여 프리드만 분산분석 실행하기

단계 3: "필드" 탭을 클릭하고 세 변수 NP, MD와 PA를 선택한 후 "검정 필드" Box로 이동한다.

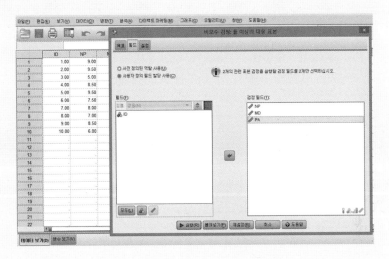

단계 4: "설정" 탭을 클릭한다. 왼쪽 위의 "검정 사용자 정의"를 선택한다. 그리고 "프리드만의 순위별 2원 ANOVA(k 표본)"을 체크하고 다중비교에서 "모든 대응별"을 선택한다. "실행(R)"을 클릭하면 결과가 결과물 창(output window)에 나온다.

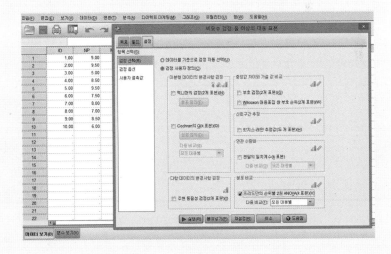

만 분산분석을 수행하는 절차를 보여 준다. 네 변수는 환자번호(ID), NPs에 대한 환자만족도(NP), MDs에 대한 환자만족도(MD)와 PAs에 대한 환자만족도(PA)이다. 자료를 입력한 후 프리드만 통계량을 구하기 위하여 메뉴를 사용한다. "확인" 버튼을 클릭하면 SPSS 결과가 결과물 창(output window)에 나온다 (표 9-6).

SPSS 결과는 계산된 (여기서는 카이제곱이라고 하는) 프리드만 통계량과 이에 관련된 p-값을 제공한다.

연습 문제

선다형 개념 문제

1. 순위에 의한 프리드만 분산분석은?
   a. t검정의 형태이다.
   b. 모수 검정이다.
   c. 비모수 검정이다.
   d. a와 b

2. 반복측정 분산분석은 다음의 어느 경우에 평균의 차이를 검정하는가?
   a. 두 독립 측정치
   b. 세 개 이상의 독립 측정치
   c. 환자군과 짝지은-쌍 대조군의 두 반복측정치
   d. 셋 이상의 반복측정치

3. 반복측정 분산분석은 관심이 있는 특성이 어떤 측정척도를 가질 때 가장 잘 사용되는가?
   a. 명목
   b. 서열
   c. 구간 또는 비율
   d. 위의 모든 경우

4. 이월효과(carryover effect)를 가장 잘 설명한 상황은?
   a. 전체 표본수가 30개 미만일 때
   b. 이전 시험에 대한 경험이 추후 시험 결과에 영향을 줄 때
   c. 검사 대상자가 이전 삶에 대한 경험을 기억할 때
   d. 개입에 대한 검정에 사용된 순서가 결과에 영향을 줄 때

5. 반복측정 분산분석은?
   a. 모수 검정이다.
   b. 비모수 검정이다.
   c. 기술통계량의 형태이다.
   d. 정규분포를 따르지 않는 자료를 처리하는 방법이다.

6. 순위에 의한 프리드만 분산분석은 다음의 어떤 특성을 가지고 있는가?
   a. 순위 자료를 비교하는데 매우 유용하다.
   b. 자료가 반복측정 분산분석에 적합하지 않을 경우에 적절하다.
   c. 짝지은–쌍 t검정과 유사하다.
   d. a와 b 모두 사실이다.

7. 위치 효과(position effect)는 어떤 상황에서 일어나는가?
   a. 전체 표본수가 30개 미만일 때
   b. 이전 시험에 대한 경험이 추후 시험 결과에 영향을 줄 때
   c. 검사 대상자가 이전 삶에 대한 경험을 기억할 때
   d. 개입에 대한 검정에 사용된 순서가 결과에 영향을 줄 때

8. 치과 환자에 대한 서로 다른 세 가지 불안감소방법의 효과를 조사하기 위한 연구가 진행되었다. 각 환자는 6개월 간격으로 예방을 위한 서로 다른 세 방문에서 세 방법을 경험하였다. 이 자료에 포함되어 있는 것은?
   a. 동일한 변수에 대한 독립적인 세 번의 측정치
   b. 동일한 시점에서 구한 세 관련된 측정치
   c. 동일한 참가자에 대한 시간의 경과에 따른 세 번의 반복측정치
   d. a와 c

9. 아동학대 피해자, 성폭력 성인 피해자와 가정폭력 성인 피해자에 대한 의사의 태도가 서로 관련되어 있는가를 알아보기 위한 연구가 수행되었다. 자료는 의학 컨퍼런스동안 행해진 한 번의 조사로 수집하였다. 이 자료에 포함된 것은?
   a. 동일한 변수에 대한 독립적인 세 번의 측정치
   b. 동일한 시점에서 구한 세 관련된 측정치
   c. 동일한 참가자에 대한 시간의 경과에 따른 세 번의 반복측정치
   d. 짝지은–쌍 환자로부터 구한 세 번의 반복측정치

10. 척추 지압, 약의 복용, 수술과 개입 없는 경우(no intervention) 중 어느 경우에 요통이 잘 치료되는가를 알아보기 위한 연구가 수행되었다. 척추 지압 집단에 24명, 약물 복용 집단에 17명, 수술 집단에 14명이 포함되어 있고, 18명은 어떤 개입도 받지 않았다. 이 자료에 포함된 것은?
   a. 동일한 변수에 대한 독립적인 네 번의 측정치
   b. 동일한 시점에서 구한 네 관련된 측정치
   c. 동일한 참가자에 대한 시간의 경과에 따른 네 번의 반복측정치
   d. 짝지은–쌍 환자로부터 구한 네 번의 반복측정치

가장 좋은 통계 검정의 선택

다음의 시나리오(1-10)에 대하여 다음으로부터 가장 적절한 검정(a-h)을 고르시오.

    a. 독립표본 t검정

    b. 맨-휘트니 U 검정

    c. 짝지은-쌍 t검정

    d. 윌콕슨 짝지은-쌍 검정

    e. 1요인 분산분석

    f. 크루스칼-왈리스 H 검정

    g. 반복측정 분산분석

    h. 순위에 의한 프리드만 분산분석

1. 대학 신입생에 대한 피임방법(즉, 피임 안함, 콘돔, 매드록시프로제스테론 주사 또는 경구피임약) 중 어느 것을 선호할까? 학생들은 각 방법에 대하여 1점부터 5점을 준다. 5점이 가장 바람직한 것이다. 표본은 22명의 학생들이다.

2. 결혼 기간과 자살 또는 살인으로 사망하는 것 사이에 관련이 있는가? 자료는 조숙한 사망률 연구로부터 조사되었다. 표본에는 121명의 사람이 포함되고 자료(결혼기간)는 정규분포를 따르지 않는다.

3. 어린이들에 있어 탈장을 치료하기 위한 두 형태의 수술 사이에 입원기간에 차이가 있는가? 표본에는 25명의 어린이가 포함되어 있고 자료(입원기간)는 정규분포를 따른다.

4. 마리화나 흡연은 암 환자들의 식욕을 증가시키는가? 세 흡연 집단(즉, 흡연 안함, 일주일에 한 번 미만과 한 번 이상) 간에 일주일 동안의 칼로리 소모를 비교한다. 각 집단에는 14명의 표본이 있고 자료(칼로리 소모)는 정규분포를 따른다.

5. 사람들은 다섯 개의 다른 색을 갖고 있는 방(파란색, 오렌지색, 녹색, 보라색과 빨간색)에 있는 동안 자신의 기분(1부터 10, 1 = 매우 불행함, 10 = 황홀함)을 어떻게 평가하는가? 사람들이 각 방에 앉아서 자신의 기분을 평가한다. 표본에는 16명의 사람들이 포함되고 자료(기분 평가)는 정규분포를 따르지 않는다.

6. 새로운 매체가 스토리에 기인하는 스트레스 수준에 영향을 미치는가? 스트레스 수준에 대한 자료는 1점부터 5점까지로 평가하며 5점은 물과 관련한 스토리를 텔레비전에서 보거나 신문에서 읽은 사람에 의해 보고된 가장 높은 점수이다. 텔레비전을 시청한 사람은 21명이고 신문을 읽은 사람은 15명이다. 자료(스트레스 평가)는 정규분포를 따르지 않는다.

7. 작업장 건강 프로그램이 운동률을 증가시키는가? 작업장 건강 프로그램에는 452명이 참가하였다. 참가자들이 일주일에 운동하는 시간을 6주 프로그램 동안에 매우 측정하였다. 자료(운동시간)는 정규분포를 따른다.

8. 6학년 학생들에 있어 좋은 영양에 대한 교육 전과 후의 건강한 식사에 대한 지식에 차이가 있는 가? 지식은 20개 항목의 퀴즈로 측정하였다. 표본에는 102명의 학생들이 포함되어 있고 자료(건 강한 식사에 대한 지식)는 정규분포를 따르지 않는다.

9. 대학 첫 번째 1년 동안에 시험에 대한 불안이 변하는가? 표본에는 15명이 포함되어 있고 불안은 네 시점(입학 시, 첫 번째 학기말, 두 번째 학기말과 여름학기 말)에서 측정하였다. 자료(불안 수준) 는 정규분포를 따른다.

10. 임신성 당뇨로 진단받은 여성들이 다른 임신 여성과 비교하여 매일 탄수화물의 소비가 더 적은가? 연구는 130명의 임신성 당뇨를 갖는 여성과 130명의 일반 임신 여성을 대상으로 수행되었다. 1주 일에 소비된 탄수화물에 대한 자료는 출산 7개월 전 방문에서 각 집단에 대하여 수집하였다. 자료 (소비된 탄수화물)는 대략적으로 정규분포를 따른다.

비평적 사고 문제

1. 반복측정 분산분석이나 순위에 의한 프리드만 분산분석으로 검정할 수 있는 다섯 개의 가설을 설 정하시오.

2. 다음 형태의 연구들 각각에 대한 보기를 들어보시오.
   a. 동일한 사람에 대하여 시점에 따른 반복측정치를 제공하는 연구
   b. 동일한 사람에 대하여 시점에 따라 관련된 측정치를 제공하는 연구
   c. 환자군과 적어도 두 개의 짝지은–쌍 대조군으로부터 구한 관련된 측정치를 제공하는 연구

3. 다음의 분산분석표를 완성하고 결과를 기술하시오.

변동원	제곱합	자유도	평균제곱	분산비(f 검정)	p-값
처리		2			
블록	163.42	11			
오차	16.83	22			
총계	204.75				

계산 문제

다음의 네 문제 각각에 대하여, 가설을 설정하고 질문에서 집단 간에 통계적으로 유의한 차이가 있는 가를 결정하기 위하여 반복측정 분산분석을 실행하시오. α-수준은 .05를 사용한다. 어떤 평균들이 서 로 유의한 차이를 갖는가를 결정하기 위해 사후검정을 하시오. 문제 1에서 4에 대하여 직접 계산과 SPSS를 이용한 계산 모두를 실행하시오. 문제 1과 2는 반복측정 분산분석의 가정을 충족하지 않을 수 도 있다. 문제 5에 대해서는 SPSS를 이용한 분석만 하시오. 문제 1부터 5까지에 대하여 반복하지만 순위에 의한 프리드만 분산분석을 하시오. 문제 1에서 4까지는 직접 계산과 SPSS를 이용한 계산 모두 를 실행하고 문제 5에 대해서는 SPSS를 이용한 분석만 하시오.

1. 학생들에게 있어 시험에 대한 불안을 감소시키는 네 가지 서로 다른 방법의 효과를 측정하기 위하여 예비조사를 수행하였다. 학생들은 시험을 보기 전에 서로 다른 방법을 (3주 간격으로) 받았고 사용된 방법에 대한 순서는 각 학생들에게 무작위로 할당되었다. 불안은 0점부터 20점 사이의 점수로 측정하였다. 0점은 전혀 불안이 없는 것이고 20점은 불안이 매우 많은 것을 의미한다. 어떤 방법이 가장 좋은가?

대상자	시험 1	시험 2	시험 3	시험 4
1	18	14	12	6
2	19	12	8	4
3	14	10	6	2
4	16	12	10	4
5	12	8	6	2
6	18	10	5	1
7	16	10	8	4
8	18	8	4	1
9	16	12	6	2
10	19	16	10	8
11	16	14	10	9
12	16	12	8	8

2. 운동 치료사는 세 가지 운동 기계 중 어떤 기계가 심장박동률을 가장 증가시키는지 알고 싶다. 연구에 심장 재활 환자 집단을 이용하였다. 연구 참여자의 심장박동률은 세 종류의 운동기구를 10분 동안 이용한 후에 기록되었다. 각 기구의 이용은 서로 다른 방문 시 이루어졌으며 사용 순서는 개인 별로 무작위 할당되었다. 세 운동기구 사이에 심장박동률의 효과에 대하여 차이가 있는가?

개인 번호	기계 1	기계 2	기계 3
1	111	165	214
2	110	165	224
3	88	131	188
4	94	133	185
5	65	108	149
6	68	118	176
7	124	176	240
8	84	116	185
9	96	136	184
10	92	150	216
11	76	121	177
12	77	118	172
13	80	133	204
14	87	132	179
15	87	156	223
16	57	98	130
17	84	131	185
18	77	109	163

3. 강사는 통계학 시리즈를 수강하는 것이 100점 평가로 측정한 학생들의 내재하는 수학적 능력을 향상시키는지 알고 싶다. 학생들은 첫 번째 통계학 과정을 수강하기 전, 기초 과정을 수강한 후와 고급 과정을 수강한 후에 평가하였다. 점수는 다음 표와 같다. 강사는 어떤 결론을 내릴까?

대상자	과정 전	기초 과정	고급 과정
1	75	77	80
2	76	78	81
3	83	85	87
4	89	91	93
5	60	62	64
6	63	65	67
7	89	91	94
8	79	81	83
9	91	93	93
10	87	89	91
11	71	75	75
12	72	76	76
13	75	79	79
14	82	86	86
15	82	86	86
16	52	66	64
17	79	83	83
18	72	76	76
19	66	70	71
20	90	91	95
21	80	81	85
22	92	93	92
23	88	89	93
24	72	73	77
25	73	74	78
26	76	79	81
27	63	66	68
28	59	62	64
29	55	58	60
30	80	83	85

4. 지역 병원의 실험실에서 임상 검사용 표본을 수송하기 위하여 새로운 냉각기를 구입하였다. 냉각기는 일정한 온도를 유지하는 것이 중요하다. 실험실 기사는 표준화된 표본을 이용하여 냉각기가 일정 온도를 유지하는 능력을 검정하기로 하였다. 20개의 냉각기가 표본으로 사용되었다. 검사용 표본이 각 냉각기에 들어가고 내부 온도를 시작시점(표본이 들어 간 때)과 1, 2, 3, 4시간 후에 측정하였다. 서로 다른 시점에서의 온도는 아래에서 볼 수 있다. 냉각기들이 일정한 온도를 유지하는 가? 온도는 화씨(섭씨)로 측정되었다.

냉각기 번호	전	1시간	2시간	3시간	4시간
1	32.00(0)	31.90(−0.05)	31.90(−0.05)	32.40(0.22)	34.00(1.11)
2	30.00(−1.11)	30.00(−1.11)	30.10(−1.05)	30.50(−0.83)	33.50(0.83)(계속)
3	23.60(−4.67)	23.70(−4.61)	23.70(−4.61)	24.00(−4.44)	28.10(−2.17)
4	27.30(−2.61)	27.30(−2.61)	27.40(−2.56)	28.00(−2.22)	32.30(0.16)
5	25.50(−3.61)	25.50(−3.61)	25.40(−3.66)	28.20(−2.11)	30.20(−1.00)
6	36.00(2.22)	36.10(2.28)	36.20(2.33)	36.50(2.50)	39.40(4.11)
7	32.00(0)	32.10(0.06)	32.10(0.06)	32.30(0.16)	36.40(2.44)
8	39.10(3.94)	38.90(3.83)	38.90(3.83)	39.90(4.39)	43.80(6.56)
9	40.90(4.94)	41.00(5.00)	41.10(5.05)	41.20(5.11)	47.90(8.83)
10	34.50(1.39)	34.50(1.39)	34.60(1.44)	34.80(1.56)	40.60(4.78)
11	20.90(−6.16)	20.90(−6.16)	21.00(−6.11)	21.40(−5.89)	25.00(−3.89)
12	30.00(−1.1)	29.90(−1.17)	29.80(−1.22)	30.50(−0.83)	35.40(1.89)
13	27.80(−2.33)	27.80(−2.33)	27.90(−2.28)	28.30(−2.05)	32.90(0.50)
14	31.80(−0.11)	31.90(−0.05)	31.90(−0.05)	32.30(0.17)	37.50(3.06)
15	31.80(−0.11)	31.80(−0.11)	31.90(−0.05)	32.00(0)	37.50(3.06)
16	30.90(−0.61)	31.00(−0.56)	31.00(−0.56)	31.20(−0.44)	36.40(2.44)
17	29.10(−1.61)	29.00(−1.67)	29.20(−1.56)	29.50(−1.39)	34.30(1.28)
18	25.50(−3.61)	25.50(−3.61)	25.60(−3.56)	25.90(−3.39)	30.20(−1.00)
19	27.30(−2.61)	27.40(−2.56)	27.40(−2.56)	27.90(−2.78)	32.30(0.17)
20	29.10(−1.61)	29.10(−1.61)	29.00(−1.67)	29.50(−1.39)	34.30(1.28)

5. 30명의 환자에 대한 맥박수를 수술동안에 모니터링하였다. 자료는 매 5분마다 구한 맥박수(6초 동안)를 아래에서 볼 수 있다. 수술 동안 맥박수에 유의한 차이가 있는가?

대상자	분 0	분 5	분 10	분 15	분 20	분 25	분 30	분 35
1	7.3	8.0	7.1	7.7	7.2	7.2	7.0	7.6
2	7.8	8.7	7.2	8.4	7.5	8.1	7.3	7.1
3	7.2	7.4	7.1	7.5	7.2	7.1	7.0	7.0
4	7.3	8.4	7.2	7.9	7.5	8.5	7.3	7.1
5	7.7	7.8	7.2	8.4	7.6	7.4	7.1	7.1
6	7.3	7.6	7.2	8.1	7.3	7.2	7.0	7.0
7	8.3	8.3	7.7	8.5	7.8	7.8	7.2	7.8
8	9.6	9.8	9.3	9.8	8.8	9.9	9.4	10.0
9	9.1	8.8	8.6	9.1	7.8	9.3	8.5	8.5
10	9.5	9.7	9.0	9.6	8.9	9.8	9.2	10.0
11	7.8	8.5	8.3	9.1	8.0	9.5	7.6	7.9

(계속)

대상자	분 0	분 5	분 10	분 15	분 20	분 25	분 30	분 35
12	8.6	8.9	7.8	9.0	8.0	8.7	7.8	7.8
13	8.5	9.1	8.1	9.3	8.0	8.3	7.8	8.5
14	9.2	9.1	8.0	9.4	8.5	9.6	8.6	8.9
15	8.2	9.2	7.9	9.1	7.8	8.3	7.5	8.2
16	7.0	7.5	7.1	7.4	7.1	7.1	7.0	7.7
17	9.7	9.9	9.1	9.7	9.0	10.0	9.6	9.9
18	9.8	9.9	9.5	9.8	9.0	10.0	9.7	9.9
19	8.6	9.4	8.2	9.5	8.7	9.8	8.3	9.5
20	8.8	9.0	7.9	8.5	8.1	9.3	8.0	9.8
21	9.3	9.8	9.3	9.8	8.7	10.0	9.3	9.3
22	7.5	7.9	7.2	8.1	7.3	7.7	7.1	7.2
23	9.0	9.3	7.8	9.1	8.2	9.4	8.1	8.5
24	8.9	9.7	8.9	9.5	8.6	9.7	9.4	9.2
25	9.9	10.0	9.7	9.9	9.4	10.0	9.9	9.9
26	7.2	7.2	7.0	7.9	7.1	7.1	7.0	7.3
27	7.0	7.1	7.0	7.2	7.0	7.0	7.0	7.0
28	7.3	7.5	7.1	7.6	7.3	7.9	7.1	7.6
29	9.0	9.0	8.1	9.1	7.8	9.3	7.7	7.1
30	7.5	8.5	7.2	8.5	8.0	8.9	7.2	7.6

평균 비교와 공변량에 대한 통제: 공분산분석

CHAPTER

10

목적

이 장을 공부한 후 다음을 할 수 있어야 한다:

1. 공분산분석(ANCOVA)을 사용하기 적절한 때를 결정한다.

2. 공분산분석의 가정, 해석과 제한점을 설명한다.

3. SPSS를 이용하여 공분산분석을 실행하고 결과를 해석한다.

공분산분석의 개요

앞에서 1요인 분산분석, N요인 분산분석과 다변량분산분석(MANOVA) 등 분산분석을 집단 간 평균의 차이를 조사하기 위하여 사용되는 방법으로 기술하였다. 이 검정들은 연속(예, 종속) 측정치의 평균에 대한 범주(독립)변수의 효과에 관심이 있을 때 사용할 수 있다.

이 장에서는 또 다른 분산분석 방법인 공분산분석(analysis of covariance, ANCOVA)을 설명한다. 이 방법은 결과에 영향을 주는 하나 이상의 연속변수를 통제하기 원할 때 집단 간 평균들의 차이를 측정하기 위하여 분산분석에 선형회귀(제14장)를 결합한 것이다.

관심이 있는 또 다른 연속변수들을 "공변량(co-variates)"이라고 부르고 종속변수나 독립변수로 고려하지 않는다. 이 공변량으로부터 발생하는 종속변수에서의 분산에 대한 통제를 할 때, 필요한 것은 오차항으로부터 이 분산을 제거시키는 것이다. 효과는 오차 분산(error variance)의 감소이고 그 결과 분석의 검정력은 증가한다. 검정력(power)은 영가설을 올바르게 기각할 가능성이다. 공분산분석에서 외생변동(extraneous variation)의 통제는 집단 간 실제 차이에 대하여 더 정확한 추정량을 제공한다. 예를 들어, 다이어트를 충실하게 지키는 당뇨병 환자를 돕기 위한 서로 다른 두 프로그램을 비교하기 원한다면, 각 집단의 환자들이 진단받은 이후 시간에 대하여 통제하고 싶을 수 있다. 진단 이후의 시간이 치료 식이요법을 지키는 효과를 가지고 있다는 것을 알기 때문에 식이요법을 지키는 것에 대한 시간의 효과가 측정될 수 있으며, 진단 이후의 시간에 기인하는 결과에서의 변동은 두 프로그램을 비교하기 전에 설명될 수 있을 것이다.

연구문제

일반적으로 공분산분석은 분산분석과 동일한 연구문제의 답을 구한다. 우연에 의해 기대되는 것 이상으로 결과가 집단 간에 차이가 있는가? 분산분석과 같이 독립변수와 종속변수 두 형태의 변수가 분석에 포함된다. 공분산분석에서는 공변량(covariate)이라는 세 번째 형태의 변수가 포함된다. 종속변수에 영향을 주는 것으로 알려져 있기 때문에 공변량이 포함될 수 있다. 그리고 공변량의 효과를 제거함으로써 오차항을 감소시킬 수 있다. 개입(intervention)과 대조군(control group) 사이에 차이를 줄 수 있는 이미 존재하고 있는 상황을 설명하기 위하여 대조군을 갖는 연구 설계에서 사용될 수 있다. 연구대상자가 집단으로 무작위 할당되지 않을 때 집단이 종속변수의 값에 영향을 줄 수 있는 요인에 대하여 동일하다는 것을 보여 주는 것은 중요하다. 무작위 할당(random assignment)을 한다면, 특히 집단이 작을 때에는 집단의 동일성에 대한 가정은 필요하지 않을 수 있다. 공분산분석은 무작위 할당이 초기의 차이를 측정하고 통제하기에 충분하지 않을 때 사용할 수 있다.

다음의 연구들은 실무에서 공분산분석이 어떻게 사용되는가에 대한 예를 보여준다. 첫 번째 연구는 유방 자가 검사(breast self examination, BSEs)에 대한 지식의 교육 개입의 효과에 대한 연구에서 무작위로 할당되지 않은 두 검정 집단이 "동일한가(equate)"를 알아보기 위하여 사용된다. 두 번째 연구는 노인의 골밀도(bone mineral density, BMD)에 대한 세 가지 개입(Tai Chi, resistance exercise, no-exercise-control group)의 효과를 조사한다. 이 연구에서 연구 참가자들은 집단에 무작위로 할당되었다. 연령의 효과에 대한 통제와 집단에 있어 사전검사의 차이를 수정하기 위하여 공분산분석이 사용되었다.

공분산분석이 집단의 통계적 동일성을 알아보기 위하여 널리 사용되지만, 만병통치약은 아니며 사용에 주의를 기울여야 한다. 일부 연구자들은 어느 곳에서나 공분산분석을 사용하는 것을 비난한다. 그러나 종속변수로부터 변동의 또 다른 원천을 제거하는데 목적이 있다. 그들은 집단들이 동일한가를 보기 위하여 사용된다는 것을 믿지 않는다. 비슷하지 않은 집단에 대하여 공분산분석을 사용하는 것에 대하여 집단들이 공변량으로 포함될 수 있는 변수의 출현에서의 차이를 제외하고는 필수적으로 동일하다는 주장하는 것을 비난한다. 이를 시각적으로 확실하게 아는 것은 불가능하다. 더 많은 정보는 Owen과 Froman(1998)의 논문을 참고해라.

유방 자가 검진의 교육 개입의 효과는 무엇인가?

Wood, Duffy, Morris and Carnes(2002)는 여성들의 유방 자가 검진을 증진시키기 위한 교육 개입의 효과를 검정하였다. 이들의 준-실험 연구설계(quasi-experimental design)에서 연구 대상자들은 각 집단에 대하여 무작위로 할당되지 않았으며, 대조군은 유방 자가 검진과 관련된 지식과 기술에 대하여 실험군(experimental group)과 유의하게 차이가 있다. 따라서 이 변수들이 이러한 차이에 대한 통계적 통제와 결과에 대한 개입의 효과를 제거하기 위하여 공변량으로 분석에 포함되어야 한다. 연구자들이 이러한 작업을 하지 않는다면, 개입 후 두 집단 사이에 유의한 차이가 개입에 따른 것인지 지식과 기술에 대한 초기 차이에 따른 것인가를 결정할 수 없을 것이다.

Thi Chi 운동이 저항밴드운동이나 운동을 하지 않는 경우보다 여성에서 골밀도를 증가시키는가?

Woo, Hong Lau and Lynn(2007)은 지역사회에 거주하는 노인 여성 집단에서 다른 기구를 이용한 서로 다른 형태의 운동이 골밀도에 효과가 있는가를 조사하였다. 이 연구에서 여성들은 세 경우 중 하나에 할당된다. 운동하지 않는 집단, 일주일에 세 번 Tai Chi 운동을 하는 집단과 일주일에 세 번 저항밴드운동을 하는 집단. 연구 시점에서 대퇴부의 근육 강도와 (엉덩이 골밀도가 아닌) 척추 골밀도에 차이가 있었다. 12개월 후에 엉덩이 골밀도의 평균 변화를 세 집단에서 조사하였다. 연령, 사전 대퇴부 근육 강도와 척추 골밀도에 대하여 통제한 공분산분석을 사용하여 연구자들은 대조군에 비하여 운동 집단에서 적당한 양의 효과를 발견하였다.

자료의 형태

분산분석과 마찬가지로 하나 이상의 범주변수가 독립변수이고, 종속변수는 연속변수이다. 종속변수는 정규분포와 집단에 따라 분산이 동일하다는 가정을 충족해야 한다. 추가적으로 공변량은 연속변수여야 한다. 이에 대해서는 다음 절에서 보다 자세히 설명한다.

가정

공분산분석의 결과에 대해 타당한 해석을 하기 위해서는 몇 가지 가정을 충족해야 한다. 이 가정들은 회귀와 검정의 분산분석 요인의 타당도에 대한 필수 요구조건이다. 첫 번째 세 가정은 분산분석과 연관되어 있다.

1. 집단은 상호배반(mutually exclusive)이어야 한다.
2. 집단들의 분산은 동일하여야 한다(등분산성, homogeneity of variance).
3. 종속변수는 정규분포를 따라야 한다.

공분산분석에 대한 추가적인 세 가지 가정이 있다.

1. 공변량은 연속변수이다.

변수가 명목수준이라면 공변량으로 사용할 수 없다(그러나 명목변수는 공변량이 아니라 분산분석에서 추가적인 독립변수로 포함할 수 있다).

2. 공변량과 종속변수는 선형 관계(linear relationship)를 보여야 한다.

이 가정이 위배될 때 분석은 거의 이득이 없다. 왜냐하면 오차 분산(error variance)을 거의 줄이지 못하기 때문이다. 검정은 피어슨 상관계수 $r = .30$ 이상인 관계를 가질 때 가장 효과적이다. 선형적 관련성이 강할수록 공분산분석이 더 효과적일 것이다. 두 변수가 선형적 형태로 더 많이 관련되어 있을수록 오차 분산이 더 크게 감소할 것이다. 공변량과 종속변수와의 관계가 선형이 아니라면 적절한 분석방법은 N-요인 분산분석이다. 공변량을 범주변수로 변환하고 단순히 또 다른 독립변수로 포함된다.

표 10-1		운동, 영양과 골밀도 자료					
번호	운동	영양	골밀도	번호	운동	영양	골밀도
1	0	6.00	1.00	51	0	7.00	1.08
2	1	3.00	.87	52	1	7.00	1.04
3	0	3.00	.51	53	0	3.00	.66
4	1	7.00	.95	54	1	3.00	.39
5	0	3.00	1.03	55	0	3.00	.41
6	1	7.00	1.04	56	1	5.00	.49
7	0	5.00	.40	57	1	10.00	1.05
8	0	9.00	.90	58	1	5.00	.61
9	1	5.00	.61	59	1	17.00	.81
10	1	8.00	1.34	60	1	1.00	.40
11	0	5.00	.62	61	0	3.00	.36
12	0	12.00	1.23	62	0	6.00	.52
13	1	5.00	.75	63	0	7.00	1.18
14	1	9.00	1.34	64	1	4.00	1.14
15	1	1.00	.60	65	0	7.00	.85
16	1	6.00	.62	66	0	7.00	.54
17	1	12.00	1.35	67	1	3.00	.96
18	1	5.00	.97	68	1	4.00	.90

표 10-1	운동, 영양과 골밀도 자료						
번호	운동	영양	골밀도	번호	운동	영양	골밀도
19	0	3.00	.82	69	0	4.00	.42
20	1	2.00	.47	70	0	2.00	.60
21	1	5.00	1.31	71	1	9.00	.97
22	1	6.00	1.18	72	0	6.00	.98
23	1	11.00	1.49	73	1	8.00	.94
24	1	8.00	1.29	74	1	6.00	.57
25	0	2.00	.51	75	0	9.00	.99
26	0	2.00	.34	76	1	8.00	1.27
27	0	8.00	1.14	77	0	3.00	.49
28	0	8.00	.61	78	1	14.00	.82
29	0	10.00	.69	79	1	4.00	.88
30	0	0.00	.34	80	1	6.00	.94
31	0	12.00	.81	81	0	2.00	.40
32	1	7.00	1.17	82	1	9.00	1.24
33	1	9.00	.88	83	0	1.00	.34
34	0	12.00	.79	84	1	8.00	1.21
35	1	7.00	.68	85	0	7.00	.88
36	0	4.00	.79	86	0	7.00	.52
37	0	3.00	.79	87	0	6.00	.75
38	0	4.00	.90	88	1	4.00	.86
39	0	4.00	.74	89	0	10.00	.59
40	1	10.00	1.30	90	1	10.00	1.33
41	0	7.00	1.39	91	0	2.00	.38
42	1	5.00	.52	92	1	10.00	.80
43	0	11.00	1.22	93	1	8.00	1.34
44	1	5.00	.61	94	1	7.00	.56
45	0	1.00	.38	95	1	3.00	.60
46	0	6.00	1.08	96	0	4.00	.91
47	0	1.00	.35	97	1	5.00	.58
48	1	8.00	1.06	98	0	11.00	1.14
49	0	4.00	.97	99	1	8.00	.94
50	0	2.00	.44	100	0	4.00	.90

3. 공변량과 종속변수 사이에 관련성의 방향과 강도는 각 집단에서 비슷하여야 한다.

이 요구조건을 **집단에 따른 회귀의 동질성**(homogeneity of regression across groups)이라고 부른다. 회귀의 동질성이 있을 때 회귀직선은 평행할 것이다. 이 가정이 위배될 때 제1종 오류의 기회는 증가할 것이다. 이 가정은 다른 방식으로 표현될 수 있다. 독립변수는 공변량과 종속변수 사이의 관계에 영향을 주지 못한다(즉, 종속변수에 대하여 공변량과 독립변수 사이에 교호작용 효과는 없다). 또 다른 방법은 공변량이 모든 집단의 종속변수에 대하여 동일한 효과를 갖는다고 말하는 것이다.

Box 10-1 SPSS를 이용하여 공분산분석 실행하기

단계 1: 자료를 SPSS 데이터 창에 입력한다.

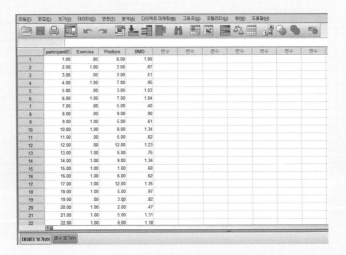

단계 2: 공변량과 종속변수 사이의 상관성을 구한다. "분석(A)"을 클릭하고 "상관분석"과 "이변량 상관계수"를 선택한다.

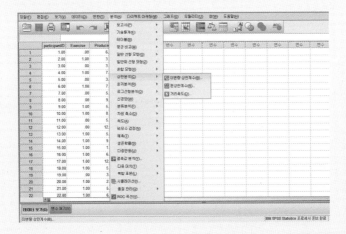

(계속)

Box 10-1 SPSS를 이용하여 공분산분석 실행하기

변수 Produce와 BMD를 "변수" Box로 이동한 후 "확인"을 클릭한다. 상관계수가 결과물 창(output window)에 나타난다(표 10-2).

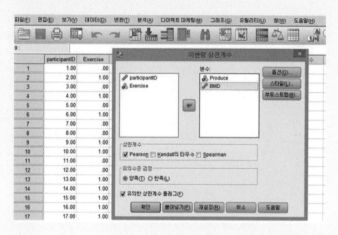

단계 3: 회귀의 동질성 가정을 공변량과 요인(독립변수) 사이의 교호작용을 갖는 공분산분석으로 검정한다.

첫째, 메뉴의 "분석(A)"에서 "일반선형모형"과 "일변량"을 선택한다.

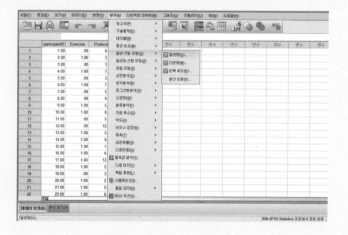

(계속)

Box 10-1 SPSS를 이용하여 공분산분석 실행하기

다음에 "BMD"를 "종속변수" 자리로 이동하고 "Exercise"를 "모수 요인" 자리로 "Produce"를 "공변량" 자리로 이동한다.

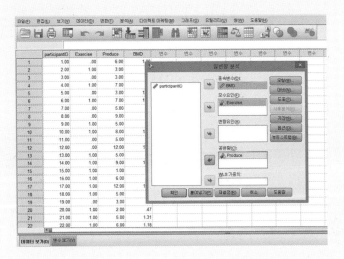

이제 "모형"을 선택하고 "일변량 : 모형" 팝업창의 모형 설정에서 "사용자 정의"를 선택한다. "항 설정" 아래 유형에서 "주효과"를 선택한다. "Exercise"와 "produce"를 클릭하고 오른편의 "모형"의 빈 공간으로 이동한다.

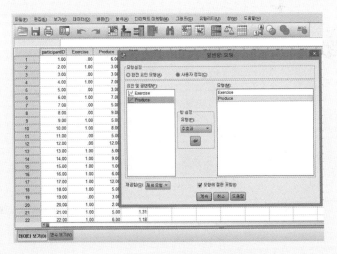

"항 설정"을 "상호작용"으로 바꾸고 "Exercise"와 "Produce"를 "모형"으로 함께 이동시킨다. "계속"을 클릭한 후 "확인"을 클릭한다. 표 10-2에 이 분석의 결과가 나와 있다. 관심은 주효과(main effect) "BMD"와 공변량 "Produce" 사이의 교호작용이다. 교호작용과 관련한 *F*는 .148(*P*=.701)이다. *p*-값이 .05보다 크기 때문에 독립변수와 공변량 사이에 유의한 교호작용은 존재하지 않는다. 그러므로 가정은 충족하고 공분산분석을 실행하는 것은 적절하다.

(계속)

Box 10-1 SPSS를 이용하여 공분산분석 실행하기

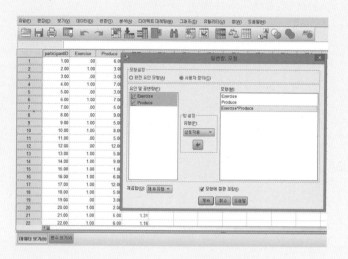

단계 4: 공분산분석을 실행한다.
첫 번째, "분석(A)"에서 "일반선형모형"과 "일변량"을 선택한다. (전 단계에서 했던 것처럼)
"모형"을 클릭하고 "사용자 정의"가 아닌 "완전요인모형"을 선택한다.

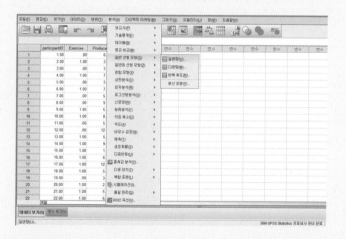

다음에 "옵션"을 선택한다. "일변량 : 옵션" Box에서 "다음 평균 표시" Box로 "Exercise"를
이동시키고 "기술통계(D)"와 "동질성 검정"을 클릭한다. "계속"을 클릭한 후 "확인"을 클릭
한다. 결과가 결과물 창(output window)에 나올 것이다(표 10-3).

(계속)

SPSS를 이용하여 공분산분석을 실행하는 단계별 절차

낮은 골밀도는 골감소증(osteopenia)과 골다공증(osteoporosis)과 같은 임상 상황에 대한 위험요인(risk factors)이기 때문에 임상적 관심과 공중보건의 관심이 된다. 이전 연구에서 운동과 매일 과일과 채소를 섭취하는 것은 모두 낮은 골밀도를 막는데 도움이 된다고 알려져 있다. 또한 운동 습관과 다이어트는 운동을 하는 사람들이 더 많은 과일과 채소를 섭취하는 것처럼 서로 연관되어 있다는 것도 알고 있다.

공분산분석 사용을 설명하기 위한 연구문제는 다음과 같다. "과일과 채소를 섭취하는 지역사회에 거주하는 건강한 여성 집단에서 골밀도와 관련된 운동 수준이 통제되었는가?" 이 질문에 답하기 위하여 표

10-1의 자료를 이용할 것이다. "ID"는 참가자 번호(100명의 여성으로부터 자료를 가지고 있다), "BMD"는 (표의 1평방 센티미터당 측정치인) 골밀도이고, "Produce"는 매일 섭취하는 과일과 채소의 양이다. "Exercise"는 여성들이 일주일에 적어도 세 번 이상 운동하는가이다. 자료는 표 10-1과 같고, 가정에 대한 검정은 표 10-2에서 결과는 표 10-3에서 볼 수 있다.

단계 1: 영가설과 대립가설을 기술한다.

- **H₀**: 두 운동 집단의 평균 골밀도는 차이가 없을 것이다.
- **H_A**: 과일과 채소 섭취를 통제한 후 두 운동 집단의 골밀도에는 유의한 차이가 있을 것이다.

표 10-2   공분산분석의 가정에 대한 검정

상관

		BMD	Produce
BMD	피어슨 상관계수	1	.576[a]
	유의수준(양쪽)		.000
	N	100	100
Produce	피어슨 상관계수	.576[a]	1
	유의수준(양쪽)	.000	
	N	100	100

[a]상관이 0.01에서 유의하다(양쪽).

저자 노트: 공변량(Produce)과 종속변수(BMD) 사이의 상관계수를 조사한다. 상관계수표로 부터 유의하고(p = .000) 서로 강하게 상관되어 있다(r = .576).

오브젝트 간 효과 검정

종족 변수: BMD

소스	유형 III 제곱합	df	평균 제곱	F	유의수준
수정한 모형	3.424[a]	3	1.141	18.583	.000
절편	5.777	1	5.777	94.070	.000
Exercise	.124	1	.124	2.017	.159
Produce	2.534	1	2.534	41.264	.000
Exercise × Produce	.009	1	.009	.148	.701
오류	5.896	96	.061		
총계	77.766	100			
수정 합계	9.320	99			

[a]R^2 = .367(조정된 R^2 = .348)

저자 노트: 포함된 교호작용항을 갖는 공분산분석을 조사한다. 운동과 BDM에 과일/채소 공급사이의 교호작용이 있는지 살펴본다. 교호작용(Exercise × Produce)에 대한 p-값은 .701로 유의하지 않다.

단계 2: 유의수준(α)을 정의한다.

평균 사이에 통계적으로 유의한 차이가 있는가를 말하기 위해서는 구해진 f-통계량의 p-값이 선택된 α-수준에 대한 기각값보다 커야 한다. 이 예에서 α-수준은 .05를 사용하였다. SPSS 결과물로부터 공분산분석에 대한 정확한 p-값을 구할 수 있다.

단계 3: 자료가 필요한 가정을 모두 충족하는지 확인한다.

단계 3부터 단계 6을 완성하기 위하여 공분산분석을 실행한다. SPSS를 어떻게 이용하는가에 대하여 Box 10-1에서 설명한다. 이 분석을 실행한 후 단계 3부터 단계 6을 완성하기 위하여 결과(표 10-3)를 살펴본다.

결과물에서 보는 것처럼 자료는 필요한 가정을 충족한다. 이 연구에 포함된 대규모 국가 연구로부터 자료가 추출된 독립 확률표본으로 구성되어 있다. 연구 참가자들은 두 운동 집단 중 하나의 집단에만 포함되기 때문에 집단은 상호배반이다. 표본수($N = 100$)가 아주 크기 때문에 정규성(normality)이나 분산의 동질성(homogeneity)에 대한 작은 위배는 결과에 중요한 영향을 주지 않는다. 종속변수 골밀도(BMD)는 비율 측정척도이다. BMD는 완전한 정규분포를 따르지 않지만 분산분석은 정규성 위배에 대하여 로버스트하기 때문에 공분산분석을 실행할 수 있다. Levene 검정이 유의하지 않기 때문에 등분산성(homogeneity of variance)이 성립한다. 공변량 "Produce"는 연속변수이고 종속변수와 적당하게 관련되어 있다($r = .576$, $p < .000$). BMD에 대하여 Exercise와 Produce의 교호작용 효과는 없다. 그러므로 공분산분석을 사용할 수 있다.

단계 4: 각 집단에 대한 평균과 수정 평균을 계산한다.

실제적인 평균은 자료로부터 직접 계산할 수 있는 평균이다. 운동하지 않는 집단의 평균 골밀도는 .7341(표준편차, .288)이고 운동하는 집단의 평균 골밀도는 .9206(표준편차, .299)이다. 그러나 이 평균들은 과일과 채소 섭취에 영향을 받을 수 있는 집단의 골밀도 차이를 설명할 수 없다. 과일과 채소 섭취가 동일하다는 전제하에 두 집단에서의 차이가 무엇인가를 알아보기 위하여 수정된 평균을 이용한다. 운동하지 않는 집단의 수정된 평균 골밀도는 .769이고, 운동하는 집단의 수정된 평균 골밀도는 .886이다. 보고할 두 집단 사이의 차이는 .117(예, .886-.769)이다. 이 두 평균 사이의 차이로부터 관찰한 BMD에서의 차이는 운동이 아니라 일부 과일과 채소 섭취에 기인하는 것을 볼 수 있다.

단계 5: 공분산분석표를 살펴본다.

공분산분석(표 10-3)은 공변량(Produce)과 요인(Exercise)의 유의성을 보여 준다. 기대했던 것처럼 공변량은 유의하다. 요인 Exercise는 $p = .023$이다.

단계 6: 통계적 유의성을 결정하고 결론을 기술한다.

$p = .023$이 α $= .05$보다 작기 때문에 운동은 골밀도와 유의하게 연관되어 있다는 결론을 내린다. 과일과 채소 섭취에 대하여 통제한 후 규칙적으로 운동하는 여성이 규칙적으로 운동하지 않는 여성과 비교할 때 유의하게 더 높은 골밀도를 갖는다는 결론을 내릴 수 있다. 특히 과일과 채소 섭취를 통제한 후 두 집단 사이의 골밀도 차이는 .117이다.

공분산분석의 개념적 이해와 공분산분석에서의 회귀

공분산분석에 포함된 수학적 연산의 정당성을 이해하기 위해서는 잔차(residual)의 개념을 이해하는 것이 필요하다. 제11장 상관분석(correlation)에서 **결정계수**(*coefficient of determination*)로 알려진 피어슨 상관계수(Pearson correlation coefficient)의 제곱인 r^2을 설명한다. 이 계수는 두 변수에 의해 공유되는 분산의 측도이기 때문에 r의 의미있는 측도로 사용된

표 10-3   공분산분석 결과물

Levene의 오차 분산 등식 검정[a]

종속변수: BMD

F	df1	df2	유의수준
.783	1	98	.378

그룹 간에 종족변수의 오차 분산이 동일한 귀무가설을 검정한다.

[a]디자인: 절편 + Produce + Exercise.

저자 노트: 공분산분석 결과물에서 등분산성에 대하여 확실히 점검한다. 다음 표에서 보는바와 같이 레빈검정은 유의하지 않다(p = .378). 그러므로 등분산 가정은 충족되고 공분산분석을 사용할 수 있다.

기술 통계

종족변수: BMD

Exercise		평균	표준 편차	N
dimension	0	.7341	.28848	50
	1	.9206	.29870	50
	총계	.8273	.30682	100

저자 노트: 공분산분석의 유의성을 점검한다. 여기서 기술통계량은 무시한다. 다음 표에 있는 수정된 평균을 보고할 것이다. 운동은 BMD 에 유의한 효과를 갖는다.

오브젝트 간 효과 검정

종속 변수: BMD

소스	유형 III 제곱합	df	평균 제곱	F	유의수준
수정한 모형	3.415[a]	2	1.707	28.047	.000
절편	5.811	1	5.811	95.458	.000
Produce	2.454	1	2.454	41.803	.000
Exercise	.325	1	.325	5.343	.023
오류	5.905	97	.061		
총계	77.766	100			
수정 합계	9.320	99			

[a]R^2 = .366(조정된 R^2 = .353)

저자 노트: 수정된 평균을 비교하고 결론을 기술한다. 과일/채소 공급에 대하여 수정한 후에 운동을 하는 사람의 평균 BMD (.89)가 운동 을 하지 않는 사람의 평균 BMD (.77) 보다 높았다.

주변 평균 추정값

Exercise

종속변수: BMD

Exercise	평균	표준오차	95% 신뢰구간	
			하한	상한
0	.769[a]	.035	.699	.839
1	.886[a]	.035	.816	.956

[a]모형에 표시되는 공변량은 다음 값을 사용하여 평가된다: Produce = 6.0500.

다. 두 변수에 의해 공유되지 않는 분산의 비율을 구하기 위하여 1에서 r^2을 뺀다. 예를 들어 두 변수 사이의 상관계수가 0.50라면 $r^2 = .25$이고 $1−r^2 = .75$이다. 분산의 25%는 두 변수에 의해 공유되고 75%는 공유되지 않는다고 기술한다. 이 75%를 **잔차 분산**(*variance of the residual*)이라고 부른다. 회귀분석은 회귀 제곱합(regression sum of squares)과 잔차 제곱합(residual sum of square)과 관련이 있다. 분산분석에서 집단 내 제곱합(within sum of squares) 또는 오차항(error term)은 회귀분석의 잔차 제곱합과 유사하다. 그러므로 잔차 분산은 연구에서 변수(독립변수와 공변량)에 의해 설명되지 않는 결과에서의 변동이다. 공분산분석에서 여러 다른 변수의 효과를 제거한 후 집단 간에 차이가 있는가를 결정하기 위하여 잔차

를 사용한다.

요약

공분산분석(ANCOVA)은 연속변수와 오차항으로부터 추가적인 변동의 원천을 제거한 분산분석(ANOVA)의 확장이다. 이 방법은 동일하지 않은 집단이 갖는 어려움에 대한 만병통치는 아니고, 가정을 모두 충족한다면 조심스럽게 사용할 수 있다. 특히 (즉, 교호작용이 없는) 회귀의 동질성(homogeneity of regression)을 점검하는 것이 중요하다. 왜냐하면 이 가정이 위배된다면, 공분산분석은 결과에 대한 부적절한 해석을 이끌 수 있기 때문이다.

연습 문제

선다형 개념 문제

1. 어떤 형태의 변수가 분산분석에는 포함되지 않지만 공분산분석에는 포함되는가?
   a. 독립변수
   b. 종속변수
   c. 공변량
   d. 범주변수

2. 검정력(Power)은 다음의 어느 가능성인가?
   a. 대립가설을 올바르게 채택할 가능성
   b. 영가설을 올바르게 채택할 가능성
   c. 대립가설을 올바르게 기각할 가능성
   d. 영가설을 올바르게 기각할 가능성

3. 다음 중 공분산분석의 가정이 아닌 것은?
   a. 공변량은 명목변수이어야 한다.
   b. 공변량과 종속변수는 선형적인 관련성을 가져야 한다.
   c. 공변량은 연속변수여야 한다.
   d. 공변량과 종속변수 사이의 방향과 강도는 각 집단에서 비슷하여야 한다.

4. 공변량과 독립변수 사이에 교호작용이 존재한다면
    a. 일반적인 회귀계수(b)를 이용하여 통제하여야 한다.
    b. p-값은 유의할 것이다.
    c. 상관계수는 1일 것이다.
    d. 공분산분석은 사용할 수 없다.

5. 공분산분석에서는 무엇을 결정하기 위해 잔차를 사용하는가?
    a. 여러 변수의 분산을 제거한 후에도 집단 간 차이가 있는가를 결정하기 위하여
    b. 여러 변수의 효과를 제거한 후에도 집단 간 차이가 있는가를 결정하기 위하여
    c. 분석의 검정력을 결정하기 위하여
    d. 분석의 유의성을 결정하기 위하여

6. 공분산분석에서 공변량의 효과는?
    a. 1에서 빼고 평균에 비교에 포함된다.
    b. 제곱되고 평균의 비교에 포함된다.
    c. 평균을 비교하는 요인이 된다.
    d. 평균을 비교하기 전에 제거된다.

7. 공분산분석의 통계적 유의성은 무엇을 비교하여 구할 수 있는가?
    a. p-값과 α-수준
    b. p-값과 f-비
    c. f-비와 α-수준
    d. p-값과 자유도

8. 두 변수 사이의 상관계수가 0.40이면 결정계수(coefficient of determination) r^2은?
    a. 0.16
    b. 0.25
    c. 0.40
    d. 1.00

9. 두 변수 사이의 상관계수가 0.30이면 $1 - r^2$은?
    a. 0.09
    b. 0.30
    c. 0.70
    d. 0.91

10. 두 변수 사이의 상관계수가 0.60이면 잔차 분산(variance of the residual)은?
    a. 36%
    b. 40%
    c. 60%
    d. 64%

가장 좋은 통계분석의 선택

다음의 시나리오(1-10) 각각에 대하여 가장 적절한 검정(a-i)을 선택하시오.

    a. 독립표본 t검정

    b. 맨-휘트니 U 검정

    c. 짝지은 t검정

    d. 윌콕슨 짝지은-쌍 검정

    e. 1요인 분산분석

    f. 크루스칼-왈리스 H검정

    g. N-요인 분산분석

    h. 다변량 분산분석(MANOVA)

    I. 공분산분석(ANCOVA)

1. 행복과 삶의 질(두 변수 모두 정규분포를 따르는 서열척도로 측정되었다)이 해안 거주(서부 해안과 동부 해안), 교육수준(고등학교 졸업 미만, 고등학교 졸업, 대학 졸업)과 성별($n = 750$)과 관련이 있는가?

2. 자가-보고 스트레스 수준(높음, 낮음, 없음)과 성별(남과 여)이 휴식 시 심장박동률(정규분포를 따른다)과 관련이 있는가?($n = 560$)

3. 금연 프로그램에 참가한 18명 중 회의 전과 회의 후의 1일 평균 흡연량(정규분포를 따르지 않는다)을 비교하고 싶다.

4. 학부생과 대학원생이 1주일에 TV를 시청하는 시간에 차이가 있는가? 표본에는 510명의 학생이 포함되고 자료(TV 시청시간)는 정규분포를 따르지 않는다.

5. 연구자들은 플루 백신을 맞은 천식 아동과 맞지 않은 천식 아동 두 집단의 지난 해 응급실 방문횟수(정규분포를 따르지 않는다($n = 345$)를 비교하기 원한다.

6. 연구자들은 아홉 개의 미국 내 조사지역(즉, Northeast or Midwest), 모유 수유상태(예/아니오)와 IQ 점수($n = 6,500$, 정규분포를 따른다) 사이에 관련성이 있는가를 결정하는 데 관심이 있다.

7. 6세 이하 유아의 IQ 평가 점수와 외동(예/아니오) 사이에 관련성이 있는가? 표본은 90명의 6세 이하 유아가 포함되어 있고 자료(IQ 점수)는 정규분포를 따른다.

8. 인종(백인, 흑인, 아시아/태평양섬 주민, 기타)과 진료 제공자에 대한 만족도(1점부터 10점 척도, 1=매우 불만족, 10=매우 만족) 사이에 관련성이 존재하는가? ($n = 52$, 만족도는 정규분포를 따르지 않는다).

9. 연구자는 독감에 걸리는 위험을 감소시키기 위한 예방 측정을 교육하는 개입의 효능을 알아보고 싶다. 교육기간에 대한 통제 후에 네 집단의 사람들이 예방 측정 지식에 차이가 있는가? (교육기간은 이 측정치의 지식과 관련이 있다고 가정한다. 교육기간은 0–20년으로 측정되고 정규분포를 따른다(n = 400).

10. 인종(백인, 흑인, 아시아/태평양섬 주민, 기타)과 직업 형태(blue collar와 white collar)가 1년 동안 받은 정신건강 서비스 횟수와 관련이 있는가?(n = 90, 방문횟수는 정규분포를 따른다).

비평적 사고 문제

1. 공분산분석으로 검정할 수 있는 세 가지 가설을 설정하시오.

2. 공분산분석을 사용한 관심이 있는 분야의 논문을 찾으시오. 논문의 목적, 연구방법과 결과에 대하여 간단히 검토하시오. 종속변수를 정의할 수 있는가? 공변량은? 독립변수는? 왜 공변량으로 선택되었는가? 공변량을 어떻게 측정하였는가?

3. "공변량(covariate)"의 개념을 정의하시오. 연구에서 공변량에 대한 수정을 어떻게 하고 왜 하는지 뿐 아니라 공분산분석에서 공변량을 어떻게 설명하는지 확인한다.

계산 문제

1. 연구는 어머니의 흡연력과 체질량 지수 모두 저체중아 출산과 연관되어 있다고 제시한다. 제공된 자료에서 흡연 상태는 1=흡연 안함, 2=과거 흡연자, 3=현재 흡연자로 입력되어 있다. 체질량 지수와 출생 시 체중은 연속변수이다. 다음을 위하여 자료를 사용하여 공분산분석을 실행하시오.
   a. 신생아 체중과 어머니의 체질량 지수가 서로 연관되어 있는지 결정하기 위하여
   b. 회귀의 동질성(즉, 출생 시 체중과 어머니의 체질량 지수 사이에 교호작용이 없음) 가정이 공분산분석을 사용할 수 있도록 충족하는가를 결정하기 위하여
   c. 출생 시 체중의 평균이 어머니의 체질량 지수를 고려한 후에 어머니의 흡연 상태에 따라 차이가 있는가를 평가하기 위하여

2. 가정폭력 선별도구인 HITS는 현재 배우자 폭력을 경험한 여성을 확인하기 위하여 임상 검사에서 사용된다. HITS는 네 개의 질문으로 구성되어 있고 각 질문의 답은 1점부터 5점으로 평가하여 최고 점수는 20점이다. 연구는 배우자 폭력을 경험한 경력이 현재 관계에서 경험한 폭력과 연관되어 있다는 것을 보여 준다. 추가적으로 약물 남용과 연령이 배우자 폭력 경험과 연관이 되어 있다는 것을 발견했다. 공분산분석을 사용하여 연령을 고려한 후 이 요인들(배우자 폭력 경험과 약물 남용)이 HITS 척도 점수와 연관성이 있는지 결정하시오. 공분산분석을 위해 필요한 가정이 충족되는지 확실하게 점검하시오.

상관계수: 두 변수 사이의 연관성 측도

CHAPTER 11

목적

이 장을 공부한 후 다음을 할 수 있어야 한다:

1. 연구문제에 답을 하거나 가설을 검정하기 위하여 언제 상관분석 방법을 사용하는지 설명한다.

2. 피어슨 상관계수와 스피어만 상관계수를 선택한다.

3. 피어슨 상관계수와 스피어만 상관계수를 직접 계산하고 통계적으로 유의한지 결정한다.

4. 피어슨 상관계수와 스피어만 상관계수를 계산하기 위하여 SPSS를 이용하고 결과물을 올바르게 해석한다.

5. 연관성의 방향과 강도, 통계적 유의성에 대하여 상관계수를 보고한다.

6. 다중상관, 편상관과 부분편상관을 사용하기 적절한 때가 언제인지 확인하고 알아야 한다.

상관계수의 개요

상관(correlation)이라는 용어는 연관성을 보여 주기 위해 사용되는 언어이다. 이 장에서 상관은 수학적으로 측정된 특정 형태의 관계에 관심이 있다. 관련성의 강도를 수로 표현할 수 있다. 그러나 두 변수가 관련되어 있다는 상관은 한 변수가 다른 변수의 원인이 된다는 것을 의미하지는 않는다. 상관을 가지고 인과관계(causation)를 추론하는 것은 실수다. 예를 들어, 화재 경보의 수와 손해 정도 사이의 관계이다. 그러나 화재 경보가 손해의 원인은 아니다. 그러므로 관련성이 있을 수도 있지만 연구에서 다른 요인들이 변수에 영향을 줄 수 있다.

수학적 용어로 상관계수(correlation coefficient)는 두 변수 사이의 관련성에 대한 강도와 방향을 제공한다. 이러한 점이 **산점도**(*scatter plot*)를 이용하여 그래프 형태로 볼 수 있다. 산점도는 두 변수 사이의 관계를 평면축에 표시하는 것이다. 독립변수는 x-축, 종속변수는 y-축에 나타낸다. 그림 11-1은 여러 개의 산점도를 보여 준다(그래프 A에서 D). 그래프 A는 첫 번째 변수(x)가 증가하면 두 번째 변수(y) 또한 증가하는 양의 상관(positive correlation)을 보여준다. 그래프 B는 x가 증가하면 y가 감소하는 **음의 상관**(*negative correlation*, 때로는 **역상관** *inverse cor-*

relation)을 보여 준다. 그래프 C는 두 변수가 서로 관련되어 있지 않다는 것을 보여 준다. 그래프 D는 **비선형적인(곡선적인) 관계**[*nonlinear(curvelinear) relationship*]를 보여 준다. 피어슨 상관계수(Pearson correlation coefficient)는 선형(즉, 직선) 관계(linear relationship)만 측정한다. 반면에 스피어만 상관계수(Spearman correlation coefficient)는 단조 관계(monotonic relationship) 또는 동일한 방향을 갖는 관계(*x*와 *y*가 모두 양수이거나 *x*와 *y* 모두가 음수인 경우)를 측정한다. 그러나 정확하게 선형은 아니다.

관계수는 구간변수나 비율변수뿐 아니라 서열변수에서 사용할 수 있는 대안적인 비모수 검정이다. 때때로 피어슨 상관계수가 서열변수에 대하여 추정하기도 하지만, 이러한 경우 스피어만 상관계수가 더 적절한 선택이고, 피어슨 상관계수는 변수들이 검정에서 요구하는 분포에 대한 가정을 충족하지 못하기 때문에 잘못된 결론을 내릴 수 있다. 두 검정의 가장 큰 차이는 피어슨 상관계수는 두 변수 모두 정규분포를 따라야 한다는 것을 필요로 하지만, 스피어만 상관계수는 그렇지 않다.

피어슨 상관계수와 스피어만 상관계수의 차이

피어슨 상관계수는 연구자들이 구간척도나 비율척도로 측정된 두 변수 사이에 연관성이 있는가를 알아보기 위한 모수 검정(parametric test)이다. 스피어만 상

상관계수가 갖는 강도와 관련성의 방향에 대한 평가

*r*로 표시하는 피어슨 상관계수와 스피어만 상관계수는 두 값 사이의 관련성에 대한 **강도**(*strenth*)와 **방**

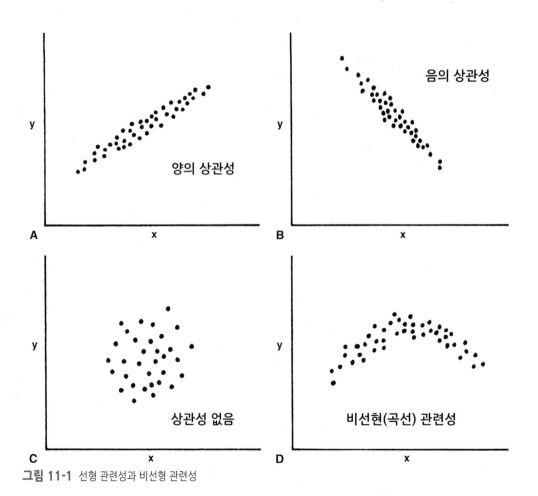

그림 11-1 선형 관련성과 비선형 관련성

향(*direction*)을 나타낸다. 상관계수는 −1부터 +1의 값을 갖는다. *r* = −1일 때 완전한 **음의 관련성**(*negative relationship*) 또는 **역의 관련성**(*inverse relationship*)을 나타내고, *r* = 0일 때는 관련성이 없음을 나타낸다. 그리고 *r* = +1일 때 완전한 **양의 관련성**(*positive relationship*)을 나타낸다. 상관계수가 0에 가까울수록 두 변수 사이의 관련성은 약하다. 독립변수에 의해 설명되는 종속변수의 분산이 크기는 **결정계수**(*coefficient of determination*)라고 불리는 통계량으로 평가한다. 결정계수는 피어슨 *r*의 제곱이고 단순히 r^2으로 표현한다.

r^2은 0부터 1의 값을 갖고, 값이 클수록 더 많은 분산이 공유된다는 것이다. 공유된 분산의 시각적 표현이 그림 11-2에 있다. 그림에서 첫 번째 원이 *x*의 전체 분산이고 두 번째 원이 *y*의 전체 분산이라고 하자. 두 원이 겹치는 부분이 공유분산(*shared variance*, r^2)이다. 이를 보여주기 위한 또 다른 방법은 r^2는 독립변수 *x*에 의해 설명되는 종속변수 *y*의 분산의 양으로 표현한다고 말할 수 있다.

*r*의 상대적 값으로 연관성의 강도를 해석하는 방법에 대해서는 여러 논쟁이 있다. *r*의 해석은 연구자들이 서로 다른 두 변수의 관계(예, 공부시간과 시험성적)를 연구하는지 아니면 시간이나 개인에 따른 동일한 변수의 두 측정치(예, 검사−재검사에 대한 신뢰도의 평가)인가에 따라 다르다. 서로 다른 두 변수의 관계를 조사할 때, 여러 연구자들이 다음과 같이 제안한다. *r*의 절대값이 ±.10 주변에 있다면 실제로 관계가 존재하지 않는 것으로 여겨진다. 그 의미는 $.10^2$ 또는 분산의 약 1%가 공유되었다는 것이다. *r*의 절대값이 .30 주변에 있다면 적당한 관계로 여겨진다. 그 이미는 $.3^2$ 또는 분산의 약 9%가 공유되었다는 것이다. *r*의 절대값이 ±.50이라면 상당한 관계가 있다고 여겨진다. 그 의미는 $.5^2$ 또는 분산의 약 25%가 공유되었다는 것이다(Cohen, 1988; Gliner, Morgan, & Harmon, 2002; kraemer et al., 2003). 동시에 측정된 두 변수 사이의 관련성을 조사할 때 더 높은 상관성이 기대되고 해석은 그에 맞춰 수정되어야 한다.

연구문제

상관분석은 서로 다른 두 변수 사이의 관련성이나 동일한 변수에 대하여 서로 다른 두 시점에서 측정한 값의 관련성을 연구하기 위하여 사용된다. 탐구 연구에서 하나의 목적은 관련성이 존재하는지 결정하는 것이다. 가설검정 연구에서 상관분석은 특정 관계에 대한 가설을 검정하기 위하여 사용된다. 상관분석은 변수의 신뢰도(reliability)와 타당도(validity)에 대한 질문에 답하기 위하여 사용될 수 있다.

여기에 있는 연구들은 피어슨 상관계수(Pearson correlation coefficient)와 스피어만 상관계수(Spearman correlation coefficient) 사용의 차이점을 설명한다. 첫 번째 두 연구에서 한 변수와 다른 변수의 연관 정도를 상관계수를 이용하여 결정한다. 세 번째 연구에서 상관계수는 척도의 검사−재검사 신뢰도(test−retest reliability)를 평가하기 위하여 사용되었다. 네 번째 연구에서 동시에 발생하는 측정척도의 타당성을 평가하였다. 이들 연구 모두에서 묻는 질문은 피어슨 상관계수나 스피어만 상관계수를 이용하여 답할 수 있다.

어머니의 능력이 사회적 지지와 연관되어 있는가?

이 질문은 8개월 유아 어머니의 능력의 예측요인에 대한 Tarkka(2003)의 연구에서 설명된다. 이 연구는 도시의 큰 병원에서 출산한 248명의 어머니를 대상으로 수행된 장기관찰연구(longitudinal observational study)로부터 자료를 이용하였다. 어머니의 능력은 10개 항목(서열측정)으로 측정되었고 사회적 지지는 18개 항목의 사회적 지지 척도(서열측정)로 측정되었다. 스피어만 상관계수를 이용하여 연구자들은 기능적 사회적 지지는 스스로 인식한 어머니의 능력과 강한 양의 상관(positive correlation)을 갖는다는 것을 발견하였다(*r* = .45, *p* < .0001).

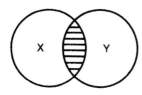

그림 11-2 X와 Y의 공유분산

알츠하이머병 환자의 체중감소가 행동문제와 연관이 있는가?

White, McConnel, Bales & Kuchibhatla(2004)는 은퇴시설인 전문요양시설이나 유료노인시설에 거주하는 32명의 알츠하이머병 환자 연구에서 다음과 같은 질문을 생각했다. 이 장기관찰연구는 체질량 지수(BMI, 비율측정), Neuropsychiatric Inventory : Nursing Home Version(서열측정)과 연구 시작시점, 연구 12주 후와 연구 24주 후에 측정한 행동증후군(behavioral symptom) 사이의 연관성을 평가하였다. 스피어만 상관계수를 이용하여 연구자들은 연구 시작시점의 체질량 지수는 높은 수준의 행동증후군과 강한 음의 상관성을 가지고 있다는 것을 발견하였다($r = -.52, p < .01$). 다른 말로 환자가 갖는 행동증후군이 많을수록 연구 시작시점에서의 체중이 더 낮을 것이다. 이 연구는 또한 24개월 동안 체중감소의 변화가 불안과 공격성 등 행동증후군 변화와 적당한 음의 상관성을 갖고($r = -.37, p < .05$), 탈억제 행동증후군의 변화와는 강한 음의 상관성($r = .45, p < .05$)을 갖는다는 것을 발견하였다.

환자만족도 점수가 시간에 따라 일정한가?

Miles, Penny, Power & Mercey의 연구(2003)에서 간호사 주도 치료와 의사 주도 치료에 대한 환자만족도를 비교하였다. 사용된 환자만족도 척도가 검사-재검사 신뢰도를 갖는가를 확인하기 위하여 연구자들은 환자 집단에 대하여 검사를 진행하고, 약 2주 후 재검사를 진행하였다. 피어슨 상관계수는 두 점수 사이에 높은 상관성($r = .95, p < .001$)이 있다는 것을 보여 준다. 이는 척도가 좋은 검사-재검사 신뢰도를 갖는다는 것을 의미한다.

흐로닝겐 정형외과 사회적지지 척도가 좋은 타당도를 갖는가?

네덜란드의 한 병원으로부터 모집한 199명의 관절 성형술 환자에 대한 단면연구(cross-sectional study)에서 흐로닝겐 정형외과 사회적지지 척도의 동시적 타당도(concurrent validity)를 조사하였다(van der Akker-Scheek, Stevens, Spriensma & van Horn, 2004). 동시적 타당도는 검사할 척도가 동일하거나 밀접하게 관련된 구조를 갖는 이미 승인된 다른 척도와 상관성을 갖는 정도이다. 이 연구는 아주 밀접하게 관련된 구조를 갖는 일반적인 사회적지지 척도인 Social Support List 12를 사용하였다. 피어슨 상관계수를 이용한 이 연구는 흐로닝겐 척도(Gronigen Scale)가 좋은 타당도를 갖는다는 것을 발견하였다($r = .72, p < .001$).

자료의 형태

(피어슨과 스피어만) 상관분석은 변수의 형태와 분포뿐 아니라 연관성에 대하여 약간 다른 요구 조건이 있다.

피어슨 상관

상관성에 대한 피어슨 검정이 타당하기 위해서는 다음의 조건이 충족하여야 한다.

- 두 변수는 모두 구간척도이거나 비율척도이어야 한다.
- 두 변수는 정규분포를 따라야 한다.
- 두 변수는 서로 선형적 형태의 관련성을 가지고 있어야 한다.
- 이상점이 없어야 한다.

상관성에 대한 스피어만 검정은 상관성에 대한 피어슨 검정이 타당한 모든 경우에 타당하다. 추가적으로 상관성에 대한 스피어만 검정은 다음의 경우 타당하다.

- 하나 또는 두 변수가 서열척도일 때
- 하나 또는 두 변수가 정규분포를 따르지 않을 때
- 두 변수가 선형적 관계가 아니더라도 (관계의 방향이 변하지 않는) 서로 단조 방향(monotonic way)으로 관련되어 있을 때

- 상관성에 대한 스피어만 검정은 이상점의 영향을 적게 받는다.

절에서 설명할 것이다. 피어슨 상관과 스피어만 상관에 대한 다른 가정은 Box 11-1에서 볼 수 있다.

가정

피어슨 상관(Pearson correlation)에 대하여는 x와 y의 관계가 선형일 때 타당하다. 즉, 개인에 대한 두 점수를 그렸을 때 두 값은 선형적 형태를 가져야 한다. 실제적으로 모든 점들이 직선 위에 있지는 않다. 그러나 점들은 직선 주변에 흩어져 있다. 스피어만 상관(Spearman correlation)에 대하여 x와 y의 관계가 선형일 필요는 없다. 그러나 반드시 단조적(monotonic)이어야 한다. 이것은 x와 y 사이의 상관성의 방향이 양이든 음이든 항상 동일한 방향을 가져야 한다는 것이고, 값의 한 범주는 양의 값이고 다른 한 범주는 음의 값을 가질 수 없다는 것이다(두 변수의 그래프가 포물선의 형태를 가질 수 없다는 것이다). 두 변수에 대한 관계를 그래프로 그리는 방법은 이 장의 다음

피어슨 상관계수의 계산

피어슨 상관계수(Pearson correlation coefficient)는 정규분포를 따르는 구간 또는 비율척도로 측정된 값 사이의 선형적 연관성이 존재하는지 알아보기 위하여 사용되는 모수 검정이다. 이 측정치들은 두 개의 독립변수일 수 있고, 동일한 변수가 서로 다른 두 시점에서 측정되거나 아주 관련성이 높다고 기대되는 두 변수의 측정일 수도 있다(우울증 척도에 대한 서로 다른 두 형태).

피어슨 상관계수를 계산하기 위한 단계별 절차

피어슨 상관계수가 어떻게 계산되는지 설명하기 위

Box 11-1   피어슨 상관계수와 스피어만 상관계수의 선택

피어슨 상관계수는 다음의 가정을 충족할 때 사용할 수 있다.

- 연구 참여자들이 독립 확률표본으로 구성되어 있다.
- 두 변수가 비교된다.
- 두 측정치는 정규분포를 따른다.
- 두 측정치는 구간척도이거나 비율척도이다(피어슨 상관계수가 서열척도에서 계산될 경우도 있다).
- 두 변수는 선형적 관계를 갖는다.
- 영향을 주는 이상점(outliers)을 가지고 있지 않다.
- 한 변수의 각 값에 대하여 다른 변수의 분포는 정규분포를 따른다.
- 첫 번째 측정치(x)의 모든 값에 대하여 두 번째 측정치(y)의 분포는 등분산성을 갖는다. 또한 모든 y 값에 대하여 x의 분포도 등분산성을 갖는다. 이를 등분산성(homoscedasticity) 가정이라고 부른다.

스피어만 상관계수는 다음의 가정을 충족할 때 사용할 수 있다.

- 연구 참여자들이 독립 확률표본으로 구성되어 있다.
- 두 변수가 비교된다.
- 두 측정치는 서열척도, 구간척도이거나 비율척도이다.
- 두 변수는 단조적 관계(monotonic relationship)를 갖는다.
- 이상점은 검정에 중요한 영향을 주지 않는다.

표 11-1	사전검사 점수와 최종 성적				
학생 번호	사전검사 점수(x)	최종 성적(y)	x^2	y^2	xy
1	39	84	1,521	7,056	3,276
2	22	84	484	7,056	1,848
3	49	92	2,401	8,464	4,508
4	45	82	2,025	6,724	3,690
5	33	78	1,089	6,084	2,574
6	20	77	400	5,929	1,540
7	14	74	196	5,476	1,036
8	31	87	961	7,569	2,697
9	35	88	1,225	7,744	3,080
10	51	83	2,601	6,889	4,233
계	339	829	12,903	68,991	28,482

노트: 로마체 형태로 나열된 수는 자료이다. 이탤릭체로 된 수는 피어슨 상관계수를 구하기 위하여 사용된 자료로부터 계산된 값이다.

Box 11-2 피어슨 상관계수의 단계별 계산

단계 1: 영가설과 대립가설을 기술한다.
- H_0: 통계학 사전검사 점수와 최종점수는 관련성이 없다.
- H_A: 통계학 사전검사 점수와 최종점수는 관련성이 있다.

단계 2: 유의수준(α)을 정의하고 r에 대한 기각값을 구한다.
- 유의수준 α = .05이고 자유도는 10 − 2 = 8이다.
- 유의수준 α = .05와 자유도 8인 경우 피어슨 r표에서 구한 기각값(양측검정)은 .632이다.

단계 3: 자료가 필요한 가정을 모두 충족하는지 확인한다.
- 측정치는 확률 독립표본으로 구성되어 있다.
- 비교할 적어도 두 측정치가 있다.
- 두 측정치는 모두 정규분포를 따른다.
- 두 측정치 모두 구간척도이거나 비율척도이어야 한다.
- 두 변수 사이에는 선형적 관계가 존재해야 한다.

단계 4: 산점도를 그린다.
- 그림 11-3 참조

단계 5: 피어슨 상관계수를 구하기 위한 계산을 실행한다.
- 피어슨 상관계수:

$$r = \frac{\sum xy - \dfrac{\sum x \sum y}{N}}{\sqrt{\left(\sum x^2 - \dfrac{\left(\sum x\right)^2}{N}\right) \times \left(\sum y^2 - \dfrac{\left(\sum y\right)^2}{N}\right)}}$$

(계속)

Box 11-2   피어슨 상관계수의 단계별 계산

- 표 11-1을 위의 식에 대립하여 구한 값:

$$r = \frac{28,482 - \dfrac{339 \times 829}{10}}{\sqrt{\left(12,903 - \dfrac{339^2}{10}\right)\left(68,991 - \dfrac{829^2}{10}\right)}}$$

$$r = \frac{28,482 - 28,103}{\sqrt{(1,411) \times (267)}}$$

$$r = \frac{379}{614}$$

$$r = .617$$

$$r^2 = .381$$

- 기각값은 .632이다.
- 계산된 $r = .617 < .632$이므로 두 변수 사이에는 유의한 관련성이 존재하지 않는다.

단계 6: 결론을 기술한다.

- 유의수준 $\alpha = .05$인 양측검정 결과 통계학 강의에서 사전검사 점수는 최종점수의 유의한 예측치가 아니다.

하여 다음의 질문을 고려한다. 사전검사가 통계학 강의에서 성공을 예측할 수 있는가? 이 질문은 10명의 대학원생으로부터의 자료를 조사하여 해결하였다. 학생들은 통계학 강의를 듣기 전에 사전검사를 받았다. 강의가 끝난 후 최종 점수는 표 11-1에서 볼 수 있다. 피어슨 상관계수를 어떻게 계산하는가에 대한 자세한 내용은 Box 11-2에서 볼 수 있다.

단계 1: 영가설과 대립가설을 기술한다.

첫 번째, 영가설과 대립가설을 기술한다.

- H_0: 통계학 강의 전에 받은 사전검사의 점수는 최종 점수와 연관이 없을 것이다.
- H_A: 통계학 강의 전에 받은 사전검사의 점수는 최종 점수와 연관이 있을 것이다.

단계 2: 유의수준(α)을 정의하고 기각값을 찾는다.

두 변수 사이에 존재하는 통계적 유의성이 있는 연관성을 말하기 위해서는 계산된 상관계수(r)가 선택한 α-수준에 대한 기각값(critical value)보다 커야만 한다. 손으로 직접 계산하든 SPSS를 이용하든 계산된 값은 r이다. 기각값은 피어슨 상관계수에 대한 기각값 표(부록 J)로부터 구한 값이다. 기각값은 미리 정한 α보다 극단적으로 크거나 낮을 확률이다.

이 예에서 α-수준은 .05이다. r에 대한 자유도는 참가자수에서 2를 뺀 수($n - 2$)로 계산된다. 이 경우에 10명의 대학원생이므로 자유도는 8이다. 이 검정은 방향이 없는 가설을 이용한 검정이므로 절차가 어떻게 수행되었는가를 설명하기 위하여 양측검정(two-tailed test)이 사용되었다(SPSS에서 기본값은 양측검정이다). 양측검정에 대하여 자유도가 8인 r에 대한 기각값은 .632(부록 J)이다. 상관계수의 절대값이 .632보다 크면 통계적으로 유의한 것으로 간주한다.

단계 3: 자료가 필요한 가정을 모두 충족하는지 확인한다.

표 11-1에서 보는 바와 같이 자료는 피어슨 상관계수를 계산하는데 필요한 모든 가정을 충족하여야 한다. 이 연구에 참가한 사람은 독립 확률표본(independent random sample)으로 구성되어 있다. 이들은 통계학 수업을 듣는 많은 수의 학생 중 일부이고 무작위로 뽑혔으며 서로 관련되어 있지 않다. 두 변수가 비교되고, 줄기-잎 그림(표 11-2)에서 보는 것처럼 두 변수는 모두 정규분포를 따른다. 두 측정치는 모두 비율척도이고 두 변수 사이에는 선형 관계(linear relationship)가 있다(그림 11-3의 산점도 참조). 상관분석은 두 변수가 결합 정규분포(joint normal distribution)를 갖는다는 것과 부분모집단(subpopulation)의 분포와 분산이 관련한 가정을 모든 충족한다고 가정한다. 필요한 가정을 모두 충족하면 피어슨 상관계수의 계산을 진행할 수 있다.

단계 4: 산점도를 그린다.

산점도는 그래프에 각 점을 그려 구할 수 있다. 산점도는 그림 11-3과 같다.

단계 5: 피어슨 상관계수(r), r^2을 구하기 위한 계산을 실행하고 관련된 유의확률을 구한다.

피어슨 상관계수(r)를 계산하기 위하여 다음 식을 사용한다.

$$r = \frac{\sum xy - \dfrac{\sum x \sum y}{N}}{\sqrt{\left(\sum x^2 - \dfrac{\left(\sum x\right)^2}{N}\right) \times \left(\sum y^2 - \dfrac{\left(\sum y\right)^2}{N}\right)}}$$

$\sum xy$는 x와 y의 교차곱(cross-product)이다. 이 값을 구하기 위하여 각 자료의 값에 대하여 x값에 대응하는 y값을 곱하고, 그 값들을 합한다(계산을 위해서는 표 11-1을 참조하라). 표 11-1에서 보는 다른 값들은 친숙할 것이다. 계산 과정은 표 11-1에서 볼 수 있다. 모든 값들을 Box 11-2에서 보여 준 식에 대입한 후에 구한 상관계수 r(.617)은 기각값 .632보다 작다. 상관계수는 α = .05(양측)에서 유의하지 않다는 결론을 내릴 수 있다.

표 11-2	사전검사 점수와 최종 성적에 대한 줄기-잎 그림
사전검사 점수 줄기-잎 그림	
빈도	줄기-잎 그림
1.00	1.4
2.00	2.02
4.00	3.1359
2.00	4.59
1.00	5.1
줄기 폭 : 10	
각 잎 : 1 사례	
최종 성적 줄기-잎 그림	
빈도	줄기-잎 그림
1.00	7.4
2.00	7.78
4.00	8.2344
2.00	8.78
1.00	9.2
줄기 폭 : 10	
각 잎 : 1 사례	

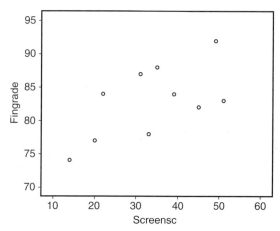

그림 11-3 산점도

단계 6: 결론을 기술한다.

마지막 단계는 결론을 기술하는 것이다. 전체적으로 이 연구는 사전검사 점수와 최종점수 사이의 상관계수(r)는 유의하지 않다는 것을 발견하였다.

피어슨 상관계수를 계산하기 위하여 SPSS를 이용하는 단계별 절차

SPSS를 이용하여 피어슨 상관계수를 구하는 것은 아주 쉽다. Box 11-3에 SPSS로부터 화면을 포함한 과정을 설명한다. 첫 번째, 자료를 데이터 편집기에 입력한다(단계 1). 자료를 입력한 후에 메뉴가 산점도와 피어슨 상관계수를 구하기 위하여 사용된다. 산점도를 구하기 위하여 "그래프"와 "레거시 대화상자"를 클릭하고, "산점도/점 도표"를 선택한 후 Box 11-3의 단계를 따른다. 산점도를 구한 후에 "분석(A)"을 클릭한 후 피어슨 상관계수를 구하기 위하여 Box 11-3의 단계를 따른다. 이러면 SPSS 결과물이 결과물 창(output window)에 나온다.

SPSS 결과물(표 11-3)은 각 집단의 평균과 표준편차뿐 아니라 r과 r^2을 구하고 r과 r^2이 통계적으로 유의한가를 결정하는데 필요한 모든 정보를 제공한다. 결과물의 첫 번째 부분은 "그래프"로 표시된 곳이고 산점도를 포함한다. 결과물의 두 번째 부분은 "상관"으로 표시된 곳이다. "기술통계" 부분에 각 변수에 대한 평균과 표준편차를 나열한다. 사전검사 점수의 평균은 33.9점(표준편차, 12.5점)이고, 최종점수의 평균은 82.9점(표준편차, 5.45점)이다.

"상관"이라고 표시된 Box에서 r값과 관련된 p값(단측 검정)을 볼 수 있다. 결정계수(r^2)는 결과물에 나오지 않기 때문에 손으로 제곱을 해야 한다.

결과물은 *대칭 상관행렬(symmetrical correlation matrix)*이다. 행렬의 위쪽만 살펴보면 된다. "Screensc(사전검사 점수)"와 "fingrade(최종점수)"의 상관계수는 Box에서 두 변수가 교차하는 곳에서 볼 수 있다(변수가 교차하는 두 부분이 있고, 상관계수는 동일하다). r값은 .617이고 연관된 p-값은 .057이다. 실제 p-값이 이전에 정의한 α-수준(.05)보다 크기 때문에 두 변수는 통계적으로 유의한 선형적 연관성이 없다는 결론을 내린다.

함께하기

마지막 단계는 결과와 결론을 기술하는 것이다. 전반적으로 이 연구는 사전검사 점수가 최종 학점과 강한 양의 상관성을 갖는다(r = .617). 사전검사 점수는 최종 통계 점수에서 분산의 38.1%를 설명한다. 그러나 이 상관성은 p = .057이므로 통계적으로 유의하지 않다.

스피어만 상관계수

스피어만 상관계수(Spearman correlation coefficient)는 피어슨 상관계수(Pearson correlation coefficient)와 유사한 비모수 검정(nonparametric test)이다(Spearman, 1904). 이 분석은 두 서열변수, 구간변수와 비율변수의 관계를 검정하기 위하여 사용된다. 이 검정은 하나 이상의 가정이 위배되어 피어슨 상관계수를 사용할 수 없는 경우에 특히 유용하다. 두 변수가 상관되어 있는가를 결정하기 위하여 각 변수에 대한 순위(ranking)가 사용되고, 통계량이 순위의 차이에 따라 구해진다.

표 11-3	피어슨 상관계수에 대한 SPSS 결과물

기술통계			
	평균	표준편차	N
사전검사 점수	33.90	12.521	10
최종점수	82.90	5.446	10

상관			
		Screensc	Fingrade
사전검사 점수	피어슨 상관계수	1	.617
	유의수준(양쪽)		.057
	N	10	10
최종점수	피어슨 상관계수	.617	1
	유의수준(양쪽)	.057	
	N	10	10

Box 11-3 SPSS를 이용하여 피어슨 상관계수 구하기

단계 1: 자료를 SPSS 데이터 창에 입력한다.

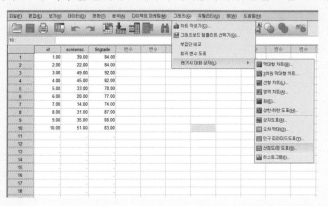

단계 2: 메뉴에서 "그래프(G)"를 선택하고 레거시 대화상자에서 "산점도/점 도표"를 선택한다.

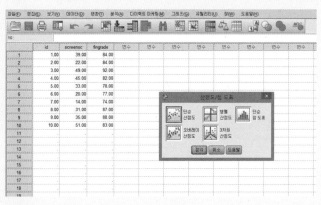

단계 3: "산점도/점 도표" 팝업창이 열리면 "단순 산점도"를 선택하고 "정의"를 클릭한다.

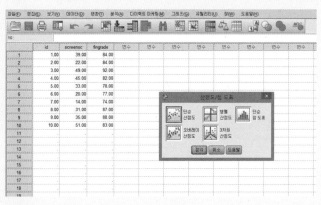

(계속)

Box 11-3 SPSS를 이용하여 피어슨 상관계수 구하기

단계 4: "단순 산점도" 팝업창이 열리면 :fingrade"를 "Y-축" 자리로 :screensc"를 "X-축" 자리로 이동시킨다. :확인"을 클릭하면 산점도가 결과물 창(output window)에 나온다.

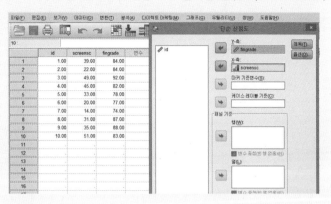

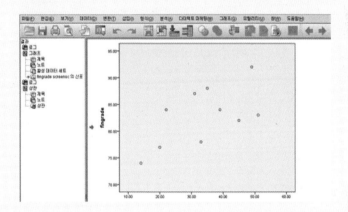

단계 5: 메뉴에서 "분석(A)"을 클릭하고 "상관분석"과 "이변량 상관계수"를 선택한다.

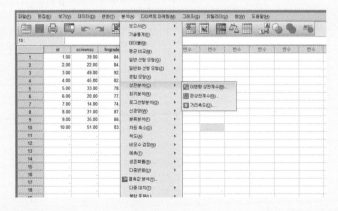

단계 6: "이변량 상관계수" 팝업창이 열리면 변수 "screensc"와 "fingrade"를 "변수" 자리로 이동시킨다. "Pearson"과 "양쪽"이라고 표시된 Box를 체크한다. 그리고 "옵션" 버튼을 클릭한다.

(계속)

Box 11-3   SPSS를 이용하여 피어슨 상관계수 구하기

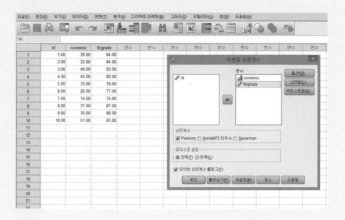

단계 7: "이변량 상관계수 : 옵션" 팝업창이 열리면 "평균과 표준편차" Box를 체크하고 "계속" 버튼을 클릭한다. "이변량 상관계수" 팝업창이 열리면 "확인" 버튼을 클릭한다. 결과가 결과물 창(output window)에 나온다.

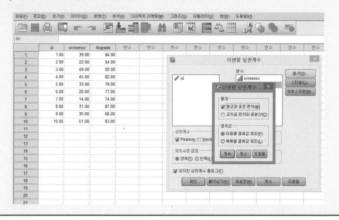

표 11-4	서로 다른 케이크 브랜드의 한 그릇에서의 지방 함량과 칼로리					
케이크 번호	지방 (%) (x)	칼로리 (y)	x의 순위	y의 순위	순위차 (d_j)	제곱 순위차 (d_j^2)
1	20	290	7	8	-1	1
2	10	270	2	7	-5	25
3	11	190	3	5	-2	4
4	12	160	4	1	3	9
5	25	180	9	3	6	36
6	8	175	1	2	-1	1
7	13	185	5	4	1	1
8	22	310	8	10	2	4
9	30	295	10	9	1	1
10	14	210	6	6	0	0
계 $\sum x_i$	165	2,275	–	–	–	82

스피어만 상관계수를 계산하기 위한 단계별 절차

스피어만 상관계수를 어떻게 구하는지 설명하기 위하여 다음의 질문을 고려한다. 케이크의 지방이 칼로리와 관련되어 있는가? 이 질문은 미리 포장된 10개의 서로 다른 케이크에 대한 자료를 이용하여 답을 구할 수 있다. "각 케이크의 칼로리"와 "지방으로부터 칼로리의 비율"이 있다. 이 예에 대한 자료는 표 11-4에 있다. 이 숫자가 스피어만 상관계수를 구하기 위하여 필요하다. SPSS를 이용하여 스피어만 상관계수를 구하는 방법은 Box 11-4에서 볼 수 있다.

단계 1: 영가설과 대립가설을 기술한다.

- H_0: 지방과 칼로리는 서로 연관성이 없을 것이다.
- H_A: 지방과 칼로리는 서로 연관성이 있을 것이다.

단계 2: 유의수준(α)을 정의하고 스피어만 상관계수 (r_s)에 대한 기각값을 찾는다.

이 연구에서 α-수준은 .05이고 양측검정(two tailed test)이 사용되었다. 두 집단이 관련되어 있다는 것을 말하기 위해서는 스피어만 순위상관계수(Spearman rank correlation coefficient)가 기각값(critical value)보다 커야 한다. 기각값은 두 표 중 하나에서 찾을 수 있다. n이 4에서 30 사이일 경우 기각값은 스피어만 검정통계량에 대한 기각값표(부록 K)에서 찾을 수 있다. n이 30보다 클 때에는 아래 식을 이용하여 z-값을 계산하고 실제적인 p-값을 z-표에서 계산된 z-점수를 찾아 구할 수 있다(Daniel, 2005; 부록 B).

$$z = r_s \times \sqrt{x - n}$$

이 예에서 $n = 10$이기 때문에 기각값은 스피어만 순위표(부록 K)에서 구할 수 있다. (양측검정)와 $n = 10$에서 스피어만 순위상관계수에 대한 기각값은 .6364이다. 그러므로 계산된 스피어만 순위상관계수가 .6364보다 크거나 -.6364보다 작으면 통계적으로 유의하다.

단계 3: 자료가 필요한 가정을 모두 충족하는지 확인한다.

자료가 스피어만 상관계수의 모든 가정을 충족하고 있다. 두 변수 모두에 대하여 측정척도는 "비율척도(ratio scale)"이다. 두 변수가 있고 이 두 변수 사이의 관계에 관심이 있다. 마지막으로 연구 참가자들은 서로 독립이다.

단계 4: 산점도를 그린다.

산점도는 표 11-5에서 볼 수 있다(SPSS 결과물). 관계는 약해 보이고 실제적으로 선형은 아니지만 단조(monotonic)이다.

단계 5: 스피어만 순위상관계수를 구하기 위한 계산을 실행한다.

스피어만 순위상관계수를 구하기 위하여 각 변수들에 대하여 관찰한 값에 따라 순위를 매기고, 각 대상자에 대한 순위의 차이를 계산한다(모든 계산은 표 11-4에서 볼 수 있다). 첫 번째 단계는 지방에 대하여 가장 작은 값부터 가장 큰 값까지 순위를 매기는 것이다. 가장 작은 수에 순위 "1", 두 번째로 작은 수

표 11-5	포장된 케이크에서 지방 함량과 칼로리에 대한 SPSS 산점도			
상관				
			지방	칼로리
스피어만의 rho (γ)	지방	상관계수	1.000	.503
		유의수준 (양쪽)		.138
		N	10	10
	칼로리	상관계수	.503	1.000
		유의수준 (양쪽)	.138	
		N	10	10

Box 11-4 SPSS를 이용하여 스피어만 순위 상관계수 계산하기

단계 1: 자료를 SPSS 데이터 창에 입력한다. 메뉴에서 "분석(A)"을 클릭하고 "상관 분석"과 "이변량 상관계수"를 선택한다.

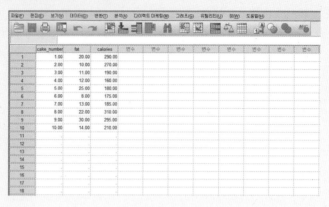

단계 2: "이변량 상관계수" 팝업창에서 변수 "fat"과 "calories"를 "변수" 자리로 이동한다. "상관 계수"에서 "Spearman"이라고 표시된 Box를 체크한다. "유의수준 검정"에서 "양쪽"이라고 표시 된 Box를 체크한다. "확인" 버튼을 클릭하면 결과가 결과물 창 (output window)에 나타난다.

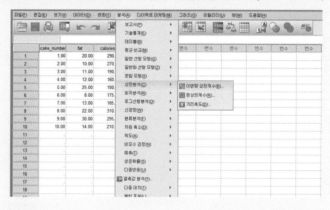

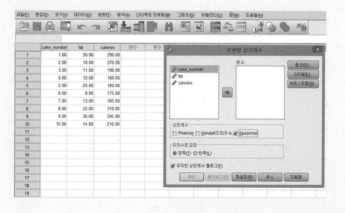

에 순위 "2" 식으로 순위를 매긴다. 동일한 값을 갖는 두 개 이상의 측정치가 있을 때 "동률 순위(tied for rank)"이다. 이러한 경우에 동일한 측정치를 갖는 모든 위치의 순위에 대하여 평균을 구한다. 예를 들어, 두 자료가 다섯 번째 위치에서 동률이라면 두 측정치에 대하여 순위 5.5가 할당된다.

$$5.5 = \frac{5+6}{2}$$

두 번째 단계는 동일한 방법으로 각 슬라이스당 칼로리를 가장 작은 값부터 가장 큰 값까지 순위를 매기는 것이다. 세 번째 단계는 각 케이크에 대한 두 번째 변수의 순위에서 첫 번째 변수의 순위를 빼서 각 순위 쌍에 대한 순위 차이 점수를 구하는 것이다. 차이 점수의 값은 d_i로 표시한다. 네 번째 단계는 각 차이 점수를 제곱하는 것이다. 이 경우에 제곱한 차이 점수의 합은 다음과 같다.

$$\sum d_i^2 = 1 + 25 + 4 + 9 + 36 + 1 + 1 + 4 + 1 + 0$$

$$\sum d_i^2 = 82$$

$\sum d_i^2$을 계산한 후에 스피어만 순위상관계수를 구한다. 스피어만 순위상관계수에 대한 기본 식은 다음과 같다.

$$r_s = 1 - \frac{6\sum d_i^2}{n(n^2-1)}$$

여기서 n은 연구 참가자수(이 경우에는 케이크의 종류)이고 $\sum d_i^2$은 두 변수(x와 y) 사이의 순위점수 차이에 대한 제곱합이다.

순위에 대하여 동률인 값이 있을 때 동률에 대한 수정을 실행한다. 동률에 대한 수정을 직접 계산하는 것은 이 책의 영역을 벗어나는 것이지만 SPSS에서는 자동적으로 구해준다. 관심이 있는 독자는 Daniel(2005)의 책에서 더 많은 것을 배울 수 있다. 동률에 대한 수정은 동률을 이루는 수가 아주 많지 않는 한 구해진 상관계수의 값을 크게 변경시키지는 않는다. 이 예에서 스피어만 순위상관계수는 다음과 같이 구해진다.

$$r_s = 1 - \frac{6\sum d_i^2}{n(n^2-1)}$$

$$r_s = 1 - \frac{6 \times 82}{10(10^2-1)}$$

$$r_s = 1 - \frac{492}{990}$$

$$r_s = 1 - .497$$

$$r_s = .503$$

구해진 값이 기각값보다 크지 않기 때문에 r은 통계적으로 유의하지 않다(.503 < .6364).

단계 6: 결론을 기술한다.

마지막 단계는 결과를 기술하고 결론을 이끌어내는 것이다. 상업적으로 판매하는 케이크에서 지방과 칼로리 사이에는 유의한 상관성을 보이지 않는다.

스피어만 상관계수를 계산하기 위하여 SPSS를 이용하는 단계별 절차

SPSS를 이용하여 스피어만 순위상관계수(Spearman rank correlation coefficient)를 구하기 위해서는 자료를 데이터 편집기에 입력할 필요가 있다(Box 11-4). 두 변수 사이의 관련성을 보여줄 산점도(scatter plot)가 구해진다. 선별점수(screensc)와 최종점수(fingrade)의 산점도를 구하기 위하여 이 장의 앞에서 사용된 동일한 방법이 산점도를 구하기 위하여 사용된다. 산점도를 구한 후에 스피어만 상관계수를 구하기 위하여 메뉴를 이용한다. "분석(A)"을 클릭하고 Box 11-4의 순서를 따른다. "확인" 버튼을 클릭하면 결과물이 결과물 창(output window)에 나온다(표 11-5).

SPSS 결과물(표 11-5)은 스피어만 상관계수와 유의성(p-값)을 제공한다. 구해진 스피어만 상관계수는 .503이고 p-값은 .138이다. $p = .138 < \alpha = .05$이므로 상관계수는 통계적으로 유의하지 않다는 결론을 내린다.

함께하기

전반적으로 이 연구는 케이크 한 그릇의 지방의 비율과 칼로리 사이에는 유의한 상관성을 보이지 않는다.

다른 형태의 상관

관련성을 측정하기 위한 피어슨과 스피어만의 *r*과 다른 측도들이 있다. 여기에서 개요를 설명하지만 계산식은 표시하지 않는다.

파이

관련한 두 변수가 (각각 두 값만을 갖는) 이분변수일 때 *r*의 단순한 형태가 사용될 수 있다. 이분변수의 예로는 성별(남성과 여성)이 포함된다. 끌어낼 수 있는 응답의 선택은 예/아니오 또는 성공/실패이다. 이 자료를 분석하기 위해 SPSS를 이용할 때 "분석(A)", "기술통계(E)", "교차분석표", "통계"와 "파이 및 Cramer's V" Box를 클릭해서 파이(Phi)를 구할 수 있다.

켄달의 타우

켄달의 타우는 스피어만 상관에 대한 대안으로 개발된 비모수 측도이다. 이 측도는 때때로 두 순위(서열) 변수(ranked(ordinal) variable) 사이의 관련성을 측정할 때 사용된다. 켄달의 타우는 자료가 *r*을 구하기 위한 가정을 심하게 위배했다면 대안일 수 있다. 켄달의 타우는 SPSS에서 이변량 상관 검정(bivariate correlation test)을 실행할 때 "피어슨"이나 "스피어만" 대신에 "켄달의 타우"를 클릭해서 구할 수 있다.

분할 계수

이 측도는 두 명목변수(nominal-level variables) 사이의 관련성을 측정하기 위하여 사용할 수 있는 비모수 방법이다. 변수는 이분이 아니더라도 두 개 이상의 범주를 가질 필요가 있다. 예를 들어, 이 방법은 인종과 정치 관계 사이의 관련성을 결정하기 위하여 사용할 수 있을 것이다. SPSS에서 이 계수를 구하기 위해서는 "분석(A)", "기술통계(E)", "교차분석표", "통계"와 "분할계수"를 선택한다.

"전체" 측도

두 변수 사이의 단조 관련성에 대하여 설명하였다. 관련성이 양일 수도 음일 수도 있지만, 관찰된 모든 값에 대하여 동일하다. 비선형 관련성의 예를 그림 11-1D에서 볼 수 있다. 이 경우에 변수 *x*의 낮은 점수가 변수 *y*의 낮은 점수와 관련이 있고, 변수 *x*의 높은 점수 또한 변수 *y*의 낮은 점수와 관련이 있다. 이러한 관련성을 비선형(curvilinear)이라고 부른다. 예제는 불안과 검사점수 사이에서 가능성이 있는 관계이다. 이 그래프에서 적당한 불안을 가지고 있는 사람이 검사에서 좋은 점수를 받을 수 있다. 반면에 매우 높은 불안이나 매우 낮은 불안을 가지고 있는 사람이 검사에서 나쁜 점수를 받을 수 있다. 자료에 대한 그림을 그려보는 것이 비단조 관계(nonmonotonic relationship)가 존재하는지 결정하는데 도움을 준다. 왜냐하면 피어슨과 스피어만의 *r*은 이러한 관계를 검정하는데 사용할 수 없기 때문이다.

때때로 상관비(correlation ratio)라고 부르는 η(eta)는 비선형 관련성을 측정하기 위하여 사용된다. η는 0부터 +1의 값을 갖는다. η는 명목변수 또는 연속변수를 포함한 모든 변수에 대하여 사용할 수 있다. η는 *r*과 매우 밀접하게 관련되어 있고 관련성의 형태와 관계없이 사용될 수 있기 때문에 "전체" 관련성이라고 부른다(Nunnally & Bernstein, 1994). η가 선형 관련성을 갖는 두 연속변수에 대하여 사용되었을 때 η는 *r*로 바뀐다.

편상관

연구 설계(research design)에 대하여 논의할 때 통제(control)의 개념문제에 부딪히게 된다. 결과를 잘못 이끌 수 있는 분산을 어떻게 통제할 수 있는가? 여러 방법이 있다. 연령과 같은 변수의 영향에 대하여 관심이 있다면, 통제의 방법으로 연구대상자를 집단에 무작위 할당(random assignment)할 수 있고, 한 연령집단만을 선택할 수도 있고, 연구대상자를 집단에 할당하기 전에 연령에 따라 대상자를 짝지을(match) 수도 있다. 또한 통제의 통계적 측정치도 있다. 연구대상자와 대조군의 연령을 기록할 수 있고 분석에서 변수로써 연령에 대하여 수정할 수 있다.

통계적 통제의 한 방법이 편상관(partial correlation)이다. 이 방법은 제3의 변수의 영향에 대하여 통계적으로 통제한 후에 두 변수(만약에 다중 부분상관을 이용한다면 더 많은 변수) 사이의 관계를 설명할 수 있도록 한다. 연구 설계에 대하여 공부할 때 두 변수 사이의 관계가 교란의 영향이나 다른 변수 때문에 명확하지 않을 수 있다는 것을 배웠다. 예를 들어, 1세부터 10세 사이의 어린이에 있어 정신 연령과 키 사이의 상관성을 구한다면 높은 상관성이 있다는 것을 발견할 것이다. 키가 지능에 대한 원인이 된다는 것을 의미하는가? 핵심 요인은 키가 아니라 연령이다. 연령에 대해 통제한 후 키와 정신 연령 사이의 관련성은 미미할 것이다.

부분편상관

부분편상관(semipartial correlation)은 변수 중 단 하나의 변수가 상관되어 있다는 것으로부터 제3의 변수의 효과를 제거한 두 변수 사이의 상관이다. 부분편상관은 다음 절에서 설명할 다중 상관(multiple correlation)과 아주 유사하다. 부분편상관은 $r1(2.3)$ 또는 $ry(1.2)$로 쓸 수 있다. 첫 번째 방법은 제2의 변수로부터 제3의 변수의 효과를 제거한 변수 1과 변수 3 사이의 상관을 나타낸다. 두 번째 방법은 종속변수 y와 변수 1로부터 변수 2의 효과를 제거한 독립변수 1 사이의 상관을 나타낸다.

다중상관

두 변수 사이의 관련성을 측정하기 위한 상관에 대하여 설명하였다. 이 개념은 한 변수와 다른 변수들의 결합 사이의 관련성을 측정하는 것으로 확장할 수 있다. r에 대하여 설명할 때 하나의 독립변수(x)와 하나의 종속변수(y)에 대하여 말한다. 다중상관(multiple correlation, r)은 둘 이상의 독립변수(x_1, x_2, x_3, 등등)와 하나의 종속변수(y)에 대하여 말한다. 다중상관은 둘 이상의 종속변수(y_1, y_2, y_3, 등등)에 대해서도 가능하다. 이를 정준상관(canonical correlation)이라고 부른다.

다중상관 r은 0부터 1까지의 값을 가질 수 있다. r을 구하기 위하여 최소제곱법(method of least square)을 사용하기 때문에 음의 값을 갖는 r은 없다. r^2은 독립변수들의 결합이 종속변수에 대하여 설명하는 분산의 크기이다. 다중상관을 보고할 때 r 대신에 r^2으로 표시하기도 한다.

부분편상관의 설명에서 언급한 것처럼 제곱된 다중상관 r^2의 계산은 종속변수와 또 다른 독립변수 사이의 관련성을 하나의 독립변수가 교란효과(confounding effect)를 가질 수 있기 때문에 각 독립변수와 종속변수의 상관계수를 제곱한 값을 단순히 더하는 것 이상이 필요할 수 있다.

요약

상관분석은 두 개 이상의 변수들 사이의 관련성을 알아보기 위한 절차이다. 상관계수는 관련성의 강도를 측정하고 방향을 나타낸다. 상관에 대한 여러 측도가 있다. 어떤 측도를 사용할 것인가는 변수의 수, 변수의 특성과 서로의 관련성에 의존한다. 다중상관은 한 변수와 다른 변수들의 가중화된 복합체 사이의 관련성을 측정한다. 부분상관은 다른 교란변수의 효과를 제거한 후 두 변수 사이의 관련성을 설명하는 통계적 방법이다. 부분편상관에서는 단지 하나의 변수가 관련되어 있다는 것으로부터 제3의 변수의 영향을 제거한다.

연습 문제

선다형 문제

1. 피어슨 상관 검정에 대하여 가장 잘 기술한 것은?
   a. 분산분석의 형태이다.
   b. 모수 검정이다.
   c. 비모수 검정이다.
   d. 위의 어느 것도 아니다.

2. 피어슨 상관계수는 다음의 어느 경우의 연관성을 결정하는데 사용하는 것이 가장 좋은가?
   a. 두 비율변수
   b. 세 개 이상의 비율변수
   c. 두 명목변수
   d. 세 개 이상의 서열변수

3. 피어슨 상관계수를 사용하기 가장 적절한 때는 언제인가?
   a. 두 변수 모두 정규분포를 따르지 않을 때
   b. 변수 중 하나가 정규분포를 따를 때
   c. 두 변수 모두 정규분포를 따를 때
   d. 위의 어느 경우도 아님

4. 피어슨 상관계수는 어떤 측도를 제공하는가?
   a. U-형 관련성
   b. 비선형 관련성의 강도
   c. 선형 관련성의 강도
   d. 위의 모든 경우

5. 상관계수는 다음 중 어느 것을 측정하는가?
   a. 양의 관련성
   b. 음의 관련성
   c. 비선형 관련성
   d. a와 b

6. 스피어만 상관계수는 어떤 관련성을 조사하기 위하여 사용하는 것이 가장 좋은가?
   a. 세 개 이상의 비율변수
   b. 정규분포를 따르지 않는 두 서열변수, 구간변수와 비율변수
   c. 두 명목변수
   d. 명목변수부터 비율변수까지

7. 피어슨 상관계수 대신에 스피어만 상관계수를 언제 사용하는가?
   a. 두 변수 모두 정규분포를 따르지 않을 때
   b. 변수 중 하나가 정규분포를 따를 때
   c. 두 변수 모두 정규분포를 따를 때
   d. a와 b

8. 완전한 음의 관련성을 가질 때 r은?
   a. −1
   b. 0
   c. +1
   d. 100

9. r^2은 무엇을 측정하는가?
   a. 두 변수에 의해 공유되지 않는 분산
   b. 두 변수 사이의 양의 관련성의 강도
   c. 두 변수에 의해 공유되는 분산
   d. 위의 어느 것도 아님

10. 피어슨 상관계수와 스피어만 상관계수는 무엇을 측정하는데 사용할 수 있는가?
    a. 두 독립변수 사이의 관련성
    b. 두 관련된 변수 사이의 관련성
    c. 검사-재검사 신뢰도
    d. 위의 경우 모두

가장 좋은 통계 검정의 선택

다음의 시나리오(1-10) 각각에 대하여 가장 적합한 검정(a-k)을 다음 중에서 고르시오.
   a. 독립표본 t-검정
   b. 맨-휘트니 U-검정
   c. 짝지은 t검정
   d. 윌콕슨 짝지은-쌍 검정
   e. 1요인 분산분석
   f. 크루스칼-왈리스 H-검정
   g. 반복측정 분산분석
   h. 순위에 의한 프리드만 분산분석
   i. 피어슨 상관계수
   j. 스피어만 상관계수
   k. 카이제곱 통계량

1. 부교수에게 배운 집단과 조교수에게 배운 집단의 간호학과 대학원생 60명을 대상으로 조사한 일주일에 과제를 하는 평균 시간에 차이가 있는가? 각 집단에 30명의 학생이 있고, 과제를 한 시간은 정규분포를 따르지 않는다.

2. 12개월 동안 (기억력 향상을 위한) *Ginkgo biloba*를 받은 학생이 6개월 동안 *Ginkgo biloba*를 받은 학생보다 박사학위 취득시험에서 더 좋은 성과를 갖는가? 88명의 학생들이 이 연구에 참여하였다. 성적은 정규분포를 따른다.

3. 32쌍의 동일한 성을 갖는 쌍둥이의 체질량지수(BMI)가 국가 쌍둥이 컨퍼런스에서 평가되었다. 체질량지수는 정규분포를 따른다. 쌍둥이의 체질량지수에 차이가 있는가?

4. 62명의 알츠하이머 환자에 대한 과거 흡연력을 대하여 조사하였다. 흡연력은 흡연한 적이 없음, 10년 미만 흡연과 10년 이상 흡연으로 구분하였다. 자주 사용하는 손의 엄지손가락과 집게손가락으로 수직으로 떨어지는 자를 잡을 때 참가자들이 갖는 평균 반응시간에 차이가 있는가? 반응시간은 정규분포를 따른다.

5. 알러지스트인 의사 Sneezie는 일주일동안 평균 운동시간과 환자가 일주일동안 흡입기를 사용하는 횟수와 관련이 있는지를 알아보고자 했다. 두 변수 모두 정규분포를 따르지 않는다.

6. 직업만족도가 정규직 근로자와 초과 근무에 대하여 자격이 없는 시간제 근로자 사이에 차이가 있는가? 직업만족도는 5점 리커트 척도로 측정하였다($n = 75$).

7. 12세에 인유두종바이러스 백신 주사를 맞은 여성 청소년이 14~16세에 백신을 맞은 여성 청소년보다 어린 나이에 더 많은 성행위를 하는가? 세 집단(집단마다 $n = 150$)이 백신을 맞은 1년 후에 지난 한달 동안 몇 번이나 성행위를 했는지에 대한 질문을 받았다. 성행위는 정규분포를 따르지 않는다.

8. 시민 참여가 연령과 관계가 있는가? 시민 참여는 최소 참여로부터 최고 참여까지 7점 리커트 척도로 측정되었다. 시민 참여와 연령 모두 정규분포를 따른다($n = 7,567$).

비평적 사고 문제

1. 피어슨 상관계수나 스피어만 상관계수를 가지고 검정할 수 있는 다섯 개의 가설을 설정하시오.

2. 다음의 유의수준과 표본수에 대하여 피어슨 상관계수의 기각값을 찾으시오. 각 경우에 양측검정을 실행한다고 가정한다.
   a. $\alpha = .05$, 표본수=18
   b. $\alpha = .01$, 표본수=45
   c. $\alpha = .10$, 표본수=102
   d. $\alpha = .05$, 표본수=29
   e. $\alpha = .10$, 표본수=8

계산 문제

문제 1부터 문제 4에 대하여 가장 적절한 가설을 설정하고 피어슨 상관계수와 스피어만 상관계수를 모두 구하시오. 문제 1, 2에 대하여 직접 계산과 SPSS를 이용한 계산을 모두 실행하시오. 문제 3, 4에 대해서는 SPSS만을 이용하시오. 각 경우에 있어 피어슨 검정과 스피어만 검정 중 어느 검정이 더 적절한지 결정하시오.

1. HMO 관계자는 자가 평가 건강과 지난 1년 동안 병원 방문횟수의 관련성을 알고 싶다. 자가 평가 건강은 1점부터 5점까지의 척도(1=건강이 나쁨, 5=건강이 아주 좋음)로 평가하였다. 지난 해 병원 방문횟수는 아래 표와 같다.

환자 번호	자가 평가 건강	지난해 병원 방문횟수
1	5	2
2	4	1
3	4	2
4	5	3
5	4	3
6	3	4
7	3	4
8	4	4
9	2	5
10	2	5
11	3	5
12	1	4

2. 간호 관리자는 암환자가 지난 달 경험으로 보고한 정신건강이 나쁜 일수와 연령 사이의 관련성을 조사하고 싶다. 연령(세)과 환자에 의해 자가 평가된 지난 한달 동안 정신건강이 나쁜 일수를 조사하였다.

환자 번호	연령(세)	정신건강이 나쁜 일수
1	21	30
2	47	30
3	52	30
4	48	20
5	43	14
6	32	7
7	72	6
8	23	5
9	39	5
10	41	5
11	22	3
12	34	3
13	37	3
14	39	3
15	68	3
16	19	2

(계속)

환자 번호	연령(세)	정신건강이 나쁜 일수
17	22	2
18	42	2
19	41	1
20	48	1
21	19	0

3. 연구자들은 여성들에 있어 진료만족도와 1년 동안 병원 방문횟수 사이에 관련성이 있는지 알기를 원한다. 전화 면접을 통하여 31명의 여성으로부터 구한 자료는 아래 표와 같다.

환자 번호	병원 방문횟수	진료만족도
1	1	1
2	1	1
3	1	3
4	1	1
5	1	2
6	2	1
7	2	1
8	2	3
9	2	3
10	2	4
11	3	1
12	3	3
13	3	1
14	3	2
15	3	2
16	4	3
17	4	1
18	4	4
19	4	1
20	4	1
21	4	2
22	4	2
23	4	2
24	5	1
25	5	2
26	6	3
27	7	2
28	10	1
29	10	3
30	11	1
31	12	1

4. 이 연구는 의사-환자와의 의사소통과 진료만족도의 관련성을 조사하기 위하여 시행되었다. 의사-환자의 의사소통은 1점부터 16점 척도로 측정되었다(점수가 높을수록 더 의사소통을 잘하는 것을 의미한다). 환자만족도는 1점에서 5점까지로 측정하였다(점수가 높을수록 만족도가 높은 것을 의미한다). 자료는 처음 진료를 위해 방문한 후에 면접한 36명의 환자로부터 구했으며 다음 표와 같다.

환자 번호	의사소통 점수	환자만족도
1	11	5
2	12	5
3	12	5
4	12	5
5	13	5
6	16	5
7	10	4
8	10	4
9	10	4
10	10	4
11	11	4
12	11	4
13	13	4
14	13	4
15	4	3
16	6	3
17	6	3
18	8	3
19	9	3
20	9	3
21	9	3
22	10	3
23	12	3
24	14	3
25	4	2
26	5	2
27	5	2
28	6	2
29	8	2
30	9	2
31	13	2
32	4	1
33	4	1
34	4	1
35	5	1
36	9	1

교차표 연구: 카이제곱과 연관 통계량

목적

이 장을 공부한 후 다음을 할 수 있어야 한다:

1. 교차표로부터 교차비를 계산하고 해석한다.

2. 교차표의 통계적 유의성을 평가하기 위하여 이용 가능한 통계량(예, 카이제곱 검정, 예이츠의 연속성 수정, 피셔의 정확검정, 멕네마 검정)을 기술하고, 사용하기에 올바른 검정을 선택한다.

3. 2 × 2 교차표로부터 카이제곱 통계량을 직접 계산하고, 결과를 해석한다.

4. 교차표를 구하기 위하여 SPSS를 사용하고 연관된 통계량(예, 카이제곱 통계량, 피셔의 정확검정)을 계산하고 결과를 해석한다.

5. 멕네마 검정을 위하여 SPSS를 사용하고 결과를 해석한다.

6. 발표와 출판을 위하여 교차표 분석의 결과를 작성한다.

교차표와 연관 통계량의 개요

교차표(cross-tabulation table)는 두 범주 변수의 관계를 그래프 형태로 보여 준다. 이 표는 두 변수의 결합확률(joint probability)을 보여 주고 두 변수가 명목(또는 아주 제한된 범주를 갖는 서열)변수일 때 사용된다. 제3장에서 주변확률(marginal probability), 결합확률(joint probability), 조건부 확률(conditional probability)과 수정되지 않은 교차비(unadjusted odds ratio)를 교차표로부터 구할 수 있다는 것을 설명하였다. 이 값들은 독립변수(예, "비만")가 가지고 있는 상태(예, "수술 후 사망률")의 변화에 어떻게 영

향을 주는가에 대하여 서로 다른 측정치를 제공한다. 분할표(contingency table)의 통계적 유의성은 피셔의 정확검정(Fisher's exact test) 또는 멕네마 검정(McNemar test)이라고 불리는 통계량과 유사한 카이제곱 통계량을 이용하여 평가할 수 있다. 이러한 검정에 대한 선택은 두 변수 사이의 관계를 포함한 여러 요인들에 따른다(Box 12-1). 두 변수가 서로 독립일 때 세 통계량 중 가장 일반적으로 사용되는 것은 카이제곱 통계량, 예이츠 수정 카이제곱 검정(chi-square test with Yates' correction)과 피셔의 정확검정이다. 두 변수가 서로 독립이지 않을 때(동일한 사람에 대한 두 측정치 또는 짝지은-쌍 대상자) 멕네마

검정이 사용된다.

　카이제곱 통계량은 가장 흔히 보고되는 비모수 통계량(nonparametric statistic)이고 두 변수가 서로 독립일 때 사용한다. 카이제곱 통계량은 각 집단의 실제 수(또는 빈도)와 두 변수가 서로 완전하게 독립일 때 기대되는 수를 비교한다. 각 집단의 기대수(expected number)는 자료로부터 계산된다. 연구문제는 독립이라는 상황에서 각 집단의 기대수가 실제 수(actual number)와 유의하게 차이가 있는 가이다.

　때때로, 자료가 카이제곱 검정에 대한 가정을 충족하지 못한다. 이 경우에는 두 가지 선택이 있다. 예이츠 수정 카이제곱 검정이나 피셔의 정확검정. 두 검정에 대해서는 아래에서 좀 더 자세히 설명한다.

　교차표가 동일한 사람의 사전과 사후 측정치 또는 어떤 방식이든 관련된 사람(예, 쌍둥이)들의 관찰치와 같이 짝지은-쌍(독립이지 않은) 관찰치로 구성되어 있을 때 멕네마 검정(McNemar test)이 카이제곱 검정 대신에 사용된다. 이 검정은 관찰된 자료의 확률(p-값)을 추정할 때 관찰치의 독립성 부족을 설명해야 한다.

연구문제

제3장에서 설명한 것처럼 교차표는 결과를 경험한 서로 다른 집단의 대상자의 비율(proportion)을 비교한다. 연관된 통계량을 가지고 질문할 수 있는 연구문제는 상황 C의 전체 대상자 수에 대한 자료를 가지고 있을 때 집단 'A'에서 'C'를 가지고 있는 사람의 비율이 집단 'B'에서 'C'를 가지고 있는 사람의 비율과 유의하게 다른가? 이다. 추가적으로 집단 'A'에서 'C'를 갖는 오즈(odds)와 집단 'B'에서 'C'를 갖는 오즈(odds)를 비교하는 교차비(odds ratio)를 계산하는 것이 가능하다.

　교차표로 나타낸 관련성의 통계적 유의성을 검정하기 위하여 선택된 통계량은 비교의 형태와 참가자의 수에 따라 변한다. 예를 들어, 다음의 처음 두 연구에서 연구자들은 관련되지 않은 사람들의 집단을 비교하고 독립적인 대상자에 대한 검정을 사용한다. 첫 번째 연구에서 개입(intervention)을 받은 흡연자 집단과 개입을 받지 않고 짝지어지지 않은 집단과 비교

Box 12-1 카이제곱 검정과 멕네마 검정의 선택

카이제곱 검정은 다음의 가정을 충족할 때 사용할 수 있다.

- 연구 참가자들이 독립 확률표본으로 구성되어 있어야 한다.
- 두 변수가 비교되고, 변수들은 서로 독립이어야 한다.
- 두 측정치는 (한정된 수의 범주를 갖는) 명목척도이거나 서열척도이어야 한다.
- 2 × 2 표에서 각 칸의 기대빈도는 적어도 10 이상이어야 한다.
- 각 칸의 기대빈도가 5에서 9인 경우 카이제곱의 예이츠 연속성 수정(Yates' continuity correction)을 이용한다.
- 각 칸의 기대빈도가 5 미만인 칸이 존재할 경우, 피셔의 정확검정(Fisher's exact test)을 이용한다.
- 2 × 2 표보다 큰 표에서 각 칸의 기대빈도가 5보다 작은 칸이 20% 이상이어서는 안 된다. 만약에 20% 이상인 경우에는 피셔의 정확검정을 사용해야만 한다.
- 기대빈도가 0인 칸이 없어야 한다.

멕네마 검정은 다음의 가정을 충족할 때 사용할 수 있다.

- 연구 참가자들이 짝지은-쌍 표본으로 구성되어 있어야 한다.
- 두 변수가 비교된다.
- 변수들은 짝지은 자료로 나타나야 한다.
- 칸의 크기가 충분하여야 한다.

한다. 대상자가 아주 많으므로 카이제곱 검정을 사용한다. 두 번째 연구에서 연구자들은 비호지킨림프종(NHL, non-Hodgkin's lymphoma)을 갖는 환자와 갖지 않는 환자를 비교한다. 일부 칸에 대한 대상자의 수가 적어, 연구자들은 (카이제곱 검정과 비슷한) 피셔의 정확검정(Fisher's exact test)을 사용한다. 세 번째 연구에서 연구자들은 동일한 여성을 대상으로 서로 다른 상황에서 구한 두 측정치를 비교한다. 동일한 사람에 대하여 반복적인 측정치이므로, 연구자들은 짝지은-쌍 비율을 비교할 때 사용하기 적절한 멕네마 검정(McNemar test)을 선택하였다.

전화 상담이 성인 흡연자의 금연률을 증가시키는가?

금연 연구의 일부로써, 미국암학회(American Cancer Society)는 다음의 문제를 설명한다. 전화 상담이 젊은 성인 흡연자들의 금연률을 증가시키는가?(Rabius, McAlister, Geiger, & Huang, 2004) 이 연구에서는 (18세부터 25세 사이의) 흡연자들에게 금연을 도와주기 위한 미국암학회 상담전화를 통하여 전화를 걸었다. 모든 연구 참가자들은 금연에 대한 세 권의 책자를 받았다. 추가적으로 연구 참가자 중 반은 5번의 상담전화를 받았다. 독립변수는 "전화 상담을 받음(예/아니오)"이고, 종속변수는 "금연(예/아니오)"이다. 이 연구는 카이제곱 검정 결과로써 전화 상담을 받은 흡연자들이 전화 상담을 받지 않은 흡연자들보다 3개월 후에 금연하는 비율이 유의하게 높았다는 것을 발견하였다(19.6%와 9%, $p < .005$).

자가면역 질환이 비호지킨림프종의 위험요인인가?

비호지킨림프종을 갖는 환자 278명과 다른 혈액학적 장애를 갖는 대조군 317명을 대상으로 한 환자-대조군 연구(case-control study)에서 다음의 질문을 하였다. 자가면역 질환이 비호지킨림프종의 위험요인인가(Cuttner, Spiera, Troy, & Wallenstein, 2005)? 독립변수는 자가면역 질환(유/무)이고 종속변수는 비호지킨림프종(유/무)이다. 비호지킨림프종을 가진 사람 중 13%가 이전에 자가면역 질환을 가지고 있었으며, 대조군은 5%가 자가면역 질환을 가지고 있었다. 피셔의 정확검정으로 검정한 결과 통계적으로 유의한 차이를 보였다($p = .001$). 교차표에서 수가 적은 칸이 있기 때문에 카이제곱 검정 대신에 피셔의 정확검정을 사용하였다.

여성의 자세가 통증에 대한 인식에 영향을 주는가?

이 질문에 대한 답을 구하기 위하여 일본에서 자연 분만한 58명의 여성에 대한 연구가 산부인과에서 진행되었다(Adachi, Shimada, & Usui, 2003). 이 연구에서는 6 cm에서 8 cm까지 자궁이 확대되는 15분 동안 앉은 자세와 누운 자세에서 각각 느끼는 통증을 자기-기입으로 조사하였다. 통증은 0점부터 100점까지 통증 척도를 여성들이 평가할 수 있도록 시각적 척도로 측정하였다. 통증 정도가 30점 이상이면 "보통 수준 이상의 통증"으로 분류한다. 독립변수는 자세(앉아있는 것과 누워있는 것)이고 종속변수는 통증 수준(보통 미만, 보통 이상)이다. 여성들은 전반적으로 보통 수준 이상의 요추통증을 느끼는 정도가 앉아 있을 때(10.3%)보다 누워있을 때(34.5%) 더 높았다. 멕네마 검정 결과 이 차이는 통계적으로 유의하였다($p = .001$). 변수가 참가자에 대하여 반복하여 측정되었기 때문에 멕네마 검정을 사용하였다.

자료의 형태

교차표는 두 변수 모두 명목(범주)변수[nominal(categorical) variables]일 때 사용한다. 요구되는 자료의 형태는 카이제곱 검정(chi-square test), 피셔의 정확검정(Fisher's exact test)과 멕네마 검정(McNemar test)에 대하여 동일하다. 가장 일반적인 교차표는 (두 변수가 모두 두 개의 범주를 갖는) 두 이분변수(dichotomous variables)의 자료를 나타내지만, 어떤 경우에는 한 변수나 두 변수가 세 개 이상의 범주를 가진다. 교차표로 표시하는 형태는 표 12-1에서 볼 수 있다. 교차표를 구성하는 자세한 내용은 제3장에서 자세히 설명하였다. 카이제곱 통계량을 계산하는 것을 설명하기 위하여 사용될 자료를 이용하여 간단한 검토를 할 것이다.

자료로부터 2 × 2 교차표 만들기

교차표를 어떻게 만드는지 설명하기 위하여 대학원생들의 운동습관에 대한 연구의 자료를 사용할 것이다. 이 연구의 질문은 다음과 같다. "운동을 자주 하는(일주일에 3번 이상) 남학생이 여학생보다 더 많은가?" 두 변수는 성별과 운동 빈도이다. 변수 "성별"은 (남성과 여성) 두 범주로 정의되고 변수 "운동 빈도"는 (일주일에 세 번 이상 운동과 세 번 미만 운동의) 두 범주로 정의된다. 이 질문을 해결하기 위한 자료가 표 12-2에 있다. 이 자료로부터 만들어진 교차표는 표 12-3과 같다.

이 두 변수에 대한 교차표는 네 개의 범주를 갖는다. 각 연구 참가자들은 단지 하나의 범주에 속한다. 이 연구에서는 68명의 참가자가 있다. 일주일에 세 번 이상 운동하는 12명의 여성(칸 A), 일주일에 세 번 미만 운동하는 24명의 여성(칸 B), 일주일에 세 번 이상 운동하는 19명의 남성(칸 C)과 일주일에 세 번 미만 운동하는 13명의 남성(칸 D)이 있다.

주변확률 구하기

표 12-3으로부터 구할 수 있는 첫 번째 값은 주변확률(marginal probability)이다. 집단 구성(행)의 주변확률은 다음과 같이 계산한다.

여성일 확률은 다음과 같다.

$$\frac{A+B}{A+B+C+D} = \frac{36}{68} = .529$$

남성일 확률은 다음과 같다.

$$\frac{C+D}{A+B+C+D} = \frac{32}{68} = .471$$

결과(열)의 주변확률은 다음과 같이 계산한다.

일주일에 세 번 이상 운동하는 사람의 확률은 다음과 같고,

$$\frac{A+C}{A+B+C+D} = \frac{31}{68} = .456$$

일주일에 세 번 미만 운동하는 사람의 확률은 다음과 같다.

$$\frac{B+D}{A+B+C+D} = \frac{37}{68} = .544$$

조건부 확률과 수정 전 교차비 구하기

각 집단에서 일주일에 세 번 이상 운동하는 사람의 확률은 다음과 같다.

여성 중 일주일에 세 번 이상 운동하는 사람의 확률은 다음과 같다.

$$\frac{A}{A+B} = \frac{12}{36} = .333$$

남성 중 일주일에 세 번 이상 운동하는 사람의 확률은 다음과 같다.

$$\frac{C}{C+D} = \frac{19}{32} = .594$$

표 12-1	2 × 2 교차표		
	조건을 충족함 (+)	조건을 충족하지 않음 (−)	계
집단 1(+)	칸 A	칸 B	**A+B**
집단 2(−)	칸 C	칸 D	**C+D**
계	**A+C**	**B+D**	**A+B+C+D**

표 12-2	성별과 운동 빈도 : 원 자료				
번호	성별	1주일에 3회 이상 운동	번호	성별	1주일에 3회 이상 운동
101	여성	예	201	남성	예
102	여성	예	202	남성	예
103	여성	예	203	남성	예
104	여성	예	204	남성	예
105	여성	예	205	남성	예
106	여성	예	206	남성	예
107	여성	예	207	남성	예
108	여성	예	208	남성	예
109	여성	예	209	남성	예
110	여성	예	210	남성	예
111	여성	예	211	남성	예
112	여성	예	212	남성	예
113	여성	아니오	213	남성	예
114	여성	아니오	214	남성	예
115	여성	아니오	215	남성	예
116	여성	아니오	216	남성	예
117	여성	아니오	217	남성	예
118	여성	아니오	218	남성	예
119	여성	아니오	219	남성	예
120	여성	아니오	220	남성	아니오
121	여성	아니오	221	남성	아니오
122	여성	아니오	222	남성	아니오
123	여성	아니오	223	남성	아니오
124	여성	아니오	224	남성	아니오
125	여성	아니오	225	남성	아니오
126	여성	아니오	226	남성	아니오
127	여성	아니오	227	남성	아니오
128	여성	아니오	228	남성	아니오
129	여성	아니오	229	남성	아니오
130	여성	아니오	230	남성	아니오
131	여성	아니오	231	남성	아니오
132	여성	아니오	232	남성	아니오
133	여성	아니오			
134	여성	아니오			
135	여성	아니오			
136	여성	아니오			

표 12-3	성별과 운동 빈도 교차표		
	1주일에 3회 이상 운동	조건을 충족하지 않음 (−)	계
여성	(A) 12	(B) 24	A + B = 36
남성	(C) 19	(D) 13	C + D = 32
계	A + C = 31	B + D = 37	A + B + C + D = 68

수정 전 교차비(unadjusted odds ratio)는 여성 운동의 오즈에 대한 남성 운동의 오즈로 주어지고 다음과 같이 계산한다.

$$\frac{A \times D}{B \times C} = \frac{12 \times 13}{24 \times 19} = \frac{156}{456} = .342$$

남성 운동의 오즈에 대한 여성 운동의 오즈를 알기 위해서는 위의 교차비의 역수를 취하면 된다.

$$\left(\frac{1}{0.342} = 2.92\right)$$

이 경우에 남성 운동의 오즈는 여성 운동의 오즈보다 2.92배 크다. 위의 확률과 교차비는 남학생과 여학생이 일주일에 3번 이상 운동하는데 있어 차이가 있다는 것을 보여 준다. 그러나 차이가 우연히 일어났다고 기대되는 것보다 더 큰지는 아직 알 수 없다. 그러므로 카이제곱 검정과 같은 통계적 유의성을 알아보기 위한 검정을 실행하여야 한다.

카이제곱 검정의 가정

카이제곱 검정을 위한 세 가지 가정이 있다.

1. 자료는 빈도 자료(frequency data)이다.
2. 적절한 표본수가 있어야 한다.
3. 측정치는 서로 독립이어야 한다.

첫 번째 가정(*first assumption*)은 자료가 분석 하의 상황에서 대상자의 수를 세는 빈도 자료이어야 한다는 것이다. 카이제곱 검정은 평균 점수 사이의 차이를 분석하기 위하여 사용할 수 없다. 변수가 범주가 아니라면 카이제곱 검정을 하기 전에 범주화하여야 한다. 범주화를 어떻게 하는가는 자료와 해결하여야 질문에 따라 변한다.

연속변수에 대하여 자료가 정규분포를 따르지 않고 적절한 모수 방법을 사용하기 위한 가정이 위배된다면, 범주화가 적절하다. 범주는 자료를 적절하게 표현할 수 있도록 개발되어야 하고 타당한 이유가 있어야 한다. 대상자의 연령에 대하여 20세에서 29세, 30세에서 39세, 40세에서 49세로 범주화할 수 있다. 그러나 범주화를 통하여 연령에 따라 이 세 범주 중 하나에 모든 사람이 포함되어야 한다. 29세인 사람이 20세와 같은 집단에 속하는지 또는 30세와 같은 집단에 속하는지? 특이도와 변동이 이러한 범주화를 통하여 감소한다. 그리고 그 결과로써 분석이 덜 강력해질것이다.

문제는 대상자에 대한 범주화의 영향을 설명하는 것이다. 연구자들이 학교에서 어떤 범주화 결과의 측정치에 영향을 주는 것이 무엇인가에 관심이 있다고 하자. 이때 어린이들을 실제 연령이 아니라 취학 전 연령과 초등학생 연령으로 집단화하는 것이 타당하다. 범주가 임상적인 것과 관련이 있다면, 이와 같은 범주에 따른 통계분석이 유용한 해석을 제공할 수 있을 것이다. 범주화는 "차이를 만들지 않는 차이"를 제공하기 쉽지 않다.

두 번째 가정(*second assumption*)은 표본수가 적절하여야 한다는 것이다. 교차표에 대한 절차에서 칸은 측정치의 조합으로 형성된다. 칸에 수가 없는 것은 빈칸이다. 2 × 2표의 어느 칸에서 기대빈도가 5보다 작은 문제가 나타날 수 있다. (한 변수나 두 변수에서 두 범주 이상을 갖는) 큰 표에서 많은 연구자들이 경험적으로 빈도가 5보다 작은 칸이 20%를 넘지 않을 때 사용한다(SPSS, 1999a, p. 67). 칸에 적절한 수가 포함되어 있지 않다면 변수는 더 적은 범주로 재구성되어야 한다. 적절한 수의 연구대상자가 있는지 확신하기 위하여 분석을 수행하기 전에 변수의 빈도를 살펴보는 것이 아주 중요하다. 그러나 특정 칸의 수가 적은 것을 교차표를 실행할 때까지 명맥하게 알지 못할 수 있다. 대부분의 통계 프로그램은 칸의 크기가 적절하지 않을 경우 경고 표시를 보여 준다. 칸의 크기에 문제가 있다면 연구자들은 변수를 더 작은 수의 범주로 재구성해야 한다.

　　세 번째 가정(*third assumption*)은 측정치가 서로 독립이어야 한다는 것이다. 이는 범주가 상호배반으로 만들어져야 한다는 것이다. 즉, 어떤 대상자도 설계에서 한 칸 이상에 포함될 수 없다는 것이고, 어떤 대상자도 한 번 이상 사용될 수 없다는 것이다. 한 연구대상자의 응답이 다른 대상자의 응답에 영향을 줄 수 없다는 것이다. 상대적으로 쉬워 보이지만, 자료가 시간에 따른 기간에 대하여 수집되는 임상연구 상황에서는 어려울 수 있다. 병원이나 의원에서 연구대상자를 조사한다면, 병원을 재방문한 사람은 두 번째 시점에서의 연구에서는 확실하게 포함되지 않아야 한다. 어떤 상황에 있는 대상자들이 응답을 변하게 할 수 있는 자신의 상황이나 다른 상황의 대상자와 의견 교환을 하지 않아야 한다.

카이제곱 통계량의 계산

카이제곱 검정에 대한 논리는 각 칸에 있는 관찰빈도와 "기대빈도"를 비교하는 것이다. "기대빈도"는 두 변수가 서로 연관성을 가지고 있지 않을 때(독립일 때) 기대되는 2×2표의 각 칸에 관찰치의 수를 의미한다. 기대빈도는 두 집단 사이에 차이가 없다는 영가설을 기반으로 자료로부터 계산된다. 카이제곱 통계량은 두 집단 사이에 차이가 있는 정도를 결정하기 위하여 관찰빈도와 기대빈도를 이용하여 계산한다. 카이제곱 통계량의 값은 이러한 차이의 크기에 의존한다. 카이제곱값이 기각값보다 클 정도로 충분한 차이가 있다면 영가설은 기각되고, 두 변수 사이의 관계는 통계적으로 유의하다고 기술할 수 있다.

2 × 2 표에 대한 카이제곱 통계량을 손으로 직접 계산하기 위한 단계별 절차

카이제곱 통계량은 다음 식과 같이 계산한다.

$$X^2 = \sum_{i=1}^{n} \frac{(f_o - f_e)^2}{f_e}$$

여기서 f_o는 각 칸의 관찰빈도이고, f_e는 각 칸의 기대빈도이다. n칸(2×2 표에 대해서는 4칸)에 대하여 다음을 계산한다.

$$\frac{(f_o - f_e)^2}{f_e}$$

카이제곱 통계량은 각 칸에서 계산된 값을 모두 더해서 구한다. 관찰빈도는 각 칸의 실제 빈도(각 칸의 수)이다. 2×2 표에 대하여 기대빈도는 다음과 같이 구할 수 있다.

　　칸 A에 대한 기대빈도는 다음과 같다.

$$f_{eA} = (A + B)\frac{A + C}{A + B + C + D}$$

칸 B에 대한 기대빈도는 다음과 같다.

$$f_{eB} = (A + B)\frac{B + D}{A + B + C + D}$$

칸 C에 대한 기대빈도는 다음과 같다.

$$f_{eC} = (C + D)\frac{A + C}{A + B + C + D}$$

칸 D에 대한 기대빈도는 다음과 같다.

$$f_{eD} = (C + D)\frac{B + D}{A + B + C + D}$$

계산된 카이제곱 통계량을 확실한 통계적 유의성을 갖기 위한 기각값과 비교한다. 기각값은 카이제곱표(부록 L)에서 구할 수 있다. 기각값은 사용할 α-수준과 자유도의 교차점에 있는 수이다. 카이제곱 통계량의 자유도는 (행의 수 $-$ 1) $\times$ (열의 수 $-$ 1)로 계산한다. 2×2 표에서 자유도는 1이다. 그러므로 부록 L로부터 $\alpha = .05$에서 2×2 표에 대한 카이제곱 통계량의 기각값은 3.841이다.

　　카이제곱 통계량을 어떻게 계산하는지 설명하기 위하여 이전 절에서 사용된 표 12-3으로 교차표를 작성하였다. 이 연구에서는 다음의 문제에 대하여 고

Box 12-2 단계별 계산: 카이제곱 통계량

단계 1: 영가설과 대립가설을 기술한다.

- **H_0:** 성별과 운동 빈도는 유의한 관련성이 없을 것이다.
- **H_A:** 성별과 운동 빈도는 유의한 관련성이 있을 것이다.

단계 2: 유의수준(α)을 정의한다. 자유도를 결정하고 카이제곱 통계량에 대한 기각값을 구한다.

- 유의수준 α=.05이다.
- 자유도는 (2 – 1)×(2 – 1)=1이다.
- 카이제곱표로부터 유의수준 α = .05, 자유도 1인 기각값은 3.841이다.

단계 3: 자료가 필요한 가정을 모두 충족하는지 확인한다.

- 측정치는 독립 확률표본으로 구성되어 있다.
- 비교할 측정치가 적어도 둘 이상이어야 한다.
- 두 측정치는 서로 독립이다.
- 측정치는 둘 다 명목척도이다.
- 기대 칸의 크기가 충분하다.

단계 4: 교차표를 만들고, 관련된 확률과 수정 전 교차비를 구한다.

- 교차표는 표 12-4와 같다. 관련된 확률은 다음과 같다.

집단	일주일에 3번 이상 운동하는 사람의 비율
여성	$\dfrac{A}{A+B} = \dfrac{12}{36} = .333$
남성	$\dfrac{C}{C+D} = \dfrac{19}{32} = .594$
남성에 대한 여성의 교차비	$\dfrac{A \times D}{B \times C} = \dfrac{12 \times 13}{19 \times 24} = \dfrac{156}{456} = 0.342$
여성에 대한 남성의 교차비	$\dfrac{456}{156} = 2.92$

단계 5: 카이제곱 통계량을 구하기 위한 계산을 실행한다.

단계 5A: 각 칸에 대한 기대빈도는 다음과 같이 계산한다.

칸 A(운동하는 여성) $f_{eA} = (A+B)\dfrac{A+C}{A+B+C+D}$ $f_{eA} = 36 \times (31/68)$
$f_{eA} = 16.41$

칸 B(운동하지 않는 여성) $f_{eB} = (A+B)\dfrac{B+D}{A+B+C+D}$ $f_{eB} = 36 \times (37/68)$
$f_{eB} = 19.59$

(계속)

Box 12-2 단계별 계산: 카이제곱 통계량

칸 C(운동하는 남성) $f_{eC} = (C+D)\dfrac{A+C}{A+B+C+D}$ $f_{eC} = 32 \times (31/68)$
$f_{eC} = 14.59$

칸 D(운동하지 않는 남성) $f_{eD} = (C+D)\dfrac{B+D}{A+B+C+D}$ $f_{eD} = 32 \times (37/68)$
$f_{eD} = 17.41$

단계 5B: 공식 $\dfrac{(f_o - f_e)^2}{f}$ 를 이용하여 각 칸의 기대빈도로부터의 편차 비율을 계산한다.

칸 A $\dfrac{(f_{oA} - f_{eA})^2}{f_{eA}}$ $= \dfrac{(12 - 16.41)^2}{16.41}$
$= 1.185$

칸 B $\dfrac{(f_{oB} - f_{eB})^2}{f_{eB}}$ $= \dfrac{(24 - 19.59)^2}{19.59}$
$= 0.993$

칸 C $\dfrac{(f_{oC} - f_{eC})^2}{f_{eC}}$ $= \dfrac{(19 - 14.59)^2}{14.59}$
$= 1.33$

칸 D $\dfrac{(f_{oD} - f_{eD})^2}{f_{eD}}$ $= \dfrac{(13 - 17.41)^2}{17.41}$
$= 1.117$

단계 5C: 카이제곱 통계량은 다음과 같이 계산한다.

$$X^2 = \sum \dfrac{(f_o - f_e)^2}{f_e} = 1.185 + .993 + 1.33 + 1.117 = 4.628$$

단계 6: 통계적 유의성을 결정하고 결론을 기술한다.

두 변수 사이의 관계는 통계적으로 유의하다. 계산된 통계량은 4.628이고 기각값은 3.84 이다. 카이제곱 통계량이 기각값보다 크기 때문에(4.628 > 2.841) 성별은 운동 빈도와 유의한 관련성을 갖는다는 결론을 내릴 수 있다.

려한다. 남녀 대학원생의 운동습관에 차이가 있는가? 각 단계에 대한 자세한 내용과 동반된 계산은 Box 12-2에서 볼 수 있다.

단계 1: 영가설과 대립가설을 기술한다.

- **H_0**: 일주일에 3일 이상 운동한 남녀 대학원생의 비율은 차이가 없을 것이다.
- **H_A**: 일주일에 3일 이상 운동한 남녀 대학원생의 비율은 차이가 있을 것이다.

단계 2: 유의수준(α)을 정의하고 카이제곱 통계량에 대한 기각값을 찾는다.

집단 간에 통계적으로 유의한 차이가 있다고 말하기 위해서는 계산된 카이제곱 통계량값이 선택한 α-수준에 대한 기각값보다 커야 한다. 카이제곱 통계량값은 직접 계산하거나 SPSS를 이용하여 계산하고, 기각값은 카이제곱표(부록 L)로부터 구할 수 있다. 기각값은 구해진 값 이상의 확률이 이미 정해진 수준보다 작을 때의 값이다.

이 예에서 α-수준은 .05이다. 자유도는 (2 − 1) × (2 − 1) = 1이다. 카이제곱표(부록 L)로부터 구한 기각값은 3.841이다. 계산된 카이제곱 통계량이 3.841보다 크면 통계적으로 유의한 것으로 간주한다. SPSS를 사용할 때는 주어진 p-값을 α-수준과 비교하면 되고, 카이제곱 통계량과 기각값을 비교할 필요는 없다.

단계 3: 자료가 필요한 가정을 모두 충족하는지 확인한다.

표 12-2에서 볼 수 있는 자료는 필요한 모든 가정을 충족한다. 참가자들은 독립 확률표본(independent random sample)이고 측정치들은 서로 독립이고 두 측정치 모두 명목이다. 단계 5에서 보는 것처럼 각 칸의 기대빈도는 10보다 크고, 카이제곱 검정을 사용할 수 있다.

단계 4: 교차표를 만들고, 관련 확률과 수정 전 교차비를 구한다.

교차표는 표 12-3에서 볼 수 있다. 조건부 확률로 나타내는 1주일에 3일 이상 운동한다고 보고한 여학생은 33.3%이고 남학생은 59.4%이다. 교차비는 여성 중 1주일에 3일 이상 운동하는 오즈가 남성 중 1주일에 3일 이상 운동하는 오즈보다 0.342배라는 것을 나타낸다.

다른 표현으로 남성 중 1주일에 3일 이상 운동하는 오즈가 여성 중 1주일에 3일 이상 운동하는 오즈보다 2.92(1/0.342)배라는 것을 나타낸다.

단계 5: 카이제곱 통계량을 구하기 위한 계산을 실행한다.

각 칸에 대한 기대빈도는 Box 12-2의 단계 5A에 계산되어 있다. 이 값을 알고 난 후 각 칸에 대한 기대빈도로부터 편차의 비율을 Box 12-2의 단계 5B처럼 계산할 수 있다. 마지막으로 이를 모두 합한 카이제곱 식은 카이제곱값 4.628을 구하기 위하여 Box 12-2의 단계 5C처럼 계산할 수 있다.

단계 6: 통계적 유의성을 결정하고 결론을 기술한다.

마지막 단계는 결과를 기술하고 결론을 내리는 것이다. 카이제곱 통계량의 값(4.628)이 기각값(3.841)보다 크기 때문에, 성별은 운동 빈도와 유의하게 관련되어 있고, 특히 남학생이 여학생보다 일주일에 세 번 이상 운동하는 비율이 더 높았다.

교차표를 만들고 연관된 통계량을 계산하기 위하여 SPSS를 이용하는 단계별 절차

SPSS를 이용하여 카이제곱 통계량을 구하는 것은 아주 쉽다. Box 12-3에서 과정을 설명한다. 첫 번째, 자료를 데이터 창에 입력한다(단계 1). 세 개의 변수는 학생 일련번호("ID"), 성별("Gender")과 운동

("Exercise3x_wk_or_more")이다. 자료를 입력한 후에 메뉴에서 교차표와 연관통계량을 구하기 위하여 "분석(A)"을 클릭하고 "기술통계"와 "교차 분석표"를 선택한 후 Box 12-3의 지시에 따른다. 특히 "교차 분석표 : 셀 표시" 팝업창이 열리면 "관측빈도"와 "백분율"로 표시된 모든 Box(즉, "행", "열"과 "총계")를 체크한다. 카이제곱 통계량을 스스로 계산하기 원하는 경우에는 각 칸의 기대빈도를 구하기 위하여 "기대빈도"를 체크한다.

SPSS 결과물은 교차표와 결과에 대한 통계적 유의성을 평가하기 위해 필요한 모든 정보를 제공한다(표 12-4). 결과물의 첫 번째 부분은 어떤 자료가 결측(missing)되었는지(이 경우에는 없다) 볼 수 있는 "케이스 처리 요약"이다. 결과물의 두 번째 부분은 교차표이다. 이 표에서 각 칸의 값, 주변 합(marginal totals)과 관련된 모든 확률을 볼 수 있다. 예를 들어, "Female"이라고 이름 붙인 행과 "Yes"라고 이름 붙은 열(Cell A)인 첫 번째 칸에는 네 개의 수가 있다. 첫 번째 수는 칸에 관찰된 수(n = 12)이다. 두 번째 수는 여성 참가자 중 결과(일주일에 세 번 이상 운동)를 갖는 조건부 확률이다. 전체 여성 중 33.3%가 일주일에 세 번 이상 운동을 하고 있다. 세 번째 수는 일주일에 세 번 이상 운동하는 사람 중 여성인 조건부 확률이다. 일주일에 세 번 이상 운동하는 사람 중 약

38.7%가 여성이다. 마지막 네 번째 행은 일주일에 세 번 이상 운동하는 여성의 결합확률을 제공한다(일주일에 세 번 이상 운동하는 여성이 전체의 17.6%).

결과물의 세 번째 부분은 통계적 유의성에 대한 서로 다른 측도를 제공한다. 각주에서 보는 것과 같이 Box는 계산된 통계량의 p-값을 제공하고 칸의 최소 기대빈도는 14.59이다. 이 값이 10이 넘기 때문에 피어슨 카이제곱 검정을 사용하였다. 계산된 카이제곱값이 4.632이고 p-값이 .031이다. 기대빈도가 5부터 9 사이의 값을 갖는다면, 연속성 수정 카이제곱(Yates' continuity correction)을 대신 사용해야 한다. 기대빈도가 5 미만인 칸이 있다면, 2 × 2 표에 대하여 SPSS에서 자동적으로 계산해주는 피셔의 정확검정을 사용해야 한다. 더 큰 표에 대한 피셔의 정확검정을 위해서 선택 모듈(module)을 구입할 수 있다.

결과물의 네 번째와 다섯 번째는 두 변수 사이의 연관성의 강도에 대한 정보를 제공한다. 네 번째 부분 "대칭적 측도"는 두 변수의 연관성의 강도에 대한 대략적인 측도인 (2 × 2 표에 대한) 파이(Phi)와 (더 큰 표에 대한) Cramer's V를 제공한다. 이 측도들은 오래된 논문에서 봤을 수도 있지만 언제나 사용하는 것은 아니다. 결과물의 다섯 번째 부분 "위험 추정값"은 교차비(odds ratio)와 교차비에 대한 95% 신뢰구간(95% confidence interval)을 제공한다. 이 경우에

Box 12-3 SPSS를 이용하여 교차표와 관련된 카이제곱 통계량 구하기

단계 1: 자료를 SPSS 데이터 창에 입력한다.

	ID	Gender	exercise3x_wk_or_more	변수	변수	변수	변수	변수	변수	변수	변수
1	101.00	Female	Yes								
2	102.00	Female	Yes								
3	103.00	Female	Yes								
4	104.00	Female	Yes								
5	105.00	Female	Yes								
6	106.00	Female	Yes								
7	107.00	Female	Yes								
8	108.00	Female	Yes								
9	109.00	Female	Yes								
10	110.00	Female	Yes								
11	111.00	Female	Yes								
12	112.00	Female	Yes								
13	113.00	Female	No								
14	114.00	Female	No								
15	115.00	Female	No								
16	116.00	Female	No								
17	117.00	Female	No								
18	118.00	Female	No								
19	119.00	Female	No								
20	120.00	Female	No								
21	121.00	Female	No								

데이터 보기(D)   변수 보기(V)

(계속)

Box 12-3 SPSS를 이용하여 교차표와 관련된 카이제곱 통계량 구하기

단계 2: 메뉴에서 "분석(A)"을 클릭하고 "기술통계"와 "교차분석표"를 선택한다.

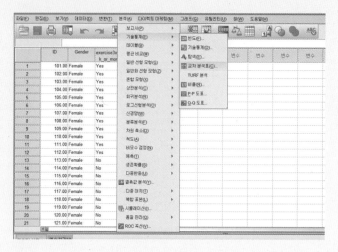

단계 3: "교차분석표" 팝업창이 나타나면, 변수 "Gender"를 "행" 자리로, 변수 "exercise3x_wk_or_more"를 "열" 자리로 이동하고 "셀"을 클릭한다.

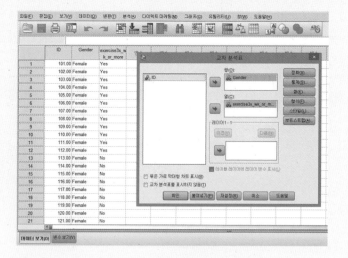

(계속)

Box 12-3 SPSS를 이용하여 교차표와 관련된 카이제곱 통계량 구하기

단계 4: "교차분석표 : 셀 표시" 팝업창이 열리면 개수에서 "관측빈도" Box를 체크하고, 백분율에서 모든 Box("행", "열"과 "총계")를 체크한다. 그리고 "계속"을 클릭한다.

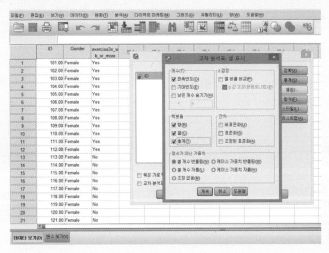

단계 5: "교차분석표" 팝업창에서 "통계"를 클릭한다. "교차분석표 : 통계" 팝업창에서 "카이제곱", 명목에서 "파이 및 Cramer의 V"를 체크하고 "위험도"를 체크한 후 "계속"을 클릭한다. "교차분석표"에서 "확인"을 클릭하면 결과물 창(output window)에 결과물이 나온다.

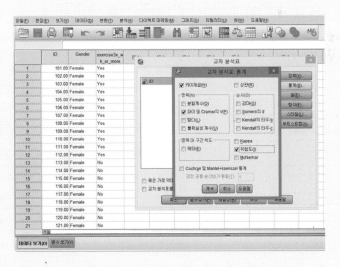

표 12-4	교차표에 대한 SPSS 결과물

케이스 처리 요약

	케이스					
	유효함		결측값		총계	
	N	퍼센트	N	퍼센트	N	퍼센트
Gender* exercises3x_wk_or_more	68	100.0%	0	0.0%	68	100.0%

Gender* exercises3x_wk_or_more 교차 분석표

			exercises3x_wk_or_more		
			No	Yes	총계
성별	여성	개수	24	12	36
		성별 내 %	66.7	33.3	100.0
		exercises3x_wk_or_more (%)	64.9	38.7	52.9
		총계의 %	35.3	17.6	52.9
	남성	개수	13	19	32
		성별 내 %	40.6	59.4	100.0
		exercises3x_wk_or_more (%)	35.1%	61.3%	47.1%
		총계의 %	19.1	27.9	47.1
총계		개수	37	31	68
		성별 내 %	54.4	45.6	100.0
		exercises3x_wk_or_more (%)	100.0	100.0	100.0
		총계의 %	54.4	45.6	100.0

카이제곱 검정

	값	df	점근 유의수준 (양면)	정확한 유의수준 (양면)	정확한 유의수준 (단면)
피어슨 카이제곱	4.632[a]	1	0.31		
연속성 보정[b]	3.641	1	0.56		
우도비	4.679	1	0.31		
피셔의 정확 검정				.050	.028
유효케이스 N	68				

[a]0 셀(0.0%)에 5 미만의 개수가 있어야 한다. 예상되는 최소 개수는 14.59이다.
[b]2 × 2 표에 대해서만 계산한다.

위험 추정값

		95% 신뢰구간	
	값	하한	상한
성별의 승산비 (여성/남성)	2.923	1.087	7.858
For cohort exercises3x_wk_or_more = No	1.641	1.017	2.648
For cohort exercises3x_wk_or_more = Yes	.561	.326	.967
유효케이스 N	68		

Phi는 -.261로 약간의 역의 관련성을 가지고 있음을 의미한다. 수정 전 교차비는 .342이고 95% 신뢰구간은 (.127, .920)이다.

카이제곱 검정의 대안 검정

자료가 카이제곱 통계량에 대한 가정을 아주 충족하지 못한다면, 피셔의 정확검정(Fisher's exact test)이나 연속성 수정(continuity correction)을 하여야 한다. SPSS가 이 둘을 자동적으로 제공해 준다.

예이츠 수정이라고도 불리는 **연속성 수정**(*continuity correction*)은 표에서 어떤 칸의 기대빈도가 5보다는 크지만 10보다 작아 분석에 대한 카이제곱의 표본 분포(sampling distribution)가 정규분포로부터 상당히 떨어져 있을 때 종종 사용된다(Hinkle, Wiersma, & Jurs, 1998). 이러한 경우에 연속성 수정은 이탈에 대하여 조정하기 위하여 사용될 수 있다. 수정은 각 칸의 관찰빈도와 기대빈도 사이의 차이에서 .5를 빼서 이루어진다.

피셔의 정확검정(*Fisher's exact test*)은 어떤 칸의 기대빈도가 5보다 작을 때 2 × 2 표에 대한 피어슨 카이검정(Pearson chi-square test)의 대안이다. 피셔의 정확검정은 연속성 수정보다 분할표에 대한 *p*-값을 추정하는데 있어 더 정확한 방법이고, 칸의 기대빈도가 극단적으로 작은 경우(<5)에 대해서도 타당하다. 피셔의 정확검정은 주변 수(marginal counts)가 관찰된 값에 대하여 고정되어 있고, 두 변수가 독립이라면 관찰된 결과를 구하기 위한 정확한 확률 계산을 할 수 있다는 것을 가정한다(SPSS, 1999a). 기본 SPSS 모듈은 2 × 2 표에 대한 피셔의 정확검정을 계산해 준다. 더 큰 표에 대한 피셔의 정확검정을 위해서는 특정 모듈을 구입할 필요가 있을 것이다.

멕네마 검정

멕네마 검정(McNemar test)은 (변수가 단지 두 개의 값만 갖는) 두 이분변수의 짝지어-쌍 또는 독립이지 않은 측정치에 대한 변화의 통계적 유의성을 검정하기 위한 카이제곱 검정의 대안이다. 관찰치는 동일한 사람에 대하여 여러 번 측정(예, 사전검사-사후검사)하거나 환자군과 짝지어-쌍 대조군(예, 쌍둥이 연구)으로부터 측정치를 구하기 때문에 짝지어있다(McNemar, 1969). 일부 연구자들은 조사자 간 일치도(interrater agreement)의 통계적 유의성을 측정하기 위하여 멕네마 검정을 사용하는 것을 추천한다.

멕네마 검정을 계산하기 위하여 SPSS를 이용하는 단계별 절차

멕네마 검정을 위하여 어떻게 SPSS를 사용하는지 설명하기 위하여 매맞은 여성 보호소(battered woman's shelter)에 있는 35명의 자료 중 적당한 일부 자료를 사용하였다(표 12-5). 이 연구에서는 보호소로 들어왔을 때와 보호소에서 나갈 때 우울 정도가 어느 정도 변화하였는지를 평가하였다. 절단점(cutoff point)으로 27점을 사용하고 민감도(sensitivity)와 특이도(specificity)를 최대화하기 위하여 추천된 Center for Epidemiologic Studies Depression Scale(CES-D) (Radloff, 1977)이 선별 도구(screening tool)로 사용

함께하기

전체 68명의 대학원생이 이 연구에 참여하였다. 여성이 52.9%이고 남성이 47.1%이었다. 여성 중 33.3%와 남성 중 59.4%가 일주일에 세 번 이상 운동을 하였다. 여성에 있어 일주일에 세 번 이상 운동한 것에 대한 오즈는 0.342로 남성보다 낮았다. 바꾸어 표현하면 남성은 일주일에 세 번 이상 운동한 것에 대한 오즈는 2.92로 여성보다 높았다. 유의수준 α = .05에서 카이제곱 검정 결과 일주일에 세 번 이상 운동할 확률은 성별에 따라 유의한 차이를 보였다.

표 12-5	매맞은 여성의 보호소 입소 시와 퇴소 시의 우울 수준				
번호	보호소 입소 시 우울 수준 (1 = 예)	보호소 퇴소 시 우울 수준 (1 = 예)	번호	보호소 입소 시 우울 수준 (1 = 예)	보호소 퇴소 시 우울 수준 (1 = 예)
101	0	0	129	1	0
102	0	0	120	1	0
103	0	0	121	1	0
104	0	0	122	1	0
105	0	0	123	1	0
106	0	0	124	1	0
107	0	0	125	1	0
108	0	0	126	1	0
109	0	0	127	1	0
110	0	0	128	1	0
111	0	0	129	1	0
112	0	0	130	1	0
113	0	0	131	1	1
114	0	1	132	1	1
115	1	0	133	1	1
116	1	0	134	1	1
117	1	0	135	1	1
118	1	0			

되었다(Schulberg, Saul, Ganguli, Christy, & Frank, 1985). 점수가 27점 이상인 사람들이 우울 양성으로 선별된다(정확한 진단을 위해서는 추가적인 임상 검사가 필요하다). 점수가 27점 미만인 사람들이 우울 음성으로 선별된다. CES-D는 보호소에 들어올 때와 보호소에서 퇴소할 때 두 번 측정하였다.

SPSS를 사용하기 위하여 자료를 SPSS 데이터 창에 입력한다(Box 12-4, 단계 1). 세 개의 변수는 참가자 일련번호("ID"), 이분인 사전검사의 우울증 측정치("CESD27P0": 1=양성, 0=음성)와 이분인 사후검사의 우울증 측정치("CESD27P1": 1=양성, 0=음성)이다. 이 분석에서 이분인 사전검사의 우울증 측정치(CESD27P0)와 이분인 사후검사의 우울증 측정치(CESD27P1)를 비교한다. 메뉴에서 "분석(A)"을 클릭하고 "기술통계"와 "교차분석표"를 선택하여 교차표를 구한다. "교차분석표" 팝업창이 열리면 "CESD27P0"를 "행"에 "CESD27P1"을 "열"로 이동시킨다. 그리고 "셀"을 클릭한다. "교차분석표 : 셀 표시" 팝업창이 열리면 "관측빈도"와 "백분율"로 표시된 모든 Box에 체크한다. 그리고 "계속"을 클릭한다. "교차분석표" 팝업창에서 관심이 있는 통계량을 구하기 위하여 "통계"를 클릭한다. "교차분석표: 통계" 팝업창에서 "McNemar"에 체크하고 "계속"을 클릭한다. 마지막으로 "교차분석표" 팝업창에서 "확인"를 클릭하면 결과물 창(output window)에 교차표가 나온다.

SPSS 결과물(표 12-6)은 교차표와 멕네마 검정에 대한 p-값을 제시한다. 결과물의 첫번째 부분은 어떤 자료가 결측(missing)되었는지(이 경우에는 없다) 볼 수 있는 "케이스 처리 요약"이다. 결과물의 두번째 부분은 교차표이다. 이 표에서 각 칸의 값, 주변합(marginal totals)과 관련된 모든 확률을 볼 수 있다. 이 경우에 관심이 있는 것은 주변확률(marginal probability)이다. 이 표에서 보면 보호소에 입소할 때 여성의 60%(35명 중 21명)가 우울 양성으로 선별되었다. 그러나 보호소에서 퇴소할 때는 17.1%(35명 중 6명)만이 우울 양성으로 선별되었다. 멕네마 검정에 대한 p-값이 .000이므로 보호소에 입소할 때와 퇴소할 때 우울 양성으로 선별된 여성의 비율이 통계적으로 유의하게 감소하였다는 결론을 내릴 수 있다.

Box 12-4 SPSS를 이용하여 교차표와 관련된 멕네마 통계량 구하기

단계 1: 자료를 SPSS 데이터 창에 입력한다.

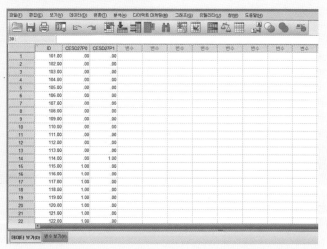

단계 2: "분석(A)"을 클릭하고 "기술통계"와 "교차분석표"를 선택한다.

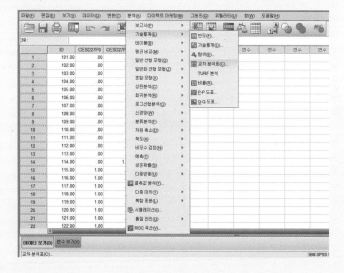

(계속)

Box 12-4 SPSS를 이용하여 교차표와 관련된 멕네마 통계량 구하기

단계 3: "교차분석표" 팝업창에서, 변수 "CESD27P0"를 "행" 자리로, 변수 "CESD27P1"을 "열" 자리로 이동한다. 그리고 "셀"을 클릭한다.

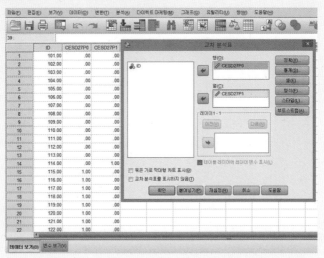

"교차분석표 : 셀 표시" 팝업창이 열리면 "관측빈도"를 체크하고, "백분율"로 표시된 모든 Box("행", "열"과 "총계")를 체크한다. 그리고 "계속"을 클릭한다.

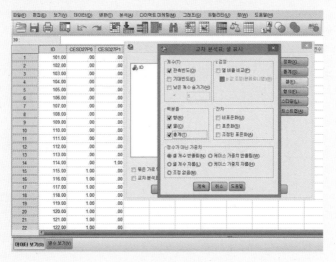

(계속)

Box 12-4   SPSS를 이용하여 교차표와 관련된 멕네마 통계량 구하기

단계 4: "교차분석표" 팝업창에서 "통계" 버튼을 클릭한다. "교차분석표: 통계" 팝업창에서 "McNemar"를 체크한 후 "계속" 버튼을 클릭한다. "교차분석표"에서 "확인" 버튼을 클릭하면 결과물 창(output window)에 결과가 나온다.

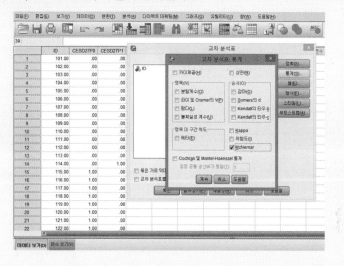

함께하기

매맞은 여성을 위한 보호소로 대피한 35명의 여성이 이 연구에 참여하였다. 보호소에 입소할 때, 대부분(60%)이 CES-D를 사용한 우울 양성으로 선별되었다. 보호소에서 퇴소할 때 17.1%만이 우울 양성으로 선별되었다. 멕네마 검정 결과 통계적으로 유의하게 감소하였다($p < .001$).

표 12-6	멕네마 검정에 대한 SPSS 결과물

케이스 처리 요약

	케이스					
	유효함		결측값		총계	
	N	퍼센트	N	퍼센트	N	퍼센트
CESD27P0 *CESD27P1	35	100.0%	0	0.0%	35	100.0%

CESD27P0 * CESD27P1 교차분석표

			CESD27P1		
			No	Yes	총계
CESD27P0	0.00	개수	13	1	14
		CESD27P0 내 %	92.9	7.1	100.0
		CESD27P1 내 %	44.8	16.7	40.0
		총계의 %	37.1	2.9	40.0
	1.00	개수	16	5	21
		CESD27P0 내 %	76.2	23.8	100.0
		CESD27P1 내 %	55.2	83.3	60.0
		총계의 %	45.7	14.3	60.0
총계		개수	29	6	35
		CESD27P0 내 %	82.9	17.1	100.0
		CESD27P1 내 %	100.0	100.0	100.0
		총계의 %	82.9	17.1	100.0

카이제곱 검정

	값	정확한 유의수준 (양면)
멕네마 검정 유효 케이스 N		.000[a]

[a] 사용된 이항 분포이다.

연습 문제

선다형 개념 문제

1. 카이제곱 검정을 가장 잘 기술한 것은?
   a. 상관분석(correlation)의 형태이다.
   b. 모수 검정(parametric test)이다.
   c. 비모수 검정(non-parametric test)이다.
   d. 모두 아니다.

2. 카이제곱 검정은 어느 집단 간의 비율이 차이가 있는가를 결정하기 위하여 사용하는가?
    a. 한 변수에 의해 정의된 두 집단
    b. 한 변수에 의해 정의된 세 집단
    c. 한 변수에 의해 정의된 네 집단
    d. 두 변수에 의해 정의된 네 개 이상의 집단

3. 멕네마 검정은 어느 집단 간의 비율이 차이가 있는가를 결정하기 위하여 사용하는가?
    a. 사전검사 측정치와 사후검사 측정치
    b. 환자 집단의 측정치와 짝지은-쌍 대조군의 측정치
    c. 두 구분된 집단
    d. a와 b

4. 피셔의 정확검정은 언제 사용하는가?
    a. 칸의 관찰빈도가 5보다 작을 때
    b. 칸의 기대빈도가 5보다 작을 때
    c. 좀 더 정확한 계산이 요구될 때
    d. 위의 어느 것도 사실이 아니다.

5. 예이츠의 연속성 수정은 언제 사용하는가?
    a. 전체 표본수가 적어도 30개 이상일 때
    b. 집단 변수가 이분(dichotomous)일 때
    c. 적어도 한 칸에서 기대빈도가 10보다 작을 때
    d. 위의 모두가 사실이다.

6. 교차표는 어떤 변수의 자료를 보여 주는데 적절한 방법인가?
    a. 비율변수
    b. 구간변수
    c. (많은 값을 갖는) 서열변수
    d. 명목변수

7. 교차표에서 "A+B+C+D"는 무엇을 나타내는 것인가?
    a. 상황을 가지고 있는 사람의 수
    b. 상황을 가지고 있지 않은 사람의 수
    c. 전체 표본
    d. 위의 어느 것도 아니다.

8. 멕네마 검정은 언제 사용하는가?
    a. 동일한 사람의 사전검사-사후검사 비율을 비교할 때
    b. 환자군과 짝지은-쌍 대조군의 비율을 비교할 때
    c. 조사자 간 일치도(interrater agreement)를 평가할 때
    d. 위의 모두가 해당된다.

9. 다음의 어떤 검정이 다음의 질문에 답을 주기 위해 사용되는가? 남자와 여자 중 누가 더 안전벨트를 더 많이 사용하는가?
   a. 카이제곱 검정
   b. 멕네마 검정
   c. t검정
   d. a와 b

10. 다음의 어떤 검정이 다음의 질문에 답을 주기 위해 사용되는가? 그래픽 고속도로 안전비디오를 시청한 후에 남자와 여자 중 누가 더 안전벨트를 더 많이 사용하는가?
    a. 카이제곱 검정
    b. 멕네마 검정
    c. t검정
    d. a와 b

가장 좋은 통계 검정의 선택

다음의 각 시나리오(1에서 10)에 대하여 가장 적절한 검정(a에서 l)을 선택하시오.
   a. 독립표본 t검정
   b. 맨-휘트니 U-검정
   c. 짝지은 t검정
   d. 윌콕슨 짝지은-쌍 검정
   e. 1요인 분산분석
   f. 크루스칼-왈리스 H-검정
   g. 반복측정 자료의 분산분석
   h. 순위에 의한 프리드만 검정
   i. 피어슨 상관계수
   j. 스피어만 상관계수
   k. 카이제곱 검정
   l. 멕네마 검정

1. 인종(아프리카 미국계, 아시안 미국계, 백인, 히스패닉, 라틴계)과 의료보험 형태(사보험, 메디케이드, 보험없음, $n = 47$) 사이에 관련성이 있는지 결정한다.

2. 정규분포를 따르는 체질량 지수와 정규분포를 따르지 않는 일주일 동안의 최소 운동시간 사이에 관련성이 있는지 결정한다.

3. 45쌍의 쌍둥이가 체중감소 프로그램에 참여하였다. 쌍둥이 중 한명은 하루에 15분을 걷는다. 걸은 쌍둥이가 걷지 않은 쌍둥이보다 체중이 더 많이 감소하는가? 체중 감소는 정규분포를 따른다.

4. 간호교육 개입 전후에 어린이의 어머니가 납중독 예방행동(유/무)에 관심이 있는가를 결정한다 ($n = 126$).

5. 84명의 노인 연구에서 연구자들은 정규분포를 따르는 수축기혈압이 결혼상태(미혼, 기혼, 이혼, 사별)에 따라 차이가 있는가를 알기 원한다.

6. 정신장애를 가지고 있는 성인의 연구에서 애완동물 치료(therapy pet)를 받는 것이 사회적 고립에 대한 느낌을 감소시키는지 알고 싶다. 사회적 고립은 연구자가 개발한 척도로 측정하고 정규분포를 따르지 않는다($n = 35$).

7. 122명의 남성에서 현재 흡연(유/무)과 부인이 측정한 과도한 코골이(유/무)의 관계를 결정한다.

8. 고속도로 안전 DVD를 보기 전과 본 후에 한 달에 사람들이 안전벨트를 매는 평균 일수(정규분포를 따르지 않는다) 사이의 관계를 결정한다.

9. 학년(1학년, 2학년, 3학년, 4학년)과 차를 소유하고 있는 것 사이의 관계를 결정한다($n = 1,058$).

10. 두 평가자가 새롭게 개발된 범주를 이용한 건선의 진단(유/무)이 어느 정도 일치하는가를 결정한다($n =$ 두 평가자에 따른 32명의 평가).

비평적 사고 문제

1. 다음의 모든 상황에 대하여 카이제곱 검정의 기각값을 구하시오.

상황	기각값
2×2 표; $\alpha = .10$	
2×2 표; $\alpha = .05$	
2×2 표; $\alpha = .01$	
2×3 표; $\alpha = .05$	
3×3 표; $\alpha = .01$	

2. 카이제곱 검정으로 검정할 수 있는 가설 세 개를 적으시오.

3. 멕네마 검정으로 검정할 수 있는 가설 세 개를 적으시오.

4. 관심이 있는 분야에서 카이제곱 검정을 사용한 논문을 찾으시오. 논문의 목적, 연구방법, 연구결과를 간단히 적으시오. 주어지지 않았다면 교차표를 새로 만드시오.

5. 관심이 있는 분야에서 멕네마 검정을 사용한 논문을 찾으시오. 논문의 목적, 연구방법, 연구결과를 간단히 적으시오. 주어지지 않았다면 교차표를 새로 만드시오.

계산 문제

직접 계산

1. 심한 건선을 예방하기 위한 새로운 형태의 스테로이드 크림 사용에 대하여 검정한다. 교차표는 심한 건선과 스테로이드 크림 사용의 관계를 보여 준다. 크림의 사용과 심한 건선 사이에 관련성이 있는가?

	심한 건선		
스테로이드 크림의 사용	예	아니오	계
예		2	14
아니오		10	18
계			

2. 코 암(nasal cancer)을 예방하기 위한 새로운 약이 실험용 토끼에게 투여되었다. 자료는 다음 표와 같다. 경구복용 집단과 주사투여 집단 간에 코 암 발생에 차이가 있는가?

	코 암		
약의 투여	유	무	계
경구복용	52	19	
주사투여		5	
계	91		

3. 의료보험 형태와 1년 동안 병원을 방문한 사람과 방문하지 않은 사람들 사이에 관계를 조사하기 위하여 연구가 수행되었다. 자료는 다음 표와 같다.

	연간 신체검사		
건강보험의 형태	예	아니오	계
Traditional medicare	133		352
Medicare HMO	201	247	
계			

4. 이 연구는 성인들 사이에 교육수준과 규칙적 운동(일주일에 세 번 30분 이상 운동)이 관련이 있는가를 알아보기 위하여 수행되었다.

	규칙적 운동		
교육수준	예	아니오	계
고졸 미만		92	144
고졸	44		131
대학 졸업		100	
계	152		

5. 이 연구는 연령이 겨울 휴일 동안 행복도와 관련이 있는가를 알아보기 위하여 수행되었다. 행복도는 응답자가 휴일 동안 일반적으로 느끼는 정도를 묻는 질문으로 측정하였다. 응답은 항상 행복함, 때때로 행복함과 행복하지 않음이다.

	겨울 휴일 동안 행복도			
연령(세)	항상	때때로	거의 없음	계
21–30	28	22		81
31–40	17		25	62
41–50		16		
계	64			213

SPSS만 사용

6. 이 문제에 대하여 가설을 기술하고 SPSS를 이용하여 교차표를 만들고, 적절한 확률과 통계량을 구하시오. 여성 건강에 대한 국가적 조사에 참여한 30명의 표본에 대한 자료는 다음 표와 같다. 30명의 여성에 대한 자료를 SPSS에 입력하고 통계량과 함께 교차표를 구하고 다음의 질문을 해결하기 위하여 SPSS 결과물을 이용하시오.

    a. 빈곤 수준이 200% 이하인 생활이 medical home(의료를 받을 수 있는 일상적인 곳이 있는 사람과 없는 사람)을 갖지 않는 것과 연관성이 있는가?

    b. 빈곤 수준이 200% 이하인 생활이 의료에 대한 충족되지 않은 욕구를 갖는 것과 연관성이 있는가?

번호	빈곤수준 (1=200% 이하, 0=200% 초과)	Medical Home (1=있음, 0=없음)	의료에 대한 미충족 욕구 (1=있음, 0=없음)
101	0	1.00	.00
102	0	.00	.00
103	0	.00	.00
104	0	1.00	.00
105	0	1.00	1.0
106	0	1.00	.00
107	0	1.00	1.0
108	0	1.00	.00
109	0	1.00	1.0
110	0	1.00	.00
111	0	1.00	1.0
112	0	.00	.00
113	0	.00	.00
114	0	.00	.00
115	0	1.00	.00
116	0	1.00	.00
117	0	1.00	.00
118	1	.00	1.0
119	1	1.00	1.0
120	1	1.00	1.0
121	1	.00	1.0
122	1	1.00	1.0
123	1	1.00	.00
124	1	1.00	1.0
125	1	.00	.00
126	1	1.00	.00
127	1	1.00	1.0
128	1	1.00	1.0
129	1	.00	.00
130	1	.00	.00

7. 간호학과 학생의 자기 평가가 표준화 환자(환자로 보이도록 훈련받은 사람)에 의한 간호학과 학생들에 대한 평가가 일치하는지 알아보기 위하여 예비 연구가 수행되었다. 간호학과 학생과 표준화 환자 17쌍에 대한 자료는 다음 표와 같다. 간호학과 학생들이 표준화 환자에 대하여 신체검사를 하였다. 표준화 환자와 간호학과 학생들이 검사가 완벽했는지에 대하여 평가하였다. 두 결과가 일치하는가?

번호	간호학과 학생 평가 (1 : 완벽함, 0 : 완벽하지 않음)	표준화 환자 평가 (1 : 완벽함, 0 : 완벽하지 않음)
11	0	0
12	1	0
13	1	0
14	1	1
15	1	1
16	1	1
17	0	0
18	1	1
19	1	1
20	1	0
21	0	0
22	0	1
23	1	0
24	1	0
25	1	1
26	1	1
27	0	0

모형 구축과 발표

통계모형 구축과
로지스틱 회귀분석

목적

이 장을 공부한 후 다음을 할 수 있어야 한다:

1. 보건의료 연구에서 모형의 사용을 기술한다.

2. 동일 모형에서 여러 독립변수들에 대하여 조사하는 것에 대한 이점을 설명한다.

3. 언제 로지스틱 회귀분석을 사용하는 것이 적절한가를 결정한다.

4. 로지스틱 회귀분석의 컴퓨터 결과물을 해석한다.

5. 이 방법을 사용한 연구보고서를 평가한다.

모형 구축에 대한 소개

모형은 현실에 대한 표현이고 일반적으로 아주 단순하다. 모형은 물리적일 수 있고(예, 차의 모형이나 빌딩의 모형) 개념적일 수도 있다(예, 조직도, 청사진과 수학식). 각각의 경우에 좋은 모형은 모형의 서로 다른 부분이 관련되어 있는 방법을 표현하고, 시각화할 수 있는 현상에 대한 대부분의 필수적인 요소를 포함한다. 건강과학 연구에서 생물학적 체계, 건강 체계 그리고 사회적 체계가 어떻게 기능하는지를 이해하고, 미래 행동에 대한 예측을 위하여 이러한 체계에 대한 개념적인 모형을 세우고 검정한다.

　건강과학 연구에서 사용되는 개념적인 모형은 전형적으로 특정 결과(즉, 종속변수)에 대하여 설정하고, 다른 요인들(즉, 독립변수들)이 결과와 어떻게 관련되어 있는가를 설명한다. 건강과학 연구에서 모형 구축(model building)은 다변량 통계방법(multivariate statistical techniques)에 크게 의존한다. 이러한 방법들은 n-요인 분산분석(n-way analysis of variance), n-요인 공분산분석(n-way analysis of covariance)과 같이 이미 다룬 방법뿐 아니라 다중선형회귀(multiple linear regression), 다중로지스틱회귀(multiple logistic regression), 비선형회귀모형(nonlinear regression models), 생존분석(survival analysis), 경로분석(path analysis), 구조방정식모형(structural equation modelling)과 인자분석(factor analysis) 등 여러 가지가 있다. 이러한 방법들 대부분이 사용하고 해석하는 데 복잡하다. 이 장에서는 가장 빈번하게 사용되는 방법 중 하나인 다중로지스틱 회귀분석에 대한 기본적인 개요를 설명한다.

회귀모형(regression model)은 연구자들에게 아주 광범위하게 사용된다. 회귀모형은 다른 변수들의 영향을 수정한 후에 두 변수 사이의 연관성의 강도와 방향을 결정할 수 있도록 하고, 종속변수와 독립변수(또는 예측변수)들 사이의 관계를 기술하기 위한 가장 잘 적합하고, 가장 간략한 모형을 정의할 수 있도록 한다. 로지스틱회귀, 선형회귀, 다가회귀(polytomous regression)와 포아송회귀(Poisson regression)를 포함하여 사용할 수 있는 여러 형태의 회귀분석이 있다. 사용하기 절절한 회귀의 형태는 구축할 결과(또는 종속변수)의 분포에 의해 결정된다.

다변량 회귀모형의 효용

다변량(multivariate)이라는 것은 모형이 하나 이상의 예측변수를 포함하고 있다는 것을 의미한다. 하나의 종속변수와 하나의 독립변수 사이의 연관성을 평가하기 위하여 단순회귀(simple regression)를 실행하는 것이 가능하지만 모형에 또 다른 독립변수를 추가하는 것이 일반적이다. 이러한 모형을 다변량 회귀(multivariate regression)라고 부른다. 다변량 회귀모형은 연구자들로 하여금 하나의 관심 종속변수에 대한 여러 독립변수의 효과를 동시에 고려할 수 있도록 한다. 이 점이 여러 이유로 중요하다.

1. 거의 대부분의 건강관련 결과(예, 건강상태, 의료서비스의 이용)는 하나 이상의 변수에 의해 영향을 받는다.
2. 많은 독립변수들이 관심이 있는 결과뿐 아니라 서로 관련이 되어 있을 수 있다(분산을 공유하거나 공선성(collinear)을 갖는다). 다변량 회귀모형은 연구자들로 하여금 어떤 요인들이 가장 중요한가를 결정할 수 있도록 한다. 예를 들어, 더 많이 교육을 받은 사람이 더 잘 고용되기 때문에 교육수준과 고용상태는 연관되어 있다. 다변량 회귀모형를 이용하여 어떤 변수가 결과와 더 강하게 연관되어 있는지 결정할 수 있다.
3. 때때로 단순 또는 이변량(bivariate) 통계량은 허위의 결과를 제공할 수 있다. 예를 들어, 음식 소비와 익사 형태의 분석에서 아이스크림

소비와 익사가 유의하게 연관되어 있다는 결론을 내릴 수도 있다. 그러나 실제적으로는 계절(여름)이 두 변수와 연관되어 있다. 이러한 상황을 교란(confounding)이라고 부른다. 모형에서 계절에 대하여 통제하지 않는다면 잘못된 결과가 보고될 수 있다.

4. 두 변수 사이의 관계를 가리는 것이 하나의 변수에 대하여 가능할 수 있다. 또 다른 형태의 교란이다. 이변량 분석에서 독립변수가 종속변수와 유의한 연관성을 보이지 않을 수도 있다. 실제적인 관계는 다른 독립변수들의 효과를 설명하는 다변량 분석에서만 나올 수 있다.

다변량 회귀분석을 실행하는 단계

다변량 모형을 구축하는 것은 세심한 계획이 요구되는 복잡한 과정이다. 모형은 사고과정(thinking process)과 마찬가지이고 자료가 사고과정으로 표현되어야 한다. 방법에 따라 자세한 내용은 서로 다르지만, 대부분의 다변량 분석을 실행하는 일반적인 절차는 Box 13-1에 서술되어 있다. 이 과정은 표준적인 과정이고 변형은 다변량 분석을 다룬 여러 통계학 책에서 찾을 수 있다(Daniel, 2005; Tabachnick & Fidel, 2006). 다변량 분석을 실행하기 위한 가장 중요한 부분은 연구 전체를 계획하는 것이다. 이러한 단계는 (제1장에서 논의한 것과 같이) 대규모 연구의 계획을 이해하기 위하여 쓰여진다.

첫 번째 단계는 검정할 가설을 기술하는 것이다. 다변량 가설은 다른 장에서 논의한 형태의 가설보다 더 복잡하다. 특히 다변량 가설은 서로를 고려할 때 어떤 독립변수들이 통계적으로 유의하게 남아있는 것이 기대되는가를 기술한다. 종속변수의 가장 강력한 예측변수(predictors)로 기대되는 것이 무엇인가를 설정한다. 두 번째와 세 번째 절차는 다변량 분석을 위한 자료를 준비하는 것이다. 자료를 정제하고 오차로부터 자유롭게 하고, 모형에서 변수들 사이의 이변량 관계를 잘 이해하는 것이 중요하다. 이러한 단계가 네 번째와 다섯 번째 단계를 진행하는 데 필요하다. 즉, 실제적인 모형 구축(model building)과 모형 수정(refining model). 일반적으로 다변량 모형의 구

Box 13-1 다변량 분석을 수행하는 절차

단계 1: 검정할 특정 가설을 설정한다.
- 종속변수와 독립변수를 정의한다.
- 각 독립변수와 종속변수 사이의 기대되는 이변량 관계를 기술한다.
- 독립변수들 사이의 기대되는 관계를 기술한다.
- 다변량 가설을 기술한다.
- α-수준을 선택한다.

단계 2: 단일변량 빈도(univariate frequencies)를 실행하고 적절한 기술통계량을 구한다.
- 자료가 정제되었는지 확실하게 한다. 범주 외의 값과 이상점이 있는지 점검하고 필요하다면 수정한다.
- 독립변수들 사이에 충분한 변동이 있는지 확인한다.
- 표본에서 종속변수와 독립변수의 분포를 기술한다.
- 종속변수가 모형에 적합한지 확인한다(즉, 로지스틱회귀모형에 대해서는 두 범주를 갖는 명목변수).
- 필요하다면 변수를 재부호화한다.

단계 3: 이변량 분석(bivariate analyses)을 실행한다.
- 단계 1에서 기술한 것과 같이 각 독립변수와 종속변수 사이의 이변량 관계를 검정한다.
- 독립변수들 사이의 관계를 조사하고, 높은 내적상관($r^2 \geq$ .85)이 있거나 교차표에서 거의 동일하게 보이는지 점검한다.

단계 4: 다변량 분석을 위한 초기 변수를 선정한다
- 이 단계는 가설을 조작하는 단계이다.
- 모형에 적절한 형태인 종속변수를 선택한다.
- 이론과 이변량 결과를 토대로 독립변수들을 선택한다. 단계 3에서 정의한 높은 내적상관을 갖거나 거의 동일한 독립변수들은 동일한 것을 측정하기 때문에 동일한 모형에 포함할 수 없다. 모형에 높은 내적 상관을 갖는 변수들을 포함함으로써 다른 변수들에 대하여 수정한 후에 결과에 대한 각 변수의 연관성이 거의 없는 것으로 나타날 수도 있다. 일반적으로 포함될 두 변수 중 하나의 변수를 선택한다. 한 변수가 단순 모형에서 종속변수에 가장 강력하게 관련되었을 수 있다.
- 대부분의 경우 중요한 교란변수(confounding variables)로 사회인구학적 변수를 모형에 포함시킨다.

단계 5: 전체 모형을 실행한다.
- 모형을 비교하기 위하여 블록(block)에 독립변수들을 입력하기 원할 수도 있다.
- 자료가 모형의 가정을 충족하는지 확인한다.
- 전체 모형의 통계적 유의성과 개별 예측인자의 통계적 유의성을 평가한다.
- 모형이 가정을 충족하는 정도를 점검하기 위한 진단을 수행한다.

단계 6: 모형을 재실행하거나 가능한 최적의 모형을 구하기 위하여 블록을 비교한다.
- 모형을 간단하게 만들기 위해 노력한다.
- 서로 다른 모형을 비교한다.
- 결과에 대한 실질적인 유의성에 대하여 논의한다.

축은 반복적인 과정이다. 올바르고 가장 잘 적합한 모형이 형성될 때까지 모형에 대한 여러 가지 식이 있을 수 있다.

로지스틱 회귀분석의 개념적 이해: 교차비, 수정 교차비, 위험비와 상대위험도

로지스틱 회귀분석을 적용하기 전에 이 분석에서 사용되는 몇 가지 용어에 대하여 자세히 설명할 필요가 있다. **오즈**(*odds*)는 일어나지 않을 확률에 대한 일어날 확률로 정의된다. 오즈는 자료가 장기 관찰 연구(longitudinal study)로부터 구해졌다면 결과에 대하여 위험요인을 가지고 있는 집단 중 새롭게 질병이 발생하는 결과가 나타날 오즈인 발생률 오즈(incidence odds)일 수 있다. 반면에 단면연구(cross-sectional study)처럼 기존의 환자와 새롭게 발생한 환자가 모두 포함되는 유병률 오즈(prevalence odds)일 수 있다. 발생률 오즈는 결과를 얻을 오즈로 해석하고 유병률 오즈는 결과를 가질 오즈로 해석한다. **교차비**(*odds ratio*)는 한 집단(예, 가정된 원인에 노출된 집단)에서 결과에 대한 오즈를 다른 집단(노출되지 않은 집단)에서의 오즈로 나눈 값이다.

임신한 여성의 흡연에 대한 연구 자료로부터 상대위험도(relative risk)와 교차비(odds ratio)의 관계를 설명할 수 있다(Hawkins et al., 1996). 자료는 3,055명의 임심한 여성으로부터 모아졌다. 이들 중 220명은 체중이 2,500 g 미만인 아이(저체중아, low birth weight)를 가졌고 2,835명은 체중이 2,500 g 이상인 아이를 가졌다. 임신기간 동안에 746명이 흡연을 하였고, 2,309명은 흡연하지 않았다. 이 연구의 참가자들은 임신기간 동안에 참가하였기 때문에 노출은 결과가 나타나기 전에 결정되었다. 이 연구는 발생률 오즈를 추정할 수 있다.

교차비의 계산

표 13-1은 표 13-2의 자료에 대한 확률을 보여 준다. 산모가 임신기간 동안에 흡연하지 않았을 때 정상 체중의 신생아를 가질 확률은 임신기간 동안에

표 13-1	확률

비흡연자가 정상 체중의 신생아를 가질 확률

정상 체중
비흡연 $\dfrac{2,165}{2,309} = 0.94$

비흡연자가 저체중의 신생아를 가질 확률

저체중
비흡연 $\dfrac{144}{2,309} = 0.06$

흡연자가 정상 체중의 신생아를 가질 확률

정상 체중
흡연 $\dfrac{670}{746} = 0.90$

흡연자가 저체중의 신생아를 가질 확률

저체중
흡연 $\dfrac{76}{746} = 0.10$

흡연하지 않은 전체 산모 집단 중 정상 체중 신생아 수로 계산한다(2,165/2,309). 확률은 .94이다. 같은 방법으로 산모가 임신기간 동안에 흡연하지 않았을 때 저체중의 신생아를 가질 확률은 임신기간 동안에 흡연하지 않은 전체 산모 집단(2,309) 중 저체중 신생아수(144)로 계산한다. 그러므로 흡연하지 않은 여성에 대하여 정상 체중의 아이를 가질 확률은 2,165/2,309=.94이고 저체중 아이를 가질 확률은 144/2,309=.06이다. 흡연 여성에 대하여 정상 체중의 아이를 가질 확률은 670/746=.90이고 저체중 아이를 가질 확률은 76/746=.10이다.

사건에 대한 오즈는 일어나지 않을 확률에 대한 일어날 확률이다. 이 사건에 대한 오즈는 표 13-3에서 볼 수 있다. 흡연한 산모에 대하여 저체중 신생아

표 13-2	임신기간 동안의 흡연과 신생아 저체중 사이의 관계

	저체중		
흡연	아니오	예	계
아니오	2,165	144	2,309
예	670	76	746
계	2,835	220	3,055

출처: Data from Hawkins, J. W., Pearce, C. W., Kearney, M〉H., Munro, B. H., Haggerty, L. A., Dwyer, J., et al.(1996). *Abuse, woman's self-care, and pregnancy outcomes.* Funded by the National Institute for Nursing Research, National Institutes of Health AREA grant 1 R15 NRO4246-01.

표 13-3	오즈

비흡연자의 경우 저체중 신생아에 대한 오즈

$$\frac{\text{저체중 신생아일 확률}}{\text{정상 체중 신생아일 확률}} = \frac{.06}{.94} = .06$$

흡연자의 경우 저체중 신생아에 대한 오즈

$$\frac{\text{저체중 신생아일 확률}}{\text{정상 체중 신생아일 확률}} = \frac{.10}{.90} = .11$$

표 13-4	교차비

한 확률과 다른 확률의 비

$$\frac{.11}{.06} = 1.85$$

를 가질 오즈는 .1/.9=.11이고, 흡연하지 않은 산모에 대해서는 .06/.94=.06이다. 교차비는 표 13-4와 같이 .11/.06=1.83으로 계산된다. 흡연하지 않은 산모에 비해 흡연한 산모가 저체중 신생아를 가질 오즈가 거의 2배 정도라고 말할 수 있다.

위험도비와 상대위험도

교차비(odds ratio)는 역학자들이 **위험도비**(*risk ratio*) 또는 **상대위험도**(*relative risk*)라고 부르는 것에 접근하기 위하여 사용된다. 위험(risk)은 전체 중에서 일어난 수이다. 앞의 예에서, 흡연한 사람 중 저체중의 위험은 76/746=.1이고 흡연하지 않은 사람 중 저체중의 위험은 144/2,309=.06이다. 위험도비는 주어진 하나의 상황에서 결과를 얻을 위험을 다른 상황에서의 위험으로 나눈다. 그러므로 흡연한 여성이 흡연하지 않은 여성에 비해 저체중의 위험이 .1/.06=1.67배 높다.

교차비는 상대위험도와 최소한 같은 값을 갖지만, 특히 사건이 일어날 가능성이 아주 낮은 경우 과대추정(overestimate)될 수 있다. 여기에서 교차비는 1.85이고 위험도비는 1.67이다. 따라서 저체중이 흔히 일어나는 일이 아니기 때문에 교차비는 위험도비를 약간 과대추정하고 있다. 표 13-5에서 흡연한 사람과 흡연하지 않은 사람에 대한 저체중의 위험을 계산하였다. 표 13-6에서는 위험도비를 계산하였다. 발생률 교차비는 위험도비와 매우 근접한다는 것을 아

는 것이 중요하다. 이 연구 설계가 본질적으로 단면적이었고 결과에 대한 이전 환자와 새로운 환자를 모두 포함한다면, 교차비는 유병률 교차비일 것이고, 위험도비에 대한 좋은 추정치가 아닐 것이다.

교차비와 위험도비

질문은 다음과 같다. 왜 교차비를 계산하고 위험도비를 구할 때 위험도비의 추정치로 교차비를 사용하는가? 해답은 동시에 다른 변수를 수정한 후에 교차비를 구해주는 통계적 방법인 로지스틱 회귀분석에 있다. 교차비는 로지스틱 회귀분석에서 구해지기 때문에 교차비가 무엇인지 이해하고 위험에 대한 실제적인 측정치와 교차비를 혼동하지 않는 것이 중요하다. 단순 로지스틱회귀모형에서 교차비는 조교차비(crude odds ratio) 또는 수정 전 교차비(unadjusted odds ratio)이다. 다변량 로지스틱 회귀모형에서 교차비는 수정 후 교차비(adjusted odds ratio) 또는 모형에서 다른 모든 독립변수로부터 기인하는 교란(confounding)을 제거한 교차비이다.

수정 후 교차비와 수정 전 교차비의 이해

수정 전 교차비와 수정 후 교차비 사이의 차이에 대한 예는 젊은 여성에 있어 임신중독증과 뇌졸중의 연구에서 찾을 수 있다(Brown, Deuker, and Jamieson, 2006). 이 연구에서 연구자들은 다음과 같은 질문을

표 13-5	저체중의 위험

비흡연자인 경우

$$\frac{144}{2,309} = .06$$

흡연자의 경우

$$\frac{76}{746} = .10$$

표 13-6	상대위험도

$$\frac{.10}{.06} = 1.67$$

한다. 임신 중 임심중독증에 걸린 것이 산후 기간이 끝난 후 뇌졸중에 걸릴 오즈를 증가시키는가? 연령, 인종, 흡연, 체질량 지수, 당뇨병, 고콜레스테롤과 임신성 고혈압과 같은 뇌졸중과 관련된 다른 요인들을 보정한 후에 임신 중독증으로부터 오즈가 증가하는가? 이 두 질문에 답하기 위하여 연구자들은 Stroke Prevention in Young Women Case Control Study 의 자료를 사용하였다. 이 특정 분석에는 뇌졸중을 앓았던 261명의 여성과 비슷한 연령의 뇌졸중을 앓지 않은 421명의 대조군이 포함되었다. 연구자들은 각 집단에 속한 여성들이 임신중독증에 대한 병력을 가지고 있는지 조사하였다.

이 연구의 결과는 표 13-7과 같다. 첫 번째 교차표가 임신중독증과 뇌졸중 사이의 관계를 보여 준다. 뇌졸중에 대한 수정 전 교차비는 1.59이고 (카이제곱 검정 결과) 통계적으로 유의하다. 이는 임신중독증을 가졌던 여성이 임신중독증을 갖지 않았던 여성보다 뇌졸중에 대한 교차비가 1.59배 더 높았다. 수정 전 교차비로만 보면 두 변수 사이에 유의한 관계($p <$ .05)가 있는 것으로 나타났다. 그러나 뇌졸중과 임신중독증에 관련된 많은 다른 요인들이 두 변수 사이의 관계를 설명할 수 있다. 이 연구는 이들 변수 중 어떤 변수의 효과를 설명하기 위하여 세 개의 서로 다른 로지스틱 회귀모형을 세웠다.

세 모형 중 두 모형은 임신중독증이 뇌졸중의 유의한 예측요인이었다. 첫 번째 모형(모형 A)에서 연구자들은 연령, 인종, 교육수준과 임신횟수에 대하여 통제하였다. 이 모형에서 임신중독증에 기인한 뇌졸

표 13-7 | 젊은 여성의 허혈성 뇌졸중에 대한 위험요인으로 임신중독증의 수정 전과 수정 후 교차비

분할표

	뇌졸중		
임신중독증	예	아니오	계
예	40	43	83
아니오	221	378	599
계	261	421	682

교차비 모형(Odds Ratio Model)

		값	유의성
조교차비			
조교차비 계산	$\dfrac{A \times D}{B \times C} = \dfrac{40 \times 378}{221 \times 43}$	1.59	$p < .05$
수정 교차비			
모형 A	연령, 인종, 교육수준과 임신횟수에 대하여 통제함	1.63	$p < .05$
모형 B	연령, 인종, 교육수준, 임신횟수, 흡연, 체질량지수, 당뇨병, 콜레스테롤 수준과 협심증 또는 심근경색증에 대하여 통제함	1.58	$p \geq .05$ (유의하지 않음)
모형 C	연령, 인종, 교육수준, 임신횟수, 흡연, 체질량지수, 당뇨병, 콜레스테롤 수준, 협심증 또는 심근경색증과 임심성 고혈압에 대하여 통제함	1.38	$p \geq .05$ (유의하지 않음)

BMI, 체질량 지수; CI, 신뢰구간; MI, 심근경색증; ns, 유의하지 않음.

출처: Adapted with permission from Brown D. W., Deuker, N., & Jamieson, D. J., et al.(2006). Preeclampsia and the risk of ischemic stroke among young women. *Stroke*, 37, 1–5.(http://www.strokeaha.org).

중의 수정 후 교차비는 통계적으로 유의하였고, 수정 전 교차비보다 약간 컸다. 다시 말해 연령, 인종, 교육 수준과 임신횟수에 대하여 통제하였을 때 임신중독 증을 가진 사람이 뇌졸중을 가질 위험이 1.63배 더 높았다는 것을 나타낸다.

두 번째 모형(모형 B)에서 연구자들을 모형 A의 모든 변수에 추가적으로 흡연, 체질량지수, 당뇨병, 상승한 콜레스테롤과 협심증 또는 심근경색증을 통제변수로 사용하였다. 이러한 변수들을 모두 모형에 추가한 후 뇌졸중을 가질 수정 후 오즈는 임신중독증에 대해 유의하지 않았다. 모형 B의 모든 변수에 과거 고혈압 병력을 통제한 모형 C에서도 비슷한 효과를 보였다. 이 연구는 명백히 수정 후 교차비를 이용하는 것의 중요성을 보여 준다. 처음에는 임신중독증이 미래의 뇌졸중에 대한 위험요인으로 나타났지만, 로지스틱 회귀모형을 이용한 추후 연구에서 다른 변수들이 임신중독증에 기인한 뇌졸중의 오즈를 명백하게 증가시키는 원인이라는 것을 알 수 있다.

로지스틱 회귀분석의 개요

로지스틱 회귀모형은 종속변수가 이분(두 범주)일 때 사용한다. 그러나 독립변수는 어떤 측정척도(measurement scale)도 가능하다. 이 점은 아주 이해하기 간단하고 이 방법을 이용한 다변량 모형 구축을 적용하는 시작일 것이다. 로지스틱 회귀분석을 이용한 연구는 질병의 발생과 발생하지 않음, 사망률(삶과 죽음) 등을 설명하는 연구이다. 결과가 나타나는 이분 결과를 1로, 결과가 나타나지 않은 것을 0으로 부호화하는 것이 좋다. 그리고 로지스틱 회귀모형을 실행한다. 두 개 이상의 결과 범주(즉, 다가 결과(polytomous outcomes))를 갖는 종속변수에 대하여 다가 회귀(polytomous regression) 또는 다항 회귀(multinomial regression)라고 불리는 다른 형태의 회귀분석이 사용된다.

로지스틱 회귀분석에 대한 연구문제

로지스틱 회귀모형은 다음과 같은 질문을 한다. "결과

에 대한 위험요인이나 예방요인을 가지고 있는 사람들에 있어 여러 변수를 동시에 통제한 후에 결과를 얻을 오즈를 증가시키거나 감소시키는 것은 무엇인가?" 이 질문에 대한 답은 로지스틱 회귀분석 결과의 가운데 부분에 있는 수정 후 교차비를 가지고 구할 수 있다. 교차비는 주어진 특정 상황이나 노출에 대하여 결과가 어떻게 더 많이 나타나는가를 측정한다. 교차비는 특정 특성이나 노출을 가진 사람의 결과에 대한 오즈를 특정 특성이나 노출을 가지고 있지 않은 사람의 결과에 대한 오즈의 비이다. 교차비에 대한 통계적 유의성은 p-값을 통해 결정하거나 영가설 하에서의 교차비(노출된 사람의 오즈와 노출되지 않은 사람의 오즈는 같기 때문에 1이다)가 95% 신뢰구간 안에 속하는지를 보고 구할 수 있다.

교차비에 대한 설명을 위한 예로 대마초를 피우는 사람과 피우지 않는 사람에 있어서 폐암의 위험을 이용할 수 있다(Berthiller et al., 2008). 대마초를 피우는 사람과 피우지 않는 사람에 있어서 폐암에 걸릴 확률을 살펴본 후, 이 연구에서 대마초를 피우는 사람의 폐암에 대한 교차비가 2.4라는 것을 발견했다. 즉, 대마초를 피우는 사람이 폐암에 걸릴 오즈가 대마초를 피우지 않는 사람이 폐암에 걸릴 오즈보다 두 배 이상이라는 것이다. 다시 말해 (오즈와 위험이 정확하게 같지 않기 때문에) 대마초를 피우는 사람이 대마초를 피우지 않는 사람과 비교하여 폐암에 걸릴 위험이 약 2.4배라는 것이다. 교차비는 노출된 사람에 있어 결과를 얻을 확률과 노출되지 않은 사람에 있어 결과를 얻을 확률의 비인 위험도비(또는 상대위험도)라고 불리는 또 다른 지표에 근접한 값을 갖는다. 제12장에서 수정 전 교차비에 대해서는 자세히 설명하였다.

(두 개 이상의 독립변수를 갖는) 다중 로지스틱 회귀모형(multiple logistic regression models)의 장점은 수정 후 교차비를 구할 수 있다는 것이다. 즉, 위험요인과 결과 모두에 대한 다른 변수의 효과를 설명하기 위하여 수정된 교차비를 구할 수 있다는 것이다. 앞의 예에서 연구자들은 태어난 국가, 연령, 흡연과 직업병 노출을 수정한 후에도 대마초를 피우는 사람의 폐암에 대한 오즈가 증가한다는 것을 발견했다. 다음의 두 예는 수정 후 교차비를 구하기 위한 로지스틱 회귀모형의 효용성을 설명한다.

비만 청소년의 체중 감소를 위한 행동의 예측 요인은 무엇인가?

2002년 Youth Risk Behavioral Survey(Bittner Fagan et al., 2008)로부터의 자료를 이용하여 Delaware의 비만 청소년들의 체중 감소를 위한 행동의 예측요인을 조사하였다. "행동(Taking action)"은 참가자들의 수정된 식습관 또는 지난 30일 간의 운동량의 증가로 정의한다. 연구자들은 행동과 다음의 독립변수들(연령, 성별, 보고된 체중 감량 의사, 자신의 체중에 대하여 정확한 인식을 가지고 있는 것(즉, 과체중인 것을 정확하게 보고하는 것))의 연관성을 알아보기 위하여 다변량 로지스틱 회귀분석을 사용하였다. 체중 감량 의사에 대한 수정 후 교차비는 11.6($p \leq$ .05)이라는 것을 발견했다. 이는 지난 30일 동안 체중 감량을 위한 행동을 한 오즈가 체중감량 의사가 있다고 보고한 사람이 체중감량 의사가 없는 사람에 비해 11.6배 높았다는 것을 의미하고 통계적으로 유의하였다. 나머지 다른 변수들은 모두 체중감량을 위한 행동과 유의한 연관성이 없는 것으로 조사되었다.

HIV에 감염된 환자에 있어 B형 간염 백신 접종 후에 혈청 변환의 예측 요인은 무엇인가?

Pettit et al.(2010)의 연구에서 인간면역결핍바이러스(HIV)에 감염된 사람들 중 B형 간염에 대한 백신 접종 후 혈청 변환의 예측 요인이 무엇인가를 살펴보았다. HIV 감염은 백신접종 반응에 영향을 준다고 알려져 있다. 연구자들은 다변량 로지스틱 회귀분석을 사용하였고 CD4 수가 많을수록 혈청 변환에 대해 더 높은 오즈를 갖는다는 것을 발견했다(교차비=1.13, p=.02). CD4 수는 범주화되어 있지 않기 때문에 결과는 CD4 수가 한 단위 증가할 때 혈청변환의 오즈가 1.13배 더 높다는 것(또는 13% 더 높다는 것)을 의미하고 α = .05에서 통계적으로 유의하다.

자료의 형태

로지스틱 회귀분석에서 독립변수는 명목척도부터 비율척도까지 어떤 측정 수준도 가능하다. 두 범주를 갖는 명목 수준의 변수는 입력 전에 코드화하여야 한다(문자 대신에 범주를 나타내기 위한 숫자 코드를 할당한다). 그리고 세 개 이상의 범주를 갖는 명목 수준의 변수는 가변수로 재부호화하여야 한다. 가변수를 생성하는 것은 다음 절을 참조하라. 종속변수는 범주이어야 하고 반드시 두 범주만 가져야 한다. 종속변수의 두 범주 사이의 자료 분포에서는 적어도 95%에서 5%까지 나누어져 있다. 참가자의 적어도 5% 그러나 95%를 넘지 않는 결과를 가지고 있어야 한다. 추가적으로 모든 명목 독립변수와 서열 독립변수에 대하여 종속변수와 독립변수의 모든 조합에서 적어도 몇 개의 사례가 필요하다(예, 이변량 교차표에서 빈칸이 없어야 한다). 마지막으로 로지스틱 회귀분석에 대한 검정력 분석에 대한 논의는 이 책의 영역을 벗어나지만, 각 독립변수에 대하여 적어도 10개의 사례를 가질 것을 추천한다.

가변수

독립변수가 범주이고 두 범주보다 많은 범주를 갖는다면 가변수(dummy variables)를 만드는 것이 필요하다. 가변수를 이용하는 것은 하나의 범주를 기준(reference)이라고 불리는 다른 집단과 비교하기 위하여 여러 개의 범주를 갖는 명목변수를 일련의 이분변수(dichotomous variable)로 표현하는 방법이다. 예를 들면, 인종에 대한 변수를 살펴보면 다음의 숫자를 갖는 네 범주가 있다. 히스패닉이 아닌 백인(1), 히스패닉이 아닌 흑인(2), 히스패닉이 아닌 아시아계인(3)과 히스패닉인(4). 가변수가 왜 필요한가에 대한 이유는 범주를 표현하기 위하여 숫자가 부여된다는 것이다. 이 예에서 히스패닉이 아닌 백인(1)과 히스패닉이 아닌 아시아계인(3) 사이의 숫자 차이는 타당한 해석을 내릴 수 없다. 그러나 가변수가 생성된다면 각 인종 집단에 대한 결과의 차이는 기준 범주(reference category)라고 하는 한 집단에 대한 상대적인 값으로 기술할 수 있다.

가변수 만들기

가변수를 만드는 첫 번째 단계는 필요한 변수의 수를 결정하는 것이다. 가변수의 수는 변수가 가지고 있는 범주의 수에서 1을 뺀 값이다. 이 예의 인종 변수는 네 범주를 가지고 있기 때문에 네 범주를 표현하기 위해서는 세 개의 가변수가 필요하다. 두 번째 단계는 어떤 범주를 "기준 범주"로 할 것인가를 결정하는 것이다. 기준범주의 선택은 연구자에게 달려있다. 이 경우에 히스패닉이 아닌 백인을 기준 범주로 사용하였다. 그러므로 세 개의 가변수는 기준범주(히스패닉이 아닌 백인)에 대한 각 인종(히스패닉이 아닌 흑인, 히스패닉이 아닌 아시아계인, 히스패닉인)의 비교를 위하여 생성된다.

- 히스패닉이 아닌 흑인(1=히스패닉이 아닌 흑인, 0=다른 인종인 사람)
- 히스패닉이 아닌 아시아계인(1=히스패닉이 아닌 아시아계인, 0=다른 인종인 사람)
- 히스패닉인(1=히스패닉인, 0=다른 인종인 사람)

마지막 단계는 원래 네 범주의 인종 변수 대신에 세 개의 가변수를 독립변수로 회귀모형에 포함시키고 회귀모형을 실행하는 것이다.

어떻게 로지스틱 회귀분석을 실행하는가?

로지스틱 회귀분석은 "최대가능도추정(maximum likelihood estimation)"이라고 불리는 방법을 이용하여 자료에서 (선으로 불리는) 모양을 적합하게 만든다(Kleinbaum & Klein, 2002). 로지스틱 회귀분석에서 종속변수는 (단지 두 값을 갖는) 이분이고, 독립변수는 (독립변수가 이분이면 더 해석하기 쉽지만) 어떤 형태의 측정척도도 가능하다. 종속변수는 (SPSS에서 계산해 주는) 로짓 변환(logit transformation)을 이용하여 자료를 변환시킨다. 종속변수가 1일 확률을 구한다. 다변량 로지스틱 회귀분석의 계수(β)는 종속변수에 대한 각각의 수정 후 교차비에 로그(log)를 취한 값으로 나타낸다. 수정 후 교차비와 교차비에 대한

신뢰구간을 구하기 위하여 β계수에 지수 함수(exponential function)를 취한다(Ostir & Uchida, 2000). SPSS를 포함한 모든 통계 패키지들은 수정 후 교차비와 교차비에 대한 신뢰구간을 제시해 준다.

로지스틱 회귀모형으로부터 얻어지는 정보

다변량 로지스틱 회귀모형으로부터 몇 가지 중요한 정보를 얻을 수 있다. (1) 전체 모형에 대한 통계적 유의성, (2) 자료에 대한 모형의 전체 적합도, (3) 모든 독립변수에 의해 설명되는 종속변수에서의 전체 변동(variation)에 대한 대략적 추정치, (4) 수정 후 교차비(예, 독립변수의 값이 주어졌을 때 종속변수가 일어날 오즈)의 증가 또는 감소, (5) 수정 후 교차비에 대한 신뢰구간과 (6) 수정 후 교차비 각각에 대한 통계적 유의성.

다음 예에서 볼 수 있는 것처럼 SPSS 결과물은 이 항목 모두에 대한 정보를 제공한다. 전체 모형에 대한 통계적 유의성은 모형 카이제곱(model chi-square)으로 평가한다. 자료에 대한 모형의 전체 적합도는 Hosmer-Lemeshow 적합도 검정(goodness of fit test)으로 측정한다. 유의하지 않은 결과가 모형이 잘 적합되었다는 것을 나타내는 반면에, 유의한 결과는 로지스틱 회귀모형이 잘 적합되지 않았다는 것을 나타낸다. 잘 적합되지 않은 모형도 유의한 예측 요인을 가지고 있을 수 있다. 모형에 의하여 설명되는 종속변수의 전체 변동에 대한 대략적인 추정치는 두 방법에 의해 추정할 수 있다. Cox와 Snell의 R^2과 Nagelkerke의 R^2. 로지스틱 회귀분석에 의해 설명되는 분산의 크기 정도를 R^2으로 측정하고 의미를 부여하는 것에 대한 논란이 여전히 있다. 가장 좋은 것은 두 값 모두를 보여 주고 해석에 주의를 기울이는 것이다. 마지막 세 항목, 수정 후 교차비, 수정 후 교차비에 대한 신뢰구간과 수정 후 교차비에 대한 통계적 유의성은 결과물의 맨 마지막 부분에서 찾을 수 있다.

컴퓨터 분석 예

이 예의 자료는 뉴욕시 거주자 1,999명에 대한 단면연구(cross-sectional survey)인 2004 New

York City Health and Nutrition Examination Survey(NYCHANES)로부터 가져 왔다. 이 예에서 외식(일주일에 평균 다섯 번)과 체중 감량을 시도하는 것과의 연관성을 알아보기 위하여 489명의 연구 참가자를 무작위로 뽑은 자료를 이용하였다. 생각은 체중 감량을 시도하는 사람들은 외식의 빈도를 줄일 것이라는 것이다. 추가적으로 참가자들의 성별이 결과(외식)와 노출(체중감량 시도)에 모두 영향을 줄 것으로 보고 모형에 성별을 포함시켰다. 결과 변수는 두 집단을 갖는 이분 변수(dichotomous variable)이다. 일주일에 평균 다섯 번 외식하는 사람(1)과 일주일에 평균 5회 미만 외식하는 사람(0). 예측요인 또는 독립변수는 다음과 같다.

1. 체중 감량 : 이분 변수
   지난 해 체중 감량을 시도하지 않은 사람들=0
   지난 해 체중 감량을 시도한 사람들=1
2. 성별: 남성=0, 여성=1

코딩

두 개보다 많은 범주를 갖는 범주 독립변수들은 앞에서 기술한 것과 같이 가변수로 재부호화할 필요가 있다. 컴퓨터 프로그램은 자체적으로 가변수를 생성할 것이다. 어떤 변수를 재부호화하고 원하는 형태의 부호를 정해야 한다. 교호작용항(interaction terms)을 식에 포함시킬 수 있다. 예를 들어, 외식과 체중감량 시도 사이의 연관성이 참가자의 성별에 따라 차이가 있는가를 평가하기 위하여 교호작용항을 포함시킬 수 있다. 모형에서 체중감량×성별과 같은 교호작용항을 독립변수로 추가한다.

SPSS에서 실행된 로지스틱 회귀분석 해석하기

Box 13-2는 이 모형을 구하기 위하여 필요한 SPSS에서의 단계를 보여 준다. 그림 13-1은 모형으로부터의 결과이다. 종속변수 "restaurant_dicho"는 0=아니오(일주일에 평균 5번 미만 외식)와 1=예(일주일에 평균 5번 이상 외식)로 입력되었다. 이는 로지스틱

회귀분석 절차에 대하여 적절한 코딩이다. 예를 들어, 자료가 1=아니오, 2=예로 입력되었다면, 해석을 쉽게 하기 위하여 분석 전에 변수를 재코드화하여 한다.

전체 모형의 통계적 유의성 : 모형 카이제곱

모형 카이제곱(model chi-square)은 전체 모형의 통계적 유의성을 평가하기 위하여 사용하는 것으로, −2×로그 우도(−2×the log likelihood, −2LL)로 추정한다. −2LL을 추정하기 위하여 (모든 독립변수가 포함된) 대안 모형(alternate model)의 로그 우도를 변수가 전혀 포함되지 않은 영 모형의 로그 우도와 비교한다. 변수를 추가하는 것은 영 모형(null model)과 비교하여 동일하거나 더 많은 변동을 설명하기 때문에 영 모형의 로그 우도로부터 대안모형의 로그 우도를 빼면 (추가 변수가 모형에 어떤 것도 추가하지 못하면) 0이거나 (추가적인 변수가 영 모형보다 더 좋은 모형을 만들면) 음수일 것이다. 이 값에 −2를 곱하면 양수가 된다. 예에서 영 모형에 대한 −2LL은 516.86이고 (체중감량 시도와 성별을 포함한) 영 모형과 비교할 전체 모형(full model)에 대한 −2LL는 491.34이다. 이 두 값의 차이가 모형 카이제곱이다.

모형 카이제곱은 "모형 계수의 총괄 검정(omnibus tests of model coefficients)"이라고 표시된 결과물에서 찾을 수 있다. 모형 계수표의 총괄 검정은 카이제곱 통계량과 정의한 여러 모형에 대한 −2LL를 비교하기 위하여 p-값을 제공한다. 표(그림 13-1)에서 볼 수 있는 것과 같이 세 개의 카이제곱이 있다. 단계에 대하여 하나, 블록(block)에 대하여 하나, 그리고 모형에 대하여 하나. 이 분석에서 변수들이 블록만이 아니라 모두에 들어가므로 단계에 대한, 블록에 대한 그리고 모형에 대한 값이 전부 같다. 변수가 각 블록 내에서 단계적 형태로 포함된다면 이 값은 서로 다를 것이다.

자료에 대한 모형의 전체 적합

자료에 대한 모형의 전체 적합은 Hosmer-Lemeshow 적합도 검정에 의해 결정된다. 이 통계량은 관

Box 13-2 다중 로지스틱 회귀모형을 구하기 위한 SPSS의 사용

단계 1: 자료를 SPSS에서 데이터 창에서(메뉴에서 "파일", "열기", "데이터")

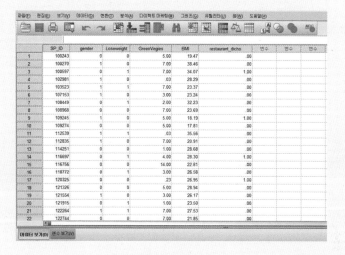

단계 2: 첫 번째 "분석(A)"을 클릭하여 회귀모형을 구하기 위한 메뉴에서 "회귀분석"과 "이분형 로지스틱"을 선택한다.

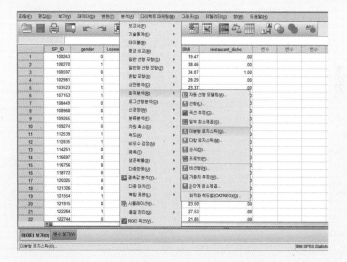

(계속)

Box 13-2 다중 로지스틱 회귀모형을 구하기 위한 SPSS의 사용

단계 3: "로지스틱 회귀분석" 팝업창에서 변수 "Restaurant_Dicho"를 "종속변수" 자리로 이동하고 변수를 "gender"와 "Loseweight"를 "공변량"으로 이동시킨다. "방법"에서 모형을 선택("Enter"를 이용함)하고 "옵션" 버튼을 클릭한다.

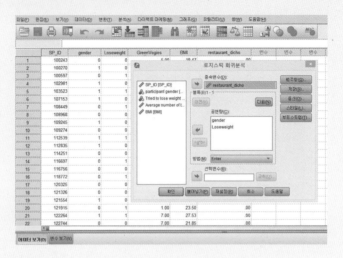

단계 4: "로지스틱 회귀분석 : 옵션" 팝업창에서 "통계 및 도표" 아래에 있는 "Hosmer-Lemeshow 적합도"를 체크한다. "exp(B)에 대한 신뢰구간"을 체크한다. 그리고 신뢰구간을 입력한다. 이 경우에는 95%이다. 다음에 "반복 히스토리"를 체크하고 "계속" 버튼을 클릭한다. "로지스틱 회귀분석" 팝업창이 다시 나타나면 "확인"을 클릭한다. 그러면 결과물이 결과물 창(output window)에 나온다.

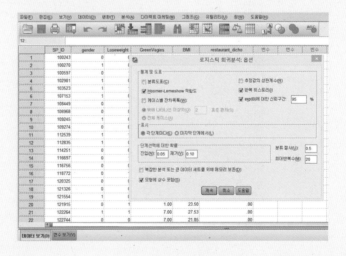

로지스틱 회귀분석

종속변수 인코딩

원래값	내부값
Eat out < 5 times per week	0
Eat out at least 5 times per week	1

반복 히스토리[a,b,c]

원래값		-2 로그 우도	계수 상수
0단계	1	518.490	−1.101
	2	516.861	−1.233
	3	516.860	−1.238
	4	516.860	−1.238

[a]모형에 상수가 포함되어 있다.
[b]시작 −2 로그 우도: 516.860
[c]모수 추정값이 .001 미만으로 변경되었으므로 반복 번호 4에서 추정이 종료되었다.

모형 계수의 총괄 검정

		카이제곱	df	유의수준
1단계	단계	25.524	2	.000
	블록	25.524	2	.000
	모형	25.524	2	.000

모형 요약

단계	-2 로그 우도	Cox 및 Snell R^2 제곱	Nagelkerke R^2 제곱
1	491.336[a]	.51	.078

[a]모수 추정값이 .001 미만으로 변경되었으므로 반복 번호 4에서 추정이 종료되었다.

HOSMER 및 LEMESHOW 검정

단계	카이제곱	df	유의수준
1	.358	2	.836

방정식의 변수

		B	SE	Wald	df	유의수준	Exp(B)	Exp(B)의 95% C.I. 하한	Exp(B)의 95% C.I. 상한
1단계[a]	Loseweight	−.030	.229	.017	1	.896	.970	.620	1.519
	gender	−1.111	.228	23.675	1	.000	.329	.210	.515
	상수	−.644	.172	13.995	1	.000	.525		

[a]1단계에서 입력된 변수입니다: 체중감량, 성별.

그림 13-1 전체 로지스틱 회귀모형

찰된 확률과 모형에서 기대되는 확률을 비교한다. 다시 말해 잔차(residual)를 조사한다. −2LL의 검정이나 통계량의 적합도에 대한 유의성이 클 때 모형이 적합하다는 영가설을 기각할 수 없다. 다시 말해 유의하지 않은 결과는 모형이 적합하다는 것을 의미하고, 유의한 결과는 모형이 적합하지 않다는 것을 의미한다. 그림 13−1에서 카이제곱은 .358, 자유도는 2이고 p-값은 .836임을 볼 수 있다. 이는 모형이 자료를 잘 적합하고 있다는 것을 나타낸다.

모든 독립변수에 의해 종속변수가 설명되는 전체 변동의 추정

모형 요약표(그림 13−1)에 Cox & Snell과 Nagelkerke R^2 값이 있다. 설명되는 분산은 5.1%에서 7.8%이다.

신뢰구간을 갖는 수정 후 오즈와 통계적 유의성 구하기

결과물에서 "방정식의 변수(variables in equations)" 라고 표시된 부분은 회귀계수(B), 통계적 유의성과 신뢰구간을 보여 준다. 각 독립변수와 연관된 **회귀계수**(*regression coefficient*)와 상수항은 "B"라고 표시된 첫 번째 열에 있다. 다중 회귀에서 "B"는 예측식을 만드는데 사용할 수 있다. 즉, 각 변수에 대한 사람들의 값을 알면 개인의 결과를 예측하기 위하여 회귀계수와 상수항을 이용할 수 있다. 이에 대해서는 14장에서 더 자세히 설명할 것이다. 로지스틱 회귀분석에서 이 B는 교차비를 결정하기 위하여 사용된다.

다음 열은 예측요인과 상수에 대한 표준오차를 포함한다. 일반적으로 통계량을 표준오차로 나누어 유의성 검정을 위한 값으로 사용한다. 그 다음 열은 서로 다른 형태일지라도 통계적 유의성에 대하여 동일한 정보를 제공하는 Wald 통계량이다.

EXP(B)라고 표시된 열이 중요한 열이다. EXP(B)는 수정 후 교차비를 보여준다. 수학적으로 이 값은 e(자연 로그의 밑, 2.718)에 B의 거듭제곱을 나타내는 값이다. 이 예에서 (체중감량에 대한 B, −.03) $2.718^{-.03}$ = .97이다. 교차비는 하나의 확률과 다른 확률의 비이다. 이 예에서 지난 해 체중감량을 시도한 사람 중 자주 외식하는 오즈를 지난 해 체중감량을 시도하지 않은 사람 중 자주 외식하는 오즈에 대한 비이다.

교차비에 대한 신뢰구간은 .62부터 1.52이다. 영가설(H_0: 지난 해 체중감량을 시도한 사람 중 자주 외식하는 오즈와 지난 해 체중감량을 시도하지 않은 사람 중 자주 외식하는 오즈는 차이가 없다. 다시 말해 교차비=1이다)하에 교차비가 신뢰구간의 하한과 상한 사이에 포함되는 것을 알 수 있다. 그러므로 체중감량을 시도한 사람 중 자주 외식하는 오즈와 지난 해 체중감량을 시도하지 않은 사람 중 자주 외식하는 오즈를 비교한 결과 통계적으로 유의한 차이를 보이지 않았다. 추가적으로 p = .896으로 α = .05보다 크기 때문에 교차비는 유의하지 않다.

반면에 회귀분석 결과 성별에 대한 교차비는 .33이고 p = .000이라는 것을 볼 수 있다. 이는 지난 해 체중감량 시도에 대하여 수정한 후 여성 중 외식을 하는 오즈가 남성 중 외식을 하는 오즈의 .33배 낮다는 것을 의미한다. 더군다나 성별에 따른 외식의 오즈는 α = .05에서 통계적으로 유의한 차이가 있다.

요약

로지스틱 회귀분석은 결과 측정치가 이분일 때 흔히 보고된다. 회귀분석의 모든 방법에서와 같이 명백한 과학적 근거에 기초하여 모형에 포함될 변수를 선택하는 것이 가장 중요하다. 모형의 적합성을 평가한 후 모형에서 각 변수의 중요성을 확인할 필요가 있다. 모형에 기여하지 않는 변수들은 제거되어야 하고, 새로운 모형이 적합된다. 새로운 모형과 기존의 모형을 우도비 검정(likelihood ratio test)을 통하여 비교한다. 필요한 변수들이 포함되었다고 확신하는 모형을 구했으면 교호작용 항을 추가할 것인가를 생각해봐야 한다.

연습 문제

선다형 문제

1. 다변량 로지스틱 회귀모형은 왜 사용하는가?
   a. 관심이 있는 종속변수에 대한 여러 독립변수의 효과를 동시에 고려하기 위하여
   b. 잘못된 결과를 얻을 위험을 최소화하기 위하여
   c. 대부분의 건강 관련 결과가 여러 가지 원인을 가지고 있기 때문에
   d. 위의 모든 것이 맞음

2. 다변량 로지스틱 회귀모형은 언제 사용하는 것이 가장 좋은가?
   a. 이분 종속변수
   b. 어떤 비율변수
   c. 정규분포를 하는 비율변수
   d. 위의 모든 경우

3. 영가설에서 교차비는 무엇을 예측하는가?
   a. 1보다 크다.
   b. 1보다 작다.
   c. 1과 같다.
   d. 추가적인 정보 없이는 답할 수 없다.

4. 교차비 0.7을 올바르게 설명한 것은?
   a. 노출(독립변수)된 사람 중 결과에 대한 오즈가 노출되지 않은 사람 중 결과의 오즈보다 0.7배 크다.
   b. 노출(독립변수)된 사람 중 결과에 대한 오즈가 노출되지 않은 사람 중 결과의 오즈보다 0.7배 작다.
   c. 결과변수와 독립변수 사이의 연관성이 α = .05에서 통계적으로 유의하다.
   d. 영가설이 사실이다.

5. 성별(0=남성, 1=여성)과 당뇨병(1=있음, 0=없음) 사이의 연관성을 알아보기 위하여 로지스틱 회귀모형이 실행되었다. 교차비는 3.4였고 교차비에 대한 95% 신뢰구간은 2.9에서 4.6이었다. 이 결과의 의미는?
   a. 성별과 당뇨병 사이의 연관성은 α = .05에서 통계적으로 유의하다.
   b. 성별과 당뇨병 사이의 연관성은 α = .05에서 통계적으로 유의하지 않다.
   c. 여성이 당뇨병에 대하여 더 낮은 오즈를 갖고 있지만 그 차이가 통계적으로 유의하다고 말할 수 없다.
   d. p-값이 .05보다 크다.

6. Hosmer-Lemeshow 검정에 대한 설명 중 옳은 것은?
   a. 영가설은 자료가 모형에 적합하지 않다는 것이다.
   b. 이 검정의 p-값이 .05보다 작으면 모형은 자료를 적합하지 못한다는 결론을 내린다.
   c. 이 검정은 모형에서 결과와 유의하게 연관된 모든 독립변수에 대하여 알려준다.
   d. a와 b가 맞음

7. 교차비와 위험도비 사이의 관계를 옳게 설명한 것은?
   a. 교차비는 위험도비를 과소추정(underestimation)한다.
   b. 결과가 흔히 일어날 때 위험도비는 교차비의 좋은 추정치이다.
   c. 결과가 드물게 일어날 때 교차비는 위험도비와 거의 같다.
   d. 위의 모두 맞음

8. 다중 로지스틱 회귀모형에서 회귀계수(βs)의 안티로그(antilog)는 어떤 정보를 주는가?
   a. 종속변수에 대한 가장 강력한 예측요인
   b. 독립변수가 한 단위 증가할 때 종속변수의 변화
   c. 노출된 사람과 노출되지 않은 사람 중 종속변수에 의해 나타나는 상황을 갖는 오즈의 차이(또는 비)
   d. a와 b

9. 가변수는 언제 사용하는가?
   a. 종속변수를 재부호화(recode)할 때
   b. 회귀모형에서 비율변수를 표현할 때
   c. 회귀모형에서 두 범주를 갖는 이분 명목변수를 표현할 때
   d. 회귀모형에서 두 범주보다 많은 다가(polytomous) 명목변수를 표현할 때

10. 교차비 1이 의미하는 것은?
    a. 사건이 기준 사건보다 더 많이 일어나는 것
    b. 노출된 사람과 노출되지 않은 사람에게서 사건이 비슷하게 일어나는 것
    c. 사건이 기준 사건보다 더 적게 일어나는 것
    d. 모형이 타당하지 않은 것

가장 좋은 통계 검정의 선택

다음 시나리오(1–10)에 대하여 적절한 검정(a–l)을 선택하시오.
   a. 독립표본 t검정
   b. 맨-휘트니 U-검정
   c. 짝지은 t검정
   d. 윌콕슨 짝지은-쌍 검정
   e. 로지스틱 회귀분석
   f. 멕네마 검정
   g. 1요인 분산분석
   h. 반복측정 분산분석
   I. 순위에 의한 프리드만 분산분석
   j. 크루스칼-왈리스 검정
   k. 피어슨 상관계수
   l. 스피어만 상관계수

1. 전문 간호사 준비 과정을 밟고 있는 총 75명의 간호학과 학생과 스스로 준비하는 75명의 또 다른 간호학과 학생이 있다. 점수가 정규분포를 따른다면, 어떤 집단이 더 점수가 높은가?

2. 일주일 운동하는 시간과 휴식 시 심장박동률 사이에는 어떤 관련성이 있는가? 이 연구에는 55명이 참가하였고 두 변수 모두 정규분포를 따르지 않는다.

3. 취학 전 어린이 중 나이 많은 형제를 가지고 있는 것(있음/없음)과 발육 부진(있음/없음)은 관련성이 있는가? 이 연구에는 226명의 어린이가 참여하였다.

4. 체중감량 프로그램에 48쌍의 부부가 참여하였다. 남편이 부인보다 체중감소가 더 많은가? 체중 감소는 정규분포를 따른다.

5. 72명에 대한 연구에서 연구자들은 정규분포를 따르는 콜레스테롤 수준이 인종(즉, 아프리카계 미국인, 백인, 히스패닉, 기타)과 관련이 있는가를 알고 싶다.

6. 연령을 수정한 후에 대학생의 거주 형태(교내와 교외)와 현재 흡연 상태(흡연과 비흡연) 사이에 어떤 관련성이 있는가? 이 연구에는 114명의 대학생이 참여하였다.

7. 중환자실에 있는 환자들이 실험적 호흡 치료나 대조적 호흡 치료 중 한 가지 치료를 받았다. 연령, 성별, 인종을 수정한 후에 치료가 폐렴에 대하여 어떤 효과를 갖는가? 이 연구에는 326명이 참여하였다.

8. 각 중환자실에 간호조무사 자격을 가진 간호사의 비율과 중환자실에서 합병증을 있는 환자수 사이의 관련성이 있는가? 변수들은 정규분포를 따르지 않고, 이 연구는 84개의 중환자실을 대상으로 하였다.

9. 4학년 학생을 돌보는 사람들이 3시간의 돌봄 교육을 받기 전과 받은 후에 4학년 학생들의 평균 TV 시청시간에 차이가 있는가? 변수들은 정규분포를 따르지 않고, 이 연구에는 37명의 4학년 학생이 참여하였다.

10. 28명의 참가자들이 서로 다른 형태의 요거트(무지방 요거트, 저지방 요거트, 고지방 요거트)에 대한 선호도에 대하여 순위를 매겼다. 요거트 형태에 따라 선호도에 차이가 있는가?

비평적 사고 문제

1. 다변량 로지스틱 회귀를 사용하여 검정할 수 있는 세 개의 다변량 가설을 설정하시오.

2. 다변량 로지스틱 회귀분석을 사용한 관심이 있는 논문을 찾으시오. 논문의 목적, 방법과 결과에 대한 간단한 요약을 적으시오. 다중 로지스틱 회귀모형으로부터 얻기를 기대하는 모든 정보를 구하시오(수정 후 교차비, 95% 신뢰구간과 p-값). 그리고 간단한 결론을 적으시오.

계산문제

1. 다음 2 × 2 표는 1,250명의 남성에 있어 흡연 상태와 운동에 참가한 현황을 보여 준다. 운동에 참가하지 않은 경우(노출된 경우) 운동에 참가한 경우(노출되지 않음)와 비교하였을 때 흡연에 대한 오즈, 교차비, 위험도, 위험도비를 구하시오.

운동에 참가	흡연	
	예	아니오
아니오	270	500
예	50	430

2. Chapter 13 Data라고 불리는 SPSS 자료를 이용하여 다음의 질문에 답하시오. 지난 해 체중감량을 시도한 것과 성별(gender), 연속형 변수인 체질량지수(BMI)가 연관성이 있는지 알아보기 위하여 로지스틱 회귀모형을 실행하시오.

a. 체질량지수를 수정한 후 성별과 체중감량 시도 사이의 연관성에 대한 교차비와 p-값을 해석하시오.

b. 성별을 수정한 후 체질량지수와 체중감량 시도 사이의 연관성에 대한 교차비와 p-값을 해석하시오.

c. 모형은 자료에 대하여 적합한가?

선형 회귀분석

목적

이 장을 공부한 후 다음을 할 수 있어야 한다:

1. 선형 회귀분석을 사용하기 적절한 때를 알아야 한다.

2. 선형 회귀분석 과정에서 나오는 통계량을 이해한다.

3. 예측 방정식을 세우고 문제를 해결한다

4. R^2의 유의성 검정과 회귀계수(β)의 유의성 검정의 차이를 설명한다.

5. 선형 회귀모형에 포함되는 변수를 선택하는 방법을 설명한다.

6. 회귀분석의 가정을 검정하는 것을 기술한다.

역사적 노트

Karl Pearson은 회귀 기울기(regression slope) 발견의 기원을 Francis Galton의 전기 *The Life Letters and Labours of Francis Galton*(Pearson, 1930; Stanton, 2001)에서 기술하였다. Galton은 유전에 큰 관심을 가지고 있었다. 1875년에 (mother seed로 불리는) 콩(sweet pea)씨 소포를 7명의 친구에게 보냈다. 친구들 각각은 서로 다른 소포로부터 유의한 변동을 가진 동일한 무게의 씨를 받았다. 친구들은 Mother seed를 심고 (mother seed로부터 수확된) daughter seed를 Galton에게 보냈다. Mother seed의 무게에 대한 daughter seed의 무게를 그려본 후에 Galton은 특정 크기의 mother seed로부터 daughter seed의 무게의 중위수(median)가 대략 1.0보다 작은 양의 기울기를 갖는 직선으로 묘사된다는 것을 발견했다. "자연적으로 직선인 회귀직선에 도달하였고 주어진 두 번째 특성에 대한 한 특성의 모든 집합체에 대하여 일정한 변동을 갖는다. 아마도 이 단순하고 특별한 경우를 처음 알린 상호관계의 미적분학(correlational calculus)에 최상의 진전이었다. 그러므로 초보자들도 쉽게 이해할 수 있다."(Pearson, 1930).

회귀분석의 개요

다른 일을 기반으로 하나의 일을 예측하는데 지속적인 관심이 있다. 주말을 계획하기 위하여 날씨를 예측하기 원한다. 학생들이 간호 실무를 어떻게 잘 수행할 수 있는지 예측하고 싶다. 환자가 얼마나 오랫동안 아플지를 예측하고 싶다. 수없이 많은 예측이 인생을 살아가는 동안에 필요하다. 알려진 증거들로부터 알려지지 않은 미래의 사건을 예측할 수 있도록 하는 뛰어난 통계 발명품이 회귀(regression)이다. 약 1세기만에 회귀분석은 모든 통계방법의 기초가 되었다.

회귀분석은 변수들의 상관성과 예측 방정식(prediction equation)을 개발하기 위하여 직선의 개념을 사용한다. 두 변수 사이의 관련성이 성립되면 주어진 다른 변수의 점수에 대한 하나의 변수의 점수를 예측할 수 있도록 하는 식을 개발할 수 있다. 회귀는 결과를 예측할 수 있도록 하고 변수들 사이의 내적연관성(interrelationship)을 설명할 수 있는 유용한 방법이다. 선형 회귀모형(linear regression model)은 자료를 적합하기 가장 좋은 모양을 구하여 종속변수와 하나 이상의 독립변수 사이의 선형적인 관계를 기술한다. 모양은 종종 회귀직선(regression line)으로 불린다. 그러나 회귀직선은 모형이 두 변수(하나의 종속변수와 하나의 독립변수)를 가질 때에만 정확히 직선이다. 연구에 세 개의 변수가 포함되었다면 모형에 의하여 정의된 모양은 2차원 평면(two dimensional plane)이고, 연구가 네 개 이상의 변수를 가졌다면 (시각화하기 어렵고 그래프를 그리는 것이 불가능한) 3차원 이상일 것이다.

하나의 독립변수와 하나의 종속변수 사이의 연관성을 알아보기 위하여 단순 선형 회귀(simple linear regression)를 사용할 수 있다. 그러나 다변량 선형 회귀(multivariate linear regression)에서 여러 개의 독립변수들을 포함하는 것이 더 일반적이다. 다변량 선형 회귀모형의 장점은 연구자가 종속변수에 대한 여러 독립변수의 고유한 효과를 동시에 조사할 수 있도록 한다는 것이다. 선형 회귀 방정식(linear regression equation)으로부터 모형에 의해 설명되는 전체 분산뿐 아니라 각 독립변수의 고유한 기여(강도와 방향)를 구할 수 있다. 사실상 선형 회귀모형은 피어슨 상관계수(Pearson correlation coefficient)의 확장이

다. 선형 회귀모형을 구하는 것은 다소 지루한 일이고 Daniel(2008)에서 찾을 수 있다.

연구문제

사회경제학적 상태가 초경 연령에 어떻게 영향을 주는가?

James-Todd, Tahranifar, Rich-Edwards, Titievsky 와 Terry(2010)는 출생 시부터 7살까지 추적한 2,138명의 어린이에 대한 코호트 연구(cohort study)의 자료를 분석하였다. 그리고 연구 참가자들을 성인이 된 후 다시 만나 초경 연령을 물었다. 자료는 출생 시와 7살 때 수집한 자료가 가족의 수입, 아버지의 교육수준과 직업의 정보를 결합한 어린 시절 사회경제학적 상태(childhood socioeconomic status, SES)에 대한 지수(0점부터 100점)를 만들기 위하여 사용되었다. 인종, 7살 때 어린이의 체질량지수, 초경 시 어머니의 연령, 출생 지역(미국 내와 미국 외) 그리고 어린이가 태어났을 때 아버지가 가족과 함께 살고 있었는지를 포함한 여러 관련 요인에 대하여 수정한 후, 출생 시와 7살 때 SES의 변화와 초경 연령 사이의 연관성을 찾기 위해 다변량 선형 회귀분석이 사용되었다. 이 연구는 모든 요인에 대하여 수정한 후에 가족의 SES가 20점 감소할 때 초경 연령이 약 4개월 감소하는 것과 연관이 있다는 것을 발견하였다(β = .018, 95% CI = .005, .030).

어머니의 우울이 자녀의 키의 감소와 연관성이 있는가?

Ertel, Koenen, Rich-Edwards와 Gillman(2010) 의 어머니-자녀 872쌍에 대한 연구는 임신중기와 산후 6개월 때 어머니의 우울과 자녀의 키, 3살 때 다리의 길이가 연관성을 갖는지 조사하였다. 잠재적 교란변수(potential confounder)에 대해 수정하기 위하여 다변량 선형 회귀분석을 사용한 연구는 놀랍게도 산후 6개월 때 우울이 연령대에 비해 더 큰 키(β = .37, 95% CI=.16, .58)와 더 긴 다리(β = .88, 95% CI=.35, 1.41)를 갖는다는 것을 발견했다. 반면에 출산 전 우

울은 자녀의 키와 유의한 연관성을 가지고 있지 않았다.

선형 회귀모형

자료의 형태

선형 회귀분석을 위한 자료에 대한 중요한 요구는 종속변수가 비율척도이고, 정규분포를 따라야 한다는 것이다. 그러나 종속변수가 정규분포를 따르지 않는다면 정규분포에 근사할 수 있도록 수학적인 변환을 할 수도 있다. 일반적인 하나의 변환이 종속변수에 대하여 자연 로그(natural log, e)를 취하는 것이다. 독립변수가 여러 척도를 가질 수 있다. 두 범주 이상을 갖는 명목 독립변수는 다중 로지스틱 회귀모형(multiple logistic regression model)에서 했던 것처럼 가변수(dummy variables)로 모형에 포함시켜야 한다.

가정

선형 회귀분석은 모수 검정이다. 선형 회귀분석을 이용하기 위해서는 이 분석 방법에 타당하기 위한 몇 가지 가정을 충족하여야 한다. 표본 통계량을 넘어선 일반화를 하려고 한다면(즉, 모집단에 대한 추론을 한다면) 추가적인 가정이 필요하다. 이 가정들은 다음과 같다.

1. 표본은 추론하고자 하는 모집단을 대표해야 한다.
2. 종속변수는 전반적으로 대략 정규분포를 따라야 한다. 즉, 독립변수의 각 값에 대하여 정규분포를 따라야 한다.
3. X의 모든 값에 대하여 Y 점수의 분포는 대략적으로 동일한 변동을 가져야 한다. 이를 등분산성(homoscedasticity) 가정이라고 부른다.
4. X와 Y의 관계는 선형(linear)이어야 한다. 각 개인에 대한 두 점수를 그렸을 때 직선의 형태이어야 한다. 점이 이 직선 위에 있어야 하는 것은 아니지만, 이 직선 주변에 흩어져 있어야 한다.
5. (다중 선형 회귀에 대하여) 다섯 번째 가정은

다중공선성(multicollinearity)이 없어야 한다. 즉, 독립변수들은 서로 구분할 수 없을 만큼 강한 연관성을 가지고 있지 않아야 한다.

이 가정 중 일부(예; 종속변수가 정규분포를 따름)는 분석 시작 전에 검정될 수 있고, 일부 가정은 회귀 진단으로 알려진 특정 통계량을 이용하여 분석의 마지막에서 평가할 수 있다. 회귀 진단이 이 책의 영역을 벗어나지만 이 장 끝부분에서 일부 방법에 대하여 간략하게 설명할 것이다. 회귀 진단에 대한 더 자세한 설명은 Tabachnick and Fidel(2006)과 Chatterjee and Yilmaz(1992)의 책에서 찾아볼 수 있다.

단순 선형 회귀분석

단순 회귀분석에 대한 설명으로 시작한다. 이 방법에서 두 변수 사이의 상관성은 변수들 사이의 선형 관련성에 기초한 예측을 할 수 있는 예측 방정식(prediction equation)을 찾는 데 사용된다. 관련성이 곡선이라면 추세 분석(trend analysis)과 같은 다른 방법을 사용하여야 한다.

두 변수 사이의 상관성이 완전하다면(+1 또는 −1) 다른 변수의 값이 주어졌을 때 한 변수의 값을 완전하게 예측할 수 있다. 물론 완전한 상관성을 갖지 않기 때문에 완전한 예측을 할 수는 없다. 상관성이 크면 클수록 더 정확한 예측을 할 수 있다. 두 변수 사이에 상관성이 없다면 한 변수의 값을 아는 것이 다른 변수의 값을 추정하는데 전혀 도움을 줄 수 없다. 값을 예측하는데 있어 도움을 주는 정보를 가지고 있지 않다면 어느 대상자에 대한 가장 좋은 추측은 평균(정규분포를 따르는 변수에 대해서는 중위수)일 것이다. 왜냐하면 평균은 자료의 중앙값이기 때문이다.

예측을 하기 위해서는 두 변수, 독립변수(X)와 종속변수(Y) 사이의 관련성을 측정하여야 한다. 상관성이 있다면 X가 주어졌을 때 Y를 예측할 수 있는 회귀방정식을 찾을 수 있다. 예를 들면, 앞에서 언급한 James–Todd et al.(2010)의 연구에서 여섯 개의 변수; 인종, 7살 때 어린이의 체질량지수, 초경 시 어머니의 연령, 출생 지역(미국 내와 미국 외) 그리고 어린이가 태어났을 때 아버지가 가족과 함께 살고 있었는지가 포함되었다.

회귀 방정식

(하나의 독립변수를 갖는) 단순 회귀 방정식은 다음과 같은 직선으로 표현된다.

$$Y' = a + bX$$

여기서 Y'은 **예측점수**(prediction score)이다.

연구대상자 표본으로부터 X와 Y에 대한 자료가 주어졌을 때 a와 b를 계산할 수 있다. 이 두 측정치를 이용하여 X가 주어졌을 때 Y를 예측할 수 있다. 모형에서 a를 **절편**(intercept)이라고 부르고 이 값은 $X = 0$에서의 Y의 값이다. 이 점은 회귀직선과 Y축이 만나는 점이다. b는 베타(beta)라고도 불리는 **회귀계수**(regression coefficient)를 나타낸다. 회귀계수는 X가 한 단위 변화할 때 Y의 변화율(rate of change)이

다. 회귀계수는 회귀직선의 기울기(slope)에 대한 측정치이다.

예가 그림 14-1에 주어져 있다. 절편 a = 3이다. $X = 0$에서 Y의 값임을 볼 수 있다. 이 점은 회귀직선이 Y축과 만나는 점이다. 회귀계수 b = .5이다. 이 값의 의미는 X가 한 단위 변화할 때마다 Y의 값이 .5만큼 증가한다는 것이다. $X = 0$일 때 $Y = 3$이고 $X = 1$일 때 $Y = 3.5$이다. 회귀직선은 "가장 잘 적합된 직선(line for best fit)"이고 **최소제곱법**(method of least square)이라고 불리는 방법에 의해 구해진다. 최소 제곱의 개념은 분산분석(ANOVA)에 대해 설명한 7장에서 소개하였다. 평균은 자료의 중앙이기 때문에 평균과 각 점수에 대한 편차(deviation)의 합 $(\sum(\overline{X} - X))$은 0이다. 이 편차에 제곱을 한 후 모두 더한 값은 다른 중심경향성 측도에 대하여 제곱한 편차의 합보다 작을 것이다. 동일한 방법으로 회귀직선은 산점도(scatter diagram)에서 자료의 정확한 중앙

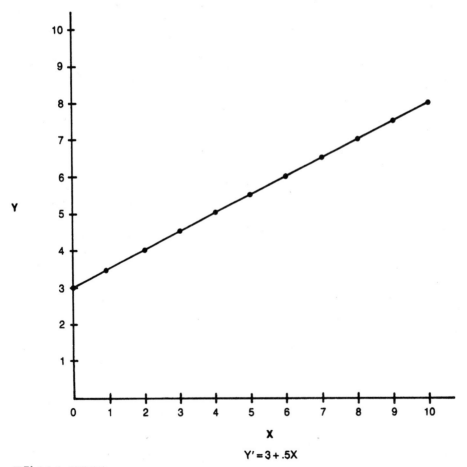

$$Y' = 3 + .5X$$

그림 14-1 회귀직선

을 통과한다. 그러므로 "가장 잘 적합된 직선"이라고 한다. 직선으로부터의 편차는 평균으로부터의 편차로 생각할 수 있다. 회귀직선은 예측점수(Y값)를 나타낸다. 그러나 예측점수가 완전하지 않기 때문에 실제 점수(Y값)는 예측점수와 다소 차이가 있을 수 있다. 회귀직선이 점수 쌍의 중앙을 통과하기 때문에 회귀직선으로부터의 편차 $\sum(Y - Y')$를 더한다면 그 값은 0일 것이다. 이 편차에 대하여 제곱한 후 모두 더한다면 산점도로부터 구한 다른 직선에 대한 편차의 제곱합보다 더 작은 값을 가질 것이다.

James-Todd et al.(2010)이 표본에서 어린이에게 이 예측 방정식을 적용했다면 실제 초경 연령(Y)이 예측 초경 연령(Y')과 다르다는 것을 발견했을 것이다. 예측치와 결과 측정치 사이의 상관성이 완전하지 않기 때문에 예측에는 오차가 있다. 표본을 이용하여 예측 방정식을 구했을 때조차도 Y와 Y' 사이에는 차이가 있을 것이다. $\bar{X} - X$가 평균으로부터의 편차와 마찬가지로 $Y - Y'$은 예측점수로부터의 편차와 같다. 회귀 방정식은 실제 점수로부터 예측 점수의 차이에 대한 제곱합을 최소화한다.

회귀 방정식 $Y' = 4 + 0.2X$이 주어졌을 때 $X = 5, 10, 20$일 때 계산된 예측 점수는 다음과 같다.

$$a + bX = Y'$$

1. $4 + (0.2)(5) = 5$
2. $4 + (0.2)(10) = 6$
3. $4 + (0.2)(20) = 8$

다중 회귀분석

다변량 회귀분석(multivariate regression)은 하나의 종속변수와 여러 개의 예측변수 사이의 연관성을 조사한다. 예측식(prediction equation)은 다음과 같다.

$$Y' = a + b_1X_1 + b_2X_2 + b_3X_3 + ... + b_kX_k$$

여전히 하나의 절편 a가 있지만 각 독립변수(예, X_1, X_2, X_3)는 서로 다른 회귀계수(regression coefficient)를 갖는다. 주어진 예측식은 다음과 같다.

$$Y' = 2 + 0.5X_1 + 0.2X_2 + 0.4X_3$$

다음과 같은 점수를 갖는 세 사람이 있다.

	X_1	X_2	X_3
1.	8	4	7
2.	12	3	5
3.	10	6	9

세 사람의 예측점수는 다음과 같이 계산한다.

1. $2 + (0.5)(8) + (0.2)(4) + (0.4)(7) = 9.6$
2. $2 + (0.5)(12) + (0.2)(3) + (0.4)(5) = 10.6$
3. $2 + (0.5)(10) + (0.2)(6) + (0.4)(9) = 11.8$

별도의 변수를 추가하여 종속변수에 대하여 설명하는 분산의 크기를 증가시킨다면 예측의 정확성은 증가할 것이다.

선형 회귀모형으로부터 얻어지는 정보

선형 회귀모형으로부터 답을 원하는 두 식이 있다. 첫 번째는 모형에서 독립변수들이 종속변수를 예측하기 위하여 함께 포함되었는지 알기를 원한다. 모형에 의하여 설명되는 분산의 비율을 **결정계수**(*coefficient of determination*)라고 부르는 R^2로 평가할 수 있다. 예를 들면, 수정된 결정계수(R^2)는 모형에 의하여 설명된 종속변수에서 분산의 크기가 75.7%라는 것을 나타낸다. 수정하기 전 결정계수는 표본수가 작을 때 양의 편향(아주 크게)을 보이기 때문에 수정된 결정계수를 사용하는 것이 중요하다. 표본수가 증가할 때 수정 전과 수정 후 결정계수는 아주 유사해진다. 자유도 k와 $(n - k - 1)$를 갖는 F-분포가 R^2의 유의성을 검정하기 위하여 사용된다. k는 모형에서 독립변수의 수를, n은 연구대상자의 수를 나타낸다. (F-분포에 대한 부록 F). 컴퓨터 프로그램을 사용할 때 F-통계량과 p-값이 결과에 포함되어 있다.

다변량 선형 회귀분석에서 전체 R과 설명되는 분산의 크기(R^2)의 유의성뿐 아니라 각 독립변수들의 유의성에도 관심이 있다. R^2이 유의하다는 것이 모든 독립변수가 설명된 분산에 유의하게 기여하고 있다는 것을 의미하는 것이 아니기 때문이다. 다변량 선형 회귀분석에서는 다중상관(multiple correlation)이 R과 R^2의 유의성에 대하여 검정되고, 추가적으로 각 **회귀계수**(*regression coefficient*)의 유의성에 대하여도 검정된다. 회귀계수에 대한 검정은 어떤 독립변수가 종속변수에 대하여 설명된 분산에 유의하게 기여하고 있는가를 말한다. 자유도 1과 $(n - k - 1)$을 갖는 F분포 또는 자유도 $(n - 2)$를 갖는 t분포가 회귀계수의 유의성을 검정하는 데 사용된다. 결과에는 두 경우의 p-값이 포함되어 있다.

선형 회귀모형을 설명하기 위한 단계별 절차

다중 선형 회귀모형(multiple linear regression model)을 계산하는 절차를 설명하기 위하여 Anderson, Isset, and McDaniel(2003)의 연구를 이용한다. 이 연구는 152개 양로원(nursing home)의 간호책임자로부터 구한 자료에서 다음의 질문을 조사하였다. 양로원 관리 실천이 양로원 입주자들을 어떻게 다루는가에 영향을 주는가?

분석단위(unit of analysis)는 양로원이다. 이 연구에서 조사된 결과 중 하나는 지난 4주 동안에 사용된 어떤 형태의 통제(즉, chair, vest belt, wrist mitten)를 받은 입주자들의 비율이다. 연구자들은 소유 특성, 책임자 특성과 관리 실천에 대한 8개의 독립변수들이 통제(restraint) 사용을 예방할 수 있는지 결정하려고 한다. 이 연구에 대한 다중선형 회귀분석의 결과는 표 14-1과 같다.

단계 1: 영가설과 대립가설을 기술한다.

- H_0: 소유 특성, 책임자 특성, 관리 실천(management practice)은 통제(restraint)의 사용과 연관성이 없다.
- H_A: 소유 특성, 책임자 특성, 관리 실천(management practice)은 통제(restraint)의 사용과 연관성이 있다.

표 14-1	양로원에서 통제를 받는 입주자의 비율에 대한 다중선형 회귀모형			
독립변수	B (수정 전)	β (SE)	β (수정 후)	β의 유의성 (t-검정)
병상수(log)	−2.102	.608	−.287	<.001
소유 형태	1.285	.715	.135	NS
현 위치에서 책임간호사의 재직기간	−0.411	.180	−.189	<.05
책임간호사 근무경력(년)	−0.481	.219	−.184	<.05
열린 의사소통 수준	−1.585	.607	−.226	<.05
의사결정에 있어 RN의 참여	−0.061	.244	−.020	NS
관계지향적 리더십	−0.315	.525	−.049	NS
형식화	0.212	.621	.029	NS
전체 모형에 대한 f검정	4.704			
유의수준(전체)	$p < .000$			
R^2	.207			
수정된 R^2	.163			

노트: n = 152 양로원

DON: 책임간호사, NS: 유의하지 않음, RN: registered nurse, SE: 표준오차

출처: Adapted with permission from Anderson, R. A., Isset, L. M., & McDaniel, R. R.(2003). Nursing Homes as complex adaptive systems. *Nursing Research*, *52*(1), 12-21.

단계 2 : 유의수준(α)을 정의한다.

이 연구에서 수준은 .05를 사용하였다. R^2에 대한 기각값은 자유도 $k = 8$과 $(n - k - 1) = (152 - 8 - 1)$을 갖는 F_{crit}(대략 8과 125에 대한 값으로부터)는 2.01이고 회귀계수에 대한 자유도 1과 143(대략 125)인 F_{crit}는 3.92이다.

단계 3: 자료가 필요한 가정을 모두 충족하는지 확인한다.

사전에 점검할 수 있는 모든 가정은 충족한다.

단계 4: 전체 모형에 통계적 유의성을 점검한다.

다중선형 회귀모형을 살펴볼 때 첫 번째 조사할 항목은 전체 모형에 대한 유의성이다. 이 모형에서 계산된 $f = 4.704$로 F_{crit}보다 크기 때문에 통계적으로 유의하다($p < .000$).

단계 5: 종속변수가 독립변수에 의해 설명되는 전체 변동을 결정한다.

조사하여야 할 두 번째 항목은 (모든 독립변수가 포함된) 모형에 의하여 설명되는 종속변수에 대한 전체 변동이다. 이는 수정된 결정계수(adjusted R^2)로 측정할 수 있다. 이 모형에서 입주자 사용에 대한 분산의 16.3%가 독립변수들에 의하여 설명된다.

단계 6: 회귀 방정식을 구한다.

전체 모형에 대한 식은 다음과 같다.

예측 통제비율 % = a − 2.102 (병상수)
+ 1.285(소유형태) − 0.411(현 위치에서 책임간호사의 재직기간) − 0.481(책임간호사 근무경력)
− 1.585(열린 의사소통 수준)

− 0.061(의사결정에 있어 RN의 참여)
− 0.315(관계지향적 리더십)
+ 0.212(형식화).

논문에서 절편의 값을 제시하지 않았기 때문에 "a"로 남겨두었다. 각 (Bs)는 다른 모든 요인들이 일정하다는 상황에서 각 독립변수가 변화할 때 결과의 변화를 어떻게 예측할 수 있는가를 말한다. 그러므로 병상수(number of bed)가 1(1단위) 증가하고 다른 변수들이 정확하게 같은 값으로 남아있다면 통제 비율이 2.102% 감소한다고 기대할 수 있다. 음의 베타(negative beta)는 독립변수가 커지면 종속변수는 작아지는 음의 관련성(negative relationship)을 의미한다. 양의 베타(positive beta)는 독립변수가 커지면 종속변수도 커지는 양의 관련성(positive relationship)을 의미한다.

단계 7: 각 독립변수와 종속변수와의 관계를 결정한다.

$α = .05$에서 종속변수에 대한 유의한 예측요인인 독립변수는 병상수, 현 위치에서 책임간호사의 재직기간, 책임간호사의 근무경력과 열린 의사소통 수준이다. 위에서 언급한 것처럼 각 독립변수에 대한 표준화되지 않은 회귀계수는 다른 모든 상황이 일정할 때 노출(exposure)이 한 단위 증가할 때 결과(outcome)가 얼마나 많이 증가하는가(감소하는가)를 말한다.

단계 8: 종속변수와 관련된 각 독립변수의 연관성에 대한 상대적 강도를 결정한다.

이 예측변수들 각각에 대한 상대적 강도는 수정된 회귀계수(adjusted regerssion coefficient)를 살펴봄으로써 확인할 수 있다. 유사한 단위의 각 독립변수와 결과 사이의 연관성의 강도를 비교하기 위하여 수정 베타(adjusted beta)를 이용한다. 예를 들어, 모형에 연령(세)과 수입(천 달러)이 모형에 포함된다면 단위를 비교할 필요가 없다. 표준화 회귀계수(standardized regression coefficient)가 표준화된 변동이고 더 잘 비교될 수 있다. 수정 베타의 절대값이 크면 클수록 강력한 예측변수이다. 이 모형에서 통제 사용에 대한 가장 강력한 예측변수는 수정 베타 −.287을 갖는 병상수(number of beds)이다. 수정 베타가 음이라는 것은 병상수가 증가할 때 통제 사용은 감소한다는 것이다. 통제 사용에 두 번째로 강력한 예측변수는 수정 베타 −.226을 갖는 열린 의사소통 수준이다. 열린 의사소통 수준이 증가할 때 통제의 사용은 감소한다. 통제 사용의 다른 두 예측변수는 현 위치에서 책임간호사의 재직기간과 책임간호사의 근무경력이고 각각이 통제 사용에 (거의 동일한)고유한 효과를 갖는다. 전체 책임간호사 근무경력과 현 위치에서 책임간호사의 재직기간에 따라 통제 사용은 모두 감소한다.

단계 9: 종속변수의 값을 예측한다.

이 단계는 연구자가 개인 자료에 대한 값을 예측하는 데 관심이 없기 때문에 실행하지 않았다. 그러나 연구자가 원한다면 회귀 방정식에 독립변수의 특정 값을 부여함으로써 독립변수의 특정 상황 하에서 종속변수의 값을 예측할 수 있다.

단계 10: 결과에 대하여 간략히 요약을 한다.

선형 회귀모형은 지난 4주 동안의 통제 비율에 대한 분산의 16.3%를 설명한다. 이는 f-검정을 이용한 결과 통계적으로 유의하다. α = .05에서 종속변수에 대한 유의한 예측변수는 병상수, 현 위치에서 책임간호사의 재직기간, 책임간호사 근무경력과 열린 의사소통 수준이다.

오차항과 평균으로의 회귀

전체 회귀 방정식은 독립변수에 대한 특정 값이 주어졌을 때 결과를 예측하기 위하여 사용될 수 있다. 그러나 예측결과는 독립변수에 대한 값을 갖는 연구 참가자의 실제 결과와 동일하지는 않을 것이다. **회귀** (*Regression*)는 문자 그대로 평균으로 돌아간다는 것이다. 완전한 상관성을 가지면 돌아가지 않을 것이다.

예측점수는 예측변수와 동일하다. 완전한 상관성을 가지고 있지 않을 때 측정에 오차가 있을 것이고, 결과에서 극단적으로 높은 점수를 갖는 사람의 경우에 변화가 일어날 수 있다. 그러므로 두 번째 측정치에서 점수는 다소 낮을 수 있다. 평균으로 향하기 때문이다. 동일한 방법으로 극단적으로 낮은 점수를 갖는 사람은 두 번째 측정치가 평균에 가까워지기 때문에 더 좋아질 수 있다.

각 예측은 상관성의 강도에 따라 평균으로 회귀할 것이다. 상관성이 없다면(r = 0) Y'은 X의 모든 값에 대하여 Y의 평균일 것이다. 상관성이 1로 가까이 갈수록 Y'은 평균으로부터 비례해서 벗어나 예측변수 X 값으로 이동한다. 상관계수는 Y'이 이동한 거리의 비율이 얼마인지 정확하게 알려준다. 그림 14-2는 r = .50에 대한 예측을 보여 준다. 모든 예측점수(Y')는 평균과 X 점수의 중간에 있는 수이다. 이는 상관계수가 .5이기 때문이다. 상관계수가 .7이라면 Y' 점수는 평균과 X 사이의 거리로부터 .7배 이동한다. X 점수가 평균보다 크다면 예측점수는 X 점수보다 작을 것이고 평균에 근접할 것이다. r = .5와 X = +2일 때 Y' = (.5)(2) = 1일 것이다. 상관계수 .5에서 평균보다 2 표준편차 높은 값을 갖는 사람은 Y의 평균보다 1 표준편차 높은 값으로 예측된다.

X 점수가 평균보다 작은 값을 가지면 예측점수는 평균보다 더 크거나 비슷할 것이다. α = .05에서 종속변수에 대한 유의한 예측요인인 독립변수는 병상수, 현 위치에서 책임간호사의 재직기간, 책임간호사 근무경력과 열린 의사소통 수준이다. X = −3일 때 예측점수는 (.5)(−3) = −1.5일 것이다. 이 결과는 상관성 .5에 기초한 예측이다. 그러므로 개인의 점수를 완벽하게 예측할 수는 없을 것이다. 개인의 실제 점수는 예측점수와 다를 것이다. 예측점수와 실제점수 사이의 차이는 예측에서 오차를 발생시킬 것이다. 대부분의 변수들이 z-점수가 아니기 때문에 SPSS를 이용하여 더 일반적인 회귀 방정식을 구할 것이다.

다중 선형 회귀모형을 구하기 위한 SPSS의 사용

선형 회귀모형을 구하기 위하여 SPSS를 사용하는 것은 아주 간단하다. 변수는 분석에 유용한 형태로 수정할 필요가 있다. 특히 종속변수는 비율변수이고 정규

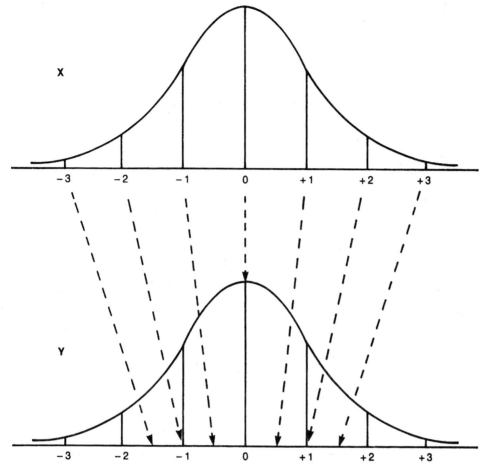

그림 14-2 *r* = .50일 때 *X*로부터 *Y*의 예측

분포를 따라야 한다. 독립변수는 어떤 측정척도도 가능하지만 두 범주 이상을 갖는 명목변수에 대해서는 특별한 수정(가변수)이 필요하다.

다중회귀모형을 구하기 위한 SPSS의 사용은 2004년 New York City Health and Nutrition Examination Survey에서 489명의 연구 참가자들로부터 구한 자료를 이용하여 설명한다. 질문은 "총 콜레스테롤(mg/dl)을 예측하는 것은 무엇인가?"이다. 이 분석에서 선형 변환(linear transformation)의 사용과 가변수(dummy variables)의 생성을 포함한 다중 선형 회귀분석을 실행할 때 나타날 수 있는 여러 가지 이슈에 대한 설명을 제공할 것이다. Box 14-1에서 다중 선형 회귀모형을 구하기 위한 SPSS의 사용을 설명하고, 표 14-2에서 SPSS 결과를 볼 수 있다.

종속변수: 선형 변환을 이용한 정규성 가정의 충족

이 예에서 종속변수는 총 콜레스테롤(mg/dl)이다. 다중 선형 회귀모형에 대한 가정 중 하나는 종속변수가 정규분포를 따라야 한다는 것이다. 이 변수에 대하여 히스토그램을 만들면(SPSS에서는 "그래프(G)"로 가서 "레거시 대화상자"를 선택한 후 "히스토그램"을 선택하고, 변수 "Cholesterol"을 "변수" Box로 옮긴 후 "확인"을 클릭한다.) 콜레스테롤이 약간 치우쳐 있는 것을 볼 수 있다. 이에 대한 수정을 위하여 변수의 "선형변환(linear transformation)"이라고 부르는 수정을 해야 한다. 이 경우에 콜레스테롤에 자연로그를 취한 값이 정규분포를 따르기 때문에 변환되지 않은 콜레스테롤 변수 대신에 사용되었다(SPSS

Box 14-1 다중 선형 회귀모형을 구하기 위한 SPSS의 사용

Ⅰ. 결과의 변환

단계 1: 메뉴에서 "변환(T)"으로 이동하여 "변수 계산"을 선택한다.

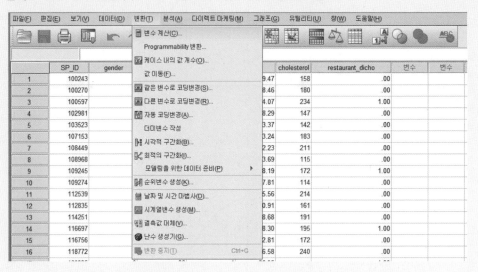

단계 2: "변수 계산" 팝업창에서 새로운 변수의 이름을 "대상변수" Box에 입력한다. 변수 이름은 "LNCholesterol"로 줄 것이다.

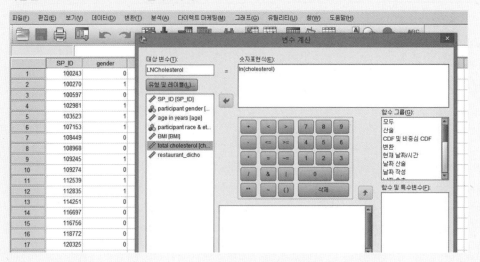

(계속)

Box 14-1 다중 선형 회귀모형을 구하기 위한 SPSS의 사용

단계 3: "숫자표현식" Box에서 "ln"을 입력하고 괄호를 열고 변수 "cholesterol"를 이동시킨 후 괄호를 닫는다. "ln(cholesterol)"을 읽으면 "확인"를 클릭한다.

	SP_ID	gender	age	race_eth	BMI	cholesterol	restaurant_dicho	LNCholesterol
1	100243	0	25	.	19.47	158	.00	5.06
2	100270	1	76	4	38.46	180	.00	5.19
3	100597	0	29	1	34.07	234	1.00	5.46
4	102981	1	40	4	28.29	147	.00	4.99
5	103523	1	33	4	23.37	142	.00	4.96
6	107153	1	34	4	23.24	183	.00	5.21
7	108449	0	46	4	32.23	211	.00	5.35
8	108968	0	48	1	23.69	115	.00	4.74
9	109245	1	29	3	18.19	172	1.00	5.15
10	109274	0	21	1	17.81	114	.00	4.74
11	112539	1	34	4	35.56	214	.00	5.37
12	112835	1	33	4	20.91	161	.00	5.08
13	114251	0	28	4	28.68	191	.00	5.25
14	116697	0	52	1	28.30	195	1.00	5.27
15	116756	0	38	2	22.81	172	.00	5.15
16	118772	0	21	1	26.58	240	.00	5.48

데이터 보기(D)를 살펴보면 스프레드시트의 맨끝에 추가된 lncholesterol이라고 이름붙은 새로운 변수를 볼 수 있을 것이다.

II. 가변수 생성

단계 1: 메뉴 "변환"에서 "변수 계산"을 선택한다.

	SP_ID	gender				cholesterol	restaurant_dicho	변수	변수
1	100243		9.47	158			.00		
2	100270		8.46	180			.00		
3	100597		4.07	234			1.00		
4	102981		8.29	147			.00		
5	103523		3.37	142			.00		
6	107153		3.24	183			.00		
7	108449		2.23	211			.00		
8	108968		3.69	115			.00		
9	109245		8.19	172			1.00		
10	109274		7.81	114			.00		
11	112539		5.56	214			.00		
12	112835		0.91	161			.00		
13	114251		8.68	191			.00		
14	116697		8.30	195			1.00		
15	116756		2.81	172			.00		
16	118772		6.58	240			.00		

파일(F) 편집(E) 보기(V) 데이터(D) 변환(T) 분석(A) 다이렉트 마케팅(M) 그래프(G) 유틸리티(U) 창(W) 도움말(H)

변수 계산(C)...
Programmability 변환...
케이스 내의 값 개수(O)...
값 이동(F)...
같은 변수로 코딩변경(S)...
다른 변수로 코딩변경(R)...
자동 코딩변경(A)...
더미변수 작성
시각적 구간화(B)...
최적의 구간화(I)...
모델링을 위한 데이터 준비(P) ▶
순위변수 생성(K)...
날짜 및 시간 마법사(D)...
시계열변수 생성(M)...
결측값 대체(V)...
난수 생성기(G)...
변환 중지(T)   Ctrl+G

(계속)

Box 14-1 다중 선형 회귀모형을 구하기 위한 SPSS의 사용

단계 2: "대상변수" Box에 첫 번째 가변수 "Black"을, "숫자표현식" Box에 "1"을 입력한다.

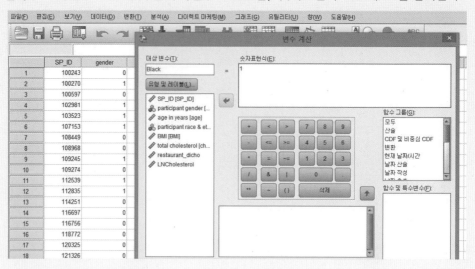

단계 3: "조건" 버튼을 클릭한 후 "변수 계산 : 케이스 조건" 팝업창에서 "다음 조건을 만족하는 케이스 포함"을 체크하고 변수 "Race_Eth"를 Box로 옮긴다. "=2"를 입력한 다. "계속"을 클릭하고 "확인"을 클릭한다.

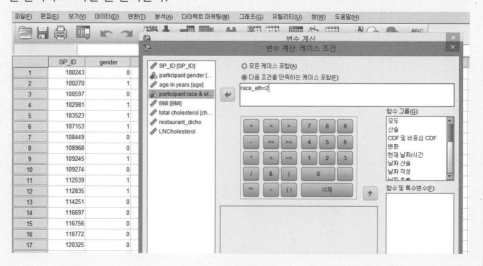

(계속)

Box 14-1 다중 선형 회귀모형을 구하기 위한 SPSS의 사용

단계 4: "변환"과 "변수 계산"으로 돌아가서 "대상변수"에 "Black"을 "숫자표현식" Box에 "0"을 입력한다.

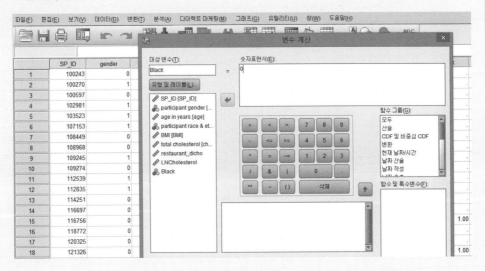

"조건" 버튼을 클릭하고 동일하지 않음을 나타내는 "Race_Eth NE 2"를 입력한다.

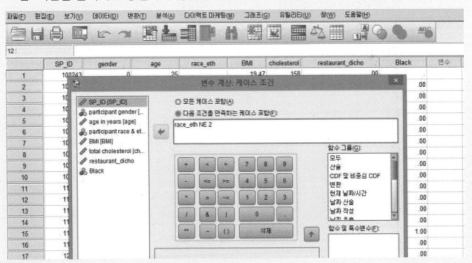

(계속)

Box 14-1 다중 선형 회귀모형을 구하기 위한 SPSS의 사용

단계 5: 변수를 변환시키기 원하는지 묻는 팝업창이 나타나면, "확인"을 선택한다.

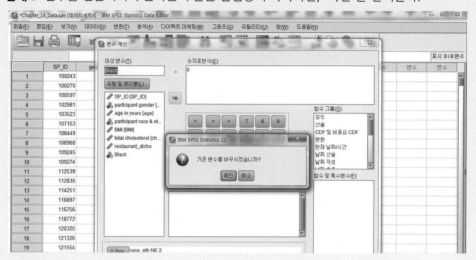

단계 6: Asian과 Hispanic에 대한 가변수를 생성하기 위하여 이 절차를 반복한다.

Ⅲ. 다중선형 회귀의 실행

(계속)

Box 14-1   다중 선형 회귀모형을 구하기 위한 SPSS의 사용

단계 1: "파일", "열기", "데이터"를 차례로 클릭하여 SPSS에서 자료를 연다. "데이터 열기" 팝업창에서 자료의 위치를 찾는다. 해당 파일을 클릭한 후 "열기"를 클릭한다.

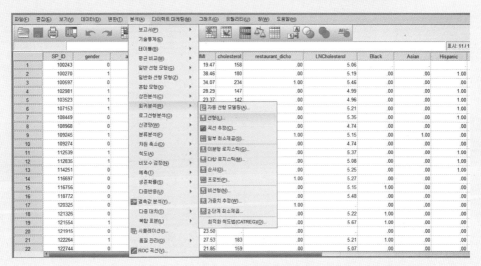

단계 2: 선형 회귀모형은 첫 번째 "분석(A)", "회귀분석"과 "선형"을 선택한다.

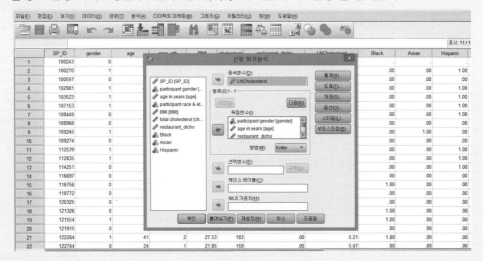

(계속)

Box 14-1 다중 선형 회귀모형을 구하기 위한 SPSS의 사용

단계 3: "선형 회귀분석" 팝업창에서 변수 "Incholesterol"을 "종속변수"로 이동하고 독립변수들("gender", "age", "restarant_dicho", "Black", "Asian"과 "Hispanic")을 "독립변수"로 이동시킨다.

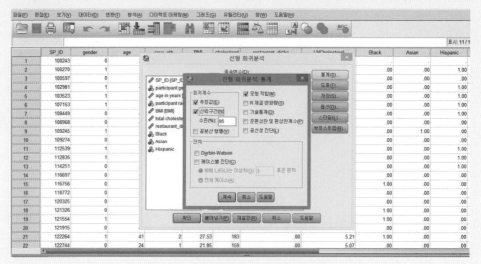

단계 4: "통계"를 클릭하고 "추정값", "신뢰구간"과 "모형 적합"을 체크한다.
단계 5: "계속"을 클릭하고 "선형 회귀분석" 팝업창에서 "확인"을 클릭하면 결과가 결과물 창(output window)에 나온다.

Ⅳ. 교호작용항 생성

(계속)

Box 14-1 다중 선형 회귀모형을 구하기 위한 SPSS의 사용

단계 1: "변환"으로 가서 "변수 계산"을 선택한다.

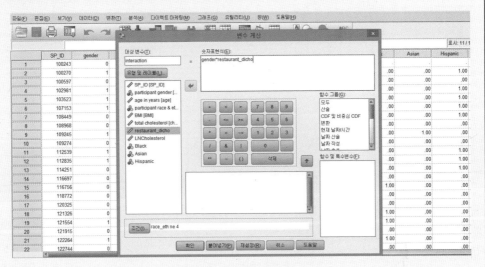

단계 2: "대상변수" Box에서 변수의 이름("interaction")을 주고 변수 "Gender"를 "숫자표현식"으로 이동시킨다. 그리고 "*"를 입력하고 "Restaurt_dicho"를 "숫자표현식" Box로 이동시킨다. "Gender*Restaurant_dicho"가 보일 것이다.

단계 3: "확인"을 클릭하면 교호작용 변수가 생성된다(데이터 보기에서 볼 수 있을 것이다).

V. 선형 회귀에서 가정에 대한 평가

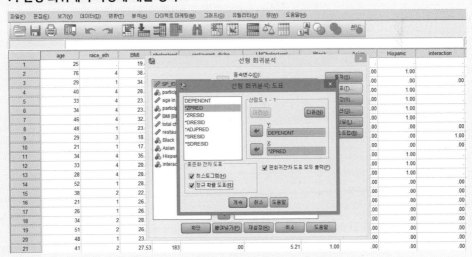

단계 1: "선형 회귀분석" 팝업 창에서 "도표"를 클릭하고 산점도의 "Y"로 "Dependent"를 "X"로 "ZPRED"를 이동시킨다.

단계 2: "편회귀잔차 도표 모두 출력", 표준화 잔차 도표에서 "히스토그램"과 "정규확률 도표"에 체크한 후 "계속"을 클릭한다.

| 표 14-2 | 다변량 선형 회귀분석에 대한 SPSS 결과물 입력/제거된 변수[a] |

모형	입력된 변수	제거된 변수	방법
1	Hispanic, restaurant_dicho, participant gender, age in years, Asian, and Black[b]	.	Enter

[a]종속 변수: LNCholesterol
[b]모든 요청된 변수가 입력되었다.

모형요약

모형	R	R^2	조정된 R^2	표준 추정값 오류
1	.211[a]	.044	.031	.19918

[a]예측 변수: (상수), Hispanic, restaurant_dicho, participant gender, age in years, Asian, and Black.

분산 분석[a]

모형		제곱합	df	평균제곱	F	유의수준
1	회귀 분석	.760	6	.127	3.192	.004[b]
	잔차	16.345	412	.040		
	총계	17.105	418			

[a]종속 변수: LNCholesterol
[b]예측 변수: (상수), Hispanic, restaurant_dicho, participant gender, age in years, Asian, and Black.

계수[a]

모형		비표준 계수		표준 계수			B의 95.0% 신뢰구간	
		B	표준오차	β	T	유의수준	하한	상한
1	(상수)	5.189	.040		129.516	.000	5.110	5.268
	Participant gender	−.015	.021	−.038	−.750	.453	−.056	.025
	Age in years	.002	.001	.163	3.252	.001	.001	.004
	Restaurant_dicho	.008	.025	.016	.316	.752	−0.41	.056
	Black	−.053	.030	−.100	−1.767	.078	−.111	.006
	Asian	.006	.031	.011	.197	.844	−.056	.068
	Hispanic	−.040	.025	−.096	−1.607	.109	−.088	.009

[a]종속 변수: LNCholesterol

| **저자 설명** 분석은 종속변수의 *3.1%*를 설명한다.

| **저자 설명** 전체 분석은 유의하다(*p = .004*).

| **저자 설명** 독립 변수중 하나(*age*)가 결과와 연관되어 있다(*p = .001*). 다른 변수들은 결과와 유의하게 관련되어 있지 않다.

에서는 "변환(T)"으로 가서 "변수 계산"을 선택한 후 새로운 변수의 이름("LNCholesterol")을 "대상변수" Box에 입력한다. 그리고 "숫자표현식" Box에서 "ln"을 입력하고 괄호를 연 후 변수 "Cholesterol"을 이동하고 괄호를 닫는다. "ln(Cholesterol)"을 읽으면 "확인"를 클릭한다. 이 과정이 원래 콜레스테롤 값에 자연 로그를 취한 새로운 변수를 생성할 것이다. 선형 변환은 정규분포를 따르지 않는 변수를 좀 더 정규분포와 근사하도록 만드는 방법이다. 다른 형태의 선형 변환에 대하여 명확하고 좋은 설명은 Tabachnick와 Fidel(2006)의 책에서 찾아볼 수 있다.

독립변수와 가변수 만들기

이 예에서 콜레스테롤에 대한 독립변수(잠재적 예측변수)로는 성별, 연령, 인종 집단, 체질량지수와 외식 빈도(일주일에 다섯 번 이상 외식하는 집단과 하지 않는 집단)이다. 이 변수 중 하나인 인종 집단은 네 범주를 갖는 명목변수이다. 히스패닉이 아닌 백인, 히스패닉이 아닌 흑인, 히스패닉이 아닌 아시아인과 히스패닉. 선형 회귀모형에서 이 변수를 사용하기 위해서는 가변수(dummy variables)를 만들 필요가 있다.

선형 회귀(linear regression), 로지스틱 회귀(logistic regression)나 또 다른 형태의 회귀의 결과는 분석에서 숫자의 차이가 의미가 있을 경우에만 타당한 해석을 할 수 있다. "인종 집단"과 같은 변수는 변수의 숫자가 의미를 갖지 않는 여러 범주를 가지고 있다. 이 예에서 히스패닉(= 4)과 히스패닉이 아닌 백인(1) 사이의 3점 차이는 타당한 해석을 할 수 없다. 그러나 가변수가 생성된다면 각 인종 집단으로부터 발견한 총콜레스테롤의 차이에 대한 기술을 할 수 있다. 가변수를 이용하는 것은 여러 범주를 갖는 명목변수를 일련의 이분변수(a series of dichotomous variables)로 표현하는 방법이다. 가변수를 생성하는 것은 13장에서 설명하였고, 여기서는 예를 보여 줄 것이다.

가변수를 생성하는 첫 번째 단계는 필요한 변수의 수를 결정하는 것이다. 변수의 수는 원래 변수가 갖는 수준의 수에서 1을 뺀 값이다. 변수 "race_eth"가 네 범주를 가지고 있기 때문에 이 네 범주를 표시

하기 위해서는 세 개의 가변수가 필요하다. 두 번째 단계는 어떤 범주를 "기준범주(reference category)"로 할 것인가를 결정하는 것이다. 기준범주의 선택은 연구자에게 달려있다. 이 경우에는 "히스패닉이 아닌 백인"을 기준범주로 하였다. 그러므로 인종 변수를 표현하기 위하여 세 개의 가변수가 생성된다. SPSS에서 "변환"과 "변수 계산"을 선택한다. "대상변수" Box에서 첫 번째 가변수의 이름 "Black"을 입력한다. "숫자표현식" Box에서 "1"을 입력한다. "조건" 버튼을 클릭한 후 "다음 조건을 만족하는 케이스 포함" 버튼을 클릭한다. 이 Box로 변수 "Race_Eth"를 옮기고 "=2"를 입력하면 Box에서 "Race_eth=2"를 읽을 수 있다. "계속"과 "확인"를 클릭한다. 다시 "변환", "변수 계산"으로 돌아가서 "숫자표현식" Box에서 새로운 변수 "Black"에서 "0"을 입력한다. "조건" 버튼을 클릭하고 "Race_Eth NE 2"를 클릭한다. NE는 같지 않다는 것을 의미한다. 변수를 변환할 것인가를 묻는 팝업창이 나오면 "확인"을 선택한다. 아시안과 히스패닉에 대한 가변수를 생성하기 위하여 이 절차를 반복한다. 새로 생성된 세 변수는 다음과 같다.

- 흑인(1=히스패닉이 아닌 흑인, 0=다른 인종인 사람)
- 아시아인(1=히스패닉이 아닌 아시아인, 0=다른 인종인 사람)
- 히스패닉(1=히스패닉, 0=다른 인종인 사람)

마지막 단계는 원래 인종 변수 대신에 가변수를 포함시키고 선형 회귀모형을 실행하는 것이다.

다중 선형 회귀모형을 구하기 위한 SPSS의 이용

Box 14-1에서 SPSS를 이용하여 다중 선형 회귀모형을 구하는 절차를 설명하였다. 첫 번째 단계에서 SPSS에서 자료를 연다. 자료를 연 뒤 "분석(A)"를 클릭하여 다중 선형 회귀모형을 구하기 위해 메뉴에서 "회귀분석"과 "선형"을 선택한다. "선형 회귀분석" 팝업창에서 종속변수 "Lncholesterol"을 "종속변수"로 이동하고 독립변수들("gender", "age", "restaurant_dicho", "Black", "Asian"과 "Hispanic")을 "독

립변수"로 이동시킨다. "통계"를 클릭하고 "추정값", "모형 적합"과 "수준(%)"에서 "95"를 갖는 "신뢰구간" Box에 체크한다. "확인"을 클릭하면 결과가 결과물 창(output window)에 나온다.

다중 선형 회귀모형의 SPSS 결과 해석하기

이 다중 선형 회귀모형에 대한 결과가 표 14-2에 있다. 첫 번째 Box "입력된/제거된 변수"에서 모형에 포함된 모든 변수를 보여 준다. 두 번째 Box "모형 요약"에서 결정계수(R^2)와 수정된 결정계수(adjusted R^2)을 제공한다. 이 경우에 수정된 결정계수(R^2)는 .031이다. 세 번째 Box "분산분석"은 전체 모형에 대한 유의성을 보여 준다. f-통계량은 3.19이고 p = .004이다.

네 번째 Box "계수"는 각 예측변수(독립변수)에 대한 정보를 제공한다. 이 Box에서는 네 개의 정보를 제공한다. 회귀계수값(표준화되지 않은 B), B에 대한 신뢰구간, 수정된 회귀계수(SPSS에서는 베타("beta"라고 부른다)와 각 회귀계수의 유의성. 이 Box로부터 전체 회귀 방정식은 다음과 같다.

예측된 ln (cholesterol) = 5.189
- .015 (gender) + .002 (age) - .053 (Black)
+ .006 (Asian) - .0450 (Hispanic)
+ .008 (restaurant_dicho)

회귀계수에 대한 p-값을 살펴보면 연령만 콜레스테롤에 대한 유의한 예측변수이고(p = .001), 수정회귀계수(beta)를 보면 연령이 가장 강력한 예측변수라는 것을 알 수 있다.

교호작용에 대한 검정

8장에서 지적한 바와 같이 종속변수를 예측하는데 있어 독립변수들 사이의 교호작용(interaction)에 관심이 있을 수 있다. 변수들 사이의 교호작용은 검정하기 원하는 교호작용인 두 변수의 곱인 교호작용항을 생성해서 (선형, 로지스틱과 다른 형태의) 회귀분석을 이용하여 알아볼 수 있다. 수정을 위한 다른 독립변수뿐 아니라 두 변수가 포함된 모형에 교호작용항을 추가한다. 두 범주변수인 성별(남과 여)과 외식 빈도(자주 함과 자주 안함) 사이의 교호작용을 검정하고 싶다. 교호작용항으로 불리는 성별(gender)과 레스토랑(restaurant_dicho)을 곱한 새로운 변수를 생성하여야 한다(SPSS에서는 "변환"으로 가서 "변수계산"를 선택한다. "대상변수" Box에서 변수의 이름("interaction")을 입력하고 변수 "Gender"를 "숫자표현식" Box로 이동시킨다. 그리고 "*"를 입력하고 변수 "Restaurant_dicho"를 "숫자표현식" Box로 이동시킨다. "Gender*Restaurant_dicho"가 보일 것이다. "확인"을 클릭하면 교호작용 변수가 생성된다 (Data View window에서 볼 수 있을 것이다). (독립변수 "gender", "age", "restaurant_dicho", "Black", "Asian"과 "Hispanic"이 포함된) 회귀모형을 실행하기 전에 "독립변수"에 생성한 교호작용항을 입력하여야 한다. 교호작용항을 포함한 회귀모형(표 14-3)으로부터 관심이 있는 모수(parameter)는 교호작용항(결과에서 마지막 표)에 대한 회귀계수와 연관된 p-값이다. 이 모형에서 다른 회귀계수는 전체로부터 표본에 대한 연관성의 측도로 해석할 수 없으므로 무시한다. 이 예에서 교호작용항에 대한 p-값은 .320으로 .05보다 큰 것을 볼 수 있다. 그러므로 콜레스테롤에 대한 성별과 외식 빈도 사이에 유의한 교호작용은

함께하기

결론은 다음과 같이 기술한다. 이 모형은 전체 콜레스테롤에 대한 분산을 3.1% 예측한다. 이 모형은 α = .05에서 통계적으로 유의하다. 모형에서 다른 변수에 대하여 수정한 후에 연령이 총콜레스테롤과 양의 연관성을 갖는다. 연령이 한 살 증가할 때 총콜레스테롤에 자연로그를 취한 값(정규분포에 근사시키기 위하여 결과에 자연로그를 취한 것을 기억해라)이 0.002씩 증가하는 것으로 예측되었다. 이 연관성은 통계적으로 유의하다(p = .001). 모형에서 다른 변수들은 총콜레스테롤과 통계적으로 유의한 연관성을 보이지 않았다.

표 14-3 | 교호작용항을 갖는 선형 회귀모형

입력/제거된 변수[a]

모형	입력된 변수	제거된 변수	방법
1	Interaction, Asian, age in years, Black, participant gender, Hispanic, restaurant_dicho[b]	.	Enter

[a]종속 변수: LNCholesterol
[b]모든 요청된 변수가 입력되었다.

모형요약[b]

모형	R	R^2	조정된 R^2	추정값의 표준오차
1	.216[a]	.047	.030	.19918

[a]예측변수: (상수), Hispanic, restaurant_dicho, participant gender, age in years, Asian, and Black.

분산분석[a]

모형		제곱합	df	평균제곱	F	유의수준
1	회귀분석	.799	7	.114	2.878	.006[b]
	잔차	16.306	411	.040		
	총계	17.105	418			

[a]종속 변수: LNCholesterol
[b]예측 변수: (상수), Hispanic, restaurant_dicho, participant gender, age in years, Asian, and Black.

계수[a]

모형		비표준 계수		표준 계수	T	유의수준	B의 95.0% 신뢰구간	
		B	표준오차	β			하한	상한
1	(상수)	5.185	.040		128.812	.000	5.106	5.264
	Participant gender	−.003	.024	−.008	.142	.887	−.051	.044
	Age in years	.002	.001	.160	3.171	.002	.001	.003
	Restaurant_dicho	.029	.033	.061	.894	.372	−0.35	.094
	Black	−.053	.030	−.100	−1.779	.076	−.111	.006
	Asian	.005	.031	.009	.167	.868	−.057	.067
	Hispanic	−.044	.025	−.106	−1.760	.079	−.094	.005
	Interaction	−.049	.049	−.068	−995	.320	−.144	.047

[a]종속 변수: LNCholesterol

저자 설명 교호작용 항은 유의하지 않다 $(p = .320)$.

존재하지 않는다는 결론을 내릴 수 있다.

다중 선형 회귀모형에 포함되는 변수 선택을 위한 방법

행동과학 연구에서 연관성을 보기 위하여 많은 변수가 사용되기 때문에 특정 결과를 가장 잘 예측할 수 있는 변수들을 선택하고 싶을 수 있다. 일반적으로 종속변수에 대한 분산의 비율을 가장 크게 설명할 수 있는 가장 적은 수의 변수들을 찾기 원한다. 이러한 정보를 이용하여 실제적인 결정을 할 수 있다. 두 예측변수가 동일하게 좋다면(equally good), 관리하기 가장 쉽고 가장 경제적인 한 변수를 사용하는 것으로 결정할 것이다. 여기서는 변수를 선택하기 위한 표준 방법, 단계적 방법, 계층적 방법을 포함한 일반적인 몇 가지 방법에 대한 개요를 서술할 것이다. SPSS 선형 회귀분석 팝업 창에서 이 선택의 대부분을 "방법" 메뉴에서 찾을 수 있다.

표준 방법

이 장에서 예제로 사용된 방법으로 모든 독립변수가 포함된다. SPSS에서는 "Enter"라고 부른다. 모든 변수가 편상관계수(partial correlation coefficient)를 사용하여 종속변수와 다른 독립변수들에 대하여 평가된다.

전진적 단계 방법과 후진적 단계 방법

전진적 단계 방법(stepwise forward solution)은 종속변수와 가장 높은 상관성을 갖는 독립변수를 가장 먼저 모형에 포함한다. 두 번째 포함되는 변수는 R^2을 가장 많이 증가시키고 첫 번째 변수가 기여하는 것 이상인 변수이다. 네 개의 독립변수를 가지고 있고 각 독립변수와 종속변수 사이의 상관계수를 구했다. 그리고 가장 높은 상관계수는 .50이라는 것을 알았다. 이 독립변수가 회귀모형에 포함되고 분산의 .50² 또는 25%를 설명한다. 남은 세 개의 변수 중 어떤 변

수가 이미 설명된 25%보다 가장 많이 설명할 수 있는 변수인가를 알고 싶다. 컴퓨터는 독립변수들 사이의 연관성이 있기 때문에 단순히 종속변수에 대하여 두 번째로 상관성이 높은 변수를 선택하지는 않는다. 그러므로 나머지 세 독립변수와 종속변수 사이의 편상관(partial correlation)을 계산한다. 따라서 첫 번째 변수의 효과가 상관성으로부터 제거된다. 종속변수에 대하여 가장 높은 편상관을 갖는 변수가 두 번째 포함된다. 처음 두 변수의 효과를 제거한 후 남은 두 독립변수와 종속변수 사이의 편상관을 계산한다. 가장 높은 편상관을 갖는 변수가 다음에 포함된다. 회귀식에 포함하는 여러 기준이 사용될 수 있다. 유의수준 .05가 종종 사용된다. 이 경우에 분산의 크기에 유의한 기여($p < .05$)를 하는 변수가 분석에 포함된다. 남은 독립변수가 R^2에 유의하게 기여하지 못하면 분석은 종료된다.

후진적 단계 방법(stepwise backward solution)에서는 모든 독립변수를 식에 포함하여 구해진 전체 R^2으로부터 시작한다. R^2을 유의하게 감소시키는가를 보고 변수를 제거한다. 이러한 변수들에 대하여 R^2의 유의한 감소가 있다면 그 변수는 유의하게 기여를 하는 것이고 제거할 수 없다. 모든 변수가 유의하게 기여를 한다면 분석은 모든 변수를 모형에 포함하는 것으로 종료된다. 한 변수가 유의하지 않다면 모형에는 세 변수가 남을 것이다. 그리고 이 변수들 각각이 마지막에 포함된다면 유의한 기여를 할 수 있는가를 보기 위하여 검정된다. 분석은 모형에 있는 모든 변수가 마지막에 포함된다면 유의하게 기여할 때까지 계속된다.

단계적 방법

단계적 방법(stepwise solution)은 전진적 방법과 후진적 방법을 결합한다. 그러므로 두 방법에 대한 어려움을 극복할 수 있다. 전진적 방법에서 변수가 모형에 한 번 포함되면 제거되지 않는다. 다른 변수가 추가되었을 때 변수의 기여에 대한 재평가를 시도하지 않는다. 후진적 방법은 이러한 문제를 치유하지만 포함 순서가 명확하지 않다(즉, 어떤 변수가 가장 먼저 들어가고 설명된 분산에 가장 많은 기여를 하는가?). 단계

적 방법에서는 변수들이 전진적 방법에서 제시된 방법으로 포함되고, 모형에서 다른 변수들의 효과가 주어졌을 때 변수의 기여가 여전히 유의한가를 결정하기 위하여 후진적 방법이 각 단계에서 평가된다.

계층적 방법

연구자들은 모형에 변수의 입력 순서를 정하기 원할 수 있다. 특정 개입이 임신 결과를 향상시키는지 알고 싶다고 하자. 일부는 연령, SES와 영양 상태처럼 이미 주어져 있고, 개입이 변화될 수 없는 요인들에 대하여 차이가 있는가를 알고 싶을 수 있다. 첫 번째 주어진 변수들을 가지고 선형 회귀모형을 실행하고 주어진 변수와 개입 모두를 포함한 또 다른 모형을 실행한다. 개입 변수의 추가가 모형의 설명력(explanatory power)을 증가시키는지 알아보기 위하여 두 모형에 대한 R^2을 비교할 수 있다.

변수 선택 방법의 요약

모형에 변수를 포함할 방법을 선택하는 것은 중요한 결정이다. 왜냐하면 선택된 방법에 따라 결과에 차이가 있기 때문이다. 1970년대에는 단계적 방법이 유행하였지만 오늘날에는 인기가 덜하다. 포함되는 순서가 이론적인 타당성보다는 통계적 방법에 기초하고 있기 때문에, 이 방법은 우연에 맡긴다는 것에 대한 비판을 받고 있다. 이유는 변수들 사이의 상관성을 이용하여 변수를 포함하기 때문이며, 측정에 오차가 포함되어 있기 때문에 상관성이 시간에 따라 일정하지 않다. 낮은 신뢰도(reliability)를 갖는 변수를 처리할 때 더 큰 문제가 된다.

Nunnally and Bernstein(1994)은 단계적 방법이 가설을 검정할 때 특히 문제가 된다고 기술하였다. 제1종 오류를 범할 확률이 예측변수의 수가 증가함에 따라 환상적으로 증가하기 때문이다. 단계적 방법과 계층적 방법을 결합하는 것을 선호한다. 변수들은 분석에서 "버려지지(dumped)" 않아야 하고 "대규모 표본이 절대적으로 필요하다". 10개 이상의 변수를 사용하고 싶다면 한 변수당 50명의 연구 대상자를 필요

로 한다. 단계적 방법은 베타 가중치(beta weight), R을 조사할 필요성과 교차-검증 결과를 강조한다.

검정력 분석

다중회귀는 유용한 방법이지만 잘못 사용하는 많은 예가 있다. 중요한 문제는 연구 대상자의 수에 비해 너무 많은 변수를 포함하는 것이다.

컴퓨터 프로그램은 실제 R^2뿐 아니라 수정 R^2도 제공한다. 수정 R^2이 주어진 연구 대상자와 변수의 수에 대한 더 보수적 추정량(conservative estimate)이다. 또한 축소 공식(shrinkage formula)이라고도 부른다. 왜냐하면 R^2이 얼마나 많이 축소되는지 예측할 수 있기 때문이다. 이 수정에 대한 여러 공식이 있다. 한 가지를 여기에서 설명할 것이다(Pedhazur & Schmelkin, 1991, p. 446).

$$수정된\ R^2 = 1 - (1 - R^2)\frac{n-1}{n-k-1}$$

공식은 표본수(n)와 독립변수의 수(k)에 기초한다. 연구 대상자에 대하여 비교할 변수가 많을수록 더 많이 축소될 것이다. 독립변수와 동일한 수의 연구대상자를 포함시키면 완벽한 R^2을 구할 수 있을 것이다. 어떤 변수를 사용하든 상관이 없다(그러나 수정 R^2은 0일 것이다). 그러므로 항상 연구 대상자의 수와 독립변수의 수를 고려해야만 한다. 매우 높고 외견상으로는 인상적인 R^2이 너무 적은 연구 대상자로 인해 인위적일 수 있다. Nunnally and Bernstein(1994, p. 201)은 "안정적인 예측 방정식을 기대하기 위해서는" 하나의 예측변수당 적어도 10명의 연구대상자를 가져야 한다고 기술하였다.

Cohen(1987)은 L이라고 부르는 효과크기 지수(effect size index)가 주어졌을 때 표본수를 결정하기 위한 공식을 제공한다. $R^2 = .02$를 작은 효과, $R^2 = .13$을 적당한 효과 그리고 $R^2 = .30$을 큰 효과로 정의한다. 공식은 다음과 같다.

$$N = \frac{L(1 - R^2)}{R^2} + u + 1,$$

여기서 N은 전체 표본수, L은 효과크기 지수이고, u

는 독립변수의 수이다.

  L은 표에서 구할 수 있고 주어진 α-수준에서 검정력과 독립변수의 수의 함수로 Cohen에 의해 정의된다. 이 예에서 검정력 .08, α-수준 .05, 적당한 효과 크기와 독립변수가 서로 다른 두 경우가 적절한 표본수를 결정하기 위하여 선택되었다.

  세 개의 독립변수에 대하여 $L = 10.90$이고 N은 다음과 같이 계산된다.

$$N = \frac{10.90(1 - 0.13)}{0.13} + 3 + 1$$
$$N = 77$$

여섯 개의 독립변수에 대하여 $L = 13.62$이고 N은 다음과 같이 계산된다.

$$N = \frac{13.62(1 - 0.13)}{0.13} + 6 + 1$$
$$N = 98$$

소프트웨어 프로그램을 이용하여 표본수를 계산할 수 있다. 표본수는 제안된 분석을 실행하기 위해 적절한 표본이 있는가를 확실하게 하기 위하여 자료 수집 전에 결정되어야 한다.

  방정식에 예측변수를 추가하여 예측의 정확성을 높이는 것은 가능할 수 있다. 포함하기 가장 좋은 추가 변수는 종속변수와 높은 상관성을 갖고 다른 독립변수와는 높은 상관성을 갖지 않는 변수이다. 일반적으로 네 개 또는 다섯 개의 예측변수를 이용하면 충분하다. 이보다 많은 변수를 추가하는 것은 예측변수들 사이의 연관성으로 인하여 R^2을 거의 증가시키지 못할 수 있다.

  분석에서 오차 분산(error variance)과 실제 분산(true variance)을 이용하기 때문에 다중상관(multiple correlation)은 이러한 오차 분산으로 인하여 일반적으로 커진다. 축소공식과 더불어 R^2을 평가하는 또 다른 방법은 두 번째 표본을 가지고 R^2을 구하는 것이다. 이를 **교차타당성**(*cross-validation*)이라고 부른다. 다중회귀분석의 약점은 방정식에서 변수들이 내던져지는 경향이 있다는 것이다. 포함된 변수에 대한 이론적 근거를 가져야 한다.

회귀분석 가정에 대한 검정/회귀모형 진단

다중 선형 회귀모형이 사용될 때 자료가 모형에 대하여 적절한지 확인하는 것이 중요하다. 첫 번째 이상점(outliers)에 대한 점검이 필요하고 종속변수가 정규분포를 따르는지 확인해야 한다. 다음은 두 변수 사이의 관계가 확실하게 선형인가를 점검해야 한다. 산점도(scatter diagram)에서 각 변수들의 쌍 사이의 관계를 시각적으로 볼 수 있다. 행동과학 연구에서의 문제점은 독립변수들이 연관성을 갖는다는 것이다. 독립변수들 사이의 연관성을 **다중공선성**(*multicollinearity*)이라고 부른다.

다중공선성

행동과학 연구에서 수집된 변수들은 종종 매우 유사한 정보를 제공하기 때문에 서로 높은 상관성을 갖는 경우가 흔히 있다. 이러한 높은 연관성이 결과를 평가하는데 문제가 될 수 있다. Schroeder(1990)와 Fox(1997)는 다중공선성에 대한 진단과 처리 방법에 대하여 자세히 설명하고 있다. 문제에는 변수들 사이의 높은 상관성(> .85), 상당히 큰 R^2을 갖지만 통계적으로 유의하지 않은 계수, 불안정한 회귀계수(즉, 회귀 방정식으로부터 변수가 추가되거나 제거될 때 환상적으로 변화하는 베타), 기대되지 않은 계수의 크기(기대한 것보다 매우 크거나 매우 작은) 그리고 기대되지 않은 부호(+와 −)가 포함된다.

  변수의 **허용**(*tolerance*)이 공선성(collinearity)의 측도로 사용된다. 이 값은 다른 독립변수에 의해 설명되지 않는 변수에서의 분산의 비율이다(SPSS, 1999b). 허용측도(measure of tolerance)를 구하기 위하여 각 독립변수가 종속변수로 취급되고 다른 독립변수들을 이용한 회귀분석을 실행한다. 높은 다중상관은 변수가 다른 독립변수들과 아주 밀접하게 관련되어 있다는 것을 의미한다. $R^2 = 1$이라면 독립변수는 다른 독립변수들과 완벽하게 관련되어 있다는 것이다. 허용은 단순히 $1 - R^2$이다. 그러므로 허용이 $0(1 - 1 = 0)$이면 완벽한 상관성을 갖는다는 것이다. 변수가 다른 변수와 완전한 선형결합(linear combination)을 갖는다는 것이다. **분산확대인자**(*variance* *inflation factor, VIF*)는 허용의 역수이다. 그러므로 높은 허용을 갖으면 분산확대인자는 작다. 반대로 낮은 허용을 가지면 분산확대인자는 크다.

잔차 분석을 통한 가정에 대한 검정

가정을 점검하기 위한 또 다른 중요한 도구가 잔차 분석(residual analysis)이다. Verran and Ferketich(1987)는 선형 모형에 대한 가정을 검정하기 위하여 잔차 분석을 사용하는 방법을 설명하고 있다. 잔차(residual)는 실제점수(true score)와 예측점수(predicted score)의 차이이다. 분석이 완벽하다면 잔차는 없을 것이고 값은 0이다.

정규분포

독립변수들 각 값에 대하여 관련성이 선형이고 종속변수가 정규분포를 따른다면, 잔차 분포는 근사적으로 정규분포일 것이다(SPSS, 1999b). 이는 표준화 잔차(standardized residual)의 히스토그램(histogram)을 이용하여 평가할 수 있다. 그림 14-3에서 결과(outcome)인 lnCholesterol을 보기 위한 예제 모형에서 연령에 대한 그림을 볼 수 있다. 표준화 잔차에 정규곡선(normal curve)을 끼어 넣는다. 잔차 분석에

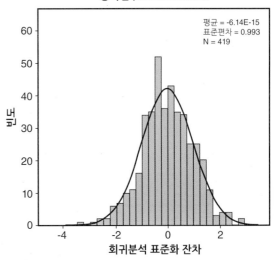

그림 14-3 잔차의 히스토그램

서 정규성에 대한 가정이 위배된다면 결과에 자연 로그를 취하는 것과 같이 자료를 수학적으로 변환할 수 있다.

등분산성

이 가정을 점검하기 위하여 잔차가 예측값과 독립변수에 대하여 그려질 수 있다. 표준화 예측값(standardized predicted value)과 관찰값(observed value)

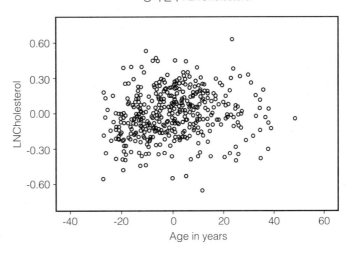

그림 14-4 독립변수에 대한 잔차 그림

에 대한 그림을 그릴 때, 모형이 자료를 정확하게 적합한다면 자료는 왼쪽 아랫부분에서 오른쪽 윗부분까지 직선의 형태를 가져야 한다. 회귀직선이 그려지지 않았지만 왼쪽 아랫부분에서 오른쪽 윗부분까지 자를 이용하여 선을 그을 수 있다. 그림 14-4는 하나의 독립변수, 연령에 대한 잔차를 그린 실제 예이다. 실제점수가 예측직선에 대하여 변동을 하고 있다. 잔차가 정규분포를 따를 때 그려진 값(plotted value)들은 정규 확률그림(normal probability plot)에서의 선과 가까이 위치할 것이다(SPSS, 1999b). 그림 14-5는 예제 분석으로부터의 예시이다. 기본적으로 히스토그램에서 보았던 것과는 다르게 보인다.

회귀분석에서 가정 평가에 대한 요약

정규성(normality), 선형 관계(linear relationships) 등에 대한 분석에 들어가기 전에 자료를 점검하는 것이 중요하다. 추가적으로 컴퓨터를 이용한 분석의 한부분으로 공선성 통계량과 잔차 분석을 요청할 수 있다(선형 회귀에서 "도표"를 클릭하고 "Y"로 "Dependent"를 "X"에 "ZPRED"를 이동한다. "편회귀 잔차 모두 출력", "히스토그램"과 "정규 확률도표" Box에 체크한 후 "계속"를 클릭한다). 이러한 가정을 점검하는 것은 매우 중요하다. 그렇지 않으면 결과는 매우 의심스러울 수 있으며, 추후 분석에서 아주 다른 결과를 보일 수도 있다.

요약

다변량 회귀분석은 설명과 예측을 위하여 사용될 수 있다. 범주변수와 연속변수 모두에서 사용할 수 있는 유연한 방법이다. 전반적으로 이 방법은 간호 분야에서 가장 강력한 방법 중 하나이다. 지혜롭게 사용한다면 이 방법은 인간 행동과 의료종사자와 관련된 많은 연구에서 큰 도움이 될 수 있다.

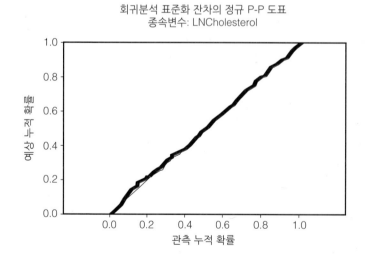

회귀분석 표준화 잔차의 정규 P-P 도표
종속변수: LNCholesterol

예상 누적 확률 / 관측 누적 확률

그림 14-5 정규 확률그림

연습 문제

선다형 문제

1. 다중 선형 회귀모형은 어느 변수의 경우 가장 잘 사용할 수 있는가?
   a. 이분 종속변수
   b. 비율 수준 변수
   c. 정규분포를 따르는 비율 수준 변수
   d. a, b와 c 모두

2. 다중 선형 회귀분석모형에서 수정되지 않은 회귀계수는 다음에 대한 정보를 제공한다.
   a. 종속변수의 가장 강력한 예측치
   b. 독립변수가 한 단위 증가할 때 종속변수의 변화
   c. 독립변수가 나타난 경우 종속변수에 의해 표현되는 상태를 나타내는 수정된 오즈
   d. a와 b

3. 다중 선형 회귀모형에서 수정된 회귀계수는 다음에 대한 정보를 포함한다.
   a. 종속변수의 가장 강력한 예측치
   b. 독립변수가 한 단위 증가할 때 종속변수의 변화
   c. 독립변수가 나타난 경우 종속변수에 의해 표현되는 상태를 나타내는 수정된 오즈
   d. a와 b

4. 다중 선형 회귀모형에서 결정계수는 다음에 대한 정보를 포함한다.
   a. 종속변수의 가장 강력한 예측치
   b. 독립변수가 한 단위 증가할 때 종속변수의 변화
   c. 독립변수가 나타난 경우 종속변수에 의해 표현되는 상태를 나타내는 수정된 오즈
   d. 모형에서 설명된 종속변수에서 분산의 양

5. 선형 회귀모형은
   a. 곡선적인 관계만을 기술한다.
   b. 선형적인 관계만을 기술한다.
   c. a와 b 둘 다
   d. a와 b 둘 다 아님

6. 가변수는 어느 경우에 사용되는가?
   a. 종속변수를 재부호화할 때
   b. 회귀모형에서 비율변수를 나타낼 때
   c. 회귀모형에서 서열변수를 나타낼 때
   d. 회귀모형에서 명목변수를 나타낼 때

7. 선형 회귀모형은 다음의 유의성을 검정할 수 있다.
   a. 전체 모형
   b. 각 회귀계수
   c. 특성을 가진 사람과 갖지 않은 사람의 위험비 비교
   d. a와 b

8. 결과가 명목이고 이분일 때 어떤 회귀모형이 적절한가?
   a. 선형 회귀모형
   b. 로지스틱 회귀모형
   c. 다항 회귀(Multinomial regression) 또는 다가 회귀(polytomous regression)
   d. a, b와 c 모두

9. 선형, 로지스틱 또는 어떤 형태든 다변량 회귀모형은 다음의 어떤 경우에 사용할 수 있는가?
   a. 관심 종속변수에 대한 여러 독립변수의 효과를 동시에 고려할 때
   b. 두 명목척도 변수 사이의 관계를 보고자 할 때
   c. 잘못된 결과를 얻을 위험을 최소화하고자 할 때
   d. a와 c

10. 선형 회귀모형에 교호작용항을 추가하는 것은 다음을 가능하게 한다.
    a. 각 독립변수와 결과 사이의 수정된 연관성을 해석한다.
    b. 교호작용항을 생성하여 사용한 두 변수 사이의 유의한 교호작용이 있는가를 평가한다.
    c. 교차비를 계산한다.
    d. a, b와 c 모두

가장 좋은 통계 검정의 선택

다음의 시나리오(1-10)에 대하여 a에서 l 중 가장 적절한 검정을 선택하시오.
   a. 독립표본 t검정
   b. 맨-휘트니 U-검정
   c. 짝지은 t검정
   d. 윌콕슨 짝지은-쌍 t검정
   e. 로지스틱 회귀분석
   f. 멕네마 검정
   g. 선형 회귀분석
   h. 반복측정 분산분석
   i. 순위에 의한 프리드만의 분산분석
   j. 크루스칼-왈리스 분산분석
   k. 피어슨 상관계수
   l. 스피어만 상관계수

1. 전체 100명의 종업원을 10년 동안 추적하였다. 종업원 중 반은 높은 스트레스를 갖는 직업군으로 분류하고, 나머지 반은 낮은 스트레스를 갖는 직업군으로 분류하였다. 사회경제적 차이(수입, 교육과 인종)에 대하여 수정한 후 10년 동안 추적관찰을 통해 어떤 집단에서 심근경색을 가질 확률이 더 높은가?

2. 연령에 대하여 수정한 후에 일주일동안 먹는 과일과 야채의 수와 총 콜레스테롤 수준 사이에 관련이 있는가? 연구에 300명이 참여하였고 콜레스테롤 수준은 정규분포를 따른다.

3. 시험점수와 밤샘 공부(예/아니오) 사이에 관계가 있는가? 시험점수는 정규분포를 따른다.

4. 35명의 환자가 새로운 외과 시술을 받았고, 다른 35명은 표준 외과시술을 받았다. 외과시술 형태에 따라 수술 후 합병증 발생 확률에 차이가 있는가를 알고 싶다.

5. 대학원생의 평균 체중이 대학원 재학 기간에 따라 차이가 있는가를 알고 싶다. 체중은 정규분포를 따르지 않는다.

6. 선천성 심장질환을 갖는 어린이에 있어 폐혈류량과 폐혈액량 사이의 관계를 조사하기 위하여 46명의 어린이가 무작위로 표본으로 추출되었고, 두 변수값을 측정하였다. 두 변수 모두 정규분포를 따른다.

7. 방글라데시 농촌지역에서 집의 규모가 집에 살고 있는 가족수와 연관이 있는가와 수입에 따라 차이가 있는가를 보기 위한 연구를 수행한다. 많은 수의 가족을 가진 가난한 가정이 더 작은 집을 가지고 있는 것과 연관(음의 상관성)이 있는가와 가족이 많은 부유한 가정이 더 큰 집을 가지고 있는 것과 연관(양의 상관성)이 있는가에 관심이 있다.

8. 체중 감소 프로그램에 30쌍의 형제자매가 참여하였다. 형제자매 중 한 명은 운동 프로그램에 할당되고, 나머지 한 명은 영양 프로그램에 할당되었다. 연구자는 어떤 개입이 가장 체중을 많이 감소시키는가 알고 싶다. 체중 감소는 정규분포를 따른다.

9. 연구자들은 40세 이상 성인에서 지역(농촌, 중소도시와 대도시)과 교육받은 기간 사이에 관계가 있는가를 결정하는 데 관심이 있다. 교육기간은 정규분포를 따르지 않는다.

10. 병원을 방문하기 위한 현금 지출($)과 병원 방문 순위 사이에는 연관성이 있는가? 순위는 매우 부정부터 매우 긍정까지 10점 척도로 측정되었다. 어떤 변수도 정규분포를 따르지 않는다.

비평적 사고 문제

1. 다중 회귀분석을 위한 세 개의 가설을 설정하시오.

2. 다중 회귀분석을 사용한 논문을 찾으시오. 논문의 목적, 방법과 결과물에 대하여 간단히 검토한 결과를 기술하시오. 연구결과 절의 정보를 이용하여 회귀 방정식을 작성하시오. 다중 회귀모형으로부터 얻는 것이 기대되는 모든 정보(설명된 분산의 비율, 수정 전과 수정 후 회귀계수와 통계적 유의성)를 구하시오. 논문으로부터 얻은 정보에 기초하여 간단한 결론을 내리시오.

계산 문제

1. 다음의 다중 회귀 방정식을 고려한다.
$$Y' = 2.75 + 13.42X_1 + .75X_2 - 4.21X_3 + 10.30X_4$$
   다음 상황에서 종속변수에 대한 예측값($\hat{Y}$)을 구하시오.
   a. 모든 독립변수의 값이 0일 때
   b. $X_1 = 2$; $X_2 = 3$; $X_3 = 1$; $X_4 = -3$
   c. $X_1 = -1$; $X_2 = 3$; $X_3 = -1$; $X_4 = 8$

2. 성별, 연령과 인종 상태를 수정한 후에 체질량 지수는 외식 빈도(일주일에 평균 5회 이상)와 연관이 있는가? 다음 질문의 답을 위하여 콜레스테롤 예에서 사용하였던 SPSS 자료를 이용하시오.
   a. 우선 결과물을 좀 더 정규분포에 근사시키기 위하여 로그 변환을 할 필요가 있는지에 대하여 체질량 지수에 대한 히스토그램을 살펴보시오.
   b. 다음에 선형 회귀모형(인종 범주에 대하여 반드시 가변수를 사용하여야 한다)을 실행하고 결과를 해석하시오.
   c. 자주 외식을 하지 않는 25세 백인 여성에 대하여 예측된 로그(체질량 지수) 값은 얼마인가?
   d. 체질량 지수를 예측하는데 성별과 외식 빈도 사이에 교호작용이 존재하는가?

탐색적 인자 분석

목적

이 장을 공부한 후 다음을 할 수 있어야 한다:

1. 인자분석이 적절한 연구 상황을 확인한다.

2. 인자분석을 실행하는 단계를 기술한다.

3. SPSS를 이용하여 탐색적 인자분석을 실행한다.

4. 컴퓨터나 출판된 연구의 인자분석 결과를 해석한다.

인자분석의 개요

인자분석(factor analysis)은 연구에 포함된 많은 수의 변수들을 기술하기 위하여 사용될 수 있는 식별 가능한 차원(identifiable dimension)이 있는가를 결정하기 위하여, 많은 수의 변수들의 점수를 분석하기 위한 통계 방법이다. 연구자들은 때때로 변수들 사이의 공변동(covariation)이 근본적인 공통인자(common factor)에 기인한다고 가정한다. 주어진 특성을 확인하는 방법으로 급간상관(intercorrelation)이 수학적으로 처리된다.

인자분석은 탐색적이거나 확증적이다. 탐색적 인자분석(exploratory factor analysis)은 상호관련이 있는 변수들을 모아 집단화함으로써 자료를 요약하는데 사용된다. 대부분의 경우 탐색적 인자분석은 연구의 초기 단계에서 일어난다. 반면에 확증적 인자분석은 변수의 구조에 대한 가설을 검정한다. 확증적 인자분석(confirmatory factor analysis)이 탐색적 인자분석을 따를 수도 있고 이론으로부터 직접 나올 수도 있다. 탐색적 인자분석과 확증적 인자분석은 하나의 연구에서 함께 사용되거나 조직화된 연구 프로그램에서 사용될 수 있는 상호보완적인 방법이다. 탐색적 인자분석의 직접적인 목적은 쉽게 기술하고 사용할 수 있도록 자료를 축소시키는 것이다. 대부분의 경우 탐색적 인자분석은 이론의 발전에 사용될 수도 있지만 도구 개발의 맥락에서 일어난다.

보건의료 분야의 연구자들은 여러 개의 변수에 관심을 둔다. 환자 진료를 위한 실생활에서 문제들은 관련된 많은 변수를 갖고 복잡하다. 때때로 많은 요소들이 전체적으로 상호관련되어 있다. 예를 들어, "만성질환에 대한 자가-관리"는 다양한 차원이 포함된 아주 넓은 개념이다. 변수들은 밀접하게 관련되어 있을 수도 있지만 아주 구별되고 분리되어 현상을 반영할 수도 있다. 인자분석은 임상연구문제에서 다변량 관점을 수행하기 위한 과정의 초기 단계에서 사용될 수 있다.

　변수를 표시할 때 가끔 여러 부분의 현상을 표현하기 위하여 하나의 단어나 구가 사용된다. 언어는 관심이 있는 현상의 여러 측면을 함께 표현할 때 너무 일반적일 수 있다. 예를 들어, **진료만족도**(*satisfaction of care*)라는 용어를 생각해보자. 표면적으로는 ("받은 진료에 대한 만족도를 평가하는") 하나의 평정(single rating)을 가지고 진료만족도를 측정하는 것이 논리적인 것으로 보일 수도 있다. 그러나 이러한 평정이 인지된 의료인의 숙련도, 편리함, 환경의 쾌적함과 보살핌을 받는다는 인식(sense of being cared for)과 같은 다양한 문제에 대한 의견을 포함할 수 있다(연습으로 진료만족도에 대한 서로 다른 두 측면을 생각해보자). 이러한 영향들이 연구 대상자의 만족도에 어떤 영향을 주는가와 이러한 평정이 실제적으로 의미하는 것이 무엇인가를 아는 것은 어렵다. 전체적인 평정보다는 다양한 측면을 분리하여 측정할 것인가? 측정되어야 하거나 측정되지 않아야 할 것을 결정할 수 없는 많은 잠재 변수들이 있다. 인자분석은 이러한 결정을 할 수 있도록 도와준다.

　우리가 동시에 생각할 수 있는 정보의 양은 제한적이다. 편의상 변수에 대하여 우선 고려하기로 한다. 이것이 자료에 대한 부담을 줄일 수 있다. 그러나 연구를 시도할 때 설문지의 단순화가 필요한 것은 아니다. 왜냐하면 다변량 자료(많은 변수를 갖는 자료)를 다룰 수 있는 방법을 가지고 있기 때문이다.

　인자분석은 많은 수의 변수들을 관리할 수 있는 더 작은 수의 "인자(factors)"로 집단화함으로써 자료를 축소시키는 목적으로 사용된다. 인자는 단순히 변수들의 선형결합(linear combination)이다. 인자는 평균, 분산과 상관계수가 개인의 점수를 하나나 두 개의 값으로 줄이기 위하여 구해지는 단일변량 방법(univariate approaches)과 유사하다. 이 장에서는 인자분석의 목적을 설명하고 인자분석을 실행하기 위한 단계를 소개한다. 인자분석은 복잡한 방법이기 때문에 컴퓨터로 실행하는 방법을 설명할 것이다. 이 장에서는 계산보다는 결과 해석에 중점을 둘 것이다. 이 장에서는 흔히 탐색적 인자분석이라고 하는 인자분석의 가장 기본적인 형식에 초점을 둘 것이다.

연구문제

인자분석에서는 "서로 다른 변수들을 어떻게 묶을 것인가?"라는 질문을 한다. 이를 설명하기 위하여 인자분석 상황에 맞는 가설적 예제를 사용할 것이다. Health maintenance organization에 참여한 성인 여성의 표본에서 여섯 개의 변수를 측정하였다. 이 변수 중 세 변수는 신체 측정이다. 키, 팔 길이와 다리 길이. 다른 세 변수는 지난 해 병력에 대한 측정치이다. 인후염 회수, 두통 회수와 귓병의 회수. 이러한 변수들을 어떻게 묶을 것인가 알아보기 위하여 인자분석을 사용할 수 있다. 이 방법은 변수들 사이의 관계를 설명하기 위해 필요한 많은 차원을 탐색할 수 있도록 한다(Nunnally & Bernstein, 1994).

　이 변수들 사이의 상관성의 형태를 조심스럽게 살펴봄으로써 이 질문에 답하기 위한 탐색을 시작할 수 있다. 이 여섯 개 변수들에 대한 상관행렬(matrix of correlation)에서 세 신체 변수들이 서로 높게 관련되어 있고, 병력에 대한 세 변수가 서로 높은 상관을 갖는 것을 볼 수 있다(표 15-1). 즉, 평균보다 긴 다리 길이를 갖는 여성이 평균보다 더 긴 팔 길이를 가지고 있고 키가 크다는 것이다. 빈번하게 인두염을 앓았던 여성이 더 많은 두통과 귓병을 앓았다는 것이다. 반면에 신체 변수들과 병력 변수들이 높은 관련성이 있다면 놀라운 일일 것이다.

　표 15-1에 주어진 상관행렬을 분석한다면 변수들의 두 집단으로 정의되는 인자행렬(factor matrix)을 표 15-2에서 보는 것과 같이 유도할 수 있다. 이 표의 각 열은 변수 집단(variable grouping) 또는 인자(factors) 중 하나를 반영한다. 신체 변수는 한 열에서 높은 값을 갖고 병력 변수는 다른 열에서 높은 값을 갖는다. 두 구분되는 변수들의 집단 – 두 인자 – 을 나타내는 이 표는 높은 상관행렬에 포함된 정보를 요약한다. 이는 자료를 축소시킨다. 그러므로 6 × 6 상관행렬부터의 많은 정보를 6 × 2 인자행렬로 변환시키는 것을 볼 수 있다.

표 15-1	상관행렬의 간단한 표현					
	키	팔 길이	다리 길이	인후염 횟수	두통 횟수	귓병 횟수
키	–	Hi	Hi	Lo	Lo	Lo
팔 길이		–	Hi	Lo	Lo	Lo
다리 길이			-	Lo	Lo	Lo
인후염 횟수				-	Hi	Hi
두통 횟수					-	Hi
귓병 횟수						-

"Hi"는 방향과 관계없이 높은 정도의 상관을 의미한다(특히 1.00이나 –1.00으로 접근하는 것을 의미한다).
"Lo"는 낮은 정도의 상관을 의미한다(특히 0에 가까운 값을 의미한다).

유도된 집단이 상관표(correlation table)로부터 이미 명백하다는 것과 확실하다는 것을 알아보기 위하여 고급 통계방법이 사용될 필요가 있는가에 대하여 이의를 제기할 수도 있다. 이 점은 사실이지만 설명하기 위한 예로 생성된 단순한 경우를 본 것이다. 실제적으로는 인자분석은 알 수 없는 무언가를 아는 데 도움을 준다. 아주 넓게 퍼져있는 상관계수를 갖는 20 × 20 상관행렬을 가지고 있다면 변수들 사이의 집단화는 쉽지 않다. 변수들은 집단에 따라 배열되기보다는 무작위 순위(random order)로 나타날 수 있다. 패턴이 명확하지 않을 것이다. 인자분석은 명백하지 않은 변수들의 집단화를 밝힐 수 있는 도구이다.

도구 개발

간호학이나 보건의료 전문 연구문헌에서 인자분석은 도구개발 과정의 한 부분으로 사용될 수 있다. 인자분석은 새로운 측정도구를 만드는데 필수적인 단계일 수도 있다. 이 방법은 문항으로부터 인자로 조직화하는 것이다. 인자는 함께 포함될 수 있는 문항의 집단이다. 특정 인자의 한 문항에서 높은 점수를 갖는 사람은 인자의 다른 문항의 평균보다 높은 점수를 갖는 경향이 있다. 이러한 문항은 동일한 인자의 다른 문항과 높은 상관성을 가지며, 다른 인자의 문항과는 높은 상관성을 갖지 않는다. 이 원리는 인자분석이라는 통계 방법을 통하여 문항을 인자에 할당하는 수학적 기본이 된다.

인자분석은 어떤 문항이 부분척도(subscale)로 함께 집단화되고 어떤 문항이 도구에서 빠지는가를 결정하기 위하여 문항에 대한 아이디어의 타당성(validity)을 검정하기 위하여 종종 사용된다. 이 방법은 (문항의 척도 점수를 모두 더한) 총화 척도(summated scale)의 사용에 대한 정당성을 제공한다. 예를 들어, 연구자는 18개 문항을 가지고 시작하고, 인자분석을 통하여 두 개의 부분척도를 만드는 것을 결정한다. 각 연구대상자에 대하여 두 점수가 계산될 것이다. 또한 인자분석 결과에 근거하여 어떤 문항을 척도에서 뺄 것인가에 대해서도 일반적이다. 인자분석은 도구의 내적 구조와 관련된 타당성의 근거를 제공할 수 있는 중요한 통계 방법이다. 대부분의 경우에

표 15-2	변수들의 두 집단으로 정의된 요약된 인자행렬	
	인자	
상태	I	II
키	Hi	Lo
팔 길이	Hi	Lo
다리 길이	Hi	Lo
인후염 횟수	Lo	Hi
두통 횟수	Lo	Hi
귓병 횟수	Lo	Hi

"Hi"는 0.40보다 크거나 –0.40보다 작은 값을 의미한다(특히 1.00이나 –1.00으로 접근하는 것을 의미한다).
"Lo"는 0.40과 –0.40 사이의 값을 의미한다(특히 0에 가까운 값을 의미한다).

내적 일치 신뢰도(internal consistency reliability)의 측도인 크론바 알파(Cronbach's α)를 구함으로써 진행된다. 이 신뢰도는 인자분석 자체와 유사한 문항을 함께 묶는 정도를 살펴보는 대안적인 방법이다. 그러나 신뢰도를 구할 때 단지 하나의 문항 집합이 한 번에 처리된다. 신뢰도 계산은 추후 분석에서 빠질 수도 있는 약한 문항을 식별하는 데 유용하다. 어떤 경우에든 인자분석에서 강한 인자를 형성하는 문항들은 척도와 함께 집단화될 때 받아들일 만큼의 알파 계수(alpha coefficient)를 갖는다. 그러므로 내적 일치 신뢰도의 증거를 제공할 뿐 아니라 척도 개발에 대한 개념타당도(construct validity)의 초기 증거를 지지한다. 건강과학 문헌에서 대부분의 탐색적 인자분석의 사용은 도구 개발과 타당성에 대한 내용이다.

환경보건업무프로파일의 인자(차원)는 무엇인가?

이 장에서 저자들은 몇몇의 동료들과 함께 환경보건 사람들의 업무를 측정하기 위한 도구를 개발하였다(Dixon, Hendrickson, Ercolano, Quackenbush & Dixon, 2009). 이를 환경보건업무프로파일(Environmental Health Engagement Profile, EHEP)이라고 부른다. 엄격한 다면적 과정을 통하여 EHEP를 개발하였다. 첫 번째 (각 인구조사표준지역으로부터 관심이 있는 지역까지 적어도 하나를 포함한) 환경보건에 대한 41명의 도시 거주자에 대한 질적 면접을 시행하였다. 도구를 위한 문항을 적는 과정을 알리기 위하여 이 면접의 내용을 사용하였다. 사람들이 환경과 건강에 관해 생각하고 행동하는데 영향을 주는 문항을 원한다. 예를 들어, 사람들은 환경오염이 질병의 중요한 원인이라고 믿게 될 수 있다. 유사하게 독성에 대한 노출을 피하기 위하여 살충제의 사용을 자제하기로 결정할 수도 있다. 두 번째 전문가들이 EHEP에 대한 제안된 세 차원(Concerns, Actions, and Pollution Type)과 관련된 명확한 잠재 문항을 평가한다. 세 번째 절에서 동일한 도시 지역의 433명의 거주자에 대하여 전화면접을 통하여 도구의 초안을 검정한다. 도구 내의 문항들을 집단화하기 위하여 인자분석을 사용하였다. 제안된 두 차원 관심(Concerns)과 행동(Actions)이 각각 두 개의 인자로 나누어진 다섯 개

의 인자 해를 구했다. 이 결과를 근거로 EHEP의 44개 문항을 5개의 부분척도로 배열하였다. Pollution Sensitivity Scale, Pollution-Causes-Illness scale, Pollution Acceptance Scale, Community Environmental Action Scale and Personal Action Scale. 또한 부분척도의 신뢰도가 적절한가를 보기 원한다.

청소년에 있어 당뇨병 자가 관리의 자가 보고 측정치에 대한 인자는 무엇인가?

이 장에서 저자들은 제1형 당뇨병의 자가 관리에 대한 청소년의 관심에 대한 자가 보고 측정치를 개발하기 위하여 공동 작업을 하였다(Schilling et al., 2009). 이 도구를 청소년에 있어 제1형 당뇨병의 자가 관리 도구(Self-Management of Type 1 Diabetes in Adolescents, SMOA-A)라고 부른다. 이 프로젝트에 대한 도구 개발을 위하여 최첨단의 방법을 사용하였다. 문항의 개발은 첫 번째 청소년과 청소년들의 부모에 대한 반구조화된 면접(semistructured interview)을 포함한 이전의 질적 기술 연구에 의하여 이루어졌다(Schilling, Knafl, & Grey, 2006). 도구에 대한 잠재 문항들은 ["실험 전문가(experimental experts)"를 포함한] 전문가에 의하여 문항 관련성과 명확성이 평가되었다. 실험 전문가는 좋은 자가 관리자로 보이는 청소년들과 그들의 부모들로 구성되었다(Schilling et al., 2007). 인자분석을 통한 근본적인 구조를 살펴보는 것을 포함한 도구를 검정하기 위하여 두 지역으로부터 515명의 청소년을 대상으로 현장 연구를 실행하였다. SMOD-A는 두 부분을 가지고 있기 때문에 두 부분 각각에 대하여 별도로 인자분석을 실행하였다. 첫 번째 부분에서 네 개의 인자 해를 두 번째 부분에서 하나의 인자 해를 구하였다. 이 분석을 근거로 SMOD-A는 다섯 개의 부분척도를 갖는다는 결론을 내렸다. Collaboration with Parents, Diabetes Care Activities, Diabetes Problem Solving, Diabetes Communication, and Goals. 각각을 별도로 사용할 때 부분척도의 신뢰도가 적절한가를 알아보기 위한 충족을 하였다.

이론 구축

이론의 구축은 연구의 중요한 목적이고 인자분석은 여러 가지 방법으로 이에 대한 활동을 지원한다. 이 방법들은 임상적 현상을 기술하고, 관계를 살펴보고, 요소의 집합을 단일화하는 구조를 확인하고, 체계 구축을 위한 분류의 단위를 생성하고, 가설을 검정하는 것이다. 이 모든 것이 이론-구축 기능(theory-building functions)이다. 이상적으로 이론과 도구의 개발은 연구자들이 이론에 기초하여 도구를 만들고, 도구를 통하여 얻어진 결과가 이론을 개선하기 위하여 사용하는 것과 같은 노력과 밀접한 관련이 있다. 이론 개발과 관련한 인자분석의 목적은 탐색적 목적과 확증적 목적의 구분이 가장 중요한다. 실제적으로 탐색적 방법에서 연구자들은 인자분석을 의미있는 해석을 할 수 있는 구조를 발견하기 위하여 사용한다. 이 구조는 어떤 구조가 나타날지에 대한 연구자의 예상에 기초하기보다는 자료로부터 구해지는 것이다. 확증적 방법에서는 가설이 개발되고 가설과 관련된 변수들이 정의되고 (자료가 모여지면) 인자분석을 실행한다. 연구자들은 자료가 대안 모형을 적합하는 것보다 가설된 모형에 더 잘 적합하는가를 알고 싶어 한다. 탐색적 인자분석으로부터 구한 결과를 확증적 방법을 통해 개선하는 것과 같이 하나의 연구에서 탐색적 방법과 확증적 방법을 결합하는 것이 드문 일은 아니다.

자녀의 만성적 상태를 관리하는 방법과 관련된 가족 관리측정의 인자(차원)는 무엇인가? 이 인자들이 가족관리형태 체계에 적합한가?

저자들은 579명의 부모들과의 면접을 토대로, 자녀의 만성적 상태의 가족 관리의 부모의 인식에 대한 가족관리 측정(Family Management Measure, FaMM)을 개발하기 위하여 Knafl et al.,(2009)과 공동 작업을 하였다. FaMM에 대한 문항은 가족관리형태 체계(Family Management Style Framework)의 차원(dimension)에 기초하여 생성되었다(Knafl & Deatrick, 2003). 탐색적 인자분석이 FaMM의 초기 인자의 수를 결정하기 위하여 사용되었다. 확증적 분석방법이 문항 배치를 포함한 인자의 개선을 위하여 사용되었다. 또한 확증적 방법이 탐색적 분석과 함께 이론-근거 모형(theory based model)을 비교하기 위하여 사용되었다. 탐색적 방법이 더 강력한 척도를 이끌어내기는 하지만 결과는 여전히 가족관리형태 체계에 대하여 일관성이 있다. 결과는 추후 이론 개발이 필요한 분야를 제시해 준다.

자료 축소를 위한 인자분석의 사용

때때로 인자분석은 단순히 자료축소(data reduction)를 위하여 사용된다. 이러한 축소가 추후 분석에 필요할 수 있기 때문이다. 과학적 탐구의 목적 중 하나는 설명의 절약(parsimony) 또는 단순화(simplicity)이다. 즉, 현상을 설명하기 위하여 여러 변수를 사용하는 것보다는 하나의 변수가 사용되는 것이 선호된다. 인자분석은 여러 변수 중에 하나의 복합적인 변수를 생성하기 위한 수단이다. 대안적으로 인자분석은 연구에 포함된 모든(또는 거의 대부분의) 변수에서 설명되는 분산의 근원을 요약하는 여러 개의 복합적인 변수를 정의하기 위하여 사용될 수도 있다. 이 복합적인 변수들은 측정된 변수들의 결합을 통하여 수학적으로 구성된다. 측정된 많은 수의 변수보다는 몇 개의 복합적인 변수들이 추후 자료 분석에서 사용된다. 이러한 종류의 자료 축소는 높은 실용적인 기능을 제공할 수 있다. 연구자는 대규모의 자료를 수집하고 인자분석을 통하여 자료를 축소하고, 축소된 자료를 이용하여 (회귀분석 또는 분산분석 같은) 다른 분석을 실행할 수 있다. 이와 같은 추후 분석에서 연구대상자의 수와 관련한 변수의 수는 합리적인 경계와 논의된 신뢰도 내에서 유지되어야 하고, 인자의 의미가 명확하게 정의되고, 의사소통될 수 있어야 하며, 분석의 결과가 단순화되어야 한다. 가끔 인자분석은 도구 개발과 이론 개발을 위해 결합된다. 이 방법의 특별한 경우는 건강에 대한 환경오염의 연구에서 (인자분석과 아주 밀접한 관련이 있는 방법인) 주요인분석(principal component analysis)을 사용할 때 나타난다.

어떻게 환경 오염이 건강영향 연구에서 가장 잘 측정될 수 있는가?

사망률(mortality)과 이환율(morbidity)에 대한 대기 오염의 영향에 대한 연구에서 많은 수의 오염원들이 측정된다(다양한 방법으로 측정된 여섯 개의 기준 대기 오염원과 더불어, Clean Air Act가 대부분의 국가적 평가로 추적되는 187개의 유해공기(air toxic)를 정의한다). 오염원 사이에 잠재적으로 높은 상관성(즉, 공선성)을 갖기 때문에 건강과 하나의 오염원의 관계를 알아보는 것보다는 오염원의 결합과 건강을 연구하는 것이 통계적으로 가장 적절하다. 이는 또한 사람들이 (하나의 오염원이 아니라) 오염원의 결합에 노출되어 있다는 현실에 적합하고, 결합된 오염원의 영향은 단순히 더해지는 것이 아니라 곱의 형태로 증가할 수 있다. 결합이 건강영향 조사에서 사용된다면 주요인분석이 관련된 결합을 확인하기 위하여 사용될 수 있다. Roberts and Martin(2006)은 개별 변수들이 관심이 있는 종속변수와 관련이 되어 있을 때 하나의 변수로 포함시키는 개선된 방법을 최근에 제공하였다.

자료의 형태

대부분의 경우 인자분석의 과정은 연구대상자로부터 수집한 많은 수의 변수들과 이 변수들 사이의 피어슨 곱-적률 상관(Pearson product-moment correlations)의 계산으로 시작한다. 그러나 연구 대상자로부터의 원자료(raw data)에 대한 접근이 없을 때에도 단순히 상관행렬에 기초하여 인자분석을 실행할 수 있다. 실제적인 시작점이 어디이든 상관행렬은 인자분석의 기본이다.

많은 통계적 처리에서 상관행렬에 대하여 이미 익숙하다. 이러한 행렬에서 두 값은 동일하다. X와 Y의 상관계수와 Y와 X의 상관계수는 같다. 이러한 행렬을 대칭이라고 부른다. 인자분석은 상관계수의 대칭 행렬(symmetrical matrix)에서 실행한다.

그러나 새로운 도구를 개발할 때 인자분석을 실행하기 전에 흔히 몇몇 문항에 대한 제거를 고려한다. 이는 각 문항의 단일변량 특성과 다변량 특성(univariate and multivariate characteristic)에 기초한다. 각 문항에 대한 체계적 평가를 **문항분석**(*item analysis*)이라고 부른다. 예를 들어, 앞에서 언급한 SMOD-A 개발에 있어 자료는 당뇨병을 앓고 있는 청소년으로부터 86개의 문항을 사용하여 수집하였다. 그러나 13개의 문항이 문항분석에 기초하여 인자분석 이전에 제거되었다. 왜냐하면 빈도분포(frequency distribution)가 변동(variability)을 갖지 않는 것으로 나타났기 때문이다. 제거된 문항 중 하나는 "나의 부모는 나의 당뇨병을 돌보기 위하여 나에게 용기를 준다" 이다. 대부분의 많은 연구 참가자(89%)가 이 문항에 대하여 **항상**(*always*)이라고 답변하였다. 변동이 적은 문항은 다른 문항과 관계를 보이지 않을 것이고, 연구 에서 개념을 이해하는데 기여하지 못할 것이다.

인자분석을 위한 일부 문항을 선택하고 다른 문항을 제거하기 위하여 사용되는 기준은 연구에 따라 차이가 있다. 변동에 대한 지표와 더불어 다른 문항과의 적당한 상관(.30에서 .70)이 문항을 선별하는데 추가적인 기준이 될 수 있다. 일반적으로 이러한 기준은 가정의 이해, 상관의 의미와 상관행렬을 요약하거나 축소시키는데 있어 인자분석의 역할에 크게 의존한다.

가정

인자분석은 변수들 사이의 상관행렬에 기초하기 때문에 상관계수를 계산하고, 해석하기 위하여 적용할 수 있는 자료에 대한 모든 가정이 인자분석에 적용된다. 자료는 구간수준(interval level)이거나 연구자가 구간수준으로 처리할 수 있는 특별한 형태이어야 한다. 전형적으로 이 형태는 리커트 형태 자가 보고 자료(Likert-type self-reporting data)이다. 자료는 근사적으로 정규분포를 따라야 한다. 일반적으로 수량 또는 응답 형태로 측정된 변수에 대하여 인자분석을 실행하는 것이 관례이다. 두 변수 사이의 비선형적인 관계는 피어슨의 곱-적률 상관(Pearson product-moment correlation)을 이용하여 찾을 수 없다. 그러므로 이와 같은 관계는 인자분석 결과에서 반영되지 않을 것이다.

일반적으로 인자분석에서 얻은 의미가 있는 결과

에 대하여, 변수 사이의 상관은 포함된 각 변수가 적어도 하나의 다른 변수와 크게 관련되어 있다는 것이다. 다른 변수와의 상관계수가 .30에서 .70 사이를 찾는 것이 일반적이다. Nunally and Bernstein(1994)은 상당한 상관을 얻을 가능성을 증가시키기 위하여 알려진 속성을 가지고 있는 표식 변수(marker variable)를 포함시킬 것을 추천했다. 포함된 모든 변수는 측정이 믿을만 하여야 하고, 연구대상자들은 응답에서 일정한 변동을 보여야 한다.

표본수

이 책에서 다룬 통계검정에 대하여 표본이 뽑힌 모집단에서 집단 간의 차이(또는 관련성)가 존재하는지 알아볼 때 표본수(sample size)와 집단 간 차이(또는 변수 사이의 관련성)가 통계적으로 유의한가를 확인하기 위한 검정력(power of test) 사이에는 직접적인 관계가 있다. 표본수가 많을수록 표본으로부터 모집단으로 일반화할 가능성이 증가한다. 인자분석의 탐색적 모형에서 통계적 유의성은 검정하지 않는다. 그리고 엄격하게 말하자면 "검정력"의 개념을 적용하지 않는다. 그러나 대부분의 연구에서와 마찬가지로 현실을 반영하는 관찰된 표본의 값이 대규모의 모집단에서도 존재하는가를 보는 것은 대부분의 인자분석 연구의 중요한 관점이다. 자료가 얻어진 표본을 넘어 결과를 일반화하는 것이 바람직하다.

인자분석에서 필요한 연구 대상자의 수는 측정될 변수의 수에 의해 평가된다. 인자분석은 특히 많은 수의 자료를 가지고 실행할 때 적절하지만, 인자분석의 절차에서 포함될 수 있는 변수의 수는 제한적일 수 있다. 이는 표본수와 관계가 있다. 확실히 대상자의 수는 변수의 수보다 많아야 한다. 표본을 모집단으로 일반화하기 위해서는 각 변수당 적어도 10명의 연구 대상자를 필요로 한다. 이 비율보다 낮다면 자료 내에서 임의적인 패턴(random pattern)에 기초한 관련성의 영향이 더 커질 수 있다. 그러나 표본수에 대한 또 다른 관점은 측정과 관련된 목적을 위한 탐색적 인자분석에서는 100명의 표본수가 아주 적절하다는 것이다(Sapnas & Zeller, 2002). 물론 이러한 대안적 관점이 널리 채택되지는 않는다. 표본수와 관계없이 반복적인 인자분석 연구에 대한 필요성은 명백하게 증가한다. 서로 다른 두 자료가 유사한 인자 구조(factor structure)를 생성한다면 구해진 인자구조가 아직 연구되지 않은 다른 표본에서 일반화시킬 수 있다는 확신이 크게 증가할 것이다.

인자분석의 계산 : 6개의 행렬

인자분석의 계산은 복잡하다. 인자분석은 행렬(matrix)을 처리하는 수학의 한 분야인 행렬 대수(matrix algebra)에 기초한다. 그러나 행렬 대수는 이 책의 영역을 벗어나는 것이고, 인자분석을 실행하기 위하여 행렬 대수를 이해할 필요는 없다. 직접 손으로 계산하거나 계산기를 이용하여 인자분석을 실행하는 것은 실제적인 연습에서조차 기대할 수 없다. 계산은 이 책에서 보여 주는 것과 같이 SPSS와 같은 통계 소프트웨어를 통해 가능하다. 그럼에도 불구하고 인자분석을 하거나 문헌에서 인자분석의 사용에 대한 이해를 위해서는 어떠한 행렬이 다루어지고 각 행렬이 어떤 정보를 주는가에 대한 확실한 지식을 갖는 것이 필요하다. 개념적으로 인자분석을 실행하는 과정은 여섯 개의 행렬을 포함한다. 이 절은 여섯 개의 행렬의 개념적이고 실행적인 이해를 제공하는데 목적이 있다.

원자료 행렬

이 행렬은 연구자가 연구 대상자로부터 수집하고 데이터베이스에 입력한 자료이다. 원자료 행렬(raw data matrix)의 개념적인 형태에서 각 행은 한 명의 연구 대상자에 대한 정보를 포함하고 각 열은 변수를 나타낸다. 이러한 행렬은 모든 자료 분석의 시작이다. 인자분석을 위한 원자료 행렬은 많은 변수가 포함되고, 많은 연구 대상자의 각 변수에 대한 값을 갖는다.

상관행렬

상관행렬(correlation matrix)에 대해서는 친숙하다. 상관행렬은 정사각형 대칭 행렬(square, symmetrical matrix)이고, 행과 열의 수는 변수의 수와 같다. 상관행렬은 대칭이기 때문에(그러므로 많은 중복이 있다), 종종 요약된 형태로 나타낸다. 상관행렬은 원자료 행렬에서의 정보를 요약한다. 상관행렬은 원자료 행렬보다 더 적은 행과 더 적은 요소를 갖는 작은 행렬이다. 이는 자료-축소 과정(data-reduction process)의 시작이다. 어떤 경우에는 상관행렬이 인자분석을 하기 전에 바뀔 수 있다. 이 변환은 왼쪽 윗부분으로부터 오른쪽 아랫부분까지 만들어진 (각 변수가 자신과의 상관을 나타내는) 대각선과 관련이 있다. 각 변수는 자신과 완벽하게 관련되어 있기 때문에 관례적인 상관행렬은 모든 대각선의 값이 "1.0"을 포함한다. 그러나 인자분석에서 사용되는 상관행렬은 이 형태가 유지되지 않을 수 있다. 사용된 인자분석 모형에 대한 결정에 따라 이 1은 1.0보다 작은 수로 대체될 수 있고, 각 변수에 대한 (다른 변수들의 공통분산(common variance)이나 측정의 신뢰도(reliability)와 같은) 특정 값이 선택될 수도 있다. 이에 대해서는 이 장 뒷부분에서 더 자세히 설명할 것이다.

비회전 인자 행렬

상관행렬에 기초하여 두 개(또는 그 이상)의 인자행렬(factor matrix)이 계산된다. 비회전 인자행렬(unrotated factor matrix)은 여러 추출방법(extraction method) 중 하나를 이용하여 구해진다. 추출방법에 대하여 더 자세한 것은 366쪽의 '기타 선택' 절을 참고하라. 비회전 인자적재행렬(unrotated factor loading matrix)에서 각 행은 인자분석에 포함된 한 변수를 나타낸다. 더 적은 수의 열이 있으며, 각 열은 하나의 인자를 나타낸다. 비회전 인자행렬에서 행렬 내의 각 요소들은 −1부터 1 사이의 값을 갖는 비회전 인자적재값(factor loading)이다. 이 값은 변수와 인자 간의 상관이다. 인자 적재값의 제곱은 문항과 인자가 공유하는 분산의 비율을 나타낸다. 다른 말로 인자에 의해 설명되는 문항 분산(item variance)의 비율이다. 예를 들어, 첫 번째 변수(1)가 인자 I 에 대하여 .85의 인자 적재값을 가졌다면 약 72%[(.85)^2 = .7225]가 이 인자 적재값에 의해 설명된다. 제곱 인자 적재값을 행에 따라 더하면 문항 공통성(item communality,

표 15-3	인자 적재 행렬			
		인자		
		I	II	III	h^2
변수	1	0.85	0.22	0.03	0.77
	2	0.15	•	•	•
	3	0.51	•	•	•
	4	0.83	•	•	•
	5	0.26	•	•	•
고유값		1.76			
분산의 %		0.35			

h^2)을 구할 수 있다. 이 값은 다양한 인자들에 의해 설명되는 문항 분산의 비율이다. 표 15-3에서 변수 1에 대하여 제곱된 전체 인자 적재값은 다음과 같다. .85^2 + .22^2 + .03^2 = .77. 문항 공통성은 .77이다. 즉, 문항 분산의 77%가 세 개의 인자에 의해 "설명된다"는 것이다.

유사하게 한 열에 포함된 제곱 인자 적재값을 더하면 인자에 대한 고유값(eigenvalue)를 구할 수 있다. 고유값은 인자에 의해 설명되는 전체 분산의 양을 나타낸다. 열에서 제곱된 인자 적재값의 평균은 고유값을 열에 있는 문항의 수로 나누어 구할 수 있다(고유값/n). 이 평균은 인자에 의해 설명되는 문항 내 분산(interitem variance)의 비율을 나타낸다. 표 15-3의 첫 번째 인자에서 고유값은 다음과 같이 계산할 수 있다. .85^2 + .15^2 + .51^2 + .83^2 + .26^2 = 1.76. (변수가 다섯 개이기 때문에) 고유값 1.76을 5로 나누면 .352를 얻을 수 있다. 그러므로 전체 문항 분산의 35%가 첫 번째 인자에 의해 설명된다. 각 인자에 의해 설명되는 분산의 비율을 더한 값은 모든 인자들에 의해 설명된 분산이 얼마인가를 말해준다.

모형 추출에 대한 노트

야심이 있는 독자에 대하여 인자분석을 실행하려는 연구자들에게 직면한 선택과 관련한 추가적인 설명을 할 것이다(야심이 없거나 단순히 너무 바쁘다면, 이 절을 건너뛰기를 원할 수도 있다). 비회전 인자행렬은 추출 방법을 사용해서 구한다. 일반적으로 사용하는 통계 소프트웨어는 추출방법의 선택을 제공한다. 기본적으로 일반적인 두 방법이 자료에 대한 서로 다른 두 가정에 기초한다(Ferketich & Muller, 1990).

차이는 자료에서 분산의 속성을 처리하는 것이다. 가능한 하나의 가정은 모든 측정오차(measurement error)가 무작위(random)라는 것이다. 이 경우에 (오차로 표현되는) 편차의 평균은 0이다. 이 가정에 기초하여 연구자들은 주요인(principal components)이라고 부르는 추출방법의 사용을 선택한다. 이 추출방법을 사용하면 새로운 변수들은 원래 자료의 정확한 수학적 변환이다. 이 추출방법이 사용될 때 관찰된 변수에서의 모든 분산이 해답(solution)에 기여한다. 각 변수가 완전히 자신과 상관되어 있기 때문에 상관행렬의 대각선에 있는 1이 분석될 분산의 부분이다. 주요인방법을 사용하는 목적은 변수의 집합을 원래 자료의 정확한 수학적 변환을 갖는 새로운 변수의 집합으로 바꾸는 것이다.

가능한 또 다른 가정은 측정오차가 체계적 요인(systematic component)과 독창적 요인(unique components)으로 구성된다는 것이다. 체계적 요인은 직접적으로 측정되지 않는 공통 분산(common variance)에 영향을 줄 수 있다(Ferketich & Muller, 1990). 이를 **잠재인자**(*latent factor*)라고 부른다. 이 가정에 기초하여 연구자들은 "공통인자분석(common factor analysis)"으로 분류되는 추출방법의 사용을 선택할 수 있다. 여기에는 주축인자추출(principal axis), 알파인자추출(alpha), 이미지 인자추출(image), 일반화 최소제곱(generalized least square)과 가중화되지 않은 최소제곱(unweighted least square)이라고 불리는 방법들이 포함된다. 이 가정을 하는 연구자들은 공통분산에 초점을 맞추기 때문에 전체 상관행렬을 사용하는 것은 적절하지 않다. 대신에 대각선의 값이 1 대신에 공통성(h^2)의 추정치가 사용된다. 이러한 행렬에 대한 수정은 인자분석을 처음 접하는 사람에게는 놀라울 수 있다. 공통인자분석에서 분석된 행렬은 자료의 전체 분산에는 영향을 주지 않는다. 대신에 공분산(covariance)이 분석된다.

일부 연구방법론자들은 주요인분석과 공통인자분석의 차이를 아주 강조하지만(Ferketich & Muller, 1990), Nunally and Bernstein(1994)은 충분한 연구

대상자를 포함한 잘 설계된 연구에서 추출방법의 선택은 구해진 결과에서 실질적인 차이가 거의 없다고 언급하였다. 그러나 주요인 방법이 약간 더 큰 행렬의 요소를 구한다고 하였다. 이는 공통인자분석 방법이 상관행렬의 대각선의 값을 "1" 대신에 1보다 작은 수로 대체하기 때문이다. 그러므로 나타나는 인자 적재값은 약간 더 작다. 고유값, 인자에 의해 설명되는 분산과 문항 공통성이 인자 적재값의 크기에 대한 함수라는 것을 보았다. 그러므로 이 값들도 더 작은 값을 갖는다. 그러므로 인자 해(factor solution)가 덜 좋을 수 있지만 이는 단순히 인위적인 결정방법이다. Nunally and Berstein(1994)은 주요인 방법이 더 믿을만한 방법이라고 하였다. 공통인자분석에서 해를 구하는 것이 확실하지 않은 일일 수 있다.

추출방법 사이의 차이 때문에 연구자들은 여러 방법으로 동일한 자료에 대한 다양한 인자분석을 실행한다. 이는 연구자가 이러한 차이에 대한 중요성과 연구 하에서 특정 자료에 영향을 줄 수 있는 인자분석 과정에서 다른 결정을 내릴 수 있도록 할 것이다.

회전 인자행렬

비회전 인자(unrotated factors)는 일련의 각 인자에 의해 설명되는 분산의 양을 최대화하는 값으로 구해진다. 이는 변수들이 하나 이상의 인자들과 연관되어 있다는 것을 의미한다. 비회전 인자에 대한 의미 있는 해석은 어렵다. 그러나 양쪽에 동일한 조작을 함으로써 대수 방정식(algebraic equation)을 변경할 수 있다. 인자행렬은 수학적으로 동일한 무수히 많은 행렬 중 하나로 변화하거나 "회전(rotate)"할 수 있다. 인자회전(factor rotation)이 Thurstone(1947)에 의해 기술된 것처럼 단순한 구조의 기준에 따라 실행된다면 결과는 서로 구분되는 인자들의 집합이고, 대부분의 상황에서 연구자가 의미 있는 창의적인 해석을 할 수 있도록 한다.

단순한 구조에서 인자들은 큰 값(−1과 1에 가까운)을 갖는 인자 적재값의 수와 작은 값(0.00에 가까운)을 갖는 인자 적재값의 수를 최대화하는 집합이다. 즉, 구분되는 패턴이 인자행렬에서 나타난다. 각 인자는 포함될 특정 변수를 갖고 다른 변수는 포함되

지 않는다. 유사하게 단순 구조를 이용할 때 각 변수는 단지 하나의 인자로 정의된다. Thurstone(1947)에 따르면 회전인자행렬(rotated factor matrix)에는 다음이 있어야 한다.

1. 각 행은 적어도 하나의 0과 가까운 적재값을 가져야 한다.
2. 각 열은 인자로써 0에 가까운 적재값을 갖는 많은 변수들을 가져야 한다.
3. 각 열(인자)의 쌍에 대하여 여러 변수들이 하나에 적재되고 다른 곳에는 적재되지 않아야 한다.

인자분석 결과를 해석하는 본질은 회전 인자행렬로부터 어떤 변수가 한 인자에 포함되는가를 확인하고, 그때 실질적인 적재값을 갖는 이러한 변수들이 공통으로 갖고 있는 의미가 무엇인가에 기초하여 인자의 이름을 붙이는 과정이다. 실질적인 적재값을 고려하는 기준은 연구에 따라 다르다. 대부분의 연구들은 .35 이상을 절단점(cutoff point)으로 사용한다. 그러나 일부 연구(특히 분석이 개별 문항이 복합점수 계산(composite score calculation)에서 빠지는 다른 과정이 포함될 때)는 절단점을 .20 이하의 값으로 사용하기도 한다(Parshall, 2002; Schilling et al., 2009).

인자에 이름을 붙이고 기술할 때 연구자는 통계 방법에 대한 지식과 어떻게 실행할 것인가 뿐 아니라 연구에서 주제의 이해를 필요로 한다. 특히 주제의 새로운 이해를 구성하는 능력, 개별 변수를 변수 집단으로 구성하는 것을 가능하게 함으로써 인자분석은 새로운 개념과 새로운 사고 방법의 문을 열고 연구자가 자료에서 이러한 것을 발견할 수 있도록 한다. 다른 어떤 통계 방법보다 인자분석은 창조적이고 잠재적인 많은 연습이 필요하다.

인자점수 행렬

회전 인자행렬(rotated factor matrix)에 기초하여 각 인자에 대한 연구대상자의 점수가 계산될 수 있다. 이러한 인자점수(factor score)를 계산하기 위하여 인자에 포함된 변수에 대한 각 개인의 점수가 특정 변수에 대한 인자 적재값과 곱해진다. 이 곱의 합이 개인

의 인자점수이다. 인자점수는 SPSS와 같은 통계 소프트웨어의 인자분석 절차에서 자동적으로 계산된다. 자료에서 각 개인이 받은 점수가 다음과 같다고 하자.

변수	점수
1	2
2	4
3	1
4	5
5	2

인자 1에 대하여 이 개인의 인자점수는 다음과 같이 계산된다.

$$(.85)(2)+(.15)(4)+(.51)(1)+(.83)(5)+(.26)(2)$$
$$= 1.7+.6+.51+4.15+.52 = 7.48$$

인자에 대한 각 변수의 인자 적재값의 크기에 기초한 인자점수는 인자에 대한 개인의 가중하지 않은(즉, 합한) 점수 대신에 사용될 수 있다. 인자점수는 인자에 대한 문항 적재값에 의해 나타나는 인자에 대한 각 변수의 상대적 "중요성"에 기초한다. 동일한 자료를 가지고 추가적인 분석을 실행할 때 인자점수를 이용하는 것은 연구자들 사이에서 관례적인 일이다. 이것이 인자분석에서 자료 축소의 목적을 달성할 수 있도록 한다.

반면에 인자분석이 도구 개발의 목적을 위하여 사용될 때 인자분석 결과로부터 구해진 가중화되지 않은 점수를 생성하는 방법이 관례적이다.

이는 어떤 도구가 추후 사용에서 점수화되고 해석되는가에 대한 프로토콜(protocol)의 한 부분이 되는 [가끔 하위척도(subscales)로 불리는] 총화 척도(summative scale)이다. 이 개인의 가중화되지 않은 점수는 단순히 인자에 대한 적재값을 갖는 세 변수에 대한 점수의 합이다. (2 + 1 + 5 = 8). 이는 추후 연구에서 도구를 활용할 다른 연구자들을 위한 더 사용자 친화적 방법이다. 인자점수 행렬은 연구대상자 만큼 행을 가지고 있고, 각 열이 각 인자를 나타낸다. 인자점수행렬은 변수보다 적은 수의 인자를 가지고 있기 때문에 원자료 행렬보다 작다. 자료가 표 15-4와 같이 축소되었다.

표 15-4	인자점수행렬				
		\multicolumn{4}{c}{인자}			
		I	II	·	·
연구대상자	1	7.48	·	·	·
	2	·			
	·	·			
	·	·			
	·	·			
	N	·			

인자 상관행렬

인자회전(factor rotation)은 결과 인자들이 서로 관련되지 않은 직교(orthogonal)이다. 이는 일반적으로 연구자가 서로 독립인 부분척도(subscale)를 생성하고자 하는 도구 개발에서 기대된다. 대안적으로 인자회전은 인자들이 서로 완전하게 관련되지 않은 사각(oblique)일 수 있다. 사각회전(oblique rotation)의 지지자들은 현실 세계에서 중요한 인자들은 관련되어 있다고 주장한다. 그러므로 관련되지 않은 인자들을 찾는 것은 비현실적이다. 인자분석을 이용하는 초보자는 사각회전보다는 직교회전(orthogonal rotation)을 사용할 계획을 가질 것이다. 왜냐하면 직교회전이 더 해석하기 쉽기 때문이다. 배리맥스(Varimax) [분산최대(Variance-maximized)] 방법이 컴퓨터 패키지에서 널리 사용된다. 배리맥스 방법은 일부 변수에 대해서는 낮은 적재값을 갖고 다른 변수에 대해서는 높은 적재값을 갖는 인자를 생성하는 경향이 있다. 다른 대안은 높은 적재값을 갖는 많은 변수들을 갖는 일반적인 인자를 생성하는 쿼티맥스(Quartimax) 방법과 쿼티맥스 방법과 배리맥스 방법의 장점과 단점에 균형을 맞추어 두 방법을 결합한 Equamax 방법이다.

직교회전에서 하나의 인자적재 행렬(factor loading matrix)이 생성된다. 인자적재 행렬은 **패턴 행렬**(*pattern matrix*) 이라고 불리는 회귀 가중치(regression weights)와 **구조 행렬**(*structure matrix*) 이라고 불리는 상관계수(correlation coefficient)를 나타낸다. 해답이 직교이기 때문에 회귀 가중치는 상관계수와 같다. 적재값은 비회전 인자행렬에서의 적재값과 같이 해석된다. 제곱한 적재값은 한 변수가 특정 인자에 의해 설명된 분산을 나타낸다. 한 변수가 모든 인자들에 의해 설명되는 전체 분산을 결정하기 위하여 제곱된 적재값을 행을 따라 합할 수 있다.

사각회전은 인자들 사이에 상관성을 가지고 있기 때문에 인자패턴행렬(회귀 가중치)과 (상관계수를 포함한) 인자구조행렬은 동일하지 않다. 두 행렬은 서로 다르게 생성되고 해석된다. 패턴행렬은 인자의 의미를 해석하는데 기초를 둘 때 일반적으로 더 선호된다. 인자패턴행렬에서 적재값의 제곱은 특정 변수에 의해 설명된 분산을 나타낸다. 그러나 다른 인자들이 (사각회전의 결과에서 인자들 사이의 연관성 때문에) 분산의 일부를 공유할 수 있기 때문에 모든 인자들에 의해 설명되는 문항에서의 전체 분산은 제곱된 적재값을 행에 따라 더한 값(h^2)으로 결정할 수 없다.

사각회전에서 각 인자와 다른 인자 사이의 상관을 보여 주는 행렬이 인자상관행렬(factor correlation matrix)이다. 이 행렬의 구조는 표 15-5에서 볼 수 있다.

인자분석 연구의 단계

인자분석 연구의 단계는 다음과 같다.

1. 연구문제 또는 가설을 작성한다. 인자분석이 연구문제를 해결하거나 가설을 검정하는데 적절한 통계 방법이라면 다음의 단계에 따라 진행한다.
2. 관심이 있는 자료를 수집한다.
3. 초기 가정이나 기준을 충족하지 못해 인자분석에 포함되지 않는 변수를 확인하기 위하여 변수에 기초하여 변수에 대한 단일변량 자료를 구하고 살펴본다.
4. 다시 한 번 인자분석에 포함되지 않는 변수나 관계를 확인하기 위하여 자료의 이변량 관계를

표 15-5	인자상관행렬		
	인자 1	인자 2	인자 3
인자 1	1.00	0.65	0.30
인자 2		1.00	0.45
인자 3			1.00

구하고 살펴본다.

5. 인자분석을 실행한다. 특별한 이유를 가지고 있지 않는 경우 직교회전을 이용한다. 특정 인자를 예측하려고 한다면 기대되는 인자가 얼마나 많은지 정의한다. 그렇지 않으면 비회전 인자행렬의 고유값에 기초하여 컴퓨터가 인자분석의 과정에서 인자의 수를 결정하도록 한다. 인자 해(factor solution)에 의하여 설명되는 문항 간 분산의 전체 비율과 포함될 인자의 수에 주목한다. 가장 적절한 인자의 수에 이르는 것은 자료를 가장 잘 반영하는 인자 해에 도달하는 핵심 요소 중 하나이다.

6. 회전 인자적재행렬로부터 인자의 이름을 주고 해석한다(때때로 연구자들은 가장 의미가 있게 설명할 수 있는 하나를 선택하기 위하여 여러 개의 인자 해를 시험삼아 구한다).

7. 추후 분석을 계획한다면 어떻게 변수들을 결합할 것인가를 결정하기 위하여 인자분석 결과를 사용한다. 각 연구대상자에 대한 새로운 변수 또는 결합된 변수를 구한다(일반적으로, 인자점수는 인자분석을 위한 통계 소프트웨어에서 쉽게 구할 수 있다). 유도된 점수의 신뢰도를 검토한다. 그리고 추후 분석을 실행한다.

8. 기존 문헌의 결과물과 비교하고 발표나 게재를 통하여 결과를 보급한다. 적절하다면 다른 이용가능한 모집단에 대하여 분석을 반복한다.

인자분석은 단계 7과 단계 8에서 지적한바와 같이 다단계 분석(multistage analysis)의 초기 단계에서 종종 사용된다. 추후 분석은 도구 개발과 확인 과정의 한 부분으로 또는 실질적인 관심 때문에 실행될 수 있다. 예를 들면, Lenoci, Telfair, Cecil, and Edwards(2002)는 겸상적혈구증(Sickle Cell Disease)에 대한 Chronic Illness Assessment Interview의 세 개의 인자를 확인하고 (검사-재검사 신뢰도뿐 아니라) 하위척도(subscales)로써 인자들에 대한 내적일치도(internal consistency)를 결정한 후에 자가-관리 행동(self-care behaviors)을 예측하기 위하여 인자점수를 이용한 다중회귀분석을 실행함으로써 개념 타당도(construct validity)를 평가하였다. *Personal Satisfaction and Perceived Control* 인자와 *Feeling Concerned and Worried* 인자 모두 자가-관리 행동의 양의 예측인자(positive predictors)였다, 또 다른 분석에서 *Feeling Supported* 인자는 의사와 직원으로로부터 받은 서비스의 만족도와 관련이 있었다.

저자들은 이러한 결과가 이전 연구와 자신들의 기대와 일치한다고 하였다. 이러한 자료는 겸상적혈구증(sickle cell disease)을 갖는 성인에 대한 새로운 도구의 잠재적 유용성의 증거로 취급된다. 이러한 발견은 중요한 증거이고 도구 개발의 결과일 수 있다. 일반적으로 인자분석은 하나의 연구에서 다른 분석과 결합될 때 가장 유용할 수 있다.

SPSS를 이용한 인자분석의 계산

예제를 가지고 SPSS를 사용하여 (주요인추출 방법을 이용한) 인자분석에 대하여 설명할 것이다. 분석할 자료는 Inventory of Personal Attitudes(IPA)로부터 가져왔다. 이 자료는 Boston College School of Nursing의 학생들에 대한 조사의 한 부분이고 Barbara Hazard Munro, ph. D, FAAN에 의해 제공되었다. 이 자료들은 통계학 수업에 대한 표본 자료를 제공하기 위하여 수집되었다. 자료에는 30개의 IPA 문항이 있다. 변수들 각각에 대한 전체 자료는 661명의 연구대상자에 의하여 제공되었다. 그러므로 한 변수당 22명의 연구대상자가 있고 추천하는 한 변수당 10명 이상을 충족한다.

SPSS를 사용하여 인자분석을 하기 위해서는 메뉴 시스템을 사용한다(Box 15-1). 베리맥스 회전(Varimax rotation)을 갖는 주요인 추출방법(principal component extraction method)을 이용하여 자료를 분석할 것이다. 우선 "분석(A)"을 클릭하고 "차원축소"와 "요인분석"을 선택한다. 그리고 Box 15-1에 제시된 지시를 따른다. 문항분석(item analysis)이 아직 실행되지 않았다면 "요인분석 : 기술통계" 팝업창 아래에 있는 "통계" Box에서 "일변량 기술통계"와 "상관행렬" Box에서 "계수"와 "유의수준"을 선택함으로써 이 과정을 실행할 수 있다. 그러나 이 절차는 여기에서의 관점은 아니다.

분석결과는 그림 15-1에서 볼 수 있다. 결과물의 첫 번째 부분은 인자분석이 적절한가를 결정하는

Box 15-1 인자분석을 위한 SPSS 사용

단계 1: 자료를 SPSS에 입력한다. "분석(A)"을 클릭하고 "차원 축소"과 "요인분석"을
선택한다.

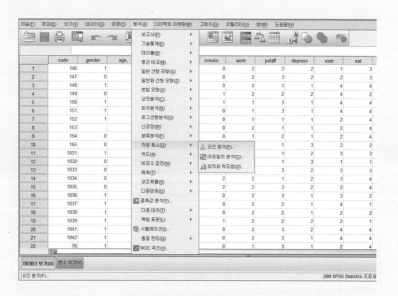

단계 2: "요인분석" 팝업창에서 "변수" Box에 포함될 변수를 이동시킨다. 그리고 "기술통계"
를 클릭한다.

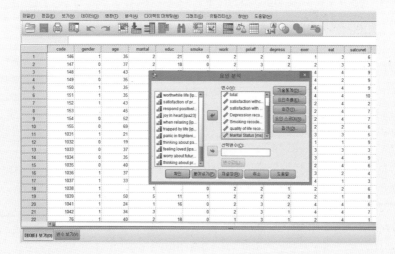

(계속)

Box 15-1 인자분석을 위한 SPSS 사용

단계 3: "요인분석: 기술통계" 팝업창이 나타나면 "통계" Box에서 "초기 해법"을 체크하고 "상관행렬" Box에서 "KMO와 Bartlett의 단위행렬 검정"을 체크한다. 그리고 "계속"을 클릭한다.

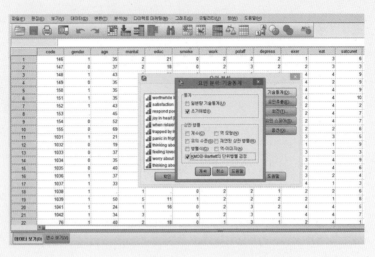

단계 4: "요인분석: 요인추출" 팝업창에서 방법은 기본값인 "주성분"을 선택한다. "분석" Box에서 "상관행렬"을 체크한다. "표시" Box에서 "회전하지 않는 요인 해법"과 "스크리 도표"를 체크한다. "추출" Box에서 "고유값 기준"을 체크하고 기준값인 "다음 값보다 큰 고유값 1"을 선택한다. 또한 "수렴에 대한 최대 반복수"에 대하여 숫자 25를 입력한다. 그리고 "계속"을 클릭한다.

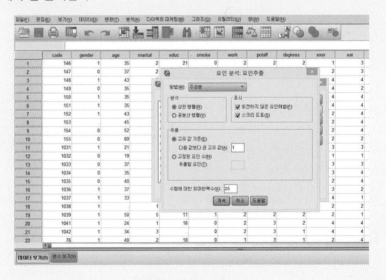

(계속)

Box 15-1 인자분석을 위한 SPSS 사용

단계 5: "요인분석: 회전" 팝업창이 나타나면 "방법" Box에서 "배리맥스"를 체크한다. "표시" Box에서 "회전 해법"을 체크한다. "수렴에 대한 최대 반복수"에 대하여 다시 숫자 25를 입력한다. 그리고 "계속"을 클릭한다.

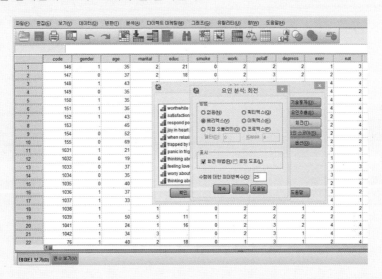

단계 6: "요인분석: 옵션" 팝업창이 나타나면 "결측값" Box에서 "목록별 결측값 제외"를 체크한다. "계수 표시형식" Box에서 "크기 순 정렬"과 기준값이 .10인 "절대값(아래)"을 갖는 "작은 계수 표시 안함"을 체크하고 "계속"을 클릭한다.

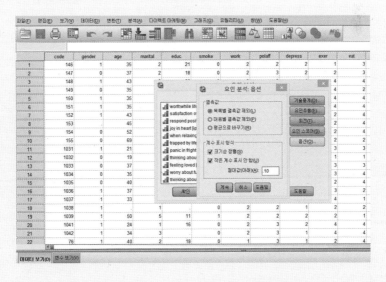

KMO 및 Bartlett의 검정

Kaiser-Meyer-Olkin (KMO) 표본 적합도		.964
Bartlett의 단위행렬 검정	근사 카이제곱	10,608.051
	df	435
	유의수준	.000

저자 설명 *이 부분에서 표본적합도에 대한 KMO측도와 구형성에 대한 Bartlett 검정이 보여진다. 이 결과는 기준을 충족하고 이 자료에 대하여 인자분석을 사용할 수 있다는 것을 보여준다.*

공통성

	초기	추출
Energy level	1.000	.492
Reaction to pressure	1.000	.651
Characterization of life as a whole	1.000	.617
Daily activities	1.000	.553
Experience anxiety	1.000	.630
Expectations of every day	1.000	.566
Fearful	1.000	.581
Think deeply about life	1.000	.508
Productivity of life	1.000	.585
Making mistakes	1.000	.525
Value of work	1.000	.516
Wishing I was different	1.000	.645
Defi ned goals for life	1.000	.517
Worrying that bad things will happen	1.000	.622
Concentration during stress	1.000	.649
Standing up for myself	1.000	.492
Adequacy in most situations	1.000	.556
Frustration to problems	1.000	.548
Sad things	1.000	.514
Worthwhile life	1.000	.646
Satisfaction of present life	1.000	.629
Respond positively in diffi cult situations	1.000	.595
Joy in heart	1.000	.623
When relaxing	1.000	.492
Trapped by life	1.000	.615
Panic in frightening situations	1.000	.672
Thinking about past	1.000	.427

그림 15-1 　주요인 분석의 컴퓨터 결과물

(계속)

공통성

	초기	추출
Feeling loved	1.000	.612
Worry about future	1.000	.474
Thinking about problems	1.000	.596

추출 방법: 프린시펄 구성요소분석.

저자 설명 이 표는 상관행렬의 초기 "공통성(Communalities)" 뿐 아니라 분석을 통하여 유도된 공통성을 보여준다.

설명된 총 분산

구성요소	초기 고유값			추출 제곱합 로딩			회전 제곱합 로딩		
	총계	분산의 %	누적률 (%)	총계	분산의 %	누적률 (%)	총계	분산의 %	누적률 (%)
1	12.633	42.110	42.110	12.633	42.110	42.110	5.874	19.579	19.579
2	2.107	7.023	49.133	2.107	7.023	49.133	4.422	14.740	34.319
3	1.233	4.111	53.243	1.233	4.111	53.243	3.469	11.563	45.883
4	1.176	3.921	57.164	1.176	3.921	57.164	3.384	11.281	57.164
5	.947	3.158	60.322						
6	.843	2.811	63.134						
7	.777	2.592	65.725						
8	.714	2.379	68.104						
9	.674	2.246	70.350						
10	.648	2.159	72.509						
11	.630	2.101	74.610						
12	.573	1.909	76.519						
13	.536	1.788	78.307						
14	.534	1.780	80.086						
15	.513	1.710	81.796						
16	.475	1.582	83.378						
17	.450	1.500	84.878						
18	.446	1.486	86.364						
19	.425	1.417	87.781						
20	.406	1.354	89.134						
21	.396	1.321	90.456						
22	.376	1.254	91.709						
23	.373	1.242	92.952						
24	.342	1.142	94.093						
25	.335	1.116	95.210						

그림 15-1   (계속)

설명된 총 분산

구성요소	초기 고유값			추출 제곱합 로딩			회전 제곱합 로딩		
	총계	분산의 %	누적률 (%)	총계	분산의 %	누적률 (%)	총계	분산의 %	누적률 (%)
26	.323	1.077	96.287						
27	.295	.982	97.269						
28	.293	.977	98.246						
29	.273	.909	99.155						
30	.254	.845	100.000						

저자 설명 이 표에서 회전 전과 회전 후 인자에 의해 설명된 분산이 보여진다. "총계"는 인자에 의해 설명된 전체분산이다. 이 값이 고유값이다. 네 인자가 1보다 큰 고유값을 갖는다. 이 인자들만 회전되었다. "누적률(%)"은 이 인자와 더불어 이전 인자에 의해 누적적으로 설명된 분산의 비율을 나타낸다. 그러므로 첫번째 네 인자가 분산의 57.164% (약 57.2%)를 설명한다. 회전 후 네 인자 해의 누적률(%)은 57.2%와 같다. 그러나 회전 후에 분산은 인자들사이에 더 고르게 분포한다. 이 표는 한 표에 모두 10개의 열을 보여주지만 프린터 설정에 따라 두 개의 분리된 표로 출력할 수 있다.

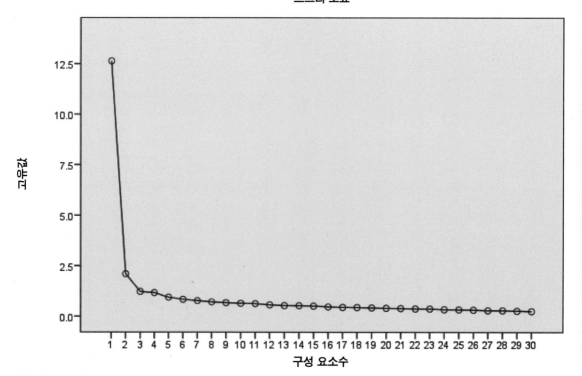

스크리 도표

그림 15-1

(계속)

성분 행렬[a]

	구성 요소			
	1	2	3	4
Thinking about problems	.764			
Joy in heart	.752	−.211		−.118
Respond positively in diffi cult situations	.737			.227
Satisfaction of present life	.734	−.280		
Worthwhile life	.732	−.265	−.177	
Trapped by life	.722	−.178		−.233
Wishing I was different	.720		−.327	−.129
Characterization of life as a whole	.709	−.240	.235	
Sad things	.693	.172		
Feeling loved	.690	−.238	−.227	−.165
Frustration to problems	.663	.301		.133
Productivity of life	.662	−.304	−.206	.113
When relaxing	.659		.136	..171
Adequacy in most situations	.655	.154	−.316	
Value of work	.646	−.303		
Defi ned goals for life	.637	−.304		.137
Think deeply about life	.634	−.314		
Daily activities	.622	−.287	.285	
Thinking about past	.613		−.154	−.165
Fearful	.611	.338	.116	−.284
Panic in frightening situations	.610	.471		.279
Experience anxiety	.609	.390	.174	−.279
Concentration during stress	.607	.380		.368
Making mistakes	.602	.228	−.329	
Energy level	.593		.305	.214
Standing up for myself	.573	.203	−.348	
Worry about future	.549	.112	.197	−.349
Reaction to pressure	.524	.450		.404
Expectations of every day	.522	−.214	.470	.164
Worrying that bad things will happen	.512	.406	.245	−.368

추출 방법: 프린시펄 구성요소 분석.
[a]4개의 성분이 추출됨.

저자 설명 *이 표는 비회전 행렬이다. 인자들의 의미를 해석하기 위해 이표를 사용하지 않는다. 0에 가까운 적재값은 출력되지 않는다. 이 표는 행렬을 더 쉽게 읽을 수 있도록 도와준다.*

그림 15-1 (계속)

회전 성분 행렬[a]

	구성 요소			
	1	2	3	4
Daily activities	.695	.111	.124	.205
Characterization of life as a whole	.694	.198	.173	.256
Expectations of every day	.688	−.121	.209	.186
Satisfaction of present life	.647	.363		.268
Defined goals for life	.611	.341	.160	
Value of work	.592	.381	.123	
Think deeply about life	.590	.379	.115	
Joy in heart	.575	.434		.309
Worthwhile life	.561	.541	.186	
Energy level	.560		.374	.195
Trapped by life	.548	.366		.424
Productivity of life	534	.528	.145	
Respond positively in difficult situations	.507	.328	.453	.159
Wishing I was different	.309	.678	.164	.251
Feeling loved	.446	.604		.218
Adequacy in most situations	.159	.602	.316	.262
Making mistakes		.576	.344	.263
Standing up for myself		.562	.376	.168
Thinking about problems	.468	.483	.260	.275
Thinking about past	.274	.480	.139	.319
Reaction to pressure	.156		.769	.168
Concentration during stress	.216	.194	.731	.172
Panic in frightening situations	.114	.255	.728	.252
Frustration to problems	.239	.302	.548	.315
Sad things	.330	.335	.432	.326
Worrying that bad things will happen			.234	.742
Experience anxiety	.144	.191	.319	.686
Fearful	.153	.246	.281	.646
Worry about future	.280	.180		.598
When relaxing	.368	.258	.223	.490

추출 방법: 프린시펄 구성요소 분석. 회전방법: 카이저 정규화를 사용한 배리맥스.
[a]13반복에서 회전이 수렴됨.

| *저자 설명* 이 표는 회전행렬이다. 인자들의 의미를 해석하기 위하여 이 표를 사용한다.

그림 15-1

(계속)

한 부분으로 변수들 사이의 관련성의 강도를 알아보기 위하여 사용되는 두 측정치를 보여 준다(Norusis, 2003). Keiser-Meyer-Olkin(KMO) 측정치는 변수들이 공통인자를 공유한다면 다른 변수들의 효과를 통제했을 때 변수의 쌍에 대한 편상관(partial correlation)은 작을 것이라는 원리에 기초한다. KMO 측정치는 0과 1 사이의 값을 갖고 큰 값을 가질수록 영차의 상관(zero-order correlation)과 편상관 사이의 차이가 크다는 것을 의미한다. KMO 측정치가 .80 이상이라면 자료에 대한 인자분석의 사용을 지지하는 것이다. 이 분석에서 표본 적합도(sampling adequacy)의 KMO 측정치는 .964이다.

구형성(sphericity)에 대한 Bartlett 검정은 행렬이 (대각선이 아닌 곳의 모든 상관계수가 0인) 단위행렬(identity matrix)이라는 가정을 검정함으로써 상관행렬이 인자분석에 대하여 적합한지 평가하기 위하여 사용된다. 낮은 확률이 구해지고 단위행렬이라는 가설이 기각되면 이는 인자분석의 사용이 적절한 절차라는 것을 지지하는 것이다. 이 분석에서 p-값(확률)은 .000이다. 이 결과는 분석을 계속할 수 있다는 것을 의미한다.

다음 표는 각 문항에 대한 공통성(communality)을 보여 준다. 초기(initial)라고 이름 붙인 열은 30개 변수 각각에 대해 1.000을 보여 준다. 숫자 1.000은 단순히 분석될 상관행렬의 대각선의 값을 나타낸다. 주요인 추출방법을 사용할 때는 항상 그렇다. 추출(extraction)이라고 이름 붙인 열은 (아래에서 설명하는 것처럼) 네 인자 해(factor solution)에 기초한 각 문항에 대하여 구해진 공통성의 목록이다. 첫 번째 문항에 대한 공통성은 .49 근처의 값이고, 이 문항에서 분산의 $.49^2$ 또는 24%가 네 개의 인자들에 의하여 설명된다는 것이다.

다음 표는 회전 전과 회전 후 인자들의 일반적인 특성에 대하여 필요한 정보를 포함한다. SPSS는 추출방법으로 주성분분석을 선택하였기 때문에 요인(components)이라는 용어를 사용한다. 그럼에도 불구하고 주성분분석의 요인과 다른 형태의 인자분석의 인자가 아주 유사하기 때문에 인자(factors)라는 용어를 계속 사용할 수 있다. 일부 정보(초기고유값(initial eigenvalues))가 30개의 잠재 인자들에 대하여 제공된다. 이는 구할 수 있는 비회전 인자의 수가 주성분분석에 포함될 변수의 수와 같기 때문이다. 그러나 분석에서 이 부분의 목적은 30개의 잠재 인자 중 얼마나 많은 인자를 개념적 해석을 위해 회전시킬 것인가를 결정하는 것이다. 각 잠재 인자에 대하여 세 형태의 정보가 제공된다. 여기에는 전체 고유값(total eigenvalue), 이 인자에 의해 설명되는 분산의 비율과 모든 인자들에 의해 설명되는 (누적률(%)로 표시된) 분산의 누적 비율이 포함된다.

첫 번째 네 개의 인자들은 각각 1보다 큰 고유값을 갖는다. 이 인자들에 의해 설명되는 분산은 대략 42%, 7%, 4%와 4%이다. 이 인자들은 문항들 사이의 전체 분산의 57.2%를 설명한다. (회전인자에 대한) 최소 고유값이 1이라는 기준에 따라 처음 네 인자가 회전된다. 세 열의 두 번째는 처음 네 인자들에 대하여 이미 제공된 정보를 단순히 반복한다. (회전제곱합로딩(Rotation Sums of Squared Loadings)이라는 제목 아래) 세 열의 세 번째는 회전 후 인자들에 대한 동일한 정보를 제공한다. 총계(total) 아래 나열된 수가 비회전 인자의 원래 고유값보다 값이 서로 상당히 가까워지는 것을 볼 수 있다. 이는 분산이 인자들 사이에서 더 동일하게 분포한다는 것을 의미한다. 그러나 둘 다 분산의 57.2%를 설명한다. 네 인자들에 의해 설명되는 전체 분산은 변하지 않는다.

여기에서 고유값에 대한 그림이 요구된다. 이 그림을 산비탈그림(스크리도표, scree plot)이라고 부른다. 이 그림은 고유값의 상대적인 값을 그래프로 표현한 것이다. 고유값은 회전될 인자의 수를 결정하는데 핵심 기준이기 때문에, 이 그림은 고유값 사이의 논리적 중단점(logical breaking point)을 확인하기 위한 기초를 제공하기 때문에 유용하다. 고유값에 대한 이 시각적인 표현은 연구자가 자료에서 인자의 수를 결정하는데 도움을 줄 수 있다.

성분행렬(Component Matrix)이라는 다음 표는 비회전 인자행렬과 유사하다. 이 표는 추출된 네 인자들에 대한 적재값을 나타낸다. 보통 첫 번째 인자가 모든 변수들이 적재된 일반화 인자(generalized factor)이다. 다른 인자들은 .5를 넘지 않는 중간 정도의 작은 적재값을 갖는다. 전형적으로 이 비회전 인자들의 개념적 해석을 이끌어 내는 시도를 할 필요는 없다.

회전성분행렬(Rotated Component Matrix)이라고 제목이 붙은 결과물의 마지막 부분이 가장 중요하다. 여기에 해석하여야 할 회전 해(rotated solution)가 포함되어 있기 때문이다. 이 부분에서 고유값이 1보다 큰 네 개의 인자들이 회전되었고 마지막 해가 나와있다. 이 회전된 인자들이 개념적으로 해석된다. 문항들은 문항이 포함되는 순서에 따르지 않고 적재값의 강도에 따라 나열된다. SPSS에서는 옵션(Option) 하에서 크기순 정렬(sorted by size)를 체크하여 구할 수 있다.

인자에 적재될 문항과 대응하는 적재값을 점검한 후 연구자들은 각 인자에 대하여 의미를 포함하는 적절한 이름을 붙인다. 전에 보여준 비회전 행렬에 대하여 이 분석 결과는 네 개의 인자 중 가장 큰 적재값의 분포이다. 이름을 붙이는 과정에서 연구자들은 가장 큰 적재값을 갖는 세 개에서 네 개의 변수들을 대부분 강조한다. 부정적인 단어를 갖는 문항은 입력(code)할 때 역(reverse)을 취해야 한다는 것을 기억하라. 이 분석에서 인자들은 Life Satisfaction, Self-Love, Reactivity와 Pessimistic Worry로 이름붙일 수 있다. 연구자는 인자에 적재된 모든 문항이 개념적으로 적합할 것으로 기대하지 않는다. 또한 선택된 인자 이름이 모든 문항의 의미를 완벽하게 반영할 것이라고 기대하지도 않는다. 어떤 경우이든 각 인자에 대한 연구대상자의 점수를 구할 수 있고, 구해진 점수를 추후 연구에 사용할 수 있다.

기타 선택

인자분석은 여기에서 본 것보다 상당히 복잡할 수 있다. 주성분분석 대신에 공통인자분석(common factor analysis)을 나타내는 다양한 추출방법이 사용될 수 있다. 주축추출방법(principal axis extraction method)이 가끔 선택된다(Henson & Roberts, 2006). 주축추출방법은 첫 번째 단계에서 상관행렬의 대각선이 1이 아니라 제곱된 다중상관(squared multiple correlation)이라는 것이 주요인 추출방법과 다른 점이다. 이 초기 단계에 따라 인자행렬로부터 공통성이 추정되고 대각선에서 이 공통성을 이용하여 인자분석(factoring)을 반복한다. 이러한 각 단계가 한 번의 반복이다. 이 과정이 추정된 공통성과 계산된 공통성이 거의 동일할 때까지 반복된다.

공통인자분석 계열의 또 다른 중요한 추출방법은 인자들의 내적 일치 신뢰도(internal consistency reliability, 크론바 알파 Cronbach's α)를 최대화하도록 설계된 알파인자 추출(alpha factoring)이다. 이 방법은 측정된 특정 변수들이 인자에 의해 표현된 전체 변수들의 표본이라고 가정한다. 연구대상자가 추출된 모집단에 대해서가 아니라 측정된 변수가 추출된 전체 변수에 대하여 일반화하기를 원한다. Ferketich and Muller(1990)은 이 방법이 도구 개발의 초기 단계에서 아주 적절하다고 지적하였다. Schilling et al.(2009)은 이 장 앞부분에서 기술한 SMOD-A의 하위척도(subscale)를 확인하기 위하여 알파인자 추출방법을 이용하였다.

일반적인 통계 패키지에서 이용할 수 있는 다른 추출방법은 이미지 인자추출(image factoring), 가중화되지 않은 최소재곱법(unweighted least squares)와 일반화 최소제곱법(generalized least squares)이다. 그러나 이 방법들이 여기에서 설명된 적용을 분류하는데 중요하지는 않다. 마지막으로 최대 우도 추출방법(maximum likelihood method of extraction)이 이용 가능한 선택이다. 이 방법은 확증적 인자분석(confirmatory factor analysis)의 형태를 갖는다.

개념적 이해 : 문헌으로부터의 예제

많은 독자들에 대하여 인자분석에 대한 개념적 이해를 하는 것이 가장 중요하다. 그러므로 관심이 있는 분야에서 인자분석을 이용한 논문을 이해하여야 한다. 이 목적을 위하여 악화된 만성폐쇄성폐질환(chronic obstructive pulmonary disease, COPD)을 갖는 사람들의 호흡장애의 감각의 질(sensory qualities of dyspnea)을 측정하기 위한 도구의 개발에 인자분석을 사용한 논문을 자세히 살펴볼 것이다(Parshall, 2002). 연구자는 호흡장애가 응급실에서 COPD 환자의 가장 흔한 증후군이라 생각한다.

이 연구에서 악화된 COPD로 응급실에 온 104명의 환자에게 응급실에 왔을 때와 오기 1주일 전 두 시점에서 경험한 16개의 호흡장애의 감각의 질 문항에 대한 강도를 평가하도록 하였다. 강도에 대한 평가는 0점부터 10점이다. 인자분석이 응급실에 왔을 때 기

표 15-6	의사결정(*N* = 98)에서 "기술" 해 (14 Descriptors)에 대한 회전인자 행렬					

	인자[a]					
Descriptor	1	2	3	4	5	h²[b]
Effort	**.79**		.29	.25		.81
Work	**.70**	.29	.30			.72
Out of breath	**.54**	.33			.26	.52
Suffocating	.22	**.87**		.27		.94
Smothering	.22	**.63**	.40		.30	.72
Couldn't breath	.39	**.53**			.25	.52
Hunger for air	.44	**.48**	.30		.28	.62
Heavy	.28	.21	**.61**			.52
Not out all the way			**.59**			.40
Rapid	.22	.33	**.46**			.41
Constricted	.40			**.83**		.89
Tight		.37		**.58**		.52
Not Enough	.41	.22			**.71**	.73
Shallow			.26		**.58**	.46
Initial eigenvalues[c]	6.56	1.14	1.03	0.98	0.88	
Rotation sum of squares	2.32	2.27	1.54	1.35	1.30	
Percentage of variance explained	16.6	16.2	11.0	9.6	9.3	
Cronbach's α[d]	.84	.87	.67	.74	.67	

굵은 글자체는 각 문항에 대한 주된 인자 적재값을 나타낸다.

[a]인자1=Work/Effort, 인자2=Suffocating/Smothering, 인자 3=Heavy/Rapid, 인자4=Tight/ Constricted, 인자5=Shallow/Not Enough.

인자 적재값이 .20미만인 것은 표시하지 않음

[b]*h*²=추출(최종) 공통성(제곱한 적재값에 대한 행의 합)

[c]고유값=회전 전 제곱한 적재값에 대한 열의 합

[d]Cronbach's α는 주된 적재값(굵은 글자체)에 대하여 보고되었다.

출처: Data from Parshall, M. B.(2002) Psychometric chracteristics of dyspnea descriptor ratings in emergency department patients with exacerbated chronic obstructive pulmonary disease. *Research in Nursing and Health*, 25, 339.

술한 자료에 대하여 자세히 보고되었다.

한 문항("나는 좀 더 잘 숨 쉬고 있다고 느낀다.") 이 분석 전에 제거되었다. 연구자들은 이 문항이 연구대상자들을 혼란하게 할 수 있다고 보고하였고, 연구대상자에 의해 사용된 빈도가 낮았다. 남은 15개 의 문항이 배리맥스 회전을 갖는 주축인자분석을 사용한 탐색적 인자분석에 포함되었다. 다른 문항이 초기 인자분석 결과에 기초하여 빠졌다. 이 문항("My breath did not go all the way in.")은 한 인자에 대하여 강하게 연관되어 있기 보다는 여러 개의 인자에 대하여 약한 적재값을 갖고 있었다. 따라서 이 문항은 이 연구에서 사용된 한계 적재값을 충족하지 않으며 단일 구조를 갖는 일관성도 가지고 있지 않다.

이 항목이 제거된 후에 여러 번의 인자분석이 실행되었다. 연구자들은 5개의 인자 해가 적재값의 명확한 패턴을 만드는데 가장 좋다는 것을 발견했다. 이 해는 문항들 사이의 전체 분산의 약 63%를 설명한다. 논문에서의 인자 해가 표 15-6에 있다. 각주에서 Parshall은 다섯 개의 인자에 할당된 이름 – *Work/ Effort, Suffocating/Smothering, Heavy/Rapid, Tight/Constricted와 Shallow/Not Enough* – 을 보여 준다.

이 표는 적재값이 .45 이상인 경우 굵은 글자체로 표시되어 있고, 굵은 글자체가 아닌 적재값이 .20보다 큰 값만 제시하고 있고 .20보다 작은 적재값은 표시하지 않았다. 이와 같이 출판(게재)에서 인자표(factor table)를 표현하는 방법은 가장 중요한 정보를 강조하고 덜 중요한 정보를 빼는 독자-친화적인 방법이다. 인자분석에 대하여 아주 친밀하지는 않지만 연구의 내용에 많은 관심을 갖는 독자에 대하여 문항 이름과 인자 이름 사이의 연결은 아주 명확해야 한다. 표는 문항과 인자들 사이의 추가적인 정보를 포함한다. 인자의 오른쪽 열에 문항 공통성(item community)을 보여 준다. 각 인자에 대하여 (회전 전) 초기 고유값, 회전 후 설명되는 분산(회전 제곱합, rotation sum of squares), (회전 후) 설명된 분산의 비율과 인자에 적재된 문항의 크론바(Cronbach)로 표시되는 내적일치 신뢰도(internal consistency reliability)에 대한 정보를 제공한다.

Parshall(2002)은 다섯 개 중 두 개의 인자는 Cronbach의 α가 .70보다 작은 낮은 내적일치 신뢰도를 갖는다고 했다. Parshall은 이 인자들의 유지반대 (against retention)에 대한 논의를 제안하였다. 연구자는 하나의 문항을 제거하기 위하여 각 단계에서 분석을 계속적으로 재실행할 것이다. 최상의 해는 7개의 문항과 3개의 인자로 구성된다. 인자들의 이름은 다음과 같다. *Smothering/Suffocating/Hunger for*

표 15-7	의사결정(*N* = 98)에서 "기술" 해 (14 Descriptors)에 대한 회전인자 행렬			
	인자[a]			
Descriptor	1	2	3	h[2b]
Smothering	**.82**	.26	.21	.79
Suffocating	**.79**	.22	.34	.79
Hunger for air	**.61**	.48		.63
Effort	.24	**.90**	.20	.91
Work	.38	**.71**		.68
Tight	.32		**.77**	.71
Constricted		.47	**.64**	.65
Initial eigenvalues[c]	4.16	.90	.87	
Rotation sum of squares	2.00	1.89	1.27	
Percentage of variance explained	28.5	27.0	18.1	
Cronbach's α[d]	.87	.87	.74	

굵은 글자체는 각 문항에 대한 주된 인자 적재값을 나타낸다.

[a]인자1=Smothering/Suffocating/Hunger for air; 인자2=Effort/Work; 인자3=Tight/Constricted
인자 적재값이 .20미만인 것은 표시하지 않음

[b]h^2=추출(최종) 공통성(제곱한 적재값에 대한 행의 합)

[c]고유값=회전 전 제곱한 적재값에 대한 열의 합

[d]Cronbach's α는 주된 적재값(굵은 글자체)에 대하여 보고되었다.

출처: Data from Parshall, M. B.(2002) Psychometric chracteristics of dyspnea descriptor ratings in emergency department patients with exacerbated chronic obstructive pulmonary disease. *Research in Nursing and Health*, 25, 339.

*air, Work/Effort*과 *Tight/Constricted.* 논문에서 축소된 이 인자 해는 표 15-7과 같다. 이 해는 문항 사이의 분산의 약 74%를 설명한다. Parshall(2002)은 *Hunger for air*라고 불리는 문항이 축소된 분석에서 더 확실하게 주된 적재값을 갖는다는 것을 관찰했다. *Tight/Constricted*는 축소된 분석에서 두 배 높은 값(9.6%에서 18.1%로)을 갖는다. 이 결과들은 수집된 질적 자료와 일치한다. 1주일 전에 기술한 평가는 동일한 패턴을 따르지 않는다. 더 적은 수의 문항이 응급실을 방문한 COPD 환자의 호흡곤란 느낌을 믿을만하게 측정하는데 사용될 수 있다는 결론을 내렸다.

요약

이 장에서 설명한 인자분석 방법은 구해진 결과의 이해를 형상화하기 위한 연구자의 창의성에 대한 아주 많은 잠재성을 가지고 있다는 점에서 다른 통계 방법과는 차이가 있다. 인자분석이라는 통계 방법을 적용함으로써 연구자는 자료에서 변수 집단을 나타내는 수를 찾는다. 그리고 이 변수 집단이 연구자에 의해 이름 붙여지고 기술된다. 임상적 지혜, 문헌에 대한 지식과 연구 전문성이 창조적인 과정을 증진시킬 것이다. 이 창조적인 과정이 인자분석을 해야하는 핵심 요소이다. 인자분석의 해는 창조적인 과정을 알리는데 적합하다. 그러나 인자 적재값과 고유값이 인자들의 해석에 유용할 때 가치가 있을 것이다.

연습 문제

선다형 문제

1. 인자분석을 가장 잘 기술한 것은?
   a. 연구문제에서 다변량 관점을 이루기 위한 진행 단계
   b. 컴퓨터에 의해 행해지는 방법
   c. 독립변수들을 관련된 변수 집단으로 조직화하는 접근법
   d. a, b와 c 모두

2. 탐색적 인자분석에 대하여 옳은 것은?

    a. 탐색적 인자분석은 여러 변수들의 평균을 검정한다.

    b. 탐색적 인자분석은 연구의 마지막 단계에서 사용된다.

    c. 가끔 도구 개발의 한 부분으로 사용된다.

    d. a, b와 c 모두 아님

3. 인자분석은

    a. 새로운 도구의 내적 구조를 결정하기 위하여 사용할 수 있다.

    b. 차후 분석을 위한 준비로 변수의 수를 줄이기 위하여 사용할 수 있다.

    c. 이론의 개발을 지지하기 위하여 사용할 수 있다.

    d. a, b와 c 모두에 대하여 사용할 수 있다.

4. 인자분석을 실행할 때 자료는 일반적으로

    a. 곡선적인 관계를 결정한다.

    b. 통계적 유의성에 대하여 검정한다.

    c. 구간 수준의 측정값이다(또는 구간 수준으로 처리한다).

    d. 믿을 수 없다.

5. 다음 중 인자분석의 단계가 아닌 것은?

    a. 직교 회전을 사용하여 실행한다.

    b. 자료를 모은다.

    c. 연구문제를 만든다.

    d. 적은 수의 변수만 포함한다.

6. 건강 상태를 설명하는 여러 변수들이 있을 때 연구자가 하여야 하는 것은(해당하는 항목을 모두 표시하시오)?

    a. 항상 각각을 분리하여 분석한다.

    b. 어떤 평균이 다른 평균과 차이가 있는가를 결정한다.

    c. 이변량 관계가 있는가를 결정한다.

    d. 변수들 사이에 일련의 상관성이 있는가를 결정한다.

7. 변수들 사이의 상관성을 보기 위한 검정은?

    a. 피어슨

    b. 분산분석

    c. t검정

    d. z-값

8. 인자분석에서 인자에 이름을 주고 그 의미를 해석하기 위하여 사용된 행렬은?

    a. 원자료 행렬

    b. 상관계수 행렬

    c. 회전하지 않은 인자행렬

    d. 회전한 인자행렬

9. 회전을 위한 인자의 수를 결정하기 위하여 연구자는 다음을 고려하여야 한다.
   a. 각 인자에 의하여 설명되는 분산의 비율
   b. 각 인자의 고유값
   c. 산비탈 그림에서 고유값의 그래프 형태 표현
   d. a, b와 c 모두

10. 탐색적 인자분석은
    a. 통계적 유의성에 대하여 검정한다.
    b. 일반화시킬 수 없다.
    c. 표본수가 클 경우에만 사용할 수 있다.
    d. a, b와 c 모두 아님

비평적 사고 문제

1. 인자분석에 적합한 세 연구문제를 세우시오.

2. 각 연구문제에 대하여 탐색적 접근법과 확증적 접근법 중 어떤 방법을 사용할 것인가를 결정하고 그 이유를 적으시오.

3. 그림 15-1에서 회전성분행렬을 다시 살펴보시오. 회전 행렬에 기초하여 인자의 이름을 붙이는 것은 잠재적이고 창조적인 과정이다. 다른 연구자가 동일한 결과에 대하여 상당한 차이가 있는 이름을 부여할 수도 있다. 각 인자의 이름은 일반적으로 어떤 문항이 인자에 대한 높은 적재값을 갖는가에 영향을 받는다. 주어진 이름에 대하여 생각해 보시오. Life Satisfaction, Self-love, Reactivity, and Pessimistic Worry. 이 인자들의 이름을 어떻게 줄 것인가?(이름을 한번 결정하면 동료들과 논의하고 아주 최상의 이름에 대한 동의 구하기를 시도하시오.)

계산 문제

인자분석을 수행하는데 있어 많은 결정사항이 있다. 어떻게 결과를 비교하는가를 보기 위하여 하나 이상의 방법의 인자분석을 실행하는 것이 일반적이다. (이 책과 동반되어 있는 웹사이트에서 이용 가능한) 자료를 이용하여 IPA 척도에서 30개 항목에 대한 서로 다른 인자분석을 실행하시오. 척도를 개발한 사람들에 따르면, 삶(LIFE)은 다음의 17개 문항으로 구성되어 있다: 문항 1, 3, 4, 6, 8, 9, 11, 12, 13, 19, 20, 21, 23, 25, 27, 28, 30. 신뢰성(CONFIDENCE)은 다음의 13개 문항으로 구성되어 있다. 문항 2, 5, 7, 10, 14, 15, 16, 17, 18, 22, 24, 26, 29. 결과를 어떻게 비교하는지 알아보기 위하여 두 인자에 회전이 제한될 수도 있다.

경로분석

목적

이 장을 공부한 후 다음을 할 수 있어야 한다:

1. 인과성을 위해 필요한 세 가지 조건을 기술한다.

2. 순환 경로모형을 유도한다.

3. 어떤 독립변수가 종속변수에 직접 효과와 간접 효과를 갖는가에 대한 이론적 제시를 하는지 확인한다.

4. 모형에서 경로계수를 구하기 위해 필요한 적절한 회귀분석을 확인한다.

5. 모형에서 독립변수의 직접 효과와 간접 효과를 계산한다.

경로분석의 개요

경로분석(path analysis)은 독립변수들의 집합과 종속변수 사이의 관련성에 대한 질문에 답하기 위하여 사용된다. 경로분석은 단순히 회귀분석 방법에 기초하지만, 변수들 사이의 관련성을 조사하기 위하여 제14장에서 설명한 전통적인 회귀분석을 뛰어넘는다. Asher(1983)는 회귀분석을 뛰어넘는 이러한 단계를 수행함으로써 현상에 대하여 더 잘 이해할 수 있다고 설명하였다. 경로모형(path model)은 인과모형(causal model)의 형태로 간주되고 경로분석은 인과모형방법(causal modeling technique)으로 불린다. 경로모형은 변수들 집합 사이의 이론적이고 직접적인 관련성을 묘사한다

경로분석은 문자 그대로 한 변수가 다른 변수에 대한 영향을 나타내는 모형에서 경로(paths) 또는 선(lines)에 대한 분석이다. 경로분석은 모형에서 종속변수(Y)에 대하여 주어진 독립변수(X_1)의 영향에 대한 연구문제를 해결하기 위하여 사용된다. 이 장을 공부할 때 독립변수는 직접 효과(direct effect, $X_1 \rightarrow Y$)와 간접 효과(indirect effect) 모두 가질 수 있다. 간접효과는 모형에서 독립변수가 다른 독립변수들에 영향을 준다고 이론적으로 정의되었을 때 일어난다. Robinson(1995)의 경로모형(Robinson's path model)에서 사회적 지지, 수입과 교육, 정신적 신념은 미망인의 슬픔 반응에 영향을 주는 대처(coping)에 영향을 준다. 그러므로 도표(diagram)는 이 변수들은 대처에 대한 변수들의 영향 때문에 종속변수(슬

품 반응)에 간접 효과를 갖는다는 것을 보여 준다. 이 변수들과 종속변수, 슬픔 반응 사이의 직접적인 선 (direct line)은 이 변수들이 종속변수에 대하여 직접 효과를 갖는다는 것을 나타낸다.

경로를 분석함으로써 경로분석은 자료와 이론적인 경로모형 사이의 일관성(consistency)에 대한 정보를 제공한다. 자료가 모형에서 이론적인 관련성을 갖지 않는다면 모형(생성된 이론)은 개정이 보장되지 않는 다. 그러나 모형에서 일관성이 있는 자료는 확정적이 지는 않지만 지지될 수 있다. 이러한 자료는 단순히 모형(그리고 이론)이 거절되지 않는다는 것을 나타낸다.

이상적으로 경로모형은 자료가 수집되기 전에 유도된다. 그러나 2차적 자료 분석(secondary data analysis)에서 모형은 자료가 수집된 후 그러나 분석 이 실행되기 전에 유도된다. 1차 자료분석과 2차 자료 분석 모두에 대하여 모형은 회귀분석이 끝난 후에 유도될 수도 있다. 왜냐하면 연구자들이 독립변수들 사이의 관계를 조사하기 원할 수도 있기 때문이다. 각각의 경우에 대하여 Asher(1983)는 모형에서 변수들 사이의 관련성에 대한 사전의 이론적 이해 또는 실질 적인 이해에 기초하여 모형을 구축할 것을 추천한다. 통계 결과에 대한 반응으로 모형을 수정하는 것이 중요하지만, 경로분석은 자료를 가장 잘 적합하는 모형을 발견하기 위하여 아무 생각이 없는 시도가 되어서 는 안 된다. 모형에서 이러한 시도의 결과는 반복되지 않을 수 있고 의심스런 이론값을 가질 수도 있다.

경로분석에 대한 연구문제

일반적으로 경로분석에 대한 연구문제는 종속변수와 예측변수(predictor variable) 사이에 존재하는 가설 적인 연관성을 검정하는 것과 관련이 있다. 일반적으로 경로분석은 다음과 같은 질문을 설명하는데 도움을 준다.

1. 모형에서 경로는 자료에 의하여 지지되는가?
2. 예측 변수들의 전체 효과(직접 효과+간접 효과)는 얼마인가?
3. 하나의 독립변수가 종속변수에 대한 다른 변수의 효과를 중재하는가?

신장이식 환자의 삶의 질에 대한 질병 자기 관리 와 자기 관리 행동과 관련한 자기-효능의 효과는 무엇인가?

Weng, Dai, Huang, and Chiang(2010)은 연구 참여 전 6개월에서 10년 사이에 대만에 거주하는 신장이 식을 받은 150명의 성인을 조사하였다. 참가자들은 6개월 간격으로 두 시점에서 자기 기입 설문지를 작성하였다. 자기-효능(self-efficacy)의 측정은 하나 의 통합된 개념으로 다양한 분야(예, 식이, 운동, 혈압 등)를 평가하였다. 반면에 자기 관리(문제 해결, 환자-의료진 관계)와 건강 관련 (육체적, 정신적) 삶의 질은 여러 요소를 갖는다. 이는 저자들이 두 개의 종속변수(육체적 삶의 질과 정신적 삶의 질)를 갖는다는 것을 의미한다. 저자들은 다음에 나열한 가설들을 검정하기 위하여 선형회귀분석과 경로분석을 사용하였다(그림 16-1).

1. 시점 1에서 자기-효능은 시점 2의 문제 해결, 환자-의료진 관계, 자기-관리 행동과 유의한 양의 관련성을 가지고 있다.
2. 시점 1에서 자기-효능은 시점 2의 육체적 삶의 질과 정신적 삶의 질과 유의한 양의 관련성을 가지고 있다.
3. 시점 2의 문제 해결, 환자-의료진 관계와 자기-관리 행동은 시점 2의 육체적 삶의 질과 정신적 삶의 질과 유의한 양의 관련성을 가지고 있다.

Weng et al.(2010)은 자기-효능과 세 자기 관리 요소 사이의 경로에 대한 지지를 발견하였다(.44 ≤ β ≤ .51). 그러나 자기-효능과 육체적 삶의 질, 정신적 삶의 질 사이의 경로에 대한 지지는 발견하지 못하였다 (β < |.10|). 그러나 경로분석을 사용하여 저자들은 자기-효능이 자기-관리 행동에 대한 효과를 통하여 정신적 삶의 질에 간접효과(indirect effect)를 갖는다는 것을 발견하였다. 반면에 가설 3에서 제시한 분석 에서는 자기-관리 행동과 정신적 삶의 질 사이의 경로 만 지지되었다(β = .25). 이러한 결과는 경로모형 을 수정하거나, 표본을 다시 뽑거나 다른 형태의 연구 설계를 해야 한다는 것을 지지하는 것이다. Weng et al.은 이 모형에서 관계는 첫 번째 6개월에 신장 이식

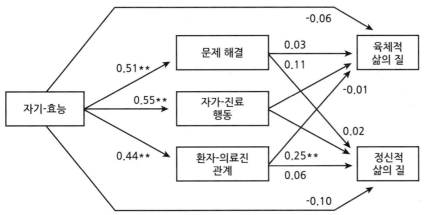

그림 16-1 Robinson의 경로모형(1995). 자기 관리(문제 해결, 자기 관리 행동, 환자-의료진 관계)와 육체적 삶의 질과 정신적 삶의 질에 대한 자기-효능의 효과를 표현한 Weng et al.의 모형

을 받은 사람들의 표본에 대하여 차이가 있거나 시점 1과 시점 2 사이의 간격이 너무 길었다는 것을 지적 하였다. 그럼에도 불구하고 정신적 삶의 질에 대한 자 기-효능의 간접효과는 중요한 발견이고 경로분석을 사용하지 않았다면 놓칠 수 있는 결과이다.

기도가 회복력에 대한 부양부담을 중재하고 효과가 있는가? 중재에 대한 검정에서 경로분석을 사용한 예

이 단면연구(cross-sectional study)는 304명의 알츠하이머 부양자 표본에서 자기 기입 설문지를 이용하여 기도(prayer), 부양부담(caregiving burden)과 회복력(resiliency) 사이의 관계를 조사하였다. 저자는 기도를 중재변수(mediator variables)로 찾기 위하여 중재에 대한 검정에 경로분석을 사용하였다. 중재는 독립변수와 종속변수 사이의 관계(또는 경로)가 제3의 중재 변수(mediator)를 추가함으로써 감소할 때 나타난다. 중재에 대한 검정을 위한 Baron and Kenny's(1986) 절차에 따라 Wilks and Vonk는 다음을 결정하기 위하여 일련의 회귀분석을 실행하였다.

1. 기도(중재, mediator)에 대한 부담의 효과
2. 회복력(종속변수)에 대한 부담의 효과
3. 기도가 분석에 포함되있을 때 회복력에 대한 부담의 효과

Baron and Kenny(1986)는 중재변수(즉, 기도)가 분석에 포함되었을 때(단계 3) 단계 2에서 관찰된 회귀계수의 크기가 감소하거나 유의하지 않게 나타날 때 중재(mediation)가 나타난다고 주장하였다. Wilks and Vonk(2008)는 기도가 포함되었을 때 부담에 대한 회귀계수가 −.53에서 −.41로 감소하는 것을 발견하였다(Wilks and Vonk, 2008, 논문의 124쪽 표 3). 계수의 크기에 대한 실질적인 변화는 중재에 대한 지지이다.

자료의 형태

경로분석은 다중 선형회귀분석(multiple linear regression)과 같은 형태의 자료를 요구한다. 다른 말로 하면, 종속변수는 연속변수이고 정규분포를 따를 필요가 있다는 것이다. 이상적으로는 독립변수도 연속변수이어야 한다. 일부 연구자들은 범주변수(categorical variables)를 포함시키기 위하여 (dummy, effect, and orthogonal과 같은) 코딩 방법(coding techniques)을 사용한다. 그러나 이와 같은 방법을 사용하는것은 경로분석에 대한 통계적 가정(다음 절에서 설명한다)을 위배하고 경로분석 결과의 타당성을 위협한다. 추가적으로 결과가 반복될 수 있고 단순히 인공적이지 않을 가능성을 증가시키기 위하여 모형에서 독립변수 하나당 30명의 연구대상자를 갖는 Nunally and Bernstein의 추천을 따르기 위하여 충

분히 많은 수의 자료를 모을 수 있도록 노력하여야 한다. 경로분석은 인과모형 방법(causal-model technique)으로 간주되지만, 단면자료(cross-sectional data)나 장기 관찰자료(longitudinal data) 모두에 대하여 실행될 수 있다. 예를 들면, Robinson의 자료는 단면자료(cross-sectional data)이다.

가정

경로분석에 고려하여야 할 두 가지 형태의 가정이 있다. 이론적 가정과 통계적 가정.

이론적 가정

엄격한 의미에서 인과성(causation)은 독립변수에 대해 조작하고 이 조작에 대한 추가적인 효과가 측정되고 독립변수의 효과를 혼동시키거나 영향을 주는 변수들을 통제한 실험설계(experimental design)를 통하여 조사되어야 한다. 즉, 연구대상자가 상황에 대하여 확률화되어야 한다. 그러나 경로분석은 전형적으로 실험 설계로부터의 결과가 아닌 자료에 대한 인과모형(causal model)이나 경로모형(path model)을 검정하는 것이 포함된다. 예를 들면, 경로분석은 조사자료(survey data), 의무기록을 점검하여 구한 자료 등을 이용하여 실행할 수 있다. 이러한 이유로 많은 연구자들이 인과성(causation)을 설명하기 위하여 이러한 모형을 사용하고자 한다(Pedhazur, 1997). 그러므로 인과성의 개념이 포함되지만 세심한 용어들이 사용된다. 예를 들어, 독립변수가 예측변수로 불리지만, 종속변수에 대한 원인이라기보다는 영향으로 기술된다.

인과성

인과성에 대한 이론적 가정들이 경로분석에 포함된다. 이러한 가정은 인과성의 세 가지 조건이 충족될 때 강화된다(Kenny, 1979). 첫 번째 X_1과 Y 사이의 관련성이 관찰되고 측정될 수 있어야 한다. 다시 말해 X_1과 Y는 상관되어 있어야 한다. 두 번째 X_1은 시간적으로 Y보다 선행되어야 한다. 즉, X_1과 Y의 순서에서 X_1이 우선적으로 일어나야 한다는 것이다. 이 조건은 충족하기 쉬워 보이지만 아주 복잡할 수 있다. 규칙적인 운동에 참여하는 것과 같은 건강행동과 이 건강행동과 관련한 운동에 대한 교육, 신념과 같은 예측변수와 관련한 단면자료를 고려해 보자. 교육에 대하여 문제는 복잡하지 않다. 교육이 현재 운동보다 선행한다고 가정하는 것은 안전하다. 신념에 대하여는 덜 명확하다. 운동에 대한 신념이 가장 먼저라고 가정할 수 있는가? 이 점은 이러한 신념이 규칙적인 운동을 하도록 한다고 가정하는 것과 일치한다. 그러나 이러한 신념을 갖거나 완전히 형성되기 전에 운동을 할 수 있는가? 이 점은 규칙적인 운동에 참여하는 것이 운동에 대한 신념을 변화시키고 바꿀 수 있다고 가정하는 것과 일치한다. 불행하게도 연구자들은 가정된 인과성의 방향에 기초한다. 그렇지 않으면 모형은 반복될 수 없고 비순환 경로모형(nonrecursive path model)은 단면자료에서 검정될 수 없다.

이 예는 인과성을 나타내기 위한 인과모형 방법을 사용하는데 문제점을 설명한다. 이는 또한 이론의 중요성을 강조한다. 예를 들면, Pender's(1987) Health Promotion Theory and Fishbein and Ajzen's(1975) Theory of Reasoned Action은 모두 신념이 행동을 이끈다고 정의하였다. 그러므로 신념이 운동에 참가하는 것에 영향을 준다고 이론화함으로써 신념과 행동 사이의 방향을 할당하는데 이러한 이론을 사용할 수 있다(그림 16-2).

논리적인 관계

X_1과 Y가 논리적인 관계를 갖는다고 가정한다. 이 말은 X_1과 Y 사이에 관찰되고 측정할 수 있는 일시적으로 순서화된 관련성이 이러한 관계에 대하여 다른 변수들을 통제했을 때도 나타난다는 것을 의미한다. 예를 들어, 운동 분석에 대한 예측변수를 가정했을 때 신념과 운동에 참가하는 것 사이의 관련성은 운동에 대한 의도가 통계적으로 통제되었을 때 나타나지 않는다는 것을 발견했다. 즉, 운동 행동을 예측하기 위하여 우선 의도를 회귀분석에 포함한다. 신념을 두 번째 단계

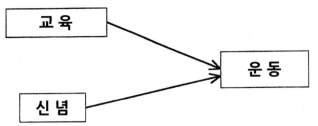

그림 16-2 교육은 운동에 영향을 준다. 신념은 운동에 영향을 준다.

에 입력한다. 그리고 신념에 대한 베타가 더 이상 유의하지 않다는 것을 발견하였다. 이는 신념과 운동 사이의 초기 관계가 거짓이라는 것을 의미한다. 이는 단지 신념과 운동 모두가 의도와 관련되어 있기 때문에 나타난 것이다. 이러한 사실에 대하여 말하는 또 다른 방법은 관련성이 의도에 의하여 교란되었다라고 하는 것이다. 이러한 사실을 발견하였다면 그림 16-2에서 그림 16-3으로 인과모형의 도표로 수정한다.

자료가 이러한 가정을 충족하는지 검정하기 위하여 회귀분석을 사용한다. 그러나 문제는 양의 교란변수(the right confounding variable)를 측정할 수 있을 때에만 사용할 수 있다. X_1과 Y 사이의 관찰된 관계를 교란시킬 수 있는 모든 변수를 확인하고 배제시키는 것은 어려울(아마도 불가능할) 것이다. 해결방안은 모형에서 관련성을 명확하게 교란시키는 것으로 보이는 변수들을 확인하기 위하여 이론(theory)과 기존 문헌(existing literature)을 이용하고 동료들과 논의하는 것이다. 그리고 분석에 이러한 변수들의 측정치를 포함한다(Asher, 1983). 불행하게도 2차적 자료 분석에서 연구자는 기존 자료를 가지고 작업하고 이 자료에 포함된 변수만을 포함할 수 있다. 그러므로 이런 연구자들은 결과에 대한 제한점으로 이러한 내용을 인식할 필요가 있다.

통계적 가정

경로분석에서 통계적 가정은 두 가지 형태이다. 첫 번째는 이미 친숙하다. 앞 장에서 설명한 정규분포(normal distribution), 등분산성(homoscadasticity)과 선형관계(linear relationship)에 대한 가정이다. 이 가정들은 경로분석이 일련의 회귀 방정식으로 구성되고, 다중 선형회귀분석과 동일한 가정을 공유하기 때문이다(제14장).

두 번째 형태의 가정은 경로분석에만 해당되는 가정이다. 이 가정들은 경로모형에서 변수의 직접 효과와 간접 효과를 구하기 위하여 경로분석을 사용할 때 필요하다. 여기에는 다음 네 가지 가정이 있다(Pedhazur, 1997).

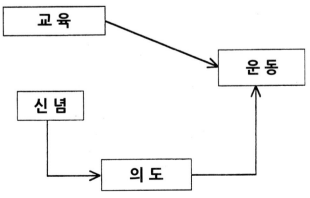

그림 16-3 의도는 신념과 운동 사이의 관계를 교란시킨다.
왜냐하면 신념이 운동에 영향을 주는 의도에 영향을 주기 때문이다.

1. 두 독립변수가 서로 상관되어 있고 두 변수에 영향을 주는 다른 변수들을 가지고 있지 않는 것으로 도식화되어 있을 때, 이러한 관련성은 분석될 수 없다. 그리고 이러한 관련성의 크기는 상관계수에 의해 표현된다고 가정한다.

2. 모형에서 인과성의 흐름은 방향을 갖지 않는다고 가정한다. 모형은 순환(recursive)된다. 모형에서 어떤 독립변수를 가지고 시작하고 한 변수에서 다음 변수로 화살표 방향의 직선에 따라 손가락을 움직이면, 시작한 독립변수로 돌아가지 않을 것이다. 원으로 움직이는 것을 스스로 발견하지는 못할 것이다.

3. 모형에서 변수들은 구간척도(interval scale)로 측정된다고 가정한다. 그러나 Asher(1983)는 특히 서열변수(ordinal variable)에서 범주의 수가 증가할 때 이러한 가정은 서열변수에 대하여 어느 정도 완화될 수 있다고 설명한다.

4. 모형에서 모든 변수들은 측정에서 오차가 없다. 측정오차(measurement error)는 0이라고 가정한다. 이 마지막 가정은 경로모형에서 변수가 믿을 만한 측정치를 가져야 하는 중요성을 강조한다.

검정력

경로분석에서 검정력 분석(power analysis)은 다중회귀분석에 대하여 제14장에서 설명한 것과 동일하므로 여기서는 자세히 설명하지 않는다. 이 장 뒤에 있는 예를 볼 때 경로분석은 하나의 회귀분석 이상을 포함한다. 따라서 검정력 분석은 가장 작은 효과크기를 포함하는(또는 대부분의 변수들이 포함되기 때문에 가장 많은 수의 연구대상자를 요구한다) 회귀 방정식에 대하여 구해진다. 이것이 모형에서 중요한 경로의 유의성을 식별하기 위하여 충분한 검정력을 갖는다는 것을 확실하게 할 것이다.

핵심 용어

경로분석은 일반적으로 인과모형에서 흔히 사용되는 용어들을 가져온다. 순환 모형과 비순환 모형(recur-sive and nonrecursive model), 직접 효과와 간접 효과에 대하여 이미 설명하였다. 다음 절에서 이 용어들에 대하여 더 자세히 설명하고 추가적인 몇 개의 용어를 설명할 것이다.

순환 모형과 비순환 모형

이 장 앞부분에서 설명한 것처럼 경로분석에서의 가정은 모형이 순환된다는 것이다. 즉, 모형에서 인과성의 한방향 흐름(one-way flow)이라는 것이다. 이에 대하여 또 다르게 생각하는 방법은 순환 모형(recursive model)에서 변수들 사이의 모든 경로는 한방향 길(one-way road)이라는 것이다. 유일한 예외는 이론과 이전 연구가 "길(road)"에 할당된 방향을 지지하는 것이 충분하지 않은 경우이다. 이 경우에 방향을 갖는 관계보다는 각 끝에 화살표를 갖는 곡선(curved line)에 의해 표시되는 상관성이 가정된다. 비순환 모형(nonrecursive model)에서 두 변수 사이의 경로 중 적어도 하나는 양방향 길(two-way road)을 갖거나 모형에서 경로의 집합은 순환한다. 이러한 모형들은 표준 경로분석에 필요한 가정을 충족하지 못한다. 이론적인 모형을 해석하기 위하여 장기관찰 자료(longitudinal data)를 사용하는 방법은 본질적으로 순환되지 않은 형태를 경로분석을 통해 검정할 수 있는 순환 형태로 바꾸는 것이다(이에 대한 예와 순환 모형으로 근접하는 다른 방법에 대하여는 Asher, 1983과 Pedhazur, 1997을 참고하시오).

간접 효과와 직접 효과

모형에서 주어진 독립변수는 모형에서 다른 변수와의 관계에 따라 종속변수에 대한 세 가지 종류의 효과 중 하나를 갖는 것으로 도표화될 수 있다. 단지 직접효과(only direct effect), 단지 간접효과(only indirect effect), 직접효과와 간접효과 모두(both direct and indirect effect). 규칙적인 운동에 참여하는데 영향을 주는 요인들에 대한 경로모형으로 돌아가자. 그림 16-4에서 의도(intention)는 종속변수에 대하여 직접효과만 갖는다. 이 효과는 운동(exercise)에 대

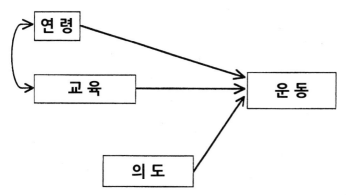

그림 16-4 연령, 교육과 의도는 직접효과를 갖는다.

한 의도와 운동 사이의 직결선(direct line)으로 나타낸다. 같은 그림에서 연령과 교육 또한 운동에 대하여 직접효과를 가지고 있고, 연령과 교육은 서로 상관되어 있다.

그림 16-5에서 교육은 의도와의 관계를 통하여 운동에 대한 간접효과만 갖는다. 그림 16-4에서와 같은 교육과 운동 간에 직결선은 없다. 그러나 교육과 의도 사이에는 의도로 향하는 직결선이 있다. 그리고 의도와 종속변수 사이에 직결선이 있다. 그림 16-6에서 교육은 종속변수에 대한 직접효과와 간접효과를 모두 가지고 있다. 그림 16-4와 그림 16-5에서와 마찬가지로 의도는 직접효과만 갖는다.

내생변수와 외생변수

경로모형에서 모든 변수들은 내생변수(endogenous variable) 또는 외생변수(exogenous variable) 중 하나로 기술될 수 있다. 이 점이 중요한 차이이다. 왜냐하면 경로분석을 하는 것은 모형에서 모든 내생변수에 대한 회귀분석(regression analysis)을 실행할 필요가 있기 때문이다. 내생변수는 모형에서 다른 변수에 의해 영향을 받는 것으로 그려지는 변수이다. 어떤 영향에 대하여 독립적으로 그려지는 변수들이 외생변수이다(Bollen, 1989).

종속변수는 항상 내생변수이다. 그러나 일부 독립변수(예측변수)들은 모형에서 독립변수 자체가 다른 변수에 의해 영향을 받는다면 내생변수일 수 있다. 그러므로 그림 16-6에서 의도는 독립변수이며, 내생변수이다. 이는 그림 16-6에 묘사된 경로분석을 할 때 두 회귀분석이 필요하다는 것을 의미한다. 하나는 연령, 교육과 의도의 운동에 대한 회귀분석이고, 하나는 의도에 대한 교육의 회귀분석이다. 두 번째 회귀분석에는 단지 하나의 독립변수만이 포함된다. 따라서

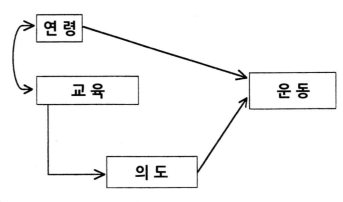

그림 16-5 교육은 간접효과를 갖고 연령과 의도는 직접효과를 갖는다.

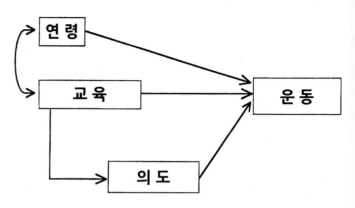

그림 16-6 교육은 직접효과와 간접효과를 갖는다.

경로계수는 단순히 의도와 교육 사이의 상관성이다. 연령은 의도에 대한 직접효과와 간접효과가 없기 때문에 연령은 두 번째 회귀분석에 포함되지 않는다. 주어진 내생변수에 대하여 (직접효과 또는 간접효과를 갖는) 모든 외생변수들은 특정 내생변수에 대한 회귀 방정식이 포함될 필요가 있다.

　이 장에서 설명한 도표에서 내생변수와 외생변수 모두 사각형으로 나타나 있다. 이 사각형은 변수들이 특정 자료에서 연구대상자의 응답이나 점수와 부합되어 있다는 것을 나타내기 위하여 사용된다. 사각형으로 경계가 표시된 변수들은 특정 이론 구조의 측정변수(measured variables) 또는 지표(indicator)라고 부른다. 제17장에서 논의하겠지만 이론 구조에서 측정할 수 없는 변수들을 나타내기 위해서는 원을 사용한다.

경로계수

경로계수(path coefficient)는 경로분석에서 사용된 다양한 회귀분석에 의해 산출된다. 경로계수는 경로 모형에서 한 변수의 다른 변수에 대한 영향의 크기를 나타낸다. 경로계수의 기호에서 사용된 아래첨자는 영향을 받는 변수를 첫 번째 쓰고 영향을 주는 변수를 두 번째 쓰는 문자나 약자이다. 그러므로 그림 16-6에서 의도와 운동 사이의 경로에 대한 경로계수는 $p_{e,i}$이다.

　표준화 회귀계수(standardized regression coefficient, β) 또는 비표준화 회귀계수(b) 중 하나가 경

로계수값으로 사용될 수 있다. 그러나 표준화 회귀계수를 사용하는 것이 일반적이다. 표준화 계수를 사용하는 것은 모형에서 한 경로의 크기를 다른 경로의 크기와 비교할 수 있도록 한다. 그러므로 표준화 계수의 사용은 독자들로 하여금 어떤 독립변수가 종속변수에 대하여 가장 큰 직접효과를 갖는가를 결정할 수 있도록 한다. 반면에 비표준화 계수의 사용은 특정 경로의 크기가 다른 표본 집단이나 연구 모집단에서 어떻게 변화하는가를 평가할 수 있도록 한다. Pedhazur(1997)는 두 계수 모두 보고할 것을 추천하였다. 표준화 계수만 보고한다면 모든 변수들의 표준화 편차(standardized deviation)만이 보고될 것이고, 관심이 있는 독자들은 비표준화값을 계산할 수 있다. 표준화 경로계수의 사용이 더 일반적이다. 왜냐하면 이 계수들이 독립변수의 직접효과, 간접효과와 전체 효과를 결정하는데 필요하기 때문이다. 이러한 효과에 대한 결정은 뒤(직접효과와 간접효과의 결정과 경로분석의 실행 부분 참조)에서 설명할 것이다.

식별

인과모형(causal models)은 과식별(overidentified), 정확한 식별(just identified) 또는 저식별(underidentified)될 수 있다. 정확한 식별 모형이 모형 안에 있는 모든 변수들이 경로에 의해 모두 내적으로 연결(interconnected)되어 있기 때문에 인식하기 가장 좋다(Pedhazur, 1997). 이러한 모형이 이론절사(theory trimming)의 과정 또는 모형에서 유의하지 않은 경

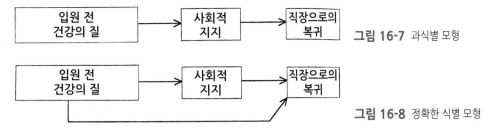

그림 16-7 과식별 모형

그림 16-8 정확한 식별 모형

로를 제거함으로써 과식별될 수 있다(Heise, 1969). 입원 전 건강의 질과 직장으로의 복귀 사이의 직접적인 경로($p_{r,q}$)의 추가를 통하여 그림 16-7에 있는 과식별 모형을 그림 16-8에서의 어떻게 정확한 모형이 되는가를 보여 준다. 정확한 식별 모형은 경로 $p_{s,r}$이 추가되고 모형이 순환되지 않을 때 그림 16-9에서와 같이 저식별된다. 그림 16-10에서 그림 16-7에서 과식별된 모형에 대한 동일한 경로의 추가는 부분적으로 저식별된 비순환 모형에서의 결과이다.

과식별 모형의 장점은 정확히 식별된 모형이나 저식별된 모형과는 달리 전체 모형이 자료를 적합하게 하는데 대한 통계적 평가를 할 수 있도록 한다. 이 통계검정의 결과는 경로모형의 타당성을 지지하기 위하여 사용될 수 있다. 이 결과를 출판된 문헌에서는 일반적으로 볼 수 없다. 이 통계량에 대한 설명은 이 장의 영역을 벗어나는 것이다. 그러나 독자가 이에 대하여 더 많은 것을 배우고 싶다면 Pedhazur(1997)가 훌륭한 자료일 것이다.

경로모형의 해석 : 직접 효과와 간접 효과의 결정

독립변수의 직접효과와 간접효과를 결정할 수 있는 것은 경로분석의 중요한 이점이다(Asher, 1983). 경로분석은 어떤 독립변수가 개입(intervention)에서 표적이 되는가를 결정하는데 중요한 독립변수의 전체효과를 알 수 있도록 한다. 이러한 효과들을 결정하는 것은 효과들을 비교할 수 있도록 한다. 예를 들면, 독립변수는 직접효과보다 큰 간접효과를 가질 수도 있고, 그 반대일 수도 있다. 또한 두 효과가 비슷한 크기를 가지고 있지만 방향이 서로 반대(하나는 양의 효과, 다른 하나는 음의 효과)일 경우에 두 효과가 서로 상쇄될 수도 있다.

Pedhazur(1997)는 좀 더 복잡한 모형(즉, 많은 변수와 많은 경로를 갖는 모형)에 대하여 직접효과와 간접효과를 쉽게 계산하기 위하여 행렬 대수(matrix algebra)를 사용하는 방법을 제시하였다. 그러나 이 장에서는 단순화를 위하여 행렬 대수에 대한 지식을 필요로 하지 않는 Wright(1934)에 의해 개발된 대안적 방법을 소개한다. Wright의 방법을 사용하여 경로모형의 도표로부터 직접 작업할 수 있고, 특정 변수와 관련된 단순 경로(직접 효과)와 (두 개 이상의 경로가 포함된) 복합 경로를 확인할 수 있다. 이러한 복합 효과는 의미가 있을 수(간접)도 있고, 의미가 없을 수(인과성 없음)도 있다.

Wright에 따르면 어떤 하나의 복합 경로는 경로를 구성하고 있는 단순 경로의 곱과 같다. 그러므로 그림 16-11에서 볼 수 있는 가상적 모형에서 입원 전 건강의 질로부터 사회적 지지를 통한 직장 복귀까지의 복합 경로는 $p_{s,q}$와 $p_{r,s}$를 곱한 값과 같다. 그림 16-12에서 볼 수 있는 가상적 모형에서 입원 전 건강

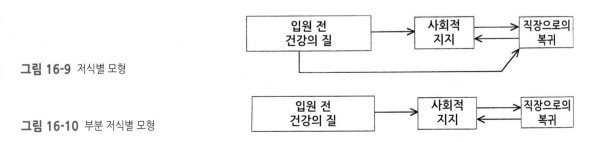

그림 16-9 저식별 모형

그림 16-10 부분 저식별 모형

그림 16-11 입원 전 건강의 질로부터 사회적 지지를 통한 직장으로의 복귀까지 하나의 복합 경로를 갖는 모형

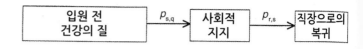

의 질과 직장으로의 복귀 사이에 의미가 있는 두 가지 복합 경로가 가능하다. $(p_{s,q})(p_{r,s})$와 입원 전 건강의 질로부터 사회적 지지와 밀착력(adherence)을 통한 직장으로의 복귀까지의 경로이다. 이 복합경로의 값은 $(p_{s,q})(p_{ad,s})(p_{r,ad})$이다. 또한 연령을 통한 입원 전 건강의 질과 직장으로의 복귀 사이에 의미가 없는(인과성 없는) 복합경로가 있다. 이 복합경로는 $(p_{r,a})(p_{q,a})$와 같다. 이 복합경로는 경로모형에 의해 결정된 관계의 방향을 무시한다. 이 점이 왜 인과성이 없고 의미가 없는 것으로 간주되는가의 의미이다. 그러나 이 복합경로는 입원 전 건강의 질과 직장으로의 복귀 사이의 상관성의 중요한 요소이다.

　　Wright(1934)는 경로모형이 올바르게 명시되었을 때 두 변수 사이의 상관성은 두 변수 사이의 단순 경로(직접효과)와 모든 가능한 복합경로(간접효과와 인과성 없음)의 합과 같다는 것을 발견했다. 측정오차(measurement error)가 포함될 수 있고 상관성이 정확하기보다는 근사적인 것이 원인이 될 수 있지만, 직접효과, 간접효과와 인과성 없는 요인의 합과 같다. 그러나 잘못 명시된 모형은 직접효과, 간접효과와 인과성 없는 요인의 합이 상관성보다 현저하게 낮을 수 있다. 합과 상관성 사이의 이 현저한 차이는 모형이 수정되어야 한다는 것을 나타낸다(Asher, 1983).

　　그러므로 그림 16-12에서 입원 전 건강의 질과 직장 복귀 사이의 상관성을 다음 식과 같이 기술할 수 있다.

$$r = (p_{s,q})(p_{r,s}) + (p_{s,q})(p_{ad,s})(p_{r,ad}) + (p_{r,a})(p_{q,a})$$

이 방정식에서 직접효과는 없다. $(p_{s,q})(p_{r,s})$ + $(p_{s,q})$

$(p_{ad,s})(p_{r,ad})$는 변수의 전체 간접효과이고, $(p_{r,a})(p_{q,a})$는 상관성의 인과성 없는 요인이다.

　　두 변수 사이의 상관성과 관련이 있는 모든 복합경로를 확인하는 것이 중요하다. 그렇지 않으면 오류(error)를 통해 경로모형을 재정의할 필요가 있는 잘못된 결론에 이르게 된다. 다행스럽게도 Wright는 특정 두 변수 사이의 모든 가능한 복합경로를 확인할 수 있는 세 가지 규칙을 제공한다. 이 규칙들은 연구자들이 경로모형의 도표를 살펴보고 가능한 복합경로를 추적하는데 도움을 준다. 목적은 연구자에 대하여 의미가 있는 복합경로(간접효과)와 의미가 없는 복합경로(인과성 없음)를 확인하는 데 있다. 왜냐하면 두 값 모두 상관성의 일부이기 때문이다.

　　모든 복합경로를 확인하기 위한 Wright의 세 가지 규칙은 다음과 같다.

1. 동일한 변수를 통해 한 번 이상 나타나는 복합경로는 없다.
2. 변수를 통한 화살표 방향이 앞쪽으로 향해 나타나고, 두 번째 변수(처음에는 완벽하게 뒤쪽으로 향하고 다음에 앞쪽으로 향하지만)를 통한 두 번째 화살표의 방향은 뒤쪽으로 나타나는 복합경로는 없다.
3. 한 번 이상 곡선으로 그리고 양쪽 화살표(즉, 상관성으로 남아있는 두 변수 사이의 그려진 관계)를 갖는 복합경로는 없다.

두 번째 규칙은 복잡해 보이지만 이미 입원 전 건강의 질과 직장으로의 복귀 변수에 대한 그림 16-12에

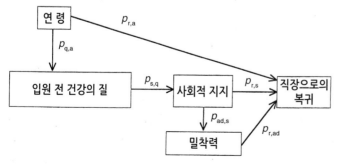

그림 16-12 입원 전 건강의 질로부터 직장으로의 복귀까지의 두 개의 의미가 있는 복합경로와 하나의 의미가 없는 복합경로를 갖는 모형

서 본 것처럼 의미가 없는 복합경로를 확인하는데 적용되었다. 그림 16-12의 도표를 다시 보고 한 번 더 이 경로를 추적해 보라. 세 번째 규칙은 경로모형에 상관성을 포함한 문제에서 알 수 있다. 즉, 상관성은 독립변수의 간접효과를 결정하는 방법에서 얻을 수 있다. 이러한 이유 때문에 연구자들은 가능할 때 변수들 사이의 가상적 관계에서 방향을 설정한다. 그러나 이론, 논리와 이유의 비용은 아니다.

경로분석의 실행

경로분석의 실행은 준비, 분석과 분석의 제한점에 대한 고려를 포함한다. 이 절에서는 이 책의 이전 판에서 수집된 자료를 이용한 개인의 전반적인 건강 상태에 대한 인식에 영향을 주는 요인에 대한 연구의 예를 가지고, 경로분석을 실행하는데 필요한 단계를 살펴본다. 이 연구는 연구자들이 전통적인 회귀분석을 넘는 단계로 이동하기 위하여 어떻게 경로분석을 사용할 수 있는지 설명한다. 여기에서 연구자들은 건강에 대한 개인의 인식에 영향을 주는 요인을 찾기 위한 회귀분석을 수행한 후에 경로분석을 시작한다.

이 예에서 독립변수는 현재 체중에 대한 만족도(satisfaction with current weight), 운동횟수(exercise)와 자신, 삶과 직업에 대한 개인의 태도(personal attitude)이다. 연령과 교육수준을 독립변수로 포함하는 것을 고려하였으나, 최종 회귀모형에서 유의하지 않아 독립변수에서 제외되었다. 표본수(sample size)는 659명이고 독립변수는 연속변수이고 정규분포를 따른다. 다중 회귀분석은 특히 표본수가 증가할 때 정규성에 대한 경미한 위배에 대하여 다소 로버스트하기 때문에(관용적이기 때문에) 분석을 계속할 수 있다. 측정 오차(measurement error)에 대하여 가지고 있는 유일한 정보는 개인의 태도에 대한 크론바 알파(Cronhach's alpha)가 .95라는 것이다.

단계 1: 모형을 유도한다.

첫 번째 단계는 경로분석을 이용하여 검정할 모형을 유도하는 것이다. 경로분석은 이론적 체계로부터 어떤 변수가 관심이 있는 종속변수와 유의하게 관련되어 있는가를 찾기 위하여 회귀분석을 사용한 후에 유도할 수 있다. 이 회귀분석의 결과가 표 16-1에 나타나 있다. 모형을 유도하기 위하여 회귀분석에서 변수들 사이의 상관성에 대한 표가 필요하다(표 16-2). 이 주제에 대하여 적합한 연구결과와 이론에 대한 친밀함; 연구결과와 이론을 이용할 수 없을 때, 가능하다면, 서로 관련된 독립변수들에 일시적인 순서는 할당하기 위한 논리와 근거; 경로분석을 위해 필요한 가정을 충족하기 위하여 인과성의 한방향 흐름을 유지할 필요에 대한 인식.

표 16-2에 나열된 상관성에 대한 조사는 모든 독립변수들이 서로 상관되어 있다는 것을 보여 준다. 이는 이러한 관련성에 대한 방향을 부여하여야 한다는 것을 의미한다. 건강 행동에 대한 이론은 태도가 행동을 안내한다는 것이다(Norris & Ford, 1995). 그러므로 개인 태도와 운동횟수 사이의 방향을 부여할 수 있고, 이를 표현하기 위하여 경로($p_{f,p}$)를 그릴 수 있다(그림 16-13). 운동에 대한 연구는 적당히 규칙적으로 운동하는 사람이 자신들의 체중에 대하여 더 만족할 수 있고(Tucker & Maxwell, 1992), 이 표본에서 운동을 과도하게 한다는 증거는 없다. 결과적으로 현재 체중에 대한 만족도에 대한 운동횟수의 영향을 표현하기 위하여 그림 16-13에서 경로 ($p_{s,f}$)를 그릴 수 있다. 개인 태도와 현재 체중에 대한 만족도 사이의 관련성의 방향을 부여하기 위하여 이용할 연구나 이론은 없다. 그러므로 인과성의 한-방향 흐름을 유지하기 위하여 필요한 논리, 근거와 인식을 사용한다. 일반적인 태도가 현재 체중과 같은 특성에 대한 만족도에 영향을 준다고 가정하는 것은 합리적인 것처럼 보인다. 그러므로 이를 표현하기 위하여 두 변수 사이의 경로 ($p_{s,p}$)에 방향을 부여한다. 사실 한 방향은 모형이 인과성의 한방향 흐름의 필요한 가정을 충족한다는 것을 확신할 때 이 관계에 대하여 부여할 수 있다. 대신에 현재 체중에 대한 만족도가 개인의 태도에 영향을 준다고 가정하면 모형은 순환되거나 순환되지 않는 요인을 가질 것이다. 그림 16-13에서 경로 $p_{s,p}$* 대신에 $p_{p,s}$를 포함하는 모형을 다시 그리면 이와 같은 것을 볼 수 있다.

표 16-1	컴퓨터 예제에서 경로모형을 생성하기 위하여 사용된 회귀분석 결과

모형 요약

모형	R	R^2	조정된 R^2	추정값의 표준오차
1	.580[a]	.336	.333	1.143

분산분석[b]

모형		제곱합	df	평균 제곱	F	유의수준
1	회귀분석	663.461	3	221.154	110.725	.000[a]
	잔차	1308.247	655	1.997		
	총계	1971.709	658			

계수[b]

모형		비표준 계수		표준 계수		
		B	표준 오차	β	t	유의수준
1	(상수)	2.690	0.312		8.634	.000
	Exercise	0.375	0.059	.220	6.314	.000
	Personal attitudes	0.023	0.002	.370	10.990	.000
	Satisfaction with current weight	0.124	0.022	.193	5.546	.000

[a]예측변수: (상수), satisfaction with current weight, personal attitudes, and exercise.
[b]종속변수: overall state of health.

표 16-2	컴퓨터 예제에서 변수들 사이의 상관계수

		Overall State of Health	Exercise	Satisfaction with current weight	Personal attitudes
피어슨 상관계수	Overall State of Health	1.000	.394	.369	.482
	Exercise	.394	1.000	.363	.281
	Satisfaction with current weight	.369	.363	1.000	.260
	Personal attitudes	.482	.281	.260	1.000

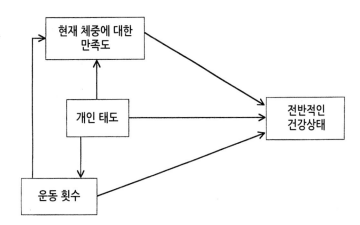

그림 16-13 초기 경로모형의 다이어그램

Step 2: 경로계수를 구하고 검정하기에 필요한 회귀분석을 확인한다.

그림 16-13의 모형을 살펴보고 필요한 회귀분석의 수를 결정하기 위하여 내생변수(endogenous variables)의 수를 센다. 세 개의 내생변수를 찾을 수 있다. 종속변수인 전반적 건강 상태; 개인 태도에 대한 내생변수인 운동횟수와 개인 태도에 대한 내생변수인 현재 체중에 대한 만족도. 특정 내생변수에 대하여 직접효과와 간접효과를 갖는 모든 변수들을 찾는 것을 확실하게 하기 위해서는 이 모형에 대하여 필요한 세 회귀분석은 다음과 같다.

1. 전반적인 건강상태(o)를 현재 체중에 대한 만족도(s), 운동횟수(f)와 개인 태도(p)에 대하여 회귀분석을 실행한다.
2. 운동횟수(f)를 개인 태도(p)에 대하여 회귀분석을 실행한다.
3. 현재 체중에 대한 만족도(s)를 운동횟수(f)와 개인 태도(p)에 대하여 회귀분석을 실행한다.

두 번째 회귀분석은 운동횟수와 개인 태도 사이의 상관성에 불과하다. (1) 내생변수가 단지 하나의 외생변수를 갖는 경우와 (2) 외생변수가 완벽한 외생변수로 외생변수에 영향을 주는 변수가 없는 경우에 내생변수와 외생변수 사이의 경로는 이 두 변수 사이의 상관성과 같다.

단계 3: 경로계수를 구한다.

경로계수(path coefficient)를 구하는 것은 쉽다! 우리는 이 계수들에 대한 많은 것들이 이전 작업으로부터 구해진다는 것을 알고 있다. 그림 16-14는 표 16-1과 표 16-2로부터 사용할 정보가 무엇인가를 알 수 있게 한다. 집단의 차이를 알지 못하기 때문에 도표에 대한 베타(betas)와 표준화 계수를 사용한다.

나머지 계수를 구하기 위하여 단계 2에서 찾은 - 종속변수로 현재 체중에 대한 만족도를 사용한 - 세 번째 회귀분석을 실행한다. 이 세 번째 회귀분석의 결과는 표 16-3과 같다.

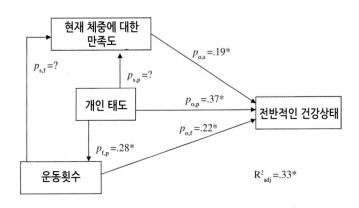

그림 16-14 내생변수에 대한 경로를 검정하기 위한 세 번째 회귀분석 전 모형의 다이어그램 (* 경로계수는 $p < .001$에서 유의하다.)

표 16-3	컴퓨터 예제에서 내생 독립변수의 경로에 대한 회귀분석 결과

모형 요약

모형	R	R²	조정된 R²	추정값의 표준오차
1	.399[a]	.159	.157	2.459

분산분석[b]

모형		제곱합	df	평균 제곱	F	유의수준
1	회귀분석	751.371	2	375.686	62.116	.000[a]
	잔차	3967.591	656	6.048		
	총계	4718.962	658			

계수[b]

모형		비표준 계수		표준 계수		
		B	표준오차	β	t	유의수준
1	(상수)	1.423	.539		2.638	.009
	Exercise	.830	.098	.315	8.455	.000
	Personal attitudes	.016	.004	.172	4.598	.000

[a]예측변수: (Constant), personal attitudes, and exercise.
[b]종속변수: satisfaction with current weight.

단계 4: 경로모형을 수정하거나 다시 명시할 필요성에 대하여 평가한다.

분석을 할 때 이 시점은 어떤 경로가 있는가를 찾고 어떤 경로가 모형에서 유의하지 않는가를 찾는 것이다. 경로가 유의하지 않다면 이 경로는 모형에서 제외할 수 있다. 이 시점에서 검정력(power)과 효과크기 (effect size)가 고려된다. 검정력이 낮은 분석에서 연구자는 경로계수의 값이 실질적이라면 모형에서 유의하지 않은 경로를 남기기 원할 수도 있다. 경로계수에 대한 유의성 검정은 표본수에 의해 편향될 수 있다. 그러므로 분석에서 주어진 변수와 측정오차가 작은 효과크기에 기여할 가능성을 고려하는 것이 중요하다. 의미가 있는 것으로 고려된 무언가가 연구할 현상의 속성에 따라 변화할 것이다(Cohen, 1988). 그러나 확신이 없다면 Cohen의 효과크기(Cohen's ef-

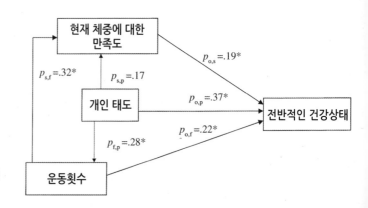

그림 16-15 컴퓨터 예제에 대한 최종 경로분석 결과(* 경로계수는 p < .001에서 유의하다.)

표 16-4	그림 16-15에서 독립변수들의 직접효과와 간접효과를 결정하기 위하여 사용된 표				
r = direct	+	(Indirect)	+		(Noncausal)
모형	+	제곱합	+		평균제곱
$r_{f,o} = p_{o,f}$	+	$(p_{s,f})(p_{o,s})$	+		$(p_{f,p})(p_{o,p}) + (p_{f,p})(p_{s,p})(p_{o,s})$
.39 = .22	+	(.32)(.19)	+		(.28)(.37) + (.28)(.17)(.19)
$r_{p,o} = p_{o,p}$	+	$(p_{f,p})(p_{o,f}) + (p_{f,p})(p_{s,f})(p_{o,s}) + (p_{s,p})(p_{o,s})$	+		None
.48 = .37	+	(.28)(.22) + (.28)(.32)(.19) + (.17)(.19)	+		0
$r_{s,o} = p_{o,s}$	+	None	+		$(p_{s,f})(p_{o,f}) + (p_{s,p})(p_{o,p}) + (p_{s,p})(p_{f,p})$ $(p_{o,f}) + (p_{s,f})(p_{f,p})(p_{o,p})$
.37 = .19	+	0	+		(.32)(.22) + (.17)(.37) + (.17) (.28)(.22) + (.32)(.28)(.37)

fect size)가 가이드로 사용될 수 있다. 작은 효과크기 (|.10|), 중간 효과크기(|.30|)과 큰 효과크기(|.50|) (Cohen, Cohen, West, & Aiken, 2003).

예로 돌아가서 나머지 경로($p_{s,p}, p_{s,f}$)가 통계적으로 유의하다($p < .001$)는 결과를 표 16-3으로부터 볼 수 있다. 그러므로 모형을 수정할 필요가 없고 독립변수의 직접효과와 간접효과를 계산할 수 있다. 그림 16-15는 최종 경로모형을 보여 준다. 분석의 두 번째 단계를 끝내기 위하여 이 모형을 적용할 필요가 있다.

단계 5: 독립변수들의 직접효과, 간접효과와 전체효과를 결정한다.

단계 5를 완성하기 위하여 상관성의 요인에 대한 Wright's work(1934)을 이용하는데 도움을 줄 수 있는 표 16-4를 만들 필요가 있다. 표 16-2로부터 상관계수값을 이용하여 표 16-4의 왼쪽 열을 채우고 표 16-1로부터 베타 가중치(beta weight)를 단순 경로(simple path) 열에 채운다. 이 베타 가중치들이 전반

적인 건강상태에 대한 독립변수의 직접효과이다.

그림 16-15가 복합경로(compound path)에 대한 값을 결정하기 위하여 곱할 필요가 있는 경로를 찾는 데 사용된다. Wright's 규칙이 이 복합경로를 계산할 필요가 있는 경로를 추적하기 위해 사용된다. 예를 들면, 두 번째 규칙은 $p_{f,p}$와 $p_{o,p}$에 대한 계수가 $r_{f,o}$의 인과성이 없는 요인(noncausal component)를 결정하기 위하여 곱해져야 한다는 것을 말한다. 복합경로는 (1) 의미가 있는 복합경로에 대한 곱의 합으로 나타나는 간접효과와 (2) 의미가 없는 복합경로에 대한 곱의 합으로 나타나는 인과성이 없는 요인로 분류할 수 있다.

표 16-5는 상관계수 요소에 대한 Wright의 공식과 복합경로를 구하기 위한 Wright's 규칙을 사용하여 결정된 직접효과와 간접효과값을 포함하고 있다. 개인의 태도가 전반적인 건강상태에 가장 큰 효과(0.48)를 갖는 것으로 나타났다. 또한 전체효과와 인과성이 없는 요인의 합은 각각의 상관계수의 크기와 부합된다. 현재 체중에 대한 만족도의 합은 매우 근접한다(.01 이내).

표 16-5	그림 16-15에서 독립변수들에 대한 직접효과, 간접효과와 인과성 없는 요인의 표				
	Direct	+	Indirect	Total Effect	Total Effect + Noncausal
Exercise ($r = .39$)	.22	+	.06	.28	.39
Personal attitudes ($r = .48$)	.37	+	.11	.48	.48
Satisfaction with current weight ($r = .37$)	.19	+	0	.19	.36

단계 6: 분석의 제한점에 대한 고려

최종 경로모형을 구한 후에 실행된 분석의 제한점을 알아보기 위하여 경로분석을 실행하기 위한 가정을 검토하는 것이 중요하다. 첫 번째 모형에서 어떤 관련성(인과성의 세 번째 조건을 위반한)이 비논리적(spurious)인가를 고려하는 것이 필요하다. 모형에 포함한 잠재적인 교란변수(confounding variable)가 있는가? 두 번째 측정에서 측정오차(measurement error)가 없다고 가정할 수 있는가? 측정에서 신뢰도(reliability)를 지지할 수 있는 증거는 무엇인가? 마지막으로 장기 관찰자료(longitudinal data)에 이 모형을 반복할 필요가 있는지 다시 한 번 생각할 필요가 있다. 이 예에서 단면자료(cross-sectional data)를 이용하여 작업하였기 때문에 모형에서 변수들 사이의 방향에 대한 가정이 필요하다. 예를 들어, 전반적인 건강상태에 대한 긍정적인 인식을 갖는 것이 개인이 더 많은 운동을 하는 원인이 될 수도 있다. 하지만 이에 대하여 알 방법은 없다. 경로분석은 이미 할당한 방향의 정확성을 평가하는 것은 아니다. 반면에 경로분석이 정확한 방향을 갖는다고 가정한다. 경로분석은 주어진 가정에서 특정 경로가 통계적으로 유의한지 유의하지 않은지를 알려줄 뿐이다.

요약

경로분석은 현상에 대한 이해를 위해 사용되는 자료 분석 방법이다. 경로분석은 적어도 좀 더 복잡한 방법으로 독립변수의 효과를 생각할 수 있도록 하기 때문에 유용하다(Asher, 1931). 표면적으로는 복잡해 보일 수 있지만 경로분석은 상대적으로 단순한 자료 분석 방법이다. 일련의 회귀분석과 크게 다를 바 없다. 어려움은 변수들 집합 사이의 관계를 통하여 생각하는 것이고, 검정되어야 할 회귀 방정식이 올바르게 명시되어야 한다는 것이다. 다른 통계량과 같이 경로분석은 연구자의 손에 쥐어진 도구이다. 모형 검정과 이론 구축의 타당성은 자료의 질과 통계량 사용에 동반하는 사고에 의존한다.

　연습 문제

선다형 문제

1. 경로분석은 언제 사용하는가?
   a. 변수 집합 내에 거짓된 관계가 존재할 때
   b. 변수 집합 내에 선형적인 관계가 존재할 때
   c. 표본수가 작을 때
   d. a, b와 c 모두 아님

2. 경로분석에서 종속변수는
   a. 연속이고 정규분포를 따라야 한다.
   b. 두 시점에서 측정되어야 한다.
   c. 범주이어야 한다.
   d. a, b와 c 모두 아님

3. 내생변수는
   a. 모형에서 다른 변수들에 의해 영향을 받는다.
   b. 모형에서 다른 변수들에 의하여 영향을 받지 않는다.
   c. 독립변수들이다.
   d. 일반적으로 서열척도이다.

4. 경로분석은
   a. 회귀분석 방법에 기초한다.
   b. 인과모형의 형태로 고려된다.
   c. 변수들 사이의 관계를 조사한다.
   d. a, b와 c 모두

5. 경로모형에서 변수들은
   a. 내생변수이거나 외생변수이다.
   b. 인과관계를 한 방향 화살표로 보여 준다.
   c. U-형 분포를 갖는다.
   d. a와 b

6. 인과관계는 다음의 경우 경로분석에서 나타난다.
   a. 독립변수와 종속변수 사이에 상관성이 없을 경우
   b. 독립변수와 종속변수 사이에 상관성이 있을 경우
   c. 시간에서 Y가 X에 선행할 경우
   d. 인과관계를 나타낼 수 없을 경우

7. 경로분석에서 효과는
   a. 연구에 거의 영향을 주지 않는다.
   b. 개입에서 어떤 변수가 목표가 되는가를 결정하기 위하여 사용할 수 있다.
   c. 직접적일 수도 있고 간접적일 수도 있다.
   d. b와 c

8. 간접 효과는
   a. 외생변수와 Y에 외생하는 내생변수, 종속변수를 포함한다.
   b. 독립변수가 다른 독립변수들에 영향을 준다는 이론 때문에 일어난다.
   c. 종속변수가 다른 독립변수들에 영향을 준다는 이론 때문에 일어난다.
   d. 측정 오차와 다중공선성을 갖는 문제를 악화시킨다.

9. 다음 중 경로분석의 제한점이 아닌 것은?
   a. 관계가 거짓일 수 있다.
   b. 측정 오차가 있다.
   c. 단면자료에만 적용할 수 있다.
   d. 교란변수가 포함될 수 있다.

10. 다음 중 경로분석에서의 통계적 가정은 무엇인가?
    a. 측정 오차는 ±1이다.
    b. 인과관계의 화살표는 한 방향이다.
    c. 상관 경로는 완전하게 분석될 수 있다.
    d. 모든 변수들은 서열수준으로 측정된다.

비평적 사고 문제

1. 경로분석이 적절한 연구문제를 개발하시오. 변수들을 명시하고 내생변수인지 외생변수인지 결정하시오. 얼마나 많은 회귀분석을 시행하여야 하는가를 확인하시오.

2. 문제 1에서 개발한 연구문제를 이용하여, 이론적 틀로부터 어떤 변수가 관심 종속변수와 유의하게 관련되어 있는가를 확인하기 위하여, 회귀분석이 사용되었다는 가정 하에서 경로분석을 실행하기 위한 단계를 확인하시오. 이 회귀분석의 실제적인 결과를 얻지 못할 때 가상적인 값을 사용하시오.

3. 경로모형이 올바로 세워졌는지 어떻게 평가할 수 있는가? 측정 오차는 상관관계에 어떻게 영향을 주는가?

구조방정식모형

목적

이 장을 공부한 후 다음을 할 수 있어야 한다:

1. 구조방정식모형을 설명할 수 있는 적어도 세 가지 형태의 연구문제를 기술한다.

2. 구조방정식모형을 실행하기 위한 세 가지 자료의 요구사항을 확인한다.

3. 구조방정식모형에서 측정모형과 이론모형 사이의 관계를 기술한다.

4. 구조방정식모형 과정에서 이론의 역할을 기술한다.

5. 모형적합통계량의 기초와 모형화 과정의 기술에서 구조방정식모형을 비평한다.

구조방정식모형의 개요

이 장은 구조방정식모형(structural equation modeling, SEM)의 소개를 목적으로 하고 경로분석(path analysis)에 대하여 제16장에서 설명한 개념과 이슈의 이해를 가정한다. 이 장의 목적은 독자가 구조방정식모형 제공의 가능성을 숙지하고 문헌으로 출판된 구조방정식모형의 결과를 해석하는데 도움을 주는 것이다. 구조방정식모형에 더 깊은 지식을 얻기 원하는 독자들은 다음 중 하나 이상을 읽는 것이 도움이 될 것이다. Bollen(1989), Byrne(2006), Hayduk(1996) 또는 Schumacker and Lomax(2004)와 *Journal of Structural Equation Modeling.*

경로분석과 마찬가지로 구조방정식모형은 개념 사이의 관계를 묘사하기 위하여 이론모형(theoretical

models)을 검정하는 데 사용된다. 수년간 구조방정식모형은 분석에서 공분산을 사용하기 때문에 공분산구조모형(covariance structure modelling)으로 불려왔다. 구조방정식모형은 잠재(추상적인 또는 측정되지 않은)변수 사이의 관계를 분석하기 때문에 잠재변수 분석(latent variable analysis)으로 불리기도 했다. 또한 구조방정식모형을 실행하기 위하여 첫 번째 이용된 소프트웨어의 이름이 LISREL이기 때문에 LISREL 분석이라고 불리기도 하였다.

구조방정식모형은 우리가 이론적 구조를 어떻게 측정하는가에 대한 생각을 하도록 한다. 사실, 구조방정식모형은 이론적 구조의 다양한 측정치를 사용할 수 있도록 한다. 예를 들어, 연구자들은 하나의 건강 측정치로 해결하려고 하지 않는다. 연구자들은 심리적 측정치, 실행, 생리학적 측정치를 사용할 수 있고,

이러한 측정치에 대한 응답의 선택은 측정치에 따라 아주 다양할 수 있다. 대안적으로 건강 태도 설문지를 사용할 수도 있다. 그러나 문항 응답 전체를 하나의 합으로 사용하는 대신에 각 문항을 건강에 대한 별개의 측정치로 다룰 수도 있다.

이론적 구조의 측정은 구조방정식모형에서 아주 중요하다. 구조방정식모형은 측정모형(measurement model)과 이론모형(theoretical model) 두 가지 모형을 동시에 검정한다. 이 두 모형을 함께 나타내는 것을 전체모형(full model)이라고 부른다. 측정모형은 이론적 구조를 어떻게 측정하는가에 대한 모형이다. 이론모형은 이론적 구조 사이의 가정된 관계에 대한 모형이다. 이론모형의 타당한 검정은 자료에서 측정모형의 적합도에 의존한다. 구조방정식모형에서 산출되는 통계량은 연구자가 이 모형이 얼마나 잘 적합되었는가를 결정하는 데 도움을 준다.

연구 문제

구조방정식모형은 오래된 문제를 새롭고 더 강력한 방법으로 질문할 수 있도록 한다. 그리고 구조방정식모형의 기저를 이루는 방법과 사고 없이는 설명될 수 없는 새로운 질문을 하도록 한다. 뒷부분의 질문은 확인하고 추적하기 위한 단지 시작일 뿐이다.

구조방정식모형에 의해 설명할 연구문제는 네 범주로 나눌 수 있다. 첫 번째 범주는 이론모형을 검정하는 것이다. 경로분석과 마찬가지로 구조방정식모형은 인과모형(causal model)을 검정하기 위하여 사용될 수 있다. 그러나 경로분석과는 달리 측정오차(measurement error)가 이론적 구조 사이의 관계로부터 추정되고 제거된다. 그러므로 구조방정식모형은 이론에 대한 더 정확한 검정을 할 수 있도록 한다. 추가적으로 구조방정식모형은 (두 방향 경로를 갖는 모형인) 비순환 모형(nonrecursive model)을 분석하는데 사용할 수도 있다.

두 번째 범주는 측정과 관련되어 있다. 구조방정식모형은 도구의 인자 구조를 조사하기 위한 새로운 방법을 제공한다. 왜냐하면 구조방정식모형은 문항을 특정 인자로 할당하고 어떤 문항이 한 인자보다 많이 "적재(load)"되었는지 확인하고, 어떤 인자들이 서로 관련되고 관련되어 있는 않은가를 명시할 수 있도록 한다. 모형적합통계량(model fit statistics)은 이 인자 구조(factor structure)가 자료를 얼마나 잘 적합하는지 결정하는 데 사용된다. 대안 인자구조(alternative factor structure)에 대한 적합이 비교될 수 있다. 이는 어떤 인자구조가 자료를 더 잘 적합하는지 통계적으로 확인하는 것을 가능하게 한다. 신뢰도(reliability)에 대하여 두 인자 적재값(factor loadings)과 측정 오차에 있어서의 일관성(consistency)은 시간의 경과에 따라 조사할 수 있을 때 정교함에 대한 새로운 전체수준이 가능하다. 추가적으로 구조방정식모형은 인자모형이 올바르게 명시된 잘 구조화된 척도에 대한 대규모 표본 연구에서 신뢰도를 정확하게 추정하기 위하여 사용될 수 있다(Yang & Green, 2010).

세 번째 구조방정식모형은 집단의 차이를 알아보기 위한 새로운 방법을 제공한다. 예를 들어, 서로 다른 사람들의 집단에서 인자구조의 적합은 인자구조가 다양한 집단에서 동일한가를 결정하기 위하여 비교할 수 있다. (측정모형에서 경로계수인) 인자 "적재값"(factor "loading)의 크기 또는 인자상관(factor correlation)의 크기를 비교할 수 있을 뿐 아니라 이 값들이 집단들에서 동일한가에 대한 가정을 검정할 수 있다. 인자구조가 특이도(specificity)의 수준과 동일한가를 결정하는 것은 인자점수(factor score) 수준에서 집단의 차이가 실제적이고, 측정 차이가 인위적이 아닐 때 확인할 수 있도록 한다.

구조방정식모형은 동일한 이론모형이 서로 다른 표본의 부분집단에서 자료를 잘 설명하는지 결정하는 것을 가능하게 한다. 구조방정식모형은 모형에서 개별 경로가 두 집단에 따라 크기가 다른가를 조사하는데 이용될 수 있다. 개별 차이(예, 인종, 성별, 진단집단 차이)와 중재자 효과(moderator effect)가 분석될 수 있다.

마지막으로 구조방정식모형은 새로운 질문에 대한 문을 연다. 예를 들어, 구조방정식모형은 첫 번째 다른 수준의 측정오차가 자료에서 나온다는 것을 가정하고, 모형에서 명시된 이론적 관계에서 이러한 차이 수준의 효과를 검정하는 것을 가능하게 한다. 그러므로 결론이 희미한 기억, 더 좋은 인상으로 응답을 바꾸려는 경향, 질문에 대한 잘못된 이해 등과 같은 문제로부터 이러한 관계를 좀 더 강력하게 만들 수 있다.

태도와 규범이 시간에 따른 성적 위험행동의 변화를 예측하는가? 또는 성적 위험행동이 시간에 따른 태도와 규범의 변화를 예측하는가? 구조방정식모형 분석을 검정하는 이론의 예

이 장기관찰연구는 약 18개월 간격으로 서로 다른 두 시점에서 동성애와 양성애 남성($n = 1,465$)을 대상으로 성적 위험행동과 관련한 태도, 규범과 성적 위험행동을 조사하였다(Huebner, Neilands, Rebchook, & Kegeles, 2011). 저자는 다음 세 가지 대립가설을 동시에 검정하기 위하여 단순 구조방정식모형(single SEM)을 사용하였다.

1. 태도와 인지된 규범은 한 시점에서 측정(단면적) 되었을 때 성적 위험행동과 관련이 있을 것이다.
2. 태도와 인지된 규범은 시간에 따른 성적 위험행동의 변화를 예측할 것이고, 건강행동 이론과 일치할 것이다.
3. 성적 위험행동은 시간에·따른 태도와 인지된 규범의 변화를 예측할 것이고, 자각 이론(self-perception theory) 또는 인지부조화 이론(cognitive dissonance theory)과 일치할 것이다.

구조방정식모형 분석은 이 세 가지 가설과 관련한 서로 다른 경로에 대한 유의성 검정(significance test)을 제공한다. 추가적으로 구조방정식모형 분석은 이 경로들의 크기와 이러한 서로 다른 경로들을 포함한 이론모형이 관찰된 관계(즉, 시점 1과 시점 2의 자료에 대한 공분산)를 얼마나 잘 설명하는가에 대한 정보를 제공한다. 저자들은 규범과 태도가 두 시점 각각에 대한 단면 자료(cross-sectional data set)에서 무방비 항문성교와 관련되어 있다는 것을 발견하였다. 그러나 행동에 대한 시점 2의 측정치에 대한 시점 1의 행동의 효과를 통제한 후에, 시점 1에서의 태도와 규범은 시점 2에서의 무방비 항문성교를 예측하지 못했다. 이는 시점 1에서의 행동이 시점 1의 태도와 규범과 시점 2의 행동 사이의 관계를 중재한다는 것을 제안한다. 더군다나 시점 1에서의 행동이 시점 2의 태도와 규범을 예측한다는 건강행동 이론(예, Fishbein & Ajzen's[1975] Theory of Reasoned Action)

과 반한다는 것을 발견하였다. 이들의 논문은 건강행동과 더 효과적인 건강증진 개입(intervention)의 발전에 관한 이론에 대하여 비평적인 함축을 가지고 있다.

어떤 인자구조가 주의력결핍과잉행동장애를 진단하기 위한 척도의 응답을 가장 잘 설명하는가? 확증적 인자분석을 실행하기 위하여 구조방정식모형을 사용한 예

SDADHD는 39개의 문항으로 구성되어 있고 주의력결핍과잉행동장애(ADHD)에 대한 *DSM-IV-TR(Diagnostic and Statistical Manual of Mental Disorder)*[APA, 2000] 기준에 기초한다. 이 DSM-IV-TR 기준은 세 가지 서로 다른 증후군 차원을 확인한다. 부주의(inattention), 과잉행동(hyperactivity)과 충동성(impulsivity). 그러나 진단의 목적을 위하여 개인은 부주의와 과잉행동 또는 충동성 중 하나에 대한 증후군 기준을 충족해야만 한다. SDADHD 문항이 두 개 또는 세 개의 인자 척도(factor scale)로 구성되어 있는가에 대한 이슈를 불러일으킨다. 반면에 DSM-IV_TR에 의해 명시된 증후군 기준이 두 개 또는 세 개의 구분되는 차원으로 표현하지 않는 것은 가능하다. 그러나 대신에 ADHD가 단일 차원 구조(single-dimensional construct)라는 것을 표시해야 한다. 단일 인자구조, 두 개의 인자구조와 세 개의 인자구조에 대한 비교 결과는 이러한 이슈를 해결하고, ADHD에 관한 임상 문헌에서의 중요한 차이를 설명한다.

SDADHD는 두 가지 형식을 이용한다. 부모에 의해 작성되는 HRS(Home Rating Scale)와 선생님에 의해 작성되는 SRS(School Rating Scale). Ryser, Campbell, and Miller(2010)는 ADHD로 진단받지 않은 5세부터 18세 사이의 어린이들의 국가를 대표하는 표본에 의해 수집된 표준 자료를 분석하기 위하여 두 형식 모두를 사용하였다. 당연히 이 연구는 세 가지 문제에 대하여 질문한다.

1. 어떤 인자구조가 가장 적합한가? 단일 인자구조, 두 개의 인자구조 또는 세 개의 인자구조.

2. 인자구조가 HRS와 SRS에서 동일한가?

3. 두 형식에 대한 내적일치도(internal consistency)에 대한 증거는 무엇인가?

구조방정식모형과 HRS($n = 803$)와 SRS($n = 1,263$) 표본으로부터의 자료를 이용하여 Ryser et al.(2010)은 각 표본에 대하여 분리하여 세 인자구조에 대한 통계 결과를 비교할 수 있었다. 저자들은 분석에서 구한 모형적합통계량을 비교하였고, 두 표본 모두에서 두 개의 인자구조와 세 개의 인자구조가 단일 인자구조보다 모형적합통계량이 더 좋았다고 결정했다. 저자들은 인자모형의 적합도에서 통계적으로 유의한 차이가 있는가를 검정하지 않는 것을 선택했다. 대신에 축소의 원칙에 기초하여 두 개의 인자구조를 주장하였다.

　　Ryser et al.(2010)은 HRS와 SRS에서 구한 인자 모형에서의 경로계수(전통적 인자분석의 인자적재 값과 유사함)를 이용하여 인자 신뢰도(내적일치도) [factor reliability(internal consistency)]를 계산하였다. 신뢰도는 아주 높다. HRS 표본에서는 부주의에 대하여 .91, 과잉행동/충동성에 대하여 .92이었고, SRS 표본에서는 부주의에 대하여 .97이고, 과잉행동/충동성에 대하여 .96이었다.

학업능력, 부정적 생활사건, 또래 사용자 집단으로부터 약물사용 수준에 대한 어떤 경로와 약물사용 수준으로부터 행동문제에 대한 어떤 경로가 높은 자기 통제와 낮은 자기 통제의 기능으로서 고등학생에있어 차이가 있는가?

뉴욕 도심 지역에 있는 1,116명의 공립 고등학교 재학생에 대한 단면연구(cross-sectional study)는 이론적 구조에 대한 단일 지표로 (α값이 .69에서 .96으로) 좋은 내적일치도(internal consistency)를 갖는 심리 측정치와 행동 측정치를 사용하였다(Wills, Pokhrel, Morehouse, & Fenster, 2011). 저자들은 자기 통제가 높은 학생들($n = 524$)의 모형에 대하여 구해진 경로계수와 자기 통제가 낮은 학생들($n = 545$)의 모형에 대하여 구해진 경로계수를 비교하기 위하여 다중 집단 분석(multiple group analysis)을 사용

하였다. 단일 지표를 사용하는 것은 분석에서 연구자들이 측정오차를 추정하고, 연구에서 관심이 있는 경로로부터의 효과를 제거하는 것을 막는다. 그러나 연구자들은 모형에서 경로의 효과크기(effect size)를 추정하는 것보다는 중재자(moderator)의 출현을 확고히 하는데 더 관심이 있다. 중재(moderation)는 이론모형의 두 곳에서 일어난다고 가정되었다.

1. 자기-통제(self-regulation)는 생활사건(life events)과 또래 일탈(peer deviance)로부터 약물사용 수준에 대하여 적당한 경로를 갖는다.
2. 자기-통제는 약물사용 수준으로부터 행동문제와 감정문제에 대한 경로를 바꾼다.

구조방정식모형을 사용하여 Wills et al.(2011)은 각 부분집단에서 이론모형을 검정하였다. 각각의 자기 통제 집단에 대한 모형에서 특정 경로에 대한 유의성 검정을 하였을 뿐 아니라 부정적 생활사건으로부터 약물남용 수준에 대한 경로(가설 1; $p < .01$)와 약물남용 수준으로부터 행동문제에 대한 경로(가설 2; $p < .001$)가 높은 자기 통제 집단과 낮은 자기 통제 집단에서 유의하게 차이가 있다는 것을 결정하였다. 이 결과들은 행동에 대한 높은 자기 통제와 낮은 자기 통제에 대한 중재 가설을 지지한다. 그러나 감정에 대한 높은 자기 통제와 낮은 자기 통제에 대한 중재 가설은 지지하지 않았다.

핵심 용어

자료의 형태와 구조방정식모형이 요구하는 가정에 대하여 말하기 전에 구조방정식모형에서 사용하는 몇 가지 용어에 대하여 설명하여야만 한다. 빈번히 다른 이름이 동일한 용어를 부르는 데 사용된다. 이러한 다른 이름은 구조방정식모형을 위해 사용된 소프트웨어와 방향에서의 차이로부터 나타난 결과이다. 현재 가장 일반적으로 사용되는 소프트웨어는 Mplus, LISREL, AMOS와 EQS이다. 이 절에서는 이러한 프로그램들에서 독창적인 용어에 대한 이름을 명시한다. MPlus와 AMOS는 변수의 이름에 더 의존하는 최소의 용어를 사용한다. AMOS는 분석을 유도하기

위하여 모형의 다이어그램을 사용한다.

지표, 측정변수, 대리변수와 매니페스트 변수

지표(indicator), 측정변수(measured variables), 대리변수(proxies)와 매니페스트(manifest variables) 변수는 이론적 구조의 측정치를 부르기 위하여 구조방정식모형에서 사용되는 서로 다른 용어이다. 단순히 **지표**(*indicator*)는 이러한 측정치를 부르기 위하여 이 장의 뒷부분에서 사용될 것이다. 지표는 연구자에 의하여 직접 측정된다. 이 값들은 설문지나 자료에서 특정 응답과 일치한다. LISREL에서는 문자 X와 Y가 외생변수(exogenous variable)와 내생변수(endogenous variable)를 갖는 이론적 구조에 대한 지표로 사용된다(제16장을 기억해보면 내생변수는 모형에서 다른 변수에 의해 영향을 받는 변수이고, 외생변수는 이러한 영향에 대한 독립변수이다). EQS에서 문자 V는 모든 지표들에 대하여 사용된다. 지표와 같이 변수를 지정하는 통상적인 방법은 구조방정식모형 다이어그램의 사각형에 변수를 넣는 것이다. 그러므로 그림 17-1에서 구조 건강(health)은 6개의 지표를 갖는다. 복지(well-being), 행복(happiness), Karnofsky의 수행도(Karnofsky's Performance Status), 일생생활 수행정도(percentage of activities of daily living), 트레드밀 수행도(Treadmill performance)와 안정 시 심박동률(resting heart rate).

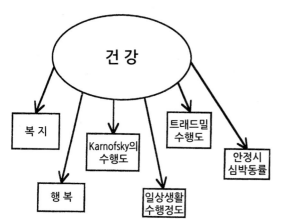

그림 17-1 구조 건강에 대한 측정 모형.

잔차와 측정오차

잔차(residuals)와 측정오차(measurement error)는 설문지의 문항이나 HIV 바이러스 부하 검사의 결과와 같은 어떤 연구 측정에서 어느 정도 내재하는 부정확성을 나타낸다. 간단히 말하면 **측정오차**(*measurement error*)는 이 장에서 내재하는 부정확성을 부르기 위하여 사용된다. 측정오차는 자료에서 체계적(비확률) 오차[systematic(nonrandom) error]가 기대되는지와 관련되어 있다는 이론을 제시한다. 측정오차는 설문에서 어떤 문항이 사회적 바람직성의 관심을 끌어내거나 동일한 척도가 서로 다른 시점에서 사용될 때 일어날 수 있다.

측정오차가 구조방정식모형 다이어그램에서 빠질 수 있지만, 측정오차는 지표가 측정오차를 가지고 있지 않다고 가정하지 않는 한 구조방정식모형에서 항상 추정된다. 지표가 단지 이론적 구조를 측정하기 위하여 사용된다면 지표는 측정오차를 갖지 않는다고 가정할 수 있다. 이러한 경우는 이론적 구조가 추상성이 낮을 때(예, 연령 또는 키) 또는 구조의 다중 측정치를 사용하지 못할 때 종종 일어난다.

Mplus에서 측정오차는 특정 지표 변수에 대한 잔차 분산(residual variance)으로 불린다. LISREL에서 측정오차는 이론적 구조가 외생(exogenous)이라면 소문자인 그리스문자 δ로 표현하고, 이론적 구조가 내생(endogenous)이라면 ε으로 표현한다. 두 가지 형태의 이론적 구조와 연관된 측정오차에 대하여 AMOS에서는 문자 d가 사용되고, EQS에서는 E가 사용된다.

측정모형

측정모형(measurement model)은 이론적 구조가 어떻게 측정되었는가에 대한 모형이다. 그림 17-1은 구조 건강에 대한 측정모형이다. 다이어그램과 같이 모형은 복지(well-being), 행복(happiness), Karnofsky의 수행도(Karnofsky's Performance Status), 일생생활 수행정도(percentage of activities of daily living), 트레드밀 수행도(Treadmill Performance)와 안정 시 심박동률(resting heart rate) 모두 구조 건강에

대한 지표라는 것을 나타낸다. 여섯 개의 지표 각각에 대하여 측정오차가 기대되지만 다이어그램에 포함시키지 않았다.

때때로 구조방정식모형이 도구의 개념타당도(construct validity)를 조사하기 위하여 확증적 인자분석을 사용하였을 때 구조방정식모형의 초점은 측정모형에 있다. 다른 경우에 연구자들은 이론적 구조 사이의 관계를 조사하는데 초점이 있기 때문에 측정모형은 거의 주목받지 못한다. 그러나 구조방정식모형이 제공하는 이론 검정의 타당성은 자료에서 측정모형과의 적합 정도에 의존한다. 측정모형이 자료와 잘 적합되지 않는다면 가설적 관계를 발견하지 못한 것이 이론이 갖는 문제인지 측정에서의 문제인지를 결정할 수 없다.

이론 구조, 측정되지 않은 변수와 잠재변수

구조방정식모형에서 이론 구조(theoretical construct)는 연구자에 의해 직접적으로 측정되지 않기 때문에 종종 측정되지 않은 변수(unmeasured variable) 또는 잠재변수(latent variable)라고 불린다. 혼동을 최소화하기 위하여 이론 구조를 이 장에서는 잠재변수라고 부를 것이다. 잠재변수는 지표 변수에서 내재하는 확률 측정오차(random measurement error)나 체계적 측정오차(systematic measurement error)에서 자유롭다(Bollen, 1989). 잠재변수로서 이론 구조를 확인하는 일반적인

구조방정식모형의 다이어그램에서 원으로 경계를 표시하는 것이다. 그러므로 그림 17-1에 있는 모형에서 하나의 잠재변수-건강-를 갖는다고 말할 수 있다.

LISREL에서 잠재변수는 잠재변수가 외생변수인지 내생변수인지에 따라 ξ(xi) 또는 η(eta)로 표시한다. EQS에서 모든 잠재변수는 요인(factor)에 대한 F로 표시한다. 건강에 대한 측정모형으로 다시 돌아간다. 그림 17-1은 건강이 심리적 지표(psychological indicator), 수행도 지표(performance indicator)와 생리적 지표(physiological indicator)를 갖는 단일 잠재변수(single latent variable)임을 보여 준다. 대안적으로 건강이 서로 다른 차원에서 측정된 심리적 지표, 수행도 지표와 생리적 지표를 갖는 다차원 구조(multidimensional construct)라고 가정할 수도 있다. 이 가설은 그림 17-2에서 보는 것과 같은 건강에 대한 모형과 일치한다. 구조방정식모형의 장점은 두 모형(또는 건강을 어떻게 측정하였는가에 대한 가설)을 검정할 수 있고 건강에 영향을 주는 요인들에 대한 대규모 이론모형(theoretical model)을 검정하기 전에 어떤 모형이 자료를 잘 적합하는지 볼 수 있다(그림 17-2에 대한 다이어그램에만 측정오차가 포함되어 있지만 측정오차는 두 모형에 대하여 추정된다).

교란

교란(disturbance)은 모형에서 다른 잠재변수에 의한 내생 잠재변수의 예측에서의 오차이다. 교란은 선

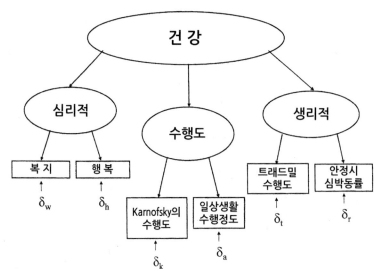

그림 17-2 오차항을 포함한 2차 인자로 구조 건강에 대한 측정 모형.

형회귀분석에서 오차분산(잔차)과 유사하다. 교란은 종종 구조방정식모형 다이어그램에서 빠질 수 있다. 표현된다면 내생 잠재변수로 향하는 **짧은 화살표**(*short arrow*)로 표시된다. Mplus에서 교란은 잔차(residual)로 불린다. LISREL에서는 교란을 부르는 데 ζ(zeta)가 사용되고, EQS에서는 문자 D를 사용한다.

이론모형

이론모형(theoretical model)은 잠재변수 사이의 가설적 관계에 대한 모형이다. 예를 들면, 그림 17-3은 건강(health)이 연령(age), 건강 태도(health attitude)와 건강 행동(health behavior)에 의해 영향을 받는다고 가정한다. 건강 태도는 건강에 대하여 단지 간접효과(indirect effect) 만을 갖는다고 그려져 있다. 이론모형 내에서 변수들은 경로분석에서와 마찬가지로 내생 또는 외생으로 표시된다. 그러므로 그림 17-3에서 건강 행동과 건강은 내생변수이다. LISREL에서는 내생변수에 대해서는 그리스 문자 ξ(xi)가, 외생변수에 대해서는 η(eta)가 사용된다. Mplus, AMOS와 EQS에서는 이러한 구분이 없다. EQS에서 내생 잠재변수와 외생 잠재변수는 요인(factors)으로 부른다(예, F1, F2, F3).

계수, 모수와 모수 추정치

연구자들은 측정모형과 이론모형에서의 경로계수(path coefficient)를 계수(coefficient), 모수(param-eter) 또는 모수 추정치(parameter estimates)라고 부른다. 이 단어들은 같은 의미를 갖기 때문에 교체하여 사용된다. 그러나 명확하게 하기 위하여 이 장에서는 **모수**(*parameter*)를 사용할 것이다. 모수를 나타내는 특별한 표기(notation)를 사용하지 않는 Mplus, AMOS, EQS와는 달리 LISREL은 정의한 경로에 따라 모수를 범주화하기 위하여 그리스 문자 체계를 사용한다. 결론적으로 연구자들은 (사용하는 소프트웨어와 관계없이) 측정모형에서 경로를 나타낼 때 모수 λ(lambda), 내생변수 사이의 경로를 나타낼 때 모수 β(beta), 두 개의 외생변수 또는 하나의 외생변수와 하나의 내생변수 사이의 경로를 나타낼 때 모수 γ(gamma)를 사용한다. 추가적으로 연구자들은 제16장에서 설명한 동일한 아래첨자 표기(예, $\gamma_{1,2}$)를 사용하여 이 모수들을 정의한다.

모수는 종종 고정(fixed) 또는 자유(free)로 불린다. 고정 모수(fixed parameter)는 구조방정식모형에서 추정되지 않는다. 대신에 연구자가 특정 값을 할당한다. 예를 들어, 연구자들은 특정모형에서 모수를 1.0으로 고정한다. 이 점이 측정척도(measurement scale)가 잠재변수에 대하여 결정될 수 있도록 한다(예, 0에서 10 또는 1에서 4). 다른 모수들은 두 잠재변수 또는 지표와 잠재변수 사이의 경로가 없는 것을 표현하기 위하여 0으로 고정한다.

자유 모수(free parameter)는 할당된 값을 갖지 않는다. 자유 모수는 구조방정식모형에서 추정된다. 컴퓨터는 다양한 지표들의 공분산을 이용하여 분산의 한 부분으로 값을 계산한다. 표준화 모수(stan-dardized parameter)와 비표준화 모수(nonstandard-ized paarmeter) 모두 구조방정식모형에서 추정된다. 구조방정식모형 컴퓨터 프로그램은 분석의 한 부분

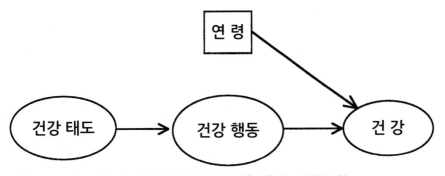

그림 17-3 연령, 건강 태도와 건강 행동의 함수로 건강을 예측하는 가설적 모형

으로 이 모수들에 대한 유의성 검정을 제공한다. 경로 분석(제16장)에서와 마찬가지로 추정된 표준화 모수와 잠재변수의 간접효과와 전체 효과를 계산하기 위한 Wright(1934)의 방법을 사용하는 것이 가능하다.

모형적합통계량

구조방정식모형 소프트웨어 프로그램은 모형 적합과 관련된 다양한 통계량을 산출한다. 불행하게도 Mplus, LISREL, EQS와 AMOS를 포함한 주요 통계 패키지는 원하지 않는 특성을 갖는 것으로 알려진 지표들을 자동선택(default option)으로 포함한다(Marsh, Balla, & Hau, 1996). 문헌에서 가장 일반적으로 사용되는 지표들에 대한 논의와 정의된 원하지 않는 특성을 검토하는 것으로 제한하고자 한다. 현재 어떤 지표가 가장 좋은지에 대한 합의는 없다. 그리고 이러한 지표들의 특성에 대한 연구는 계속 진행 중이다.

문헌에서 일반적으로 보고되는 두 가지 지표는 적합도 지수(goodness-of-fit index, GFI)와 비교적합도 지수(comparative fit index, CFI)이다. 적합도 지수와 비교적합도 지수 모두 0에서 1.0 사이의 값을 갖는다. 역사적으로 잘 적합된 모형은 적합도 지수와 비교적합도 지수가 .90보다 큰 값을 갖는 모형이다(Bentler & Bonnett, 1980). 그러나 몇몇의 논문은 특정 표본수(sample size), 추정 방법(estimation method)과 분포(distribution)가 주어진 모든 경우에 대하여 이 절단점(cutoff point)이 높지 않을 수 있다고 제안하고 있다. .95보다 더 큰 값이 기대될 수 있다. 왜냐하면 제2종 오류(type Ⅱ error)를 범할 가능성을 줄일 수 있기 때문이다. 제2종 오류는 구조방정식모형에서 관심이 된다. 왜냐하면 적합 통계량(fit statistics)은 분석 설명서(analysis specification)에 기초하여 기대되는 공분산 행렬(covariance matrices)과 자료에서 관찰된 공분산 행렬 사이에 차이가 없다는 것을 보여 주기 위하여 사용되기 때문이다.

일부 연구자들은 비교적합도 지수가 적합도 지수보다 큰 경우를 추천한다. 왜냐하면 몬테카를로 시뮬레이션 연구(Monte Carlo simulation studies)는 이 경우가 표본수에 덜 영향을 받는다고 제안하였다(Tanguma, 2001; Wang, Fan, & Wilson,

1996). 그러나 이 지표 중 어느 것도 얼마나 많은 모수가 모형에 포함되는지와 추가적인 모수를 단순히 포함시킴으로써 모형 적합을 얼마나 향상시키는지(즉, 1.0에 가깝게 만드는지)를 설명하지 못한다(Bollen & Long, 1993). 불행하게도 절약[예, Incremental Fit Index(IFI), Parsimony Goodness of Fit Index(PGFI)와 Akaike's Information Criterion(AIC)]을 보상하기 위하여 개발된 많은 지표들이 여러 가지 이유로 충분히 증명되지 않았고, 일반적인 사용에 대하여 추천되지 못하였다(Marsh et al., 1996). 몬테카를로 시뮬레이션을 이용한 최근 연구에 기초하여 절약을 보상하고 가능성을 있어 보이는 두 지표는 비표준적합도 지수(non-normed fit index)와 Tucker Lewis index(TLI)이다(Marsh et al., 1996). 이 지표들은 적합도 지수와 비교적합도 지수와 마찬가지로 0부터 1.0 사이의 값을 가지며 .90보다 큰 값을 갖는 경우 잘 적합되었다는 것을 나타낸다. 표본수가 250보다 클 때 TLI가 표본수에 덜 민감하고, 모형이 다변량 정규성 가정(multivariate normality assumptions)을 벗어날 때조차도 일반적인 결과를 제공한다.

제곱근 평균제곱 잔차(RMR, root mean squared residual)와 표준화 제곱근 평균제곱 잔차(SRMR, standardized root mean squared residual)는 카이제곱에 기초하지 않는 적합도 지수(예, GFI, NFI)와 다른 절대 부적합도 지수(absolute misfit indices)이다. 두 지수는 단지 잔차 행렬(residual matrix)에 기초하고, GFI나 NFI와는 달리 적합도가 증가하면 감소하고 0이 완전한 적합을 나타낸다. 그러나 RMR의 크기는 분석에서 지표들의 크기에 의해 영향을 받는다. SRMR은 표준화하였기 때문에 이러한 문제점을 극복한다(Bentler, 1995). SRMR은 좋은 적합에 대하여 .05보다 작고(Hu & Bentler, 1995), .10보다 작은 값을 받아들일만 한 것으로 간주한다(Schermelleh-Engel, Moosbrugger, & Muller, 2003). 반면에 .10보다 큰 값은 자료가 잘못 적합되었기 때문에 모형을 기각하여야 한다고 주장한다(Bachand & Beard, 1995).

일반적으로 좋은 SRMR 값은 CFI나 GFI 같은 카이제곱에 기초한 적합 지수가 .95보다 클 때 발견된다. 그러나 가끔 SRMR이 모형이 잘 적합하였다는 것을 제안할 수 있지만, CFI나 GFI는 모형 적합이 잘 안되었다고 나타낼 수도 있다(Browne et al., 2002). 이는 건강행동 연구에서 측정이 아주 정확하고 오차분산이 낮을 경우에 일어난다. 그러나 생리학적 연구에서 더 일반적이다. 이러한 경우에 검정될 모형 SRMR과 카이제곱에 기초한 적합 지수 사이의 차이에도 불구하고 검정될 모형이 자료를 잘 적합한다는 결론을 내린다(Browne et al., 2002).

근사제곱근 평균제곱 오차(RMSEA, root mean square error of approximation) 또한 부적합도 지수이다. RMR과 마찬가지로 0에 가까운 값일수록 잘 적합한다는 것을 의미한다. .05보다 작은 값을 가질 때 아주 잘 적합하고(Hu & Bentler, 1995), .10보다 작은 값을 가질 때 적정한 적합을 나타낸다(Fan, Thomson, & Wang, 1999). RMSEA는 검정될 모형에서 모수에 대한 수를 보정하고, 카이제곱에 기초한다는 점에서 RMR과 약간 다르다. 적절하게 큰 표본수(즉, $n > 200$)에 대하여 RMSEA를 사용하는 것은 아주 좋다. 그러나 작은 수의 표본에 대해서는 편향된 결과를 일으킬 수 있다(Curran, Bollen, Paxton, & Chen, 2002). RMSEA의 다른 강점은 분석에서 사용된 추정방법의 선택에 크게 영향을 받지 않는다는 것이고(Fan et al., 1999), 지표 신뢰도(indicator reliability)나 모수의 수가 변하는 상황에서 모형 오정의(model misspecification)에 민감하다는 것이다(Jackson, 2007).

모든 구조방정식모형 프로그램은 모형 카이제곱(model chi-square)을 제공한다. 카이제곱은 관찰된 자료와 (측정모형과 이론모형 모두인) 전체 모형(full model)으로부터의 결과인 제한된 구조 사이의 차이를 평가한다(Byrne, 2006). 이는 구조방정식모형에서 연구자가 비유의성(nonsignificance)에 대한 카이제곱 검정을 원한다는 것을 의미한다. 연구자는 영가설을 확인하려고 한다(즉, 자료와 모형 간에는 차이가 없다).

모형 카이제곱의 제한점은 표본수와 다변량 정규성에 의해 크게 영향을 받는다는 것이다(Jöreskog & Sörbom, 1988). 사실 Bollen and Long(1993)은 모형 적합에 대한 결론을 내리기 위하여 단지 모형 카이제곱만을 사용하는 것은 회의적이고 말했다.

모형 적합을 평가하기 위한 두 가지 손으로 직접 계산한 통계량이 사용된다. 이들 중 하나인 Carmines and McIver(1983)의 (자유도에 대한 카이제곱의 비인) 상대 카이제곱(relative chi-square)은 모형 카이제곱을 자유도로 나누어 계산한다. 어떤 값이 좋은 적합인가로 여겨지는 합의는 없다(Bollen, 1989). 그러나 Carmines and McIver는 상대 카이제곱이 3보다 작을 것을 추천했다.

손으로 계산한 통계량의 두 번째 형태인 내포 카이제곱(nested chi-square)은 두 경쟁적인 모형 중 어떤 모형이 자료를 더 잘 적합하는지 결정하기 위하여 사용된다. 이 검정이 그림 17-1과 그림 17-2의 건강에 대한 측정모형 중 어떤 모형이 더 잘 적합하는지 결정하기 위하여 사용된 검정이다. 내포 카이제곱은 한 모형에 대한 카이제곱과 자유도를 다른 경쟁모형의 연관된 카이제곱과 자유도를 빼서 계산한다. 내포 카이제곱과 연관된 유의수준은 한 모형의 적합도가 다른 모형의 적합도와 유의하게 차이가 있는가를 결정하기 위하여 사용된다. 표 17-1은 건강에 대한 한 측정모형이 다른 모형보다 자료를 유의하게 잘 적합하는지 결정하기 위하여 내포 카이제곱을 어떻게 계산하는가의 예를 보여 준다. 그림 17-2(2차 요인 모형)에 대한 카이제곱은 그림 17-1에 대한 카이제곱보다 더 작다. 이는 2차 요인 모형이 자료를 더 잘 적합한다는 것을 나타낸다(구조방정식모형에서 카이제곱이 유의하지 않기를 원한다는 것을 기억하라). 내포 카이제곱 검정과 연관된 유의수준을 확인한다. $\chi^2 = |15.21|$, df = 2, $p < .001$.

표 17-1 내포 카이제곱을 어떻게 구하는가의 예	
그림 17-1의 건강 모형에 대한 카이제곱 통계량:	2,006.37, df = 1,202
그림 17-2의 건강 모형에 대한 카이제곱 통계량:	2,021.58, df = 1,200
내포 카이제곱 통계량[a]:	−15.21, df = 2

[a]내포 카이제곱의 부호(양 또는 음)는 문제가 되지 않는다.

AIC(Akaike Information Criterion)와 BIC(Bayesian Information Criterion)는 동일한 지표변수의 수와 동일한 자료를 갖는 경쟁모형(competing model)을 비교하기 위하여 사용되는 대안적인 두 가지 방법이다(Akaike, 1987; Raftery, 1995; Schermellah-Engel, Moosbrugger, & Muller, 2003). 어떠한 기준도 유의성 검정을 할 수 없으며, 기준을 정의하는 기초가 될 수 없다. 그러므로 두 기준은 별개로 해석할 수 없다. 대신에 동일한 자료에서 계산된 모형의 가장 낮은 AIC와 BIC를 갖는 모형은 우월한 모형(superior model)으로 주장되고, 다른 적합 통계량이 이 모형의 선택을 지지하기 위하여 사용된다. 두 모형에 대한 BIC 값의 차이가 5점 이상이면 모형은 차이가 있다고 주장되고, 10점 이상이면 이 차이가 더 확실하다는 것을 나타낸다. 그리고 가장 좋은 모형은 가장 낮은 BIC를 갖는 모형이다(Raftery, 1993). 두 기준은 모두 추정될 모형에서 모수의 수에 대하여 수정한다. 그러나 방법에는 차이가 있다. AIC는 추정된 각 모수에 대하여 2차 요인에 의하여 수정한다. BIC는 표본수 증가에 따라 수정의 크기가 증가하는 더 강력한 수정을 한다.

일반적으로 다양한 적합 통계량은 모형 적합을 평가하기 위하여 사용된다(Gonzalez & Griffin, 2001; Hu & Bentler, 1999; Jackson, 2007). 예를 들면, 연구자가 CFI, 카이제곱 검정, RMSEA와 상대 카이제곱비를 보고하는 것을 선택했다고 하자. 모형은 CFI 또는 GFI가 .90보다 크고 상대 카이제곱이 3보다 작다면 카이제곱이 통계적으로 유의할 때에도 자료를 적합하는 것으로 해석할 수 있다. 특정 적합 통계량은 지표의 신뢰도에 대하여 덜 영향을 받고 다른 적합 통계량은 표본수나 검정할 모수의 수에 덜 영향을 받는다(Jackson, 2007). 적합도 통계량과 부적합도 통계량의 결합이 추천된다.

식별

측정모형과 이론모형 모두에 대한 식별(identification)은 구조방정식모형에서 일어나는 모수의 추정과 모형 적합도 검정에서 중요하다. 경로분석과 마찬가지로 이 모형들은 (공분산이나 알려진 정보의 수가 추정될 모수의 수를 초과할 때인) 과식별(overidentified), (공분산이나 알려진 정보의 수가 추정될 모수의 수가 동일할 때인) 정확한 식별(just identified) 또는 (추정될 모수의 수가 공분산이나 알려진 정보의 수를 초과할 때인)를 저식별(underidentified)일 수 있다. 구조방정식모형에서 검정될 측정모형과 이론모형은 과식별될 것이다. 컴퓨터 프로그램은 모형이 정확한 식별이 아니라면 모형 적합 통계량을 생성시키지 않을 것이다. 모형이 저식별되었다면 프로그램은 실행되지 않거나 소프트웨어가 모형에서 특정 모수를 0으로 선택한 후에 실행될 것이다.

불행하게도 식별(과식별된 모형을 기술하는 것)은 쉽고 간단한 일이 아니다. 예를 들면, 서류상으로 과식별된 모형이 지표의 통계적 특성(예, 정규성, 높은 내적상관의 문제) 때문에 컴퓨터에서는 경험적으로 저식별될 수 있다. Templin and Peters(2002)는 모형의 자유도에 대한 계산에 기초하여 모형이 적어도 서류상으로는 과식별되었다는 것을 확인하기 위한 간단한 방법을 제공한다. 이 방법에 따르면 모형의 자유도가 양일 때 모형은 과식별된다. 모형의 자유도와 수정 전 자유도에서 모형에 있는 모수의 수(즉, 측정모형과 이론모형 모두에서 모든 분산, 교란, 자유 경로, 자유 공분산[특정 상관])를 뺀 값이 같다.

수정 전 자유도(unadjusted degree of freedom)는 검정될 모형에서 구별되는 분산과 공분산의 수와 같다.

$$P \times \frac{(p+1)}{2} \qquad (1)$$

여기서 p는 매니페스트 변수의 수와 동일하다.

그러므로 모형의 자유도(Model df)를 계산하는 식은 다음과 같이 쓸 수 있다.

$$\mathrm{Model\,df} = \left[P \times \frac{(p+1)}{2} \right] - k \qquad (2)$$

여기서 k는 모형이 구조방정식모형에서 분석될 때 추정될 수 있는 모수의 수이다.

수정지수

모형 적합도 통계량, 모수 추정치와 더불어 구조방정

식모형 프로그램은 모수를 추가하거나 제거하는 것과 관련된 모형 적합에서의 잠재적 변화(카이제곱의 변화)를 예측하는 통계량을 제공한다. 연구자들은 이 통계량들을 모형을 변화하는 가이드로 사용할 수 있다. EQS에 의해 생성되는 두 가지 특정한 형태의 수정지수(modification indices)는 (모수 추가에 대한) Lagrange 승수검정(Lagrange multiplier test)과 (유의하지 않은 모수 제거에 대한) Wald test이다. LISREL에 의하여 생성되는 수정지수는 단순히 수정지수 또는 MI라고 부르고 단지 어떤 특정 모수가 추가되었는가를 나타낸다.

다중-집단 분석

다중-집단 분석(multiple-group analysis)은 측정모형과 이론모형에서 어떤 집단의 차이가 검정되어야 하는지에 대한 분석의 형태이다. 연구자는 이 형태의 분석을 도구의 어떤 인자 구조(factor structure)가 서로 다른 하위 표본집단(예, 서로 다른 연령, 성별 또는 인종 집단)에서 동일한가를 결정하기 위하여 사용한다. 이론모형에서 집단 차이는 측정모형이 집단에 따라 동일하거나 적어도 부분적으로 변화하지 않을 때 조사된다(Byrne, 2006). 동일 측정모형은 자유 모수가 집단에 따라 유의한 차이를 없다는 것을 의미한다. 부분적으로 변화없는 측정모형은 집단에 따라 동일한 적어도 하나의 자유 모수를 갖는다(즉, 차이는 통계적으로 유의하지 않다). 측정 차이에 의해 교란된 이론모형에서 집단 간 차이를 갖는 것을 피하기 위하여 측정모형이 동일하거나 적어도 변화하지 않는다는 것을 확고히 하는 것은 중요하다.

자료의 형태

구조방정식모형은 다음 세 가지 특성을 갖는 자료를 요구한다. 첫 번째, 자료는 연속(continuous)이고 정규분포(normal distribution)를 따라야 한다. 그러나 새로운 방법이 범주 자료(categorical data)를 위하여 개발되었다(Maydeu-Olivares, 2006; Muthén, 2001; West, Finch, & Curran, 1995). 정규성에 대한

위반에 로버스트(robust)한 특별한 추정 방법과 척도 통계량(scaled statistic)이 이용된다. 그러나 현재 이용할 수 있는 가장 좋은 방법은 Mplus를 사용하는 것이다. Mplus는 범주 지표변수와 연속 지표변수를 포함하는 측정모형을 적합하기 위한 특별한 추정 절차(예, 가중화 최소 제곱)와 모형 적합도 통계량(예, 가중화 제곱근 평균 잔차)을 갖는다.

두 번째, 자료는 잠재변수의 다중 지표(multiple indicators)를 포함하여야 한다. 잠재변수의 적어도 세 개의 지표들이 측정모형의 정확한 식별(just identified)을 위해 필요하다. 세 지표들 중 하나의 모수를 1.0으로 고정시키는 것은 모형 과식별(model overidentified)을 만든다. 앞에서 언급한 것처럼 측정척도(measurement scale)가 잠재변수에 대하여 결정되기 때문에 실제로 빈번히 일어난다. 세 개보다 적은 지표들을 갖는 측정모형은 연구자가 측정이 측정오차를 갖지 않는다고 가정하는 것과 같이 특정 가정(예, 특정 모수를 고정함)을 한다면 과식별될 수 있다. 이들 다중 지표들이 잠재변수의 서로 다른 측면이나 특성을 가지고 있는 것이 중요하다. 지표들은 한 지표가 다른 지표를 완벽하게 또는 거의 완벽하게 예측하는 데 이용될 수 있는 중복(즉, 높은 관련성)일 수 없다. 이러한 형태의 중복(redundancy)을 선형 종속(linear dependency)이라고 부른다. 선형 종속은 모형이 경험적으로 식별되는 것을 막는다(Chou & Bentler, 1995). 그려진 모형이 식별되는 것처럼 보이지만 자료에서의 높은 내적상관(intercorrelation)이 모형을 경험적으로 저식별하도록 만든다.

세 번째, 자료는 수량화(numerous)되어야 한다. 구조방정식모형은 많은 표본수를 필요로 한다. 구조방정식모형에서 모수를 추정하는 가장 일반적인 방법[최대 우도(ML)]을 가정했을 때 과거에는 최소 100명에서 200명의 연구대상자를 추천했다(다중-집단 분석에서 각 집단에 대하여 100명에서 200명). 그러나 이와 같이 추천된 최소의 표본수가 적어도 500명 이상으로 수정되어야 하는가에 대한 적어도 다섯 가지의 이유가 있다. 첫 번째, 단순 3요인 모형(simple three-factors model)에 대한 컴퓨터 시뮬레이션을 갖는 Fan and Wang의 논문(1998)은 100명과 200명의 표본수가 적절하지 않은 해를 이끈다고 제안하였다[즉, 음의 분산(negative variance)과 같이

통계적으로 불가능한 값을 갖는 해]. 두 번째, Curran et al.(2002)은 약간 잘못 정의된 모형에서조차도 표본수가 200명 미만일 때 편향된 평균과 분산(biased mean and variance) 추정치를 갖는다는 것을 발견하였다. 세 번째, 모형 적합도 통계량은 표본수가 400명 미만일 때 지표 변수(지표와 잠재변수 사이의 경로의 평균 크기)의 신뢰성 없음(unreliability)에 영향을 받는다(Jackson, 2007). 네 번째, 표본수가 많을수록 모형 적합도 통계량과 모수 추정치에 대한 비정규성(nonnormality)의 영향을 감소시키고(West et al., 1995), 비정규성은 간호연구나 건강관련 연구 자료에서 빈번하게 일어난다. 다섯 번째, [모수 유의성 검정(parameter significance test)을 위하여 사용된] 모수의 표준오차(parameter's standard error)가 표본수가 500명 미만일 때 동일한 모형에 대하여 변동한다(Gonzalez & Griffin, 2001). 이는 모수의 유의성에 대한 서로 다른 결론이 동일한 모형이나 경쟁 모형을 검정할 때 임의적으로 도달할 수 있다는 것을 의미한다. 이는 연구의 상당수가 500명 미만으로 떨어진 표본수로 단순 모형(simple model)을 사용하여 실행하였을 때 입증된 문제점으로 목적을 달성하는 것을 방해한다. 모형이 좀 더 복잡할 때(예, 더 많은 이론적 변수를 가지고 있어 추정되어야 하는 모수가 더 많은) 500명 이상의 표본수에 대해서도 유사한 문제점이 일어나는지는 명확하지 않다! 이론모형이 더 복잡할수록 더 많은 표본수가 필요하다는 것을 알고 있다. 이 장의 뒷부분에서 설명하는 것과 마찬가지로 검정력 분석(power analysis)에서 하나의 방법은 검정력(power)을 200명 미만의 표본수에서 검정하였을 때 부적절하다는 것은 제안한다. 그러므로 추가적인 연구를 실행할 때까지 아주 단순한 모형에서조차도 특히 자료가 정규분포를 따르지 않을 때 최소 500명의 표본수가 추천할 만하다.

구조방정식모형이 인과모형방법(causal modelling technique)으로 간주되지만 단면연구(cross-sectional study)나 장기관찰연구 자료에 대하여 수행될 수도 있다. 예를 들면, 다중-집단 분석에서 Wills et al.(2001)에 의하여 사용된 자료는 단면조사 자료(cross-sectional survey data)이다. 그러므로 구조방정식모형에서 인과성이 존재하는지에 대한 이론적 가정에 주의하는 것이 중요하다.

가정

구조방정식모형에서 고려해야 할 세 가지 형태의 가정이 있다. 이론적 가정, 일반적인 통계적 가정과 추정방법에 대한 특정 가정.

이론적 가정

구조방정식모형에서 연구자의 작업을 안내하기 위하여 이론을 사용하는 것의 중요성은 아무리 강조해도 지나치지 않다. 경로분석에서와 마찬가지로 이론적(또는 인과성의) 가정은 검정될 모형을 확인하는 과정에서 만들어진다. 그러나 구조방정식모형에서 인과성의 가정은 잠재변수의 측정(예, 이 지표가 이 구조를 측정한다)과 잠재변수 사이의 관계(예, 태도가 행동에 영향을 준다)에 대하여 만들어진다. 가정은 경로가 그려졌을 때(즉, 모수가 0이 아닐 때)와 그려지지 않았을 때(모수가 0) 만들어진다. 예를 들어, 그림 17-2에서 복지(well-being), 행복(happiness), 트레드밀 수행도(treadmill performance)와 안정 시 심박동률(resting heart rate)과 수행도 구조(performance structure)와는 연결된 경로가 없다. 그러므로 이 지표들과 수행도 구조 사이의 모수는 0이라고 가정된다.

경로분석에서처럼 인과성의 세 가지 상황을 고려하는 것이 중요하다. 변수들 사이의 관찰되고 측정된 관계의 출현, 시간적 순서와 비가식적(논리적) 관계(nonspuriousness). (이 세 상황을 설명한 제16장을 참고하시오). 구조방정식모형에 대하여 특별하게 기술한 Bollen(1989)과 다른 연구자들은 인과성에 대한 세 가지 상황을 부르기 위하여 **연관성**(*association*), **영향의 방향**(*direction of influence*)과 **고립**(*isolation*)이라는 용어를 사용한다. Bollen은 잠재변수들 사이의 관계가 비가식적(논리적)이라는 것을 연구자가 확신하지 못하는 것을 강조하기 위하여 거짓고립(pseudoisolation)의 조건을 충족시키는 것에 대하여 이야기했다. 더불어 Bollen은 인과성에 대하여 구조방정식모형을 통해 만들어진 어떤 주장의 망설임을 인지할 필요성을 강조한다. 그리고 연관성과 고립의 상황을 만나는지에 대한 중요한 확인을 위하여 반복을 주장한다.

일반적인 통계적 가정

구조방정식모형에는 세 가지 형태의 일반적인 통계적 가정이 있다. 이러한 가정을 위배하는 것은 자료를 잘 적합시키는 모형을 확인하는 것을 어렵게 만들고, 일반적으로 좋지 않은 적합도 지수의 결과가 된다.

첫 번째 형태의 가정은 우리에게 이미 친숙하다. 회귀분석에 대하여 제14장에서 설명한 정규분포(normal distribution), 등분산성(homoscedasticity)과 선형 관계(linear relationship)에 대한 가정이다. 이 가정들은 경로분석과 마찬가지로 구조방정식모형이 일련의 회귀 방정식의 해를 포함하기 때문에 필요하다. 구조방정식모형이 정규성의 위배에 대하여 다소 로버스트하지만, Mplus에서 제공되는 특별한 추정 방법을 사용하지 않는 한 유의할 것이라는 가능성을 증가시킴으로써, 범주변수를 포함하는 것은 모수의 유의성 검정과 모형 카이제곱 검정을 편향시킬 수 있다(West et al., 1995). 이러한 방법이 사용되지 않는다면 범주변수의 효과는 측정모형에서 다른 변수들과의 상관성에 달린 것이고, 사례별(case-by-case)로 조사되어야 한다(Bollen, 1989). 변수들 사이의 관계가 선형이 되도록 변수들은 변환되어야 하고, 교호작용(interaction)이 예측된다면 다중-집단 분석이 실행되어야 한다. 예를 들어, Norris and Ford(1995)는 표본에서 각 성별과 인종 부분집단에 대한 콘돔 사용에 대한 서로 다른 모형이 필요한가를 보여 주기 위하여 다중-집단 분석을 사용하였다. 그 결과 콘돔 사용에 있어 성별과 인종의 교호작용의 효과를 확인하였다.

두 번째는 구조방정식모형에서 오차항(error term)과 관련된 가정이다. 이 가정들은 회귀분석에서 잔차(residual)에 대한 가정과 유사하고, 일반적으로 다른 구조방정식모형의 가정을 충족시키는 과정에서 만나게 된다(특히 모형에서 오차항은 어떤 잠재변수와도 관련이 없고 서로 독립이며 정규분포를 따른다. Fox, 1984). 자료가 다변량 정규분포(multivariate normal)를 따르지 않을 때 이 가정들이 위반되지만, 표본수가 크다면 이 가정들에 대하여 로버스트하다(Chou & Bentler, 1995).

세 번째 형태의 가정은 표본수와 관련되어 있다. 표본이 점근적(asymptotic)-그래서 무한대(infinite)로 접근한다-이라고 가정한다(Bollen, 1989). 표본수가 작으면 작을수록[예, 모수를 추정하기 위하여 최대 우도(ML)를 사용할 때 단순 모형에 대하여 100명보다 표본수가 작을 때] (자료를 적합한 모형인) 실제 모형(true model)을 기각할 확률이 증가한다(West et al., 1995).

추정방법–특정 통계적 가정

일반적인 통계적 가정과 더불어 구조방정식모형에서 모수를 추정하기 위하여 사용되는 방법과 연관된 분포의 가정(distributional assumption)이 있다. 이 설명은 최대우도(ML)에 제한된다. 왜냐하면 최대우도는 가장 일반적으로 사용되는 추정 방법이고(Chou & Bentler, 1995), 가정이 위배되었을 때에도 평균적으로 대부분의 다른 추정 방법보다 더 좋다(Schermelleh-Engel, Moosbrugger, & Muller, 2003). 다른 추정 방법에 대한 설명은 Bollen(1989)과 West et al.(1995)를 참고하시오. 예외는 지표 변수들이 극단적으로 정규분포를 따르지 않을 때(Chou & Bentler, 1995) 더 좋은 결과를 주는 최대우도인 수정 최대우도 추정방법(Sattora & Bentler, 1994)은 상대적으로 많은 수의 표본($n \geq 2,000$; Yang-Wallentin & Joreskog, 2001)이 필요하다.

최대우도(ML)는 하나의 변수나 변수 집단이 자료에서 다른 변수를 완전하게 설명하지 않는다는 것(Bollen, 1989)과 지표들이 다변량 정규분포를 갖는다는 것을 가정한다(West et al., 1995). 첫 번째 가정은 지표들은 중복(즉, 높은 내적상관)될 수 없다는 것이다. 최대우도는 이 첫 번째 가정의 위반에 대하여 로버스트하지 않는다. .90이상 상관된 변수들을 갖는 모형은 추정될 수 없다.

다변량 정규 가정(multivariate normal assumption)은 충족하기 어렵지만, 최대우도(ML)는 다행스럽게도 이 가정의 위반에 대해서는 아주 로버스트하다(Chou & Bentler, 1995). 그러나 두 가지 예외가 있다. 표본수가 작고 모형이 복잡할 때와 범주변수나 이분변수가 사용될 때. 요구되는 표본수가 비현실적으로 클 수 있지만, 특별한 기법과 추정 방법이 범주변수를 갖는 모형에 대하여 사용된다(이 기법과 추정 방법에 대한 설명은 Maydeu–Olivares, 2006; Muthén, 2001; Yang & Dunson, 2010을 참고하시오). 추가적으로 성별과 고용 상태와 같은 이분변수가 집단 간 차이를 보였을 때 다중–집단 분석을 실행하는 것이 (통계적 뿐 아니라) 이론적으로 더 타당하게 한다.

검정력

검정력은 구조방정식모형에서 두 가지 면에서 중요한 이슈이다. 첫 번째, 동일한 모형이 주어졌을 때 표본수가 클수록 유의한 모형 카이제곱을 생성시키기 쉽고(Bollen, 1989; Kaplan, 1995), 다중 적합도(multiple measures of fit)가 사용되지 않는 한 사실과 관계없이 모형을 기각하기 더 쉽다(Gonzalez & Griffin, 2001). 자료를 잘 적합한 모형에서조차도 작은 특정화 오류(specification error)를 갖는다. 왜냐하면 불가능하지는 않지만 모형을 완전하게 정의하는 것이 어렵기 때문이다. 많은 수의 표본은 유의한 카이제곱을 유도(즉, 카이제곱 검정이 과대 검정)하여 이 작은 특정화 오류의 효과를 크게 만든다. 반대로 작은 수의 표본은 유의하지 않은 카이제곱을 생성하고, 큰 특정화 오류의 효과를 숨길 것이고 모형이 기각되어야 할 때 모형을 채택할 것이다.

두 번째, 모형이 재정의되고 검정될 때 (기각되어야 할 모형이 채택되는–영가설을 채택하는) 제2종 오류를 범할 확률이 증가한다(Kaplan, 1995). 그러나 컴퓨터 예제를 이용하여 이 장의 뒷부분에서 설명하는 것처럼 모형을 재정의하고 재검정하는 것은 구조방정식모형 분석을 실행하는데 있어 내재하는 부분이다. 제2종 오류의 과대한 부풀림은 구조방정식모형 분석이 이론에 의해 안내되고, 수정이 모형 적합에서 가장 큰 변화를 갖는 모형 정의로 선택되었을 때(즉, 가장 큰 검정력을 가질 때) 피할 수 있다. 추가적으로 Chou and Bentler(1995)는 (자료를 반으로 나눌 수 있을 만큼 표본수가 있을 때) 자료를 반으로 나누고 절반의 자료를 갖는 모형을 개발할 것을 추천한다. 최종 모형은 자료의 나머지 반을 가지고 재검정할 수 있다.

검정력이 구조방정식모형에서 중요한 고려사항이지만, 주어진 구조방정식모형에서 얼마나 많은 검정력을 이용하여야 하는가를 평가하는 것은 단순하고 간단한 문제가 아니다. 검정력은 표본수와 잘못된 특정화 오류(misspecification error) 모두에 의해 영향을 받는다(Kaplan, 1995). 그러나 잘못된 특정화 오류는 일반적으로 연구자에게 알려져 있지 않다. 검정력 분석을 위한 다른 방법이 제안되었다. 그러나 이 방법에 대한 설명이나 다양한 단점은 이 장의 영역을 벗어난다. 관심이 있는 독자는 검정력 분석의 특정 방법을 설명한 Kaplan(1995)과 Saris and Satorra(1993)를 참고하거나 최소 표본수를 계산하는 새로운 방법에 대한 MacCallum, Browne, and Suawara(1996)과 Hancock and Freeman(2001)을 참고하라. Hancock and Freeman(2001)은 MacCallum et al.(1996) 방법에 기초한 변화하는 자유도를 갖는 모형에 대한 표본수와 검정력표를 제공한다. 이 표를 살펴보면 가장 덜 보수적인 가정을 사용했을 때에도 자유도가 70보다 작고 표본수가 200 미만인 모형에 대하여 검정력은 .80보다 작다는 것을 보여 준다. 더군다나 표본수 100은 모형이 225 이상의 자유도를 가졌을 때 단지 .80을 검정력을 생성한다. 이 표는 구조방정식모형의 최소 표본수가 200보다 커야 한다는 것을 지지한다.

구조방정식모형의 실행

경로분석과 마찬가지로 구조방정식모형은 준비(모형 정의), 분석(모형 추정과 검정)과 분석의 제한점에 대한 고려를 포함한다. 준비는 전체 모형을 그리는 것(즉, 각 잠재변수에 대한 측정모형을 기술하는 것 뿐 아니라 이 구조들 사이의 가설적 관계를 기술하는 것)과 식별 목적을 위하여 모수를 0 또는 0이 아닌 값(예, .5, 1.0)으로 모수를 고정시키는 것이다. 한번 전체 모형이 정의되면 (그리고 자료가 수집되면) 컴퓨터 프로그램은 모수를 추정하고 자료에 대한 모형의 적합도를 검정한다. 첫 번째 측정모형이 평가되고 연구자가 측정모형이 자료를 적합한다고 결정하면 이론모형을 검정할 수 있다.

자료에 대하여 모형을 적합하는 것은 한 번의 분석으로 거의 완성되지 않는다. 컴퓨터 출력물은 특정 모수가 통계적으로 유의하지 않아 모형에서 제거되거나, 모형에 대한 추가적인 재정의가 필요한가(즉, GFI 또는 CFI가 .90보다 작다)를 제안한다. 예를 들면, (EQS에서 Lagrange 승수 검정) 수정지수는 모형에 모수를 추가하는 것을 제안한다. 좋은 이론적 타당성이 있다면 연구자는 변화를 시도하고, 재정의된 모형의 적합도가 검정된다. 더 많은 모형 검정을 준비하여야 하지만, 모수(즉, 경로)의 추가는 모수가 모형 적합에 중요하게 기여했는지에 대한 관찰을 증가시킬 것이다(Kaplan & Wenger, 1993).

마지막으로 구조방정식모형 분석의 제한점이 적절한 맥락에서 결과를 표현하는데 도움을 주기 위하여 고려되어야 한다. 예를 들면, 연구자는 측정에 대한 특정 가정이 어떤 방식으로든 결과에 영향을 줄 수 있는지 고려하여야 한다. 자료를 잘 적합하는 모형을 찾는 과정에서 많은 모형이 검정되었다면 최종 모형의 타당성에 대한 관심이 일어날 수 있다.

이 절의 나머지 부분에서 구조방정식모형에 대한 컴퓨터 예제를 설명한다. 컴퓨터 예제는 구조방정식모형 분석 과정에 대한 감을 제공한다.

EQS를 이용한 다중-집단 구조방정식모형의 예

이 예제는 아프리카계 미국인과 그들이 잘 아는 동반자에 대한 콘돔 사용의 이론모형을 검정하기 위하여 구조방정식모형을 사용한다. 특히 어떤 모수가 유의한지와 전체적으로 모형이 자료를 잘 적합하는지 결정하기 위하여 구조방정식모형을 사용한다. 추가적인 모수가 모형에 추가된다면 이론적 근거 하에서 이를 정당화할 필요가 있다.

여기에 보고된 자료와 모형 검정 결과는 *Journal of Applied Social Psychology*에 Norris and Ford(1995)가 게재한 대규모 다중-집단 분석의 일부이다. 표본수는 203명이고 자료는 단면자료(cross-sectional data)이다. 구조방정식모형 소프트웨어는 EQS이고 추정방법은 최대우도(ML)이다. |1.5| 이상의 왜도와 첨도를 갖는 변수들은 분석에서 제외하였다.

검정할 이론모형은 그림 17-4에 있다. 이 모형은 서로 다른 세 건강행동 모형의 통합이다. 건강신념 모형(Janz & Becker, 1984), 합리적 행동이론(Fishbein & Ajzen, 1975)과 구조접근 모형(Norris & Devine, 1992). AIDS에 대하여 이야기하는 효과, 연령과 음주가 문헌에서 결과에 대한 응답으로 포함되었다.

그림 17-4에서 보는 것과 같이 이론모형은 8개의 잠재변수를 포함한다. 대인관계(interpersonal consequences), 당혹감(embarrassing)과 즐거움(pleasure)은 콘돔 신념의 세 가지 다른 형태이다(즉, 세 콘돔-신념 요인). 콘돔 성향(condon predisposition)은 합리적 행동이론(콘돔 태도, 동반자 기준)과 구조접근 모형(state of information in memory)의 개념을 결합한 새로운 잠재변수이다. 다른 잠재변수는 AIDS 의사소통(AIDS communication), AIDS 관심[AIDS concern(AIDS susceptibility)], 음주(alcohol use)와 콘돔 사용(condom use)을 포함한다. 연령(age) 또한 포함된다. 연령은 단지 하나의 지표이고 오차없이 측정될 수 있다고 가정되기 때문에 사각형으로 표시된다. 이 이론모형은 다른 곳에서 기술된 기준을 사용하여 과식별되었다(Bollen, 1989; Hayduk, 1987).

잠재변수에 대한 측정모형은 자료를 잘 적합한다. 분리 측정모형(separate measurement model)이 각 잠재변수에 대하여 검정되었다. 이 모형들에 대한 CFI는 .91 이상이고, 상대 카이제곱(relative chi-square)은 .20에서 1.80 사이의 값을 갖는다.

그림 17-4에서 모형은 서류상으로 과식별되었지만, 컴퓨터는 모형을 추정하고 검정할 때 경험적으로는 모형이 저식별되었다는 것을 밝혔다. 콘돔 성향과 연관된 오류가 0이라고 제한하면서 모형을 과식별되게 만들었다. 이 점은 검정 결과가 상태 코드(condition code)로 인하여 적절하지 않을 수 있다는 것과 모수(parameter) D10, D10(콘돔 성향에 대한 오차항)이 하한(lower bound)으로 제한되었다는 것을 표 17-2의 경고("WARNING")에서 보여 준다.

콘돔 성향과 연관된 오차항(D10,D10)에 대한 컴퓨터의 제한은 경험적으로 과식별될 수 있는 가능성을 증가시키기 위하여 모형을 어떻게 재정의할 것인가에 대한 방향을 제공한다.

이 특정 제한에 대한 컴퓨터의 선택은 너무 많은 잠재변수들이 콘돔 성향에 영향을 주는 것으로 그려졌다는 것을 시사한다. 그러나 어떤 모수를 제거시킬 것인가를 어떻게 알 수 있는가? 해답은 표 17-3의 위에 나타난 Wald 검정(Wald test) 결과에 있다. Wald

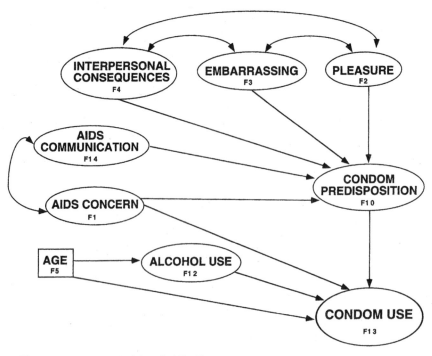

그림 17-4 컴퓨터 예제에 대한 초기 이론모형

검정은 특정 모수를 제거시키는 것이 모형의 적합도를 유의하게 나쁘게 만드는지를 예측한다. Wald는 콘돔 성향(F10)을 포함한 모형에서 세 개의 모수(F10,F4, F10,F3과 F10,F1)가 모형의 적합도를 나쁘게 하지 않았음에도 제거되었다는 것을 예측한다. 이 모수들 중 어떤 것도 카이제곱의 유의한 변화와 연관되어 있지 않다(즉, 변화와 연관된 확률 ≥ .46). 재정

의된 모형에서 이들 세 모수를 표현된 경로를 제거시킨 결과는 그림 17-5에서 볼 수 있고, 모형의 전체 적합도에 어떤 효과도 갖지 않는다. D10,D10에 대한 컴퓨터에서 도입한 제한이 타당도(validity)에 영향을 줄 수 있기 때문에 표 17-3의 아래에 있는 Lagrange 승수 검정에 대한 결과는 무시한다. 또한 여기에서의 목적은 어떤 추가적인 변화를 만들기 전에

표 17-2	컴퓨터 예제에서 초기 이론모형에 대한 모형 적합통계량
Parameter	Condition code
D10,D10	Constrained at lower bound
Goodness-of-fit summary	
Chi-square = 371.158 based on 242 degrees of freedom	
Probability value for the chi-square statistic is less than .001	
The normal theory RLS chi-square for this ML solution is 338.987	
Bentler-Bonnett normed	Fit index = .7.55
Bentler-Bonnett nonnormed	Fit index = .881
Comparative fit index	= .896

WARNING Test results may not be appropriate due to condition code.

노트: Bentler (1992)는 위에 제공된 다른 적합도지수보다 비교적합도지수(comparative fit index)를 추천한다.

ML, 최대우도(maximum likelihood).

어떤 분산항(variance terms)을 0으로 제한할 필요없이 통계적으로 과식별된 모형을 생성하는 것이기 때문에, 모형에서 어떤 추가적인 변화도 만들지 않을 것이다. 분석의 이 시점에서는 이론모형에서 콘돔 성향 변수를 예측하는 회귀 방정식에 대한 식별 문제라는 것만 안다.

그림 17-5에서 보는 재정의된 모형에 대한 검정을 직접적으로 진행한다. 이 다음 분석에 대한 Lagrange 승수 검정은 제거시킨 모수 중 어떤 모수를 다시 모형에 추가시켜야 하는지 말할 것이다. 표 17-3에서 Wald 검정이 모형에 있는 이 모수들에 대하여 다루었지만 초기에 했던 결정을 확인하기 위하여 재정의된 모형의 Lagrange 승수 검정을 검토하는 것이 좋다. (표 17-3에 있는) 값을 가이드하는 통

계량은 교란항(disturbance term) 또는 콘돔 성향을 예측하는 회귀 방정식에서의 오차를 제한한 후에만 산출할 수 있기 때문에 이러한 결정을 확인하는 것이 중요하다. 콘돔 성향에 영향을 준다고 가정한 잠재변수들에 대한 경로계수의 추정치로부터 오차분산(error variance)을 제거하기 원한다면 이 항은 추정될 필요가 있다. 한 번 추정하고 교란항의 값이 좋다면 이 항을 제한하는 것을 선택한다. 그러나 항의 값이 의심스러운지 알지 못할 때 이 항을 제한하는 것은 이전 구조방정식모형에서 산출한 통계량을 신뢰하지 못할 수도 있다.

재정의된 모형(그림 17-5)에 대한 모형 적합도 통계량이 표 17-4에 있다. 상태 코드(condition code)에 대한 어떤 경고도 없다. 다행스럽게도 식별

표 17-3 컴퓨터 예제에서 초기 이론모형에 대한 Wald와 Lagrange 승수검정의 결과

Step	Parameter	Chi-Square	df	Probability
Wald test (for dropping parameters)				
1	F13,F5	0.036	1	.850
2	F10,F4	0.382	2	.944
3	F10,F3	0.658	3	.956
4	D13,D13	1.449	4	.919
5	F13,F12	2.871	5	.825
6	F13,F1	4.861	6	.677
7	F10,F1	7.712	7	.462

Step	Parameter	Chi-Square	df	Probability
Wald test (for dropping parameters)				
1	V11,F13	14.847	1	.000
2	V22,F1	28.271	2	.000
3	V23,F13	36.500	3	.000
4	V34,F5	43.684	4	.000
5	V7,F4	50.027	5	.000
6	V30,F12	55.977	6	.000
7	V26,F13	60.882	7	.000
8	V13,F5	65.656	8	.000
9	V9,F13	70.214	9	.000
10	V8,F12	74.643	10	.000
11	F14,F4	79.050	11	.000
12	V9,F5	83.102	12	.000
13	V1,F3	86.974	13	.000

WARNING Test results may not be appropriate due to condition code multivariate Wald test by simultaneous process.

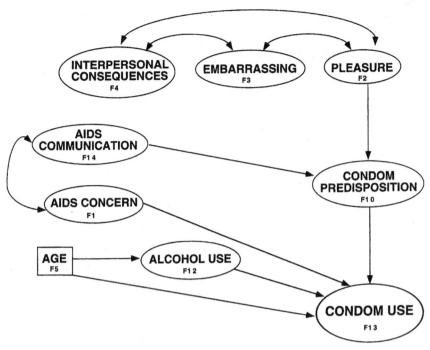

그림 17-5 컴퓨터 예제에 대한 첫 번째 재정의된 모형

문제를 해결했다. 또한 새로운 모형에 대한 적합도는 받아들일 만하다. 모형 카이제곱은 유의하다. 그러나 CFI는 .90이다. 상대 카이제곱(relative chi-square)은 375.296/246=1.53이다. 이 값이 3.0보다 작기 때문에 모형이 적합하다고 주장할 수 있다. 받아들일 수 있는 모형 적합도 통계량이 주어졌을 때 재정의된 이

론모형에서의 모든 경로가 필요한지 알기를 원한다. 이 경로들을 나타내는 어떤 모수를 제거시키는 것이 모형의 적합에 영향을 주는가? 여기서 제2종 오류를 일으킬 확률을 최소화시키기 원한다. 그러므로 결과물의 나머지를 검토하는 것이 중요하다.

표 17-5에 있는 Wald 검정은 제거될 세 개의 모

표 17-4	컴퓨터 예제에서 첫 번째 재정의된 모형에 대한 모형적합도 통계량		
Goodness-of-Fit Summary			
Independence model chi-square = 1,517.312 on 276 degrees of freedom			
Independence AIC =	965.31161	Independence CAIC =	−200.99448
Model AIC =	−116.70398	Model CAIC =	.1,156.23766
Chi-square = 375.296 based on 246 degrees of freedom			
Probability value for the chi-square statistic is less than .001			
The normal theory RLS chi-square for this ML solution is 342.759			
Bentler−Bonett normed	Fit index =		.753
Bentler−Bonett nonnormed	Fit index =		.883
Comparative fit index	=		.896

노트: Bentler (1992)는 위에 제공된 다른 적합도지수보다 비교적합도 지수(comparative fit index)를 추천한다.

ML, maximum likelihood; AIC, Akaike's Information Criterion; CAIC, Consistent Akaika Information Criterion; RLS, Recursive Least Squares.

표 17-5	컴퓨터 예제에서 첫번째 재정의된 모형에 대한 Wald와 Lagrange 승수검정의 결과			
	Cumulative Multivariate Statistics			
Step	Parameter	Chi-Square	df	Probability
Wald test (for dropping parameters):Multivariate Wald test by simultaneous process				
1	F13,F5	0.040	1	.841
2	D13,D13	0.790	2	.674
3	F13,F12	2.141	3	.544
4	F13,F1	4.599	4	.331
Multivariate Lagrange multiplier test by simultaneous process in stage 1				
1	V11,F13	12.514	1	.000
2	V23,F13	23.205	2	.000
3	V22,F14	32.068	3	.000
4	V7,F4	39.285	4	.000
5	V34,F5	46.470	5	.000
6	V29,F12	52.430	6	.000
7	V26,F13	58.037	7	.000
8	V9,F13	62.870	8	.000
9	V1,F10	67.682	9	.000
10	V13,F5	72.444	10	.000
11	V9,F5	76.782	11	.000
12	V8,F12	80.774	12	.000

수(F13,F5, F13,F12와 F13,F1)가 있다는 것을 나타 낸다. 이 모수들은 연령(F5), 음주(F12)와 AIDS 관심(F1)으로부터 콘돔 사용(F13)으로의 경로를 나타 낸다. 이 모수들을 제거한 두 번째 재정의된 모형이 그림 17-6에 있다.

표 17-5의 Lagrange 승수검정 결과로 돌아가서 다음과 같은 질문을 한다. 어떤 모수가 모형에 추가되어야 하는가? 이 질문에 답은 "없다"이다. 나열된 어떤 모수도 두 잠재변수를 포함하지 않는다(예, Fs에 어떤 쌍도 없다). 대신 모수들은 이론적 근거에 의해 정당화될 수 없는 측정모형에서 잠재적 변화를 나타낸다. 그러므로 만들어지지 않는다. 더군다나 측정모형이 이미 자료를 잘 적합하는 것으로 이미 결정되었고, 이 시점에서 분석의 초점이 아니다.

표 17-5의 Lagrange 승수검정은 대인관계, 당혹감과 AIDS 관심의 콘돔 사용에 대한 영향을 나타내는 세 모수들을 제거한 초기 결정을 지지한다. 이 모형검정과 추정으로부터의 결과물의 패턴은 이 잠재변수들이 콘돔 성향에 어떠한 영향도 갖지 않는다

는 가정(즉, 모수들은 0이다)을 지지한다. 표 17-6에서 볼 수 있는 것처럼 두 번째 재정의된 모형(그림 17-6)에 대한 적합도 통계량은 표 17-4에서의 첫 번째 재정의된 적합도 통계량과 약간 차이가 있다. 표 17-7에서 Wald 검정은 잠재변수들 사이의 어떤 추가적인 경로를 제거하는 것을 제안하지 않고, Lagrange 승수검정도 어떤 경로를 추가하는 것을 제안하지 않는다. 모형 적합도 통계량과 함께 이 두 검정은 모형에 대한 추가적인 재정의에 대하여 반대한다. 또한 이 모형 적합도 통계량의 맥락에서 Lagrange 승수검정 결과는 연령, 음주와 AIDS 관심으로부터 콘돔 사용에 대한 경로를 0으로 가정하는 것을 지지한다.

이론모형에 대한 구조방정식모형 검정은 이 시점에서 결론지어진다. 이제 세 가지 분석의 제한점을 고려한다. 첫 번째, 표본수의 제한으로 인하여 자료의 반을 가지고 모형을 개발하고, 자료의 나머지 반을 가지고 모형을 재검정하기 위하여 자료를 무작위로 반으로 나누지 못했다. 그러므로 결과는 제2종 오류(type Ⅱ error)의 결과일 수 있다. 그러나 단지 세 모

형이 정의되고 검정되었다. 이 모형의 제한된 수는 결과가 제2종 오류의 결과라는 논쟁이 된다. 반면에 두 번째 더 중요한 이슈인 표본수는 관심이 남아있는 제2종 오류에 대한 강한 논쟁을 불러일으킨다. 어느 집단도 표본수가 500 이상을 갖고 있지 않다. 이는 실무를 가이드하거나 이론을 수정하기 전에 이러한 결과를 반복할 것을 주장한다.

마지막으로 이 자료들은 단면자료이다. 그러나 여기에서의 모형은 인과관계(causal relationship)를 포함한다(예, AIDS에 대하여 말하는 것은 사람들이 콘돔을 더 많이 사용하도록 만든다). 이러한 이론적 관계는 장기관찰 자료(longitudinal data)에서 평가될 필요가 있다.

요약

구조방정식모형은 많은 측면에서 가치있는 자료 분석 도구이다. 예를 들어, 구조방정식모형은 이론을 검정하고 개념타당도(construct validity)를 평가하는데 더 정확함을 제공한다. 그러나 구조방정식모형은 아직까지도 단지 도구일 뿐이다. 구조방정식모형 그 자체만으로 인과성(causation)을 나타내거나 개념타당도를 확신하기 위하여 사용될 수 없다는 것이다. 분석을 위하여 이론을 사용하는 것은 필수적이다. 그러나 결과의 타당성은 자료와 구조방정식모형이 어떻게 사용되었는가에 의해 영향을 받을 수 있다. CFI 또는 GFI가 보다 작을 때와 같이 좋은 이론이 자료에 의하여 반증될 수 있다. 반면에 이론은 너무 많은 모형이 수행될 때 제2종 오류의 결과로 불필요하게 왜곡될 수 있고, 문제가 있는 자료가 구조방정식모형을 사용할 수 없게 만들 수도 있다.

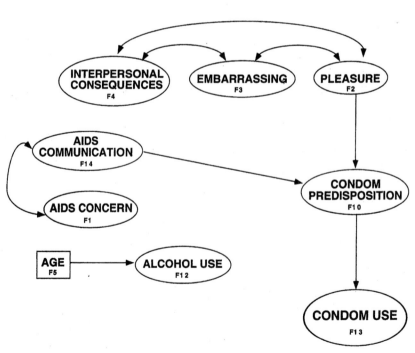

그림 17-6 컴퓨터 예제에 대한 두 번째 재정의된 모형

표 17-6 컴퓨터 예제에서 두 번째 재정의된 이론모형에 대한 모형적합도 통계량

Goodness-of-Fit Summary

Independence model chi-square = 1,517.312 on 276 degrees of freedom

Independence AIC =	965.31161	Independence CAIC =	−.200.99448
Model AIC =	−118.75645	Model CAIC =	−1,170.96737

Chi-square = 379.244 based on 249 degrees of freedom

Probability value for the chi-square statistic is less than .001

The normal theory RLS chi-square for this ML solution is 349.732

Bentler-Bonett normed	Fit index =		.750
Bentler−Bonett nonnormed	Fit index =		.884
Comparative fit index	=		.895

노트: Bentler (1992)는 위에 제공된 다른 적합도지수보다 비교적합도 지수(comparative fit index)를 추천한다.

ML, maximum likelihood; AIC, Akaike's Information Criterion; CAIC, ; RLS.

표 17-7 컴퓨터 예제에서 두 번째 재정의된 모형에 대한 Wald와 Lagrange 승수검정의 결과

		Cumulative Multivariate Statistics		
Step	Parameter	Chi-Square	df	Probability
Wald test (for dropping parameters): Multivariate Wald test by simultaneous process				
1	D13,D13	1.365	1	.243
Multivariate Lagrange multiplier test by simultaneous process in stage 1				
1	V11,F13	12.213	1	.000
2	V22,F14	23.845	2	.000
3	V23,F13	32.416	3	.000
4	V7,F4	39.514	4	.000
5	V34,F5	46.056	5	.000
6	V30,F12	52.014	6	.000
7	V1,F13	57.443	7	.000
8	V13,F5	62.278	8	.000
9	V9,F12	66.804	9	.000
10	V9,F13	71.246	10	.000
11	V3,F12	75.267	11	.000

연습 문제

선다형 문제

1. 구조방정식모형(SEM)은 다음 연구 이슈 모두를 설명하는데 사용할 수 있다.
   a. 모형 수립이 특정 사건 출현으로 지연될 경우를 제외하고
   b. 측정값의 신뢰도를 제외하고
   c. 측정값의 타당도를 제외하고
   d. 집단 간 차이를 제외하고

2. 구조방정식모형이 전통적인 경로분석과 다음과 같은 이유로 차이가 있다.
   a. 구조방정식모형에 식별은 덜 문제가 된다(더 간단하다).
   b. 어떤 변수에 의해 측정되었는가에 대한 신뢰도는 문제가 되지 않는다.
   c. 측정 오차가 모형 개념(잠재변수)에 대하여 추정될 수 있다.
   d. 경로 계수는 처음 나열된 외생변수에 의하여 정의된 후 내생변수가 정의된다.

3. 구조방정식모형은 _____에 대한 또 다른 이름이다.
   a. 관찰변수
   b. 경로계수
   c. 모형적합통계량
   d. 잠재변수

4. 모형 적합은 _____을 이용하여 가장 잘 평가할 수 있다.
   a. 모형 카이-제곱검정
   b. 모수 유의성 검정
   c. Akaike's Information Criterion(AIC)
   d. 적합 통계량(예, CFI, RMSEA, SRMR)의 결합

5. 모형 적합 지수들에 대한 설명으로 옳은 것은?
   a. 모형 적합 카이제곱 검정은 표본수에 영향을 받지 않는다.
   b. 연구는 SRMR이 .05보다 작을 때 좋은 모형 적합이 이루어졌다는 것을 나타낸다.
   c. RSMEA는 추정될 모수의 수에 대하여 수정되지 않는다.
   d. 연구는 상대 카이제곱값이 5.0일 때 좋은 모형 적합이 이루어졌다는 것을 나타낸다.

6. _____을 제외한 모든 것이 구조방정식모형에 대한 가정이다.
   a. 독립변수는 상호배반적인 집단으로 구성되어야 한다.
   b. 잠재변수 사이의 관계는 거짓이 없어야 한다.
   c. 오차항은 정규분포를 따라야 한다.
   d. 표본수는 점근적(asymptotic)이어야 한다.

7. 구조방정식모형에서 자료는 _____을 제외한 모든 것을 포함한다.
    a. 지표변수의 분포
    b. 잠재변수의 분포
    c. 측정값의 신뢰도
    d. 대규모 표본수

8. 구조방정식모형 분석에서
    a. GFI 또는 CFI가 .05보다 작다면 모형을 유지하는 데 가장 좋다.
    b. 모형에서 경로에 대한 어떤 사전 아이디어 없이 시작하는 것이 가장 좋다.
    c. 모형을 재정의하는데 가이드를 할 수 있는 이론, 적합 통계량과 수정지수의 결합을 사용하는 것이 가장 좋다.
    d. 적합 통계량과 수정지수가 모형을 포화시켰다는 것을 나타낼 때까지 모수를 체계적으로 추가하여 다중모형을 검정하는 데 가장 좋다.

9. 구조방정식모형 분석의 초기 단계에서 수행할 때 다음 중 가장 중요한 것은?
    a. 잘 적합된 측정모형을 확인하는 것
    b. 검정을 위한 제한된 수의 이론모형을 확인하는 것
    c. 예비분석을 위하여 작은 수의 표본($n = 100$)을 무작위로 선택하는 것
    d. a와 b

10. 다중–집단 분석에 대하여 다음 중 옳은 것은?
    a. 내포 카이제곱 검정은 전체 또는 부분 측정 불변성을 평가하는데 사용할 수 있다.
    b. 측정모형 불변성은 이론모형 불변성보다 덜 중요하다.
    c. 분석은 각 집단이 동일한 모수를 사용할 때에만 진행할 수 있다.
    d. 연구 표본수는 500 이상 필요하다(각 집단에서 적어도 100)

비평적 사고와 계산 문제

연습문제 그림 17-1과 그림 17-2에 나열된 적합 정보를 점검하시오. 어떤 모형이 이 자료를 더 잘 적합하는가? 추가적인 모형을 실행할 필요가 있는가? 가장 잘 적합된 모형을 다시 명시하고 다시 분석할 필요가 있는가?

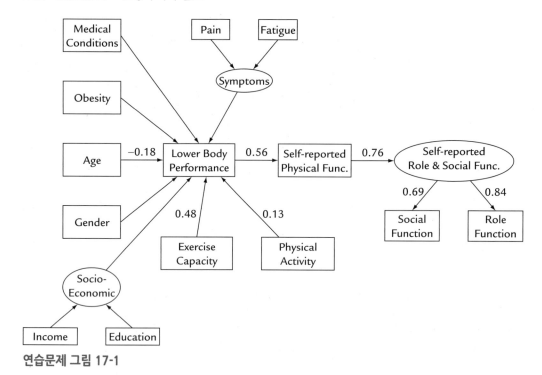

연습문제 그림 17-1

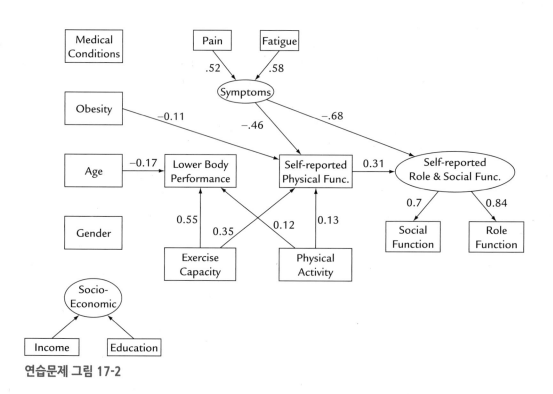

연습문제 그림 17-2

출판을 위한
집필과 발표

목적

이 장을 공부한 후 다음을 할 수 있어야 한다:

1. 결과를 출판해야 하는 중요성을 설명한다.

2. 학술논문, 발표와 포스터의 구조를 설명한다.

3. 연구결과를 다른 사람들과 공유하기 위하여 발표의 초안을 작성한다.

4. 연구결과를 다른 사람들과 공유하기 위하여 포스터를 만든다.

5. 발표가 되지 않은 출판물이 가지고 있는 문제와 이슈를 논의한다.

소개

연구는 결과가 실무자나 전문 지역사회와 공유되지 않으면 쓸모가 없다. 또한 연구결과를 연구에 참여한 사람들과 공유하는 것도 중요한다. 이러한 것은 지역 병례 검토회, 공공보건기구에서 말하기, 지역 문화센터에서 말하기, 지역 컨퍼런스와 소식지를 통하여 달성할 수 있다. 더 높은 수준의 결과에 대한 보급은 주나 국가적 컨퍼런스와 같은 전문가 심사가 가능한 곳에 논문이나 포스터로 발표하는 것이다. 국가적 지수(예, CINAHL 또는 MEDLINE)로 지수화된 전문가 심사저널에 게재하는 것은 연구 결과를 널리 알리는데 가장 좋은 방법이다.

보건의료 전문가들이 연구결과를 출판하는 데는 여러 이유가 있다. 첫 번째 그리고 가장 명백한 이유는 새로운 발견을 통과시키는 것이고, 연구를 통해 기존의 실무를 보강하는 것이다. 이러한 것이 보건의료 제공자들이 자신의 환자에 대하여 근거-중심의료(evidence-based care)를 제공하는 것을 가능하게 하고, 정책 입안자들이 과학적 증거에 근거한 좋은 정책을 수립하는 것을 가능하게 한다. 출판를 위해 집필하는 것은 단지 과학적 지식을 증가시키는 것이 아니라 연구자의 경력을 증진시키고 연구를 수행한 기관의 평가를 향상시킬 수 있다(Cetin & Hackam, 2005; McGhee & Gilhotra, 2005; Rosenfeldt, Dowling, Pepe, & Fulleton, 2000; Teijlingen & Hundley, 2002).

인쇄물로 논문을 작성하는 것은 출판에 대한 집필이 연구결과를 보고하는 것보다 더 많은 것을 포함하고 있기 때문에 복잡하고 스트레스 받는 일일 수 있다. 저널, 출판를 위하여 필요한 사항, 저널의 대상 독자와 연구 출판를 위해 저널에 할당된 공간을 고려 하여야 한다. 아마도 가장 중요한 것은 수행된 연구에 대하여 적절한 저널을 찾는 것이다. 이러한 고려는 연구자가 저널의 독자와는 관련이 없는 원고에 대한 위원회 심사로 결정하는 특정 저널에 게재하기를 원할 수도 있기 때문에 쉽지 않을 수도 있다(Teijlingen & Hundley, 2002). 거의 모든 전문 저널이 심사를 위해 받을 원고에서 무엇을 기대하는가를 명확하게 이해할 수 있는 가이드라인을 제공한다(Boushey, Harris, Bruemmer, Archer, & Van Horn, 2006; Gilhotra & McGhee, 2006).

과학적 논문의 구조

과학 저널은 모두 다음과 같은 제목의 동일한 형식을 사용한다. 제목(title), 초록(abstract), 서론(introduction), 연구방법(method). 연구결과(result), 고찰(discussion), 결론(conclusion)과 참고문헌(references) (Box 18-1). 또한 감사의 글(acknowledgement), 그림(figures)과 표(tables)와 같은 부가적인 절을 가질 수도 있다(Cetin & Hackam, 2005; Rosenfeldt et al., 2000). 원고의 분량은 참고문헌을 제외하고 일반적으로 3,000개에서 5,000개의 단어이다.

제목

제목(title)은 컴퓨터로 검색할 수 있는 논문의 가장 앞부분이고, 독자가 논문이 자신이 관심을 가지고 있는 분야에 적용할 수 있는가를 결정하는 기초가 된다. 좋은 제목은 독자들에게 알릴 뿐 아니라 논문에 대한 독자의 관심을 불러일으킨다. 논문을 작성할 때 제목을 결정하는 것이 적절할 수 있다. 그래서 제목은 내용과 관련한 명확한 기술을 전달한다. 제목은 연구가 사람이나 동물에 대하여 수행되었는지 또는 실험실을 기반으로 수행되었는지에 대하여 독자에게 정보를 제공해야 하며, 너무 길거나 너무 짧아도 안 되지만 연구를 명확하게 나타낼 수 있어야 한다(McGhee

& Gilhotra, 2005).

초록

초록(abstract)은 전자 인쇄물로 나타나는 논문의 한 부분이다. 그러므로 연구에 대한 첫 번째 좋은 인상을 주는데 있어 초록은 중요하다. 일반적으로 분량이 250개에서 350개의 단어인 초록은 우선적으로 연구방법과 핵심 결과를 다룬다(Kurmis, 2003; McGhee &Gilhotra, 2005). 초록은 최종 원고가 작성된 후에 써야 하고 독자가 논문에 끌릴 수 있도록 작성하여야 한다(Kurmis, 2003).

서론

서론(introduction)의 목적은 연구에 대한 필요성과 타당성에 대하여 설명하는 것이다. 이 절에서는 독자에게 주제에 대하여 이미 알려진 것은 무엇이고, 알려지지 않은 것은 무엇인지와 연구자가 무엇을 찾으려고 하는지를 독자에게 말하는 것이다. 지식에 대한 차이(gap)를 확인하는 것을 포함한 연구 분야에 대한 문헌고찰(literature review)을 하는 것은 연구의 필요성을 설명하는데 도움을 준다(Cetin & Heckam, 2005; Kurmis, 2003).

저자가 일반적으로 사용하지 않거나 실험적으로 고려되는 특정 도구, 방법 또는 접근 방법을 사용했다면 서론에서 내용을 설명하여야 한다. 그러나 "연구방법(Methods)" 절에서 다루기 때문에 너무 긴 설명을 할 필요는 없다(Kurmis, 2003), 마지막으로 서론은 연구결과의 목적을 이끌어 낼 수 있는 특정 문제나 가설에 대한 명확한 기술로 끝맺음하여야 한다(Cetin & Heckam, 2005; Kurmis, 2003)

연구방법

이 절에서는 독자가 원할 때 실험을 반복할 수 있도록 어떻게 연구가 수행되었는가에 대한 자세한 내용을 포함한다. 다시 말해 이 절에서는 연구 설계(study

Box 18-1 연구 논문의 절

Ⅰ. 초록

연구문제, (연구대상자의 수를 포함한) 연구방법과 중요한 결론을 기술한다. 초록은 일반적으로 250자에서 350자로 제한된다.

Ⅱ. 서론

연구의 내용과 타당성을 제시한다. 연구의 목적을 기술하고, 문헌을 고찰하고 기존 연구의 문제점을 지적한다. 그리고 연구가 이러한 문제점을 어떻게 설명할 수 있는가에 대하여 기술한다.

Ⅲ. 연구방법

연구를 수행하기 위한 "맵"(map)과 "방안(recipe)"을 제시하고 어떤 연구자라도 연구를 반복할 수 있도록 작성되어야 한다. 이 절은 일반적으로 다음의 내용이 포함된다.

- 자료를 어떻게 수집하였는가에 대한 기술
- (표본수와 인구학적 특성을 포함한) 표본에 대한 기술
- 응답률(response rate)
- (가능하다면) 실험 집단과 대조군에 할당하는 방법
- (변수의 재부호화와 수정을 포함한) 변수의 정의
- 사용한 통계 방법과 특별한 도전이나 조정에 대한 논의

Ⅳ. 연구결과

실제적인 결과만 적는다. 일반적으로 관심이 있는 결과변수에 대한 기술통계량을 우선 기술한다. 이 절에서 이변량(bivariate)과 다변량(multivariate) 분석 결과를 기술한다. 중요한 결과는 표와 내용에 모두 기술하는 것이 중요하다. 덜 중요하거나 덜 관심이 있는 결과는 표나 내용 하나에서만 기술할 수 있다. 결과에 대한 해석은 "연구결과"에서 다루지 않는다.

Ⅵ. 고찰

이 절에서는 연구의 강점과 제한점을 다룬다. 결과가 함축하고 있는 의미를 이 절에서 논의한다. 이 절에서는 일반적으로 결과를 임상실무나 보건정책에 대한 결과의 함축 내용에 대하여 논의한 이전 연구의 결과와 비교한 내용이 포함된다. 그리고 추후 연구(future study)의 필요성에 대하여 논의한다.

---

design), 시간 계획(time frame), 연구에 포함된 연구 참가자들에 대한 기술, 연구참가자수와 사용된 기술적 방법과 통계적 방법에 대한 자세한 내용을 포함한다. 이 절은 각 절에 대한 핵심 정보를 갖는 부분으로 나눌 수도 있다(Cetin & Kackam, 2005; Gilhotra & McGhee, 2006; Kurmis, 2003).

심사자들은 "연구방법(Methods)"에 있는 실험 설계(experimental design)에 대하여 비평적으로 평가한다. 그러므로 연구자들은 사용된 통계 방법과 연구의 타당성(validity)을 평가하기 위하여 결과의 분석에 대한 명확한 설명을 하는 것이 반드시 필요하다.

연구자가 외부로부터 연구비 출처가 있다면, 연구비 출처가 연구의 설계에 포함되어 있는지에 대하여 "연구방법" 절에 감사의 문장을 포함해야 한다. 연구들은 종종 제약회사, 의료기기회사와 개인회사로부터 연구비를 받는다. 이런 경우 연구 설계에 영향을 줄 수도 있으며, 잠재적인 바이어스(bias)를 증가시킬 수 있다(Gilhotra & McGhee, 2006).

연구결과

"연구결과(Results)"는 가설을 지지하거나 반박하는 모든 자료를 포함한 연구의 결과만 포함한다. 이 절에서 연구자들은 자료에 대하여 해석하지 않고 배후 결과(background finding)에 대하여 나타내지 않는다. 대신에 이러한 내용은 서론(introduction)이나 고찰(discussion)에서 설명한다(Cetin & Hackam, 2005; Rosenfeldt et at., 2000). 이 절에서 문장은 간결하고 이해하기 쉬워야 한다. 결과를 기술하기 위해서는 과거 시제를 사용하여야 한다. 실험이 "연구방법"에 나열되어 있을 때 결과가 동일한 문장으로 표현되어 있다면 독자에게 도움을 줄 수 있을 것이다(Gilhotra & McGhee, 2006). Gilhotra & McGhee(2006)는 결과를 표현할 때 다음과 같은 간략한 원칙을 저자들에게 제공하였다.

- 연구와 관련된 자료를 제공한다.
- 자료를 명확하고 단순한 방법으로 표현한다.
- 값(absolute value) 뿐 아니라 백분율(percentage)도 보여 준다.
- 단순한 p-값이 아니라 적용된 통계분석에 대하여 기술한다.
- 소수 셋째 자리까지 p-값을 보고한다.
- 가장 중요한 결과에 대하여 논리적인 문장으로 결과를 표현한다.
- 현재 자료에 대하여 그래프, 표, 그림과 실례를 사용한다.
- 본문에 그래프, 표와 그림으로 표현된 자료를 반복하지 않는다.
- 적절하다면 연령, 성별 또는 인종과 같은 변수에 대한 자료 분석을 포함한다.

p-값을 보고할 때 독자들이 결론과 결과의 유의성을 이끌 수 있게 하기 위하여 p-값과 $p < .05$인가에 대하여 정확하게 기술한다(Kurmis, 2003). 통계는 모든 연구의 핵심 요소이다. 그리고 저자들은 통계 자료를 잘못 해석하지 않도록 주의를 기울여야 한다(Gilhotra & McGhee, 2006).

고찰

저자들은 "고찰(Discussion)"을 원 연구결과와 연구의 중요한 측면에 대한 간단한 검토로 시작할 수 있다. 이 점이 저자들로 하여금 연구의 유의성을 기술하는 문장을 만들도록 한다(Cetin & Hackam, 2005; Gilhotra & McGhee, 2006). Cetin & Hackam(2005)은 "다음의 단락은 저자들의 느낌이 독자들로 하여금 연구의 유의성을 이해하도록 하는데 중요한 주제에 대하여 상세히 이야기하는데 힘을 기울이는 것이다." 라고 기술하였다. "고찰"에서는 현재 시제와 능동형을 사용하는 것이 적절하다.

핵심 결과는 중요성을 위하여 논의되어야 한다. 이러한 생각은 독자들이 "고찰"에서 처음 소개되지 않도록 "서론"에서 일반적으로 기술된다. 저자들은 비교할 수 있는 논문과 결과를 비교하고 결과를 기존 과학에 어떻게 추가하고, 지지하거나 변화시킬 수 있는가에 대하여 논의한다(Gilhotra & McGhee, 2006; Kurmis, 2003; Rosenfeldt et al., 2000).

연구의 제한점(limitation) 또한 이 절에서 논의한다. 저자들은 바이어스가 없다는 것을 보이려고 한다(Kurmis, 2003). 더군다나 제한점을 말함으로써 저자들은 원고가 게재된 후에 편집자로부터의 편지에서 제한점에 대하여 지적받는 것을 피할 수 있다.

결론

"결론(Conclusion)"은 "고찰"에 포함될 수도 있고, 별도로 제시할 수도 있다. 이 절은 (두 단락 이하로) 간략하여야 하고 고찰을 반복해서는 안 된다(Gilhotra & McGhee, 2006; Kurmis, 2003). 연구결과에 의해 지지되지 않는 어떤 결론도 기술하지 않는 것이 중요하다. 이 시점에서 어떤 새로운 정보도 소개되어서는 안 된다. 저자들은 "결론"에서 결과에 대한 해석과 활용에 대하여 권고할 수도 있다(Kurmis, 2003).

참고문헌

"참고문헌(references)"은 원고에서 참고한 모든 논문들을 나열해야 한다. 참고문헌이 어떻게 논문에서 인용되는가는 논문을 투고할 저널에 따라 다르다. 모든 저널들은 참고문헌 인용에 대한 고유의 형식을 가지고 있다. 저자들은 각 저널에서 제시하는 "저자를 위한 설명(Instruction of Authors)"에서 인용의 표현에 대한 자세한 내용을 찾을 수 있다(Kurmis, 2003). 저자들은 모든 참고문헌을 주의깊게 인용하여야 한다. 가능한 한 원논문(original resources)을 사용하여야 한다(Gilhotra & McGhee, 2005).

컨퍼런스 발표와 포스터의 구조

논문과 더불어 많은 연구자들이 American Public Health Association과 같은 전문가 심사 컨퍼런스에서 연구에 대하여 발표한다. 이러한 발표는 연구결과에 대하여 어떻게 의사소통을 할 것인가를 배우기 위하여 신임 연구자에게 있어 아주 좋은 방법이다. 발표는 전형적으로 포스터(poster)나 (파워포인트 슬라이드를 이용한) 구연(oral) 중 하나의 형태를 갖는다. 이러한 발표는 전문가 심사저널의 논문과 동일한 형식(제목, 초록, 서론, 연구방법, 연구결과, 고찰, 결론과

참고문헌)을 가지고 있지만 훨씬 짧다. 포스터나 구연 발표 모두에 대하여 연구 전체에 대한 모든 내용을 포함하기보다는 하나의 중요한 결과에 초점을 두어야 한다.

포스터

포스터 발표는 신임 연구자에게 있어 자신의 연구를 동료 전문가에게 발표하는 가장 좋은 방법이다. 대부분 국가 수준의 건강관련 전문 컨퍼런스는 포스터 세션(poster session)을 가지고 있고, 지역 기관들도 포스터에 대하여 후원할 수 있다. 많은 학교들이 학생들의 연구를 강조하기 위하여 "포스터의 날(poster day)"를 연다. 전형적인 포스터 세션에서는 포스터를 보러오는 사람들에게 1시간에서 2시간 정도 포스터를 붙인 곳에 서서 결과에 대하여 말하게 된다. 이러한 세션은 연구자들에게 구연이나 논문보다 청중과 더 많은 개인적 교류를 할 수 있게 하고, 특정 연구 영역이 아닌 사람들과도 만날 수 있다.

포스터에 대하여 기억해야 할 가장 중요한 것

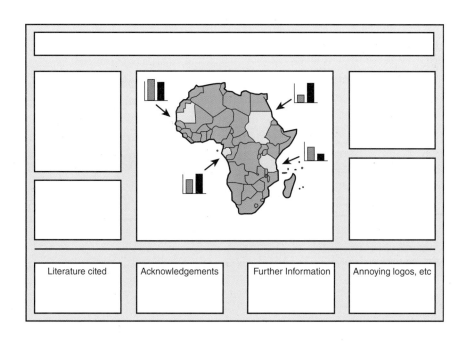

그림 18-1 Purrington, C. B. (2011)로 부터 구한 포스터 배치의 예. 과학적 포스터를 설계하는데 있어서의 조언. (March 2011 from http://www.swarthmore.edu/NatSci/cpurrin1/posteradvice.htm)

은 연구를 시각적으로 표현한다는 것이다. 읽기 쉬워야 하고 보기 편해야 한다. 어떻게 포스터를 만들어야 하는지에 대한 아주 좋은 개요가 Colin Purrington(2011)의 웹사이트에 소개되어 있다. 추가적인 정보는 오래되기는 했지만 관련이 많은 Block(1996)의 논문에서 볼 수 있다.

일반적으로 알 필요가 있는 첫 번째 일은 포스터의 크기이다. 대부분의 컨퍼런스들은 가이드라인을 제공할 것이다. 포스터가 너무 크다면 포스터 게재를 위해 할당된 장소에 붙이지 못할 수도 있기 때문에 이러한 가이드라인을 따르는 것은 아주 중요하다. 오늘날 거의 모든 포스터들이 전문 대형 프린터를 이용하여 작성한다. 많은 학교들이 가지고 있고 이용할 수 있는 많은 회사들을 온라인에서 찾을 수 있다. 대부분의 회사들이 완성을 위한 "템플리트(template)"를 제공할 것이다. 많은 회사들이 파워포인트(Power-Point) 소프트웨어를 사용한다. 그림 18-1은 "전형적인" 포스터 배치를 보여준다. Purrington(2011)이 언급한 바와 같이 "예술적 능력을 가지고 있지 않는 한, 내용을 자르고 복사해서 포스터를 만드는 것을 시도하지 마라."

좋은 포스터를 만들기 위한 핵심은 읽을 수 있도록 만드는 것이다. 표 18-1에 Purrington의 웹사이트에 맞는 포스터를 만드는데 있어 일반적인 몇 가지 조언을 보여 주고 있다. 포스터는 다음의 절을 포함하여야 한다.

- **제목(Title)**: 이슈(issue)를 간단하게 전달하여야 한다. 최대 길이는 한 줄이다.
- **초록(Abstract)**: 포스터에는 초록을 포함하지 않는다. 포스터가 확장된 초록이다.
- **서론(Introduction)**: 서론은 짧고 요점을 가지고 있어야 한다. 중요한 가설을 기술한다.
- **연구방법(Methods)**: 연구방법을 간략하게 기술한다. 그러나 원고에서 적은 것과 같이 자세한 내용을 포함하지는 않는다. 가능한 곳에 그림, 흐름도(flowchart)와 표를 사용한다.
- **연구결과(Results)**: 첫째, 중요한 결과와 기술통계 결과를 기술한다. 두 번째 문단에 가설을 설명하기 위한 자료 분석 결과를 보여 준다. 표, 그림표와 그림을 사용한다. 스스로 설명할 수 있는 범례(legend)를 그림으로 제공한다.
- **결론(Conclusions)**: 가설이 지지되었는지 기술한다. 결과가 왜 확정적이고 흥미로운지에 대하여 논의한다. 정책, 실무와 추후 연구에 대한 관련성을 적는다.
- **인용된 문헌(Literature cited)**: 표준 형식(예, American Psychological Association)을 따른다. 최대 인용 : 약 10개의 인용. 포스터의 덜 중요한 부분에서와 같이 작은 글자크기를 사용할 수 있다.
- **감사의 글(Acknowledgements)**: 프로젝트에 특정한 기여를 한 사람에게 감사하고 이해의 충돌(conflict of interest)과 책무의 충돌(con-

---

표 18-1   좋은 포스터를 만들기 위한 조언

- 포스터를 약 800 단어 정도로 만든다. 하나의 실수는 포스터를 너무 길게 만드는 것이다.
- 전반적으로 큰 글자크기(약 20포인트)를 사용하고 독자가 모든 정보를 6-8피트 거리에서 4-5분에 쉽게 읽을 수 있도록 본문을 구성한다.
- 제목(title and heading)에 대해서는 세리프가 아닌 글자체(예, Helvetica)를 사용하고 본문에 대해서는 세리프 글자체(예, Palatino)를 이용한다(세리프 스타일 글자체는 작은 글자 크기에서 더 쉽게 읽을 수 있다).
- 부문 제목에 "큰점"이나 구두점을 찍지 마라. 부문 제목에 대하여 단순히 "굵은" 형태의 큰 글자체를 사용하는 것이 경계를 표시하는데 충분하다.
- 텍스트 박스의 폭은 약 40자이다(평균적으로 한 줄에 11 단어). 너무 짧거나 너무 긴 선은 빨리 읽기 어렵다.
- 10 문장보다 긴 텍스트 블록(block of text)을 피한다.
- 가능한 한 텍스트 블록보다는 문장의 나열을 사용한다.
- 밑줄보다는 이탤릭체를 사용한다.

출처: Adapted from Purrington, C. B. (2011). *Advice on designing scientific posters.* Retrieved March 2011 from http://www.swarthmore.edu/NatSci/cpurrin1/posteradvice.htm

flict of commitment)의 명백하게 밝혀진 사실을 이 절에 포함한다.

- **추가적인 정보(Further information)**: 이메일 주소, 웹사이트 주소와 포스터의 PDF 파일을 다운로드할 수 있는 URL 등을 제공하기 위하여 이 절을 사용한다.

발표

전문적인 발표는 일반적으로 American Public Health Association과 같은 전문기관의 연차 컨퍼런스에서 이루어진다. 발표는 전형적으로 약 15분 정도이고, 하나의 토픽(topic)에 대하여 큰 패널(larger panel)의 한부분이다. 발표는 시각적 요소(일반적으로 파워포인트 슬라이드)와 구연(oral, talking) 요소 두 가지를 갖는다. 청중의 관심을 유지하기 위하여 흥미를 주는 시각적 도구를 만들고, 목소리를 정열적이고 환상적으로 유지할 필요가 있다. 15분의 발표를 위하여 약 20장에서 28장 정도의 슬라이드를 준비한다. 표 18-2는 시각적으로 호소할 수 있는 슬라이드쇼(slideshow)를 만들기 위한 일반적인 몇 가지 조언을 제공한다. 학문적 발표를 위한 아주 좋은 가이드는 de Szendeffy's(2005)의 책 *A Practice Guide to Using Computers in Language Teaching*이다.

일반적으로 학문적인 발표는 다음과 같은 동일한 형식을 따른다.

- **제목(Title)**: 이슈(issue)를 간단하게 전달하여야 한다. 그리고 이 슬라이드에 공동저자와 소속 기관을 적어야 한다. 감사의 글이 아주 길지 않다면 이 슬라이드에 그 내용을 포함하여야 한다.

- **초록(Abstract)**: 발표에 초록은 포함되지 않는다. 관심이 있는 청중에게 나누어주기 위한 한 페이지 정도의 개요를 준비하는 것이 적절하다.

- **서론(Introduction)**: 첫 번째로 설명할 연구 문제를 기술한다. 그리고 약간의 슬라이드에 문헌에 대한 간략한 고찰을 적는다(세 번째 또는 네 번째 슬라이드).

- **연구방법(Methods)**: 연구방법을 간략하게 기술한다. 그러나 원고에서 적은 것과 같이 자세한 내용을 포함하지는 않는다. 가능한 곳에 그림, 흐름도(flowchart)와 표를 사용한다. 슬라이드는 잘 정돈되어 있어야 한다. 청중에게 연구방법에 대하여 말할 수 있다(다섯 번째에서 여섯 번째 슬라이드).

- **연구결과(Results)**: 첫 번째 슬라이드에서 중요한 결과를 기술한다. 다음 번 슬라이드에서 (너무 복잡하지 않은) 표와 그래프를 보여 줄 수 있다. 모든 발표 과정에서 하는 것과 같이 청중에게 각각에 대하여 설명할 수 있다(다섯 번째에서 여덟 번째 슬라이드).

- **결론(Conclusions)**: 첫 번째 슬라이드에서 가설이 지지되었는지 기술한다. 결과가 왜 확정적이고 흥미로운지에 대하여 논의한다. 정책, 실무와 추후 연구에 대한 관련성을 적는다(다섯 번째에서 여덟 번째 슬라이드).

- **감사의 글(Acknowledgements)**: (첫 번째 슬라이드에서 언급하지 않았다면) 프로젝트에 특정한 기여를 한 사람에게 감사하고 이해의 충돌(conflict of interest)과 책무의 충돌(conflict of commitment)의 명백하게 밝혀진 사실을 이 절에 포함한다.

표 18-2 ▌ 좋은 슬라이드 발표를 위한 조언

- 슬라이드쇼는 15분 발표에 약 22-30장의 슬라이드를 준비한다.
- 전반적으로 큰 글자체(각주에 대하여 적어도 20 포인트, 중요한 본문에 30 포인트와 제목에 대하여 44 포인트)를 사용한다. 슬라이드는 큰 방의 뒤에서도 읽을 수 있도록 만들어야 한다.
- 일관적인 배경(Master slide)과 글자체를 사용한다. – 변화는 독자들의 집중을 방해할 수 있다.
- 슬라이드를 단순하게 만든다. 복잡한 슬라이드는 읽기 어려워진다.
- 슬라이드를 읽지 않는다. 슬라이드에서 사실을 강조하고 시각적인 목적으로 슬라이드를 사용하여 말한다.
- 적절한 곳에 시각적 도구(예, 그림, 그림표, 그래프)를 사용한다.

- **인용된 문헌(Literature cited):** 이 슬라이드가 마지막이다. 이 슬라이드를 보여 주지는 않는다. 그러나 참고문헌에 대한 슬라이드를 가지고 있는 것이 유용할 것이다.

중복 출판에 대하여 저자가 알아야 할 필요가 있는 것은 무엇일까?

어떻게 중복 출판이 일어나는가? 중복 출판(redundant publication)은 저자가 이전에 이미 게재된 논문과 아주 유사한 논문을 게재하려고 할 때 일어난다. "표절(self-plagiarism)"이라고 불리는 중복 출판은 출판 윤리(publishing ethics)와 저작권법(copyright law)에 대한 위반일 수 있다(Hegyvary, 2005). 중복 출판(duplicate publication)을 피하기 위해서 저자들은 중복 출판이 무엇인지, 중복 출판을 어떻게 피해야 하는지, 중복 출판이 일어났을 때 무엇을 해야 하는가와 중복 출판이 저자들에게 어떤 처벌이 따르는가에 대하여 알아야 한다.

The International Committee of Medical Journal Editors가 중복 출판에 대한 가이드라인을 제공한다. 그리고 모든 저자들은 하나 이상의 저널에 게재를 고려한다면 ICMJE의 웹사이트를 방문하고, "중복 출판"이라고 명명된 절을 읽어야 한다(Hegyvary, 2005; International Committee of Medical Journal Editors, 2005).

중복 출판은 많은 문제를 불러일으킬 수 있다. 이전에 언급한 바와 같이 저작권법 위반일 수도 있고 메타분석(meta analysis)이나 문헌고찰 연구(literature review)를 하는 다른 저자들에게 연구의 결과를 이중으로 사용하게 하는 원인이 될 수도 있다(DeAngelis, 2004). 또한 중복 출판의 가능성을 조사하기 위하여 편집시간을 소요하게 할 수도 있다. 인쇄물로 된 저널에서 중복 출판은 다른 논문의 게재를 막거나 지연시킬 수도 있다(Hegyvary, 2005). 출판 전에 중복 출판이 발견된다면 원고는 게재 거부를 당할 것이다. 출판 후까지도 중복 출판이 발견되지 않았다면 두 저널에서 게재되었다는 통보를 받을 것이고, PubMed와 같은 indexes에도 통보될 것이다. 중복 출판한 저자는 중복 게재되었다는 통지와 함께 진술서(written statement의) 제공을 요청받을 수도 있다. 어떤 경우에는 중복 논문(redundant article)이 출판 후에 취소될 수도 있다(Hegyvary, 2005).

Hegyvary(2005)는 저자들이 중복 출판을 피하기 위하여 어떤 단계를 취해야 하는지 설명하였다.

- 채택되지는 않았지만 투고된 논문을 포함하여 관련된 모든 논문을 인용해라.
- 투고할 원고에 어떤 새로운 정보가 포함되어 있는가를 명확하게 하라.
- 원고에 나열된 모든 저자의 어떤 상황들이 원고에 대한 게재 승인을 지지하는가를 이해하라.
- 결과를 최소 출판 분량으로 나누는 대신에 잠재적으로 "최고의" 그리고 포괄적인 논문을 출판하는데 우선권을 주어라.
- 출판의 질보다 양을 더 강조하기 위한 활동에 대한 기준에 도전하라.

요약

연구는 결과가 실무와 전문 지역사회 그리고 가능하다면 연구 참가자들과 공유되지 않는 한 유용하지 않다. 연구 결과는 구연, 학교나 전문 컨퍼런스에서 포스터 발표와 전문가 심사논문에 게재하여 공유할 수 있다. 이들 각각은 독자들과 명확하게 의견을 나누기 위한 서로 다른 접근방법을 요구한다.

비평적 사고 문제

1. 잘 심사된 연구 논문을 선택하고 다음의 내용을 포함하여 각 논문을 간단히 검토하시오.

   a. 연구문제를 기술하시오.

   b. 사용된 이론적 모형 또는 전반적 개념 모형을 간단히 기술하시오.

   c. 중요한 연구문제를 적으시오. 문제에 대한 결정 이유는 무엇인가?

   d. 연구에서 검정하고자 하는 중요한 가설을 나열하시오.

   e. 종속변수와 중요한 독립변수를 정의하시오.

   f. 연구 설계에 대하여 간단히 기술하시오.

   g. 표본(크기, 사회 인구학적 특성 등)과 표본을 어떻게 구했는가에 대하여 기술하시오.

   h. 가설을 검정하기 위하여 사용된 통계량을 나열하시오.

   i. 중요한 가정과 제한점을 확인하시오.

가능성(likelihood): 모수 추정치가 주어졌을 때 관찰된 결과의 확률.

가변수 코딩(indicator coding) [가변수 코딩, dummy coding]: 1과 0을 이용하여 명목–수준 변수를 코딩하는 방법. 대조군 평균과 다른 집단 평균의 비교를 반영한다.

가설(hypothesis): 변수 사이의 기대되는 관계나 집단 간 차이에 대한 공식적인 문장.

검정력(power): 검정에서 영가설이 정확하게 채택될 확률. $1-\beta$로 표시한다.

결정계수(coefficient of determination): 상관계수의 제곱(r^2); 두 변수에 의하여 공유된 분산의 측도; 관련성의 "의미 있음"의 측도.

결측치(missing values): 일부 연구대상자에 대한 변수의 측정되지 않은 값. 결측치는 연구대상자가 어떤 질문에 답하기를 거부하거나 어떤 질문이 연구대상자에게 해당하지 않을 때 나타난다 (예, "임신 중입니까?" 라는 질문은 남성 연구대상자에게는 측정되지 않는다).

경로계수(path coefficients): 경로분석에서 다른 변수에 대한 한 변수의 영향의 크기.

경로모형(path model): 인과모형.

경로분석(path analysis): 최소제곱 회귀를 이용한 인과모형 분석 방법.

경험적 연구(empirical study): 관찰이나 경험에 기초한 연구.

계층적 회귀(hierarchical regression): 연구자가 방정식에 변수를 입력할 순서를 결정한다. 변수는 한 번에 입력될 수도 있고 부분집합으로 입력될 수도 있다.

고유값(eigenvalue): 인자함수 또는 판별함수에 의해 설명되는 분산의 크기.

공변량(covariate): 집단의 평균 점수를 수정하기 위하여 사용하는 연속변수; 외부 변동을 통제하기 위한 방법.

공분산 분석[analysis of covariance (ANCOVA)]: 공변량의 효과에 대한 수정 후 집단 간 평균의 비교를 위한 회귀분석과 분산분석 방법의 결합.

공분산 행렬의 동일성에 대한 Box의 M 검정(Box's M/Box's test of equality of covariance matrices): 반복측정 분산분석에서 연구대상자 간의 모든 수준을 통해 분산–공분산 행렬이 동일한가에 대한 가정에 대한 검정.

공통성(communality): 인자에 의하여 설명되는 문항 분산의 부분.

공통인자분석(common factor analysis): 측정에서 체계적 오차와 확률 오차가 있다는 가정에 기초한다. 분석은 단지 공통분산에 기초한다.

과식별모형(overidentified model): 정확한 식별 모형보다 적어도 하나 이상의 경로를 적게 포함한 모형.

관찰변수(observed variables): 잠재변수 또는 연구도구 항목에 대한 지표.

교차비(odds ratio): 일어나지 않을 확률에 대한 일어날 확률의 비.

교차–타당성(cross-validation): 두 번째 표본에서 R^2을 계산하여 R^2의 타당성 검토.

교차표(cross-tabulation): 두 변수들 사이의 관계를 표 형태로 표현하는 방법. 표의 행과 열은 변수의 값에 따른다.

구간수준 측정(interval-level measurement): 단위 사이에 등간격을 갖는 순위 척도. 그러나 절대 영점을 갖지 않는다. IQ 점수, SAT 점수, GRE 점수는 모두 구간–수준 자료의 예이다.

구조 계수(structure coefficient): 종속 변량과 정준 변량 사이의 상관계수. 일반적으로 결과를 해석할 때 사용된다. 0.30 이상의 값이 의미가 있는 것으로 간주된다.

구조방정식 모형(structural equation modeling): 공분산을 분석하는 이론적 모형을 검정하는 방법. 구조방정식 모형은 측정변수와 잠재변수로 구성된 측정 모형과 이론적 모형을 검정한다.

그래프(graphs): 빈도분포의 시각적 표현.

그린하우스-가이서(Greenhouse-Geisser): 복합 대칭에 대한 가정이 충족하지 않을 때 반복측정 분산분석에서 연구대상자 내 요인에 대한 자유도를 바꾸기 위하여 사용되는 입실론 값.

기각값(critical value): 기각역을 결정하는 값 또는 계산된 특정 통계량이 통계적으로 유의한가(예를 들어, 연구자가 영가설을 기각하는 결정)를 정의하기 위한 한계점. 각 통계량의 기각값은 특정 통계량의 분포에 기초한다. 특정 통계 검정에 의존하여 계산된 값은 검정이 통계적으로 유의하다고 정의된 기각값보다 크거나 작다.

기각역(rejection region): 통계 분포에서 영가설 아래가 아닌 영역. 계산된 표본 통계량이 기각역 안에 포함되면 영가설은 기각된다. 이 영역은 통상적으로 표본 분포의 극단 꼬리에 위치한다.

기술통계량(descriptive statistics): 자료를 요약하고 기술하는 통계량

기저(baseline): 어떤 개입을 하기 전인 연구시점에서 구한 측정값. 때때로 사전검사로 부르기도 한다.

내생변수(endogenous variables): 모형에서 다른 변수에 의해 영향을 받는 변수.

내적타당도(internal validity): 연구의 결과가 독립변수들과 종속변수 사이의 관계를 실제로 정확하게 나타냈는가에 대한 정도.

눈가림(blinding): 연구자와 연구대상자 모두 어떤 처치를 받았는지 알지 못하게 하는 방법.

다변량 분산분석(multivariate analysis of variance): 두 개 이상의 종속변수를 갖는 분산분석.

다중공선성(multicollinearity): 독립변수들 사이의 내적 상관.

다중상관(multiple correlation): 한 종속변수와 독립변수들의 가중화된 복합체 사이의 관계.

다중집단 비교(multiple group comparisons): 가장 일반적인 두 가지는 집단 평균의 사전(사실 전) 비교와 사후(사실 후) 비교이다.

단계적 회귀(stepwise regression): 종속변수로의 측정된 관계에 기초하여 방정식에 변수가 포함된다. 이 방법은 전진적 포함과 후진적 제거를 포함한다. 전진적 방법과 후진적 방법의 결합을 단계적이라고 부른다.

단순 구조(simple structure): 애매모호함을 줄이기 위하여 높은 적재값과 낮은 적재값을 최대화하는 인자회전의 기준.

단측 유의성 검정(one-tailed test of significance): 극단치가 변수의 한쪽 꼬리에서 나타나는 방향을 갖는 가설에 사용되는 검정.

대립가설[alternative hypothesis(Ha)]: 변수들 사이에 통계적으로 유의한 관계가 존재한다는 것을 기술한 가설로 영가설에 반대되는 가설. "실행(acting)" 가설 또는 연구 가설로 부르기도 한다.

대조군(control group): 실험연구 또는 준-실험연구에서 비교를 위해 사용되는 집단.

대체(imputation): 사전 지식, 평균 또는 중위수 대체 또는 회귀 방법에 기초한 자료의 결측치(missing value)에 대한 추정.

독립 확률표본(independent random sample): 각 연구대상자의 변수 값이 다른 연구대상자의 변수 값과 관련되어 있지 않고 모든 연구대상자가 연구에서 선택될 동일한 기회를 갖는 표본.

독립변수(independent variable): 종속변수에 영향을 줄 것으로 보이는 변수. 실험설계에서는 처리를 다룬다.

독립표본 t-검정(independent t-test): 두 독립 집단의 평균이 서로 유의한 차이가 있는가를 결정하기 위하여 사용되는 모수 검정.

독립표본(independent samples): 한 표본의 구성원에 대한 측정치가 다른 표본의 구성원의 측정치와 기존에 존재하는 관계를 갖지 않는 집단이나 표본.

람다(Lambda): Wilks' lambda는 0부터 1의 값을 갖고 오차 분산을 나타낸다. $1-lambda=R^2$.

레벤 검정(Levene's test): 두 개 이상의 분포의 분산이 같은지에 대한 영가설을 검정하는 분산의 동일성에 대한 검정. 분산의 동일성에 대한 다른 검정들보다 정규성의부터의 이탈에 덜 민감하다.

로이의 최대특성근(Roy's greatest characteristic root): 다변량 분산분석에 의해 생성된 결과 통계량으로 첫 번째 판별 변량에 기초한다.

로지스틱 회귀분석(logistic regression): 어떤 변수가 사건의 확률에 주는 영향을 결정하기 위하여 설계된 방법.

리커트 척도(likert scale): 여러 질문에 동의하는지 동의하지 않는지에 대한 수준을 나타내기 위하여 응답자에게 묻는 측정 척도. 리커트 척도는 통상적으로 매우 동의함부터 매우 동의하지 않음까지의 범위를 5개 또는 7개 응답범주로 나타낸다. 만

족도 수준 같은 용어가 동의 수준 대신에 사용될 수 있다.

막대그래프(bar graph): 명목이나 서열 자료에 대하여 사용하는 그래프. 공백이 막대를 구분한다.

맨-휘트니 U-검정(Mann-Whitney U-test): 독립표본 검정에 대한 비모수 검정. 두 독립집단에 대한 중위수의 차이를 결정하기 위하여 사용된다.

멕네마(McNemar): 두 짝지은 이분 측정치 사이의 차이를 보기 위한 비모수 측도. 측정치의 변화를 이용한다.

명목(nominal): 측정의 가장 낮은 수준. 이산 단위로 정리된 자료로 구성한다.

명목측정(nominal measure): 숫자가 고유한 의미를 갖지 않고 단지 서로 다른 범주를 명시하기 위한 측정 척도. 인종, 종교와 건강보험 상태는 모두 명목-수준 자료의 예이다.

모수 검정(parametric tests): 표본이 모집단을 대표하고 점수가 정규분포를 따른다는 가정에 기초한 통계 검정.

모수(parameters): 모집단의 특성.

모집단(population): 특정 특성을 갖는 전체 집단(예, 우울증을 갖고 있는 모든 사람, 모든 미국 내 거주자). 표본이 모집단으로부터 뽑히고 결과가 모집단으로 일반화된다.

모형 수정(model modification): 확증적 인자분석과 구조방정식 모형에서 자료-모형 적합을 증진시키기 위하여 새로 제안된 모형이 처음에 가정한 모형을 다시 정의한다.

모형 카이제곱(model chi-square): 로지스틱 회귀분석에서, 단순히 상수를 갖는 모형에 대한 −2 로그우도(−2LL)와 완전 모형에 대한 −2LL 사이의 차이. 모든 독립변수들의 계수가 0이라는 영가설을 검정한다.

민감도(sensitivity): 질병을 가진 사람 중 검사에서 양성인 사람의 비율.

바틀렛 검정(Bartlett's test): 람다(λ)의 유의성을 검정하기 위하여 사용되는 카이제곱 통계량.

반복측정 분산분석(repeated-measures analysis of variance): 연구대상자가 동일한 변수에 대하여 한 번 이상 측정되었거나 모든 처치에 노출되어 자신의 대조군이 되는 연구대상자 내 설계를 분석하는 방법.

방향을 갖는 가설(directional hypothesis): 연구될 변수 사이의 관계나 연구자가 나타나기 기대하는 실험 처리 사이의 차이를 기술한다.

방향을 갖지 않는 가설(nondirectional hypothesis): 차이나 관련성의 방향을 정하지 않는 집단 사이의 차이가 존재하는지 또는 변수들 사이의 관련성이 있는지에 대한 특정 문장.

배리멕스 회전(varimax rotation): 서로 관련되어 있지 않은 인자들 사이의 직교회전 결과.

백분위수(percentile): 점수의 상대적 위치를 기술한다.

범위(range): 분포에서 가장 큰 값과 가장 작은 값의 차이

베타 계수(beta coefficient): 회귀 방정식에서 변수의 표준화 점수와 관련된 가중치; 편상관계수(partial correlation coefficient).

베타[beta(β-level)]: 제2종 오류가 일어날 확률.

변동계수(coefficient of variation): 자료에서 평균의 비율로 표시되는 산포도. 일반적으로 백분율로 표시한다.

변수 반사(reflect a variable): 변수의 점수를 역으로 재코드하는 형태. 즉, 가장 큰 값이 가장 작은 값이 된다.

변수(variable): 다른 값들을 가질 수 있는 측정된 특성.

복합대칭(compound symmetry): 반복측정 분산분석을 시행할 때 주어지는 가정. 측정에 따른 상관과 분산이 같다는 것을 의미한다.

본페로니 t-검정(Bonferroni t-test): 분산분석 후 어느 집단 간에 평균이 유의하게 차이가 있는지를 결정하기 위하여 분산분석에서 사용하는 사후 검정. 다중 비교를 위해 유의수준을 수정한 형태의 t-검정.

부분편상관(semipartial correlation): 상관된 한 변수로부터 제거된 다른 변수의 효과를 갖는 두 변수 사이의 상관.

분산(variance): 평균으로부터 점수들의 산포도. 표준편차의 제곱과 동일하다.

분산분석[analysis of variance(ANOVA)]: 하나 이상의 요인에 의해 정의된 세 집단 이상의 평균을 비교하기 위하여 사용되는 모수 통계적 기법.

분산의 동질성(homogeneity of variance): 서로 비교할 두 개 이상의 집단에서 종속변수의 분산이 유의한 차이가 없을 때. 등분산성이라고도 불린다.

분산확대인자(variance inflation factor): 허용의 역수.

비모수 검정(nonparametric tests): 자료가 모수검정에서 요구하는 가정 중 하나 이상을 충족하지 못할 때 사용할 수 있도록 고안된 통계 검정. 이 검정들은 "분포에 대한 가정이 없음"이나 모수검정보다 강력하지 않다.

비순환모형(nonrecursive model): 인과성의 흐름이 방향을 갖는 모형.

비율 척도(ratio scale): 측정 단위 사이의 등간격성과 절대 영점을 갖는 측정 척도. (체중, 맥박수 등) 대부분의 생물학적 측정치는 비율-수준 변수이다.

비율수준 측정(ratio-level measurement): 측정의 최고 수준. 자료 점 사이의 등간격성과 더불어 절대 영점을 갖는다.

빈도다각형(polygon): 히스토그램과 동일한 구간수준 또는 비율수준 변수에 대한 그래프. 그러나 더 부드러워 보인다. 다각형은 각 막대 윗부분의 중앙을 연결해서 구성한다.

빈도분포(frequency distribution): 각 값을 나타내는 원 빈도, 상대빈도와 누적빈도의 수를 함께 나타내는 자료의 체계적 배열.

사각회전(oblique rotation): 결과 인자가 서로 상관되어 있다.

사분(tetrachoric): 두 이분 변수 사이의 관계로부터 r을 추정하기 위한 계수.

사분위수 범위(interquartile range): 25백분위수부터 75백분위수까지 값의 범위

사분위수(quartile): 자료 분포의 네 "4분의 1". 첫 번째 사분위수는 25백분위수, 두 번째 백분위수는 50백분위수, 세 번째 사분위수는 75백분위수이고 네 번째 사분위수는 100백분위수이다.

사전 대비(a priori contrast): 직교 가설에 기초한 계획된 비교.

사후검정(post hoc test): 분산분석과 같이 전체 검정이 유의할 때 실행하는 쌍 비교 검정. 사후 검정은 다중비교에 의해 일어나는 문제를 통제하기 위하여 사용된다. Scheffe 검정, Tukey's HSD 검정과 Bonferroni 사후검정을 포함한 많은 사후 검정이 사용된다.

산비탈검정(scree test): 고유값의 그림.

산점도(scatter diagram): 두 서열, 구간 또는 비율변수 사이의 관계를 그래프 형태로 나타내는 다이어그램. 다이어그램은 상관계수로 나타낸다.

상관계수(correlation coefficient): 한 변수의 변동이 다른 변수의 변동에 어느 정도 관련되어 있는가의 측도. −1부터 1의 값을 갖는다.

상관된 t-검정[correlated t-test(짝지은 t-검정, paired t-test)]: 짝지은 두 점수를 비교하기 위한 모수 검정.

상관행렬(correlation matrix): 변수들의 쌍에 대한 상관계수를 포함한 사각 대칭행렬.

상대위험도(relative risk): 다른 상황이 주어졌을 때 주어진 한 상황의 위험.

상대작용특성곡선[receiver operating characteristic(ROC) curve]: 모든 가능한 절단점에 대한 의양성과 의음성 사이의 관계에 대한 그래프 형태의 표현. 그래프는 x축에 의양성을 y축에 실제 양성(1-의음성)을 그린다. 곡선 아래의 면적은 검사에 의해 예측된 범주와 실제 범주 사이의 상관성을 측정하는데 중요한 관심이 있다.

상자그림(box plots): 백분위수에 기초한 기술 통계량에 사용한 그래프 형태의 표현.

상호배반과 전체 범주(mutually exclusive and exhaustive categories): 각 연구 참가자(예, 항목, 사건)는 단지 한 범주에만 포함되고, 연구 참가자들은 모두 범주에 포함된다.

서열척도(ordinal scale): 변수에서 연구 참가자들에게 순위를 주는 측정 척도. 순위 사이의 간격이 동일할 필요는 없다. 서열변수의 예는 주관적 상태를 측정하는 척도 문항이다(예, 행복감 : 매우 행복함, 어느 정도 행복함, 어느 정도 행복하지 않음, 매우행복하지 않음. 태도 : 매우 동의함, 어느 정도 동의함, 어느 정도 동의하지 않음, 아주 동의하지 않음.)

선그림표(line chart): 많은 시점에 따른 변화를 보여주거나 특정 요인에 대하여 강조할 위치를 표

시하기 위하여 선호되는 그림표의 형태.

수정 후 결정계수(adjusted R^2): 연구대상자 수와 변수의 수에 대하여 수정된 R^2.

수정 후 집단평균(adjusted group mean): 종속변수에서 공변량의 효과에 대하여 수정된 집단 평균 점수.

순위를 이용한 프리드만 분산분석(Friedman's ANOVA by rank): 반복측정 분산분석과 유사한 비모수 검정. 순위와 선호도를 비교한다.

순환모형(recursive model): 모형에서 인과관계의 흐름이 방향을 갖지 않는다.

쉐페 검정(Scheffe test): 보수적 사후 검정. 동일한 표본수와 동일하지 않은 표본수를 갖는 집단에서 사용할 수 있다.

스튜던트-뉴만-쿨츠(Student-Newman-Keuls): 투키의 HSD와 유사한 사후 검정. 그러나 기각 값은 상수가 아니다.

스피어만 로우(Spearman rho): 두 쌍의 순위가 있을 때 r에 대한 단순한 공식.

식별(identification): 확증적 인자분석과 구조방정식 모형을 실행하기 위하여 필요한 조건. 자료에서 정보의 양과 알려진 값은 추정된 정보나 알려지지 않은 값을 초과한다.

신뢰구간(confidence interval): 모집단의 모수를 통계량과 표준오차에 기초하여 추정한 범위.

신뢰도(reliability): 어떤 측정도구가 측정하고자 하는 것과 측정한 것과의 일치도 정도. 신뢰도는 검사-재검사 신뢰도, 조사자 간 신뢰도와 내적 일치도로 나눌 수 있다.

실험(experiment): 다음의 특성을 갖는 연구: 연구자가 통제하고 일부 집단만 개입을 받음, 연구에서 연구 참가자들에 대하여 무작위로 선택하고 연구 참가자들을 개입군과 대조군으로 무작위 할당한다.

쌍 제거(pairwise deletion): 상관분석에서, 사례(연구대상자)가 연관된 두 변수 중 하나가 측정되지 않았을 때 사례(연구대상자)가 제외된다.

알파 수준[alpha level(α-level)]: 통계적으로 유의한가에 대하여 연구자에 의하여 정의된 p-값(p-value). 연구자가 제1종 오류를 범하는 것을 기대하는 수준이다. 가장 일반적으로 사용하는

알파-수준은 0.05, 0.01과 0.1이다.

알파(alpha): 제1종 오류가 일어날 확률.

양성예측도(positive predictive value): 질병에 대한 검사에서 양성인 사람 중 질병을 가지고 있는 사람의 비율, 즉 "실제 양성" 백분율로 표시된다.

양으로 치우친 분포(positively skewed distribution): 작은 값을 갖는 사례의 수가 비례적이 아닌 비대칭분포. 이 분포의 꼬리는 오른쪽으로 치우쳐 있다. 또한 우왜향분포로 알려져 있다.

양의 관련성(positive relationship): "직접" 관계로 부른다. x값과 y값이 모두 증가하거나 감소한다. x가 증가할 때, y도 증가한다.

양측 유의성 검정(two-tailed test of significance): 방향을 갖지 않는 가설에서 사용되는 검정. 극단 값이 분포의 한쪽 꼬리에서 일어나는 것을 가정한다.

에타(eta): 때때로 상관비(correlation ratio)로 불린다. 비선형 관계를 측정하기 위하여 사용될 수 있다. 값의 범위는 0부터 1이다.

연구대상자 내 설계(within-subjects designs): 연구 대상자가 자기 자신의 대조군이 된다. 연구대상자는 동일한 변수에 대하여 한번 이상 측정되거나 하나 이상의 처치에 대하여 노출된다.

연구문제(research problem): 사실을 모아 답할 수 있는 질문.

연속변수(continuous variable): 범위 내의 어떤 값을 가질 수 있는 변수. 예를 들어 체중 152.5파운드는 분별 가능한 값이기 때문에 체중은 연속변수이다.

연속성 수정[continuity correction(예이츠 수정, Yates correction)]: 표에서 기대빈도가 5이하일 때 카이제곱 분석에서 사용함.

영가설(null hypothesis): 비교할 두 개 이상의 변수들이 서로 관련이 없다고 기술하는 가설(즉, 두 변수들 사이에는 유의한 관계가 발견되지 않는다).

영차 상관(zero-order correlation): 두 변수 사이의 측정된 관계.

왈드 통계량(Wald statistic): 로지스틱 회귀에서 유의성에 대한 검정 값.

왜도(skewness): 비대칭 분포의 모양에 대한 측도.

외부변수(extraneous variable): 종속변수와 독립변수 사이의 관계를 교란시키는 변수.

외생변수(exogenous variables): 모형에서 다른 변수에 의해 영향을 받지 않는 변수.

외적타당도(external validity): 연구결과를 연구된 표본이 아니라 모집단으로 일반화하는 정도.

요인[factor(s)]: 분산분석 모형에서 평균이 비교되어지는 집단을 정의한 변수.

우발성 계수(contingency coefficient): 두 명목 수준 변수 사이의 관계를 측정하기 위한 비모수적 기법.

원 자료 행렬(raw data matrix): 각 변수에서 각 연구대상자의 원 점수를 포함한 행렬. 행은 연구대상자를 열은 변수를 나타낸다.

위험도(risk): 전체 중 나타나는 수.

윈저화 평균(Winsorized mean): 가장 큰 값과 가장 작은 값을 두 번째로 큰 값과 두 번째로 작은 값으로 대체한 후 계산된 통계적 평균.

윌콕슨 짝지은-쌍 부호순위 검정(Wilcoxon matched-pairs signed rank test): 짝지은 t-검정과 유사한 비모수 방법. 짝지은 측정치를 비교하기 위하여 사용된다.

윌크 람다(Wilks' lambda): 설명되지 않은 분산 또는 오류 분산을 나타낸다.

유의성 검정(significance test): 통계 추정치에 확률을 할당하는 통계적 계산. 작은 확률이 통계적 유의성을 의미한다.

유의수준(significance level): 영가설이 사실일 때 영가설을 기각할 위험을 표시한다.

유의확률(probability value) [p-값(p-value)]: 가설검정에서 통계량 값을 우연에 의해 얻을 가능성.

음성예측도(negative predictive value): 질병에 대한 검사에서 음성인 사람 중 질병을 갖고 있지 않은 사람의 비율. 즉, "실제 음성" 백분율로 표시한다.

음으로 치우친 분포(negatively skewed distribution): 큰 값을 갖는 사례의 수가 비례적이 아닌 비대칭분포. 이 분포의 꼬리는 왼쪽으로 치우쳐 있다. 또한 좌왜향분포로 알려져 있다.

음의 관련성(negative relationship): 한 변수의 값이 증가할 때, 다른 변수의 값은 감소한다. 또한 역의 관련성이라고도 부른다.

의미있음(meaningfulness): 통계분석 결과에 대한 임상적 또는 중요한 의미.

이론(theory): 현상을 이루는 관계에 대한 잘 검정된 체계적 설명.

이론적 모형(theoretical model): 두 잠재변수 사이의 가설적 관계에 대한 모형.

이분변수(dichotomous variable): 단지 두 개의 범주를 갖는 명목변수.

이분산성(heteroscedasticity): 종속변수의 변동이 독립변수 값에 따라 동일하지 않은 상황을 나타낸다.

이상점(outliers): 자료의 분포에서 꼬리 끝 부분에 서 있는 변수의 극단치. 때때로 이상점은 평균으로부터 표준편차보다 큰 값으로 정의된다.

이연 상관(biserial correlation): 한 변수는 이분이고 다른 한 변수는 연속일 때 두 변수 사이의 상관성을 추정할 때 사용하는 방법.

인과관계(causal relationship): 하나 이상의 변수가 다른 변수의 원인이라고 추정되는 관계.

인자구조행렬(factor structure matrix): 인자분석에서 사각회전에 의해 만들어진 행렬. 상관계수를 포함한다.

인자분석(factor analysis): 연구에서 어떤 확인된 차원이 많은 수의 변수들을 기술하는지 결정하기 위하여 많은 수의 변수에 대한 점수를 분석하기 위한 통계 방법. 내적상관이 주어진 특성을 확인하는 방법에서 수학적으로 처리된다.

인자적재값(factor loading): 인자를 갖는 변수들의 상관성.

인자점수(factor scores): 인자적재값에 의해 가중화된 실제 점수.

인자패턴행렬(factor pattern matrix): 인자분석에서 직교회전에 의해 만들어진 행렬. 인자패턴행렬은 일반적으로 해석을 위한 구조 행렬로 선호된다.

인자행렬(factor matrix): 각 행은 변수를 나타내고 각 열은 인자를 나타낸다.

일률적 삭제(Listwise delection): 사례(연구대상자)가 결측치를 갖는다면 사례는 분석에서 제외된다.

일반화(generalizability): 연구결과가 직접적으로 연구되어진 집단을 뛰어 넘는 상황에 적용될 수 있는 정도. 결과물이 표본을 구한 모집단의 추론을 위해 사용될 수 있는 정도.

임상연구심의위원회[Institutional review board(IRB)]: 생의학 연구나 행동과학 연구에 참여에 자원한 인간 연구대상자의 복지를 보호하기 위하여 연구의 계획과 진행을 검토하기 위하여 소집된 기구. IRB는 통상적으로 대학, 의료기관과 정부 기구에 설치한다.

입실론(epsilon): 복합 대칭에 대한 가정이 충족되지 않을 때 반복측정 분산분석에서 사용되는 수정. 입실론은 연구대상자 내 요인에 대한 자유도를 곱한다. 입실론이 더 작아질수록 검정을 더 보수적으로 만든다.

잉여(redundancy): 정준상관분석에서 독립변수들로부터 정준 변량이 종속변수로부터 추출된 분산의 백분율.

자료 집합(data set): 표본이나 모집단의 특성을 측정하기 위하여 사용된 모든 변수들의 값의 집합.

자유도(degrees of freedoms): 다른 변수의 값과 값들의 합을 이미 알고 있을 때 변화하는 변수 값의 가능성.

잔차(residual): 실제점수와 예측점수 사이의 차이. 상관분석에서 변수에 의해 공유되지 않는 분산. 설명되지 않는 분산 또는 오차 분산.

잠재변수(latent variable): 직접 측정되지는 않지만 측정된 변수에 의해 표현되는 구조방정식 모형에서 이론적 구조.

잠재효과(latency effect): 반복측정 설계에서 처리 간 교호작용.

저식별 모형(Underidentified model): 비순환모형(nonrecursive model). 방향이 있는 경로를 포함한다.

적합도 통계량(goodness-of-fit statistic): 자료가 모형을 얼마나 잘 적합하는지에 대한 측도. 모형에서 관찰 확률을 예측 확률과 비교한다.

절대값(absolute value): 양의 값(숫자 앞의 마이너스 부호를 무시한 값).

절사평균(trimmed mean): 분포의 양쪽 끝으로부터 일정 비율의 극단 값을 제거한 후에 계산한 통계적 평균.

절편[Intercept constant(a)]: 회귀직선이 Y축과 만나는 점.

점-이연상관(Point-Biserial coefficient): 한 이분변수와 한 연속변수의 r을 계산하는 간단한 방법.

점 추정치(point estimate): 모집단의 모수를 추정하는 하나의 값.

정규곡선(normal curve): 평균, 중위수와 최빈수가 모두 중앙에 일치하는 이론적으로 완벽한 빈도다각형으로 종-모양의 대칭곡선 형태를 갖는다.

정규변환(transformation to normality): 치우친 분포의 값들을 정규분포 또는 정규분포에 근사하는 분포로 자료를 변환하는 것.

정규분포(normal distribution): 수평축에는 변수의 모든 가능한 값을 나타내고 수직축에는 이 값들이 일어날 확률을 나타내는 이론적 확률분포. 정규분포는 단봉(평균, 중위수와 최빈수가 같음)이고 평균에 대하여 대칭이며 종형 곡선 모양을 갖는다.

정준가중치(canonical weights): 정준 상관분석에서 생성된 표준점수의 가중치; 회귀분석에서 β와 같음; 예측보다는 설명을 위하여 더 많이 사용된다.

정준계수(canonical coefficient): 회귀분석에서의 b-가중치와 동일함; 실제 점수에 기초한 예측점수를 계산하기 위하여 사용될 수 있다.

정준변량(canonical variate): 변수들의 가중화복합.

정준상관(canonical correlation): 독립변수 들 집합과 종속변수 들 집합 간의 연관성에 대한 측도.

정확한 식별모형(just Identified model): 모형에서 모든 변수들이 경로에 의해 서로 내적 연관되어 있다.

제1종 오류(type I error): 영가설이 사실일 때 영가설을 기각하는 오류.

제2종 오류(type II error): 영가설이 거짓일 때 영가설을 채택하는 오류

제곱합(sum of squares): 각각의 평균에 대한 각 점수들의 제곱된 편차의 합.

조건부 확률(conditional probability): 다른 사건이 이미 일어났다는 것을 알고 있을 때 주어진 사건이 일어날 가능성.

종속변수(dependent variable): 여러 다른 변수의 영향을 측정하는 변수(예를 들어, 독립변수에 의하여 값이 예측되어지는 것을 기대할 수 있는 변수). 결과변수 또는 반응변수로 불린다.

종형(bell shaped): 전형적인 정규분포 그래프의 모양.

주관적 확률(subjective probability): 특정 사건이 일어날 가능성에 대한 개인적인 판단.

주성분분석(principal component analysis): 모든 측정오차가 무작위이고 분석된 상관행렬의 대각선이 1을 갖는다는 가정에 기초한 분석 형태.

중심(centroid): 주어진 집단에 대한 판별점수의 평균.

중심극한정리(central limit theorem): 모집단으로부터 많은 표본이 추출되었을 때, 이 표본들의 평균은 정규분포를 따르는 경향을 갖는다.

중위수 대체(median replacement): 특정 변수에서 결측치를 분포의 중위수로 대체함. 변수의 분포가 치우쳐 있을 때 종종 사용된다.

중위수(median): 순서화된 수의 중앙값.

지표(indicator): 구조방정식 모형에서 측정된 변수.

직교 코딩(orthogonal coding): 집단 사이의 직교 대비를 코딩하는 방법. 사전 대비는 이 방법의 코딩을 통하여 검정된다.

직교 회전(배리맥스)[orthogonal rotation (Varimax)]: 서로 상관성이 없는 결과 인자.

직교(orthogonal): 서로 독립.

집단 간 분산(between-group variance): 총 평균으로부터 집단의 평균의 편차에 대한 측도.

집단 내 분산(within-group variance): 각각의 집단 내 점수의 변동; 분산분석에서 오류 항을 나타낸다.

짝지은 t-검정(paired t-test): 짝지은 두 점수를 비교하는 모수 검정.

짝지은-쌍 설계(matched-pairs design): 연구 참가자들이 처리 반응에 영향을 줄 수 있는 특성에 기초하여 짝지어진 검정 설계.

첨도(kurtosis): 곡선이 정규분포인지 평평한지 또는 뾰족한지에 대한 측도.

초록(abstract): 완성된 연구 프로젝트의 간략한 기술. 일반적으로 250개 단어에서 300개 단어로 구성되며 연구목적, 연구방법, 연구결과와 결론을 포함한다.

최대우도법[maximum likelihood(ML) method]: 확증적 인자분석과 구조방정식 모형에서 사용된 추정의 방법.

최빈수(mode): 가장 많이 나타나는 수나 범주.

최소유의차검정(least significant difference test): 다중 검정의 수정 형태인 사후 검정.

추론(inference): 모집단으로부터의 표본 자료에 기초한 결과로부터 이끌어진 모집단에 대한 결론.

추정(estimation): 관찰된 자료의 표본이 모집단의 모수를 추정하기 위하여 사용되는 모형을 검정하기 위한 절차.

축소 공식(shrinkage formula): 다중 상관계수가 얼마나 축소될 수 있는지에 대한 추정치를 제공하는 방정식.

측정(measurement): 일정한 규칙에 따라 대상이나 사건에 수를 할당하는 것(Stevens, 1946).

카이-제곱(chi-square): 분할표에서 행과 열 사이에 통계적으로 유의한 관계가 존재하는가를 평가하기 위하여 사용되는 비모수 검정. 카이제곱 검정통계량은 서로 다른 집단들 사이의 주어진 특성을 갖는 연구 참가자들의 비율을 비교하기 위하여 사용된다.

켄달의 타우(Kendall's tau): 두 서열변수 사이의 관계에 대한 비모수 측도.

쿼티맥스 회전(Quartimax rotation): 높은 적재값을 갖는 첫 번째, 가장 일반적인 요인을 생성하는 경향이 있는 인자분석의 회전 방법.

크래머의 V(Cramer's V): 수정된 phi(π); 범주변수들 사이의 관련성을 평가하기 위하여 사용됨. 2 × 2표보다 큰 표에서 사용된다.

크론바 알파(Cronbach's alpha): 내적일치 신뢰도의 측도.

크루스칼-왈리스 H-검정(Kruskal-Wallis H-test): 분산분석에 대한 비모수 검정. 세 개 이상의 중위수에 차이가 있는가를 결정하기 위하여 사용된다.

타당도(validity): 측정 도구가 측정하고자 하는 것을 얼마나 제대로 측정했는가의 정도; 측정이 "참(true)"인 정도.

타당한 백분율(valid percent): 결측치를 제외한 백분율.

통계학(statistics): 자료(표본의 특성)를 정리하고 기술하고 해석하는 것과 관련된 연구의 분야.

투키의 HSD[Tukey's honestly significant difference(HSD)]: 가장 보수적인 사후 검정.

투키의 전체 유의성 차이(Tukey's wholly significant difference): 보수성에서 Newman-Keuls HSD와 Tukey HSD 사이의 중간인 사후 검정.

특이도(specificity): 질병이 없는 사람 중 검사 결과가 음성인 사람의 비율.

특정화(specification): 모형의 구성 요소 사이의 구조 관계를 명시하고 기술하는 과정.

파이(phi): 두 변수가 이분일 때 피어슨 상관계수를 구하는 간단한 방법.

파이그림표(pie chart): 질적 변수의 백분율 분포를 나눈 원.

판별함수(discriminant function): 집단 간 최대 판별을 위하여 예측변수로부터 정보를 결합한 수학 함수.

판별함수분석(discriminant function analysis): 예측변수에 기초한 집단의 예측을 위한 통계 방법.

편상관(partial correlation): 상관될 두 변수 모두에 대한 다른 변수들의 영향을 통제한 후 두 변수 사이의 관계에 대한 측도.

편차(deviance): 로지스틱 회귀분석에서 완전한 예측을 위한 모형에 기초한 적절한 집단에서의 예측 확률 사이의 비교. 큰 값은 모형 적합이 잘 안됨을 의미한다.

편차코딩(deviation coding)[효과코딩(effect coding)]: 1, −1과 0을 사용하여 명목수준 변수를 코드화하는 방법. 총 평균과 각 집단 평균의 비교를 반영한다.

평균 대체(mean replacement): 특정 변수에서 결측치를 분포의 평균으로 대체함.

평균(mean): 중심경향성 측도. 자료의 산술평균이다.

표(tables): 자료를 값이나 범주로 조직화하고 제목과 설명을 기술할 때 그 결과는 통계표이다.

표본 내 독립(within-sample independence): 표본 내의 관찰치들이 서로 독립이다.

표본(sample): 작은 집단이 전체 모집단을 대표할 수 있다는 기대에서 모집단으로부터 선택된 집단.

표본수(sample size): 연구에 포함된 연구대상자의 수.

표준 회귀(standard regression): 모든 독립변수들이 포함된다.

표준점수(standard scores): z-점수. 평균이 0이고 표준편차가 1인 분포에서 평균 주변의 점수의 편차를 나타낸다.

표준정준상관(standardized canonical correlations): 회귀분석에서 베타 가중치와 유사하다. 이 값은 변수의 표준점수에 기초하고 각 변수의 상대적 중요성을 나타낸다.

표준편차(standard deviation): 평균 주변의 점수의 산포도. 분산의 제곱근.

프리드만 짝지은 표본(Friedman matched samples): 반복측정 분산분석과 유사한 비모수 방법.

피셔의 Z_r(Fisher's Z_r): 정규분포를 만들기 위해 상관계수를 피셔의 Z으로 변환한다.

피셔의 정확검정(Fisher's exact test): 표본수와 기대빈도가 작을 때 2×2표의 카이제곱 검정에 대한 대안.

피어슨 상관계수(Pearson correlation coefficient): 구간측정이나 비율측정 척도에 대한 두 측정치 사이의 선형 관계가 존재하는지 결정하기 위한 모수 검정. 변수들은 정규분포를 따라야 한다.

필라이-바틀렛 대각합(Pillai-Bartlett trace): 설명된 분산의 합을 나타낸다.

하한 입실론(lower-bound epsilon): 반복측정 분산분석에서 복합대칭에 대한 가정이 충족되지 않을 때 자유도를 "수정하는" 가장 보수적인 방법.

향상(improvement): 로지스틱 회귀분석에서 모형을 구축하는 연속적인 단계 사이의 −2LL의 변화.

허용(tolerance): 공선성의 측도. 다른 독립변수들에 의하여 설명되지 않는 변수에서의 분산의 비율$(1 - R^2)$.

호텔링-로우리 대각합(Hotelling-Lawley trace): 판별변수 각각에 대한 변수 간 제곱합과 변수 내 제곱합의 비에 대한 합.

혼합설계(mixed design): 집단 간 요인과 집단 내 요인이 포함된 연구.

확률(probability): 특정 사건이 일어날 가능성에 대한 양적 기술. 0부터 1사이의 값을 갖는다.

확률화(randomization): 집단으로 개인을 무작위로 할당(즉, 모든 연구대상자가 특정 집단에 할당될 동일한 기회를 갖는다).

확증적 인자분석[confirmatory factor analysis (CFA)]: 구조방정식 모형의 특별한 적용과 도구의 인자 구조를 검정하기 위한 이론에 기초한 방법.

회귀계수[regression coefficient(b)]: X가 한 단위 변화할 때 Y의 변화율.

회귀분석(regression): 두 변수 사이의 상관성과 예측 방정식을 찾기 위해 직선의 표현을 이용하는 통계 방법.

회귀의 동질성(homogeneity of regression): 공변량과 종속변수 사이의 관계에 대한 방향과 강도가 각 집단에서 유사하다.

회귀제곱합(regression sum of square): 방정식에서 변수들에 의해 설명되는 분산.

회귀직선(regression line): 최소제곱법이라고 불리는 수학적 방법에 의해 구해진 가장 잘 적합된 직선.

효과코딩(effect coding) [편차 코딩(deviation coding)]: 명목수준 변수를 1, -1과 0을 이용하여 코드화하는 방법. 총 평균과 각 집단 평균의 비교를 반영한다.

효과크기(effect size): 종속변수에 대하여 독립변수에 의해 주어지는 영향.

효율성(efficiency): 검사 결과와 진단이 일치하는 정도. 즉, 백분율로 표시된 실제 결과를 측정하는 검정의 전체 정확성.

훈-펠트(Huynh-Feldt): 반복측정 분산분석에서 그린하우스-가이서(GreenHouse-Geisser)보다 덜 보수적인 입실론 수정 요인에 대한 값.

히스토그램(histogram): 서열, 구간, 비율-수준 자료를 그래프 형태로 그리는 방법. 히스토그램은 분포의 모양을 보여준다.

1요인 분산분석(one-way analysis of variance): 하나의 요인(독립변수)을 갖는 분산분석.

a: 절편. 회귀직선의 Y-축 절편의 값.

b: 회귀 계수(regression coefficient). 선형 회귀분석에서 X가 한 단위 변화할 때 Y의 변화율로 예측 점수를 계산하는데 사용된다. 로지스틱 회귀분석에서는 확률을 계산하는데 사용된다.

Equamax 회전(equamax rotation): 쿼티맥스(Quartimax) 회전과 배리맥스(Varimax) 회전의 특성을 결합한다.

Exp(B): b의 지수 또는 교차비(odds ratio).

F: 분산분석에서 산출된 분산 간의 비에 대한 측도.

F-통계량(F-statistic): 두 분산의 비를 측정하기 위하여 계산된 통계량.

Mauchly 구형성 검정(Mauchly's test of sphericity): 반복측정 분산분석에서 복합대칭 가정에 대한 검정.

N: 연구에 참여한 전체 연구 참가자 수.

n: 특정 부분집단의 연구 참가자 수.

p-값(p-value): 구해진 결과 또는 더 극단적인 결과를 얻을 실제 확률. p-값이 작으면 작을수록 통계적으로 더 유의하다(즉, 결과가 우연에 의해 구해진 가능성이 더 낮다).

R: 다중 상관.

R^2: 다중 상관의 제곱. 독립변수들의 결합이 종속변수를 설명하는 분산의 크기.

R 통계량(R statistic): 로지스틱 회귀분석에서 편상관.

t검정(t test): 독립된 두 집단의 평균을 비교하기 위한 모수 통계 검정.

Y': 회귀방정식에서 예측된 점수.

z-점수(z-scores): 개인 점수에서 평균을 빼고 표준편차로 나누어 계산된 표준화 점수; 정규분포에서 평균으로부터의 편차를 나타낸다.

제1장

비평적 사고 문제

1. 전문가 심사 논문은 서로 다른 단계의 문제를 명확하게 기술하지 않을 수도 있다(예를 들면, 문제와 가설). 그러나 논문을 세심하게 읽고 각 항목을 확인할 수 있어야 한다.
2. 임상 실습이나 보건 정책에 영향을 줄 수 있는 연구가 받아들여질 것이다.
3. 이 연습문제에서 중요한 것은 10-단계 계획을 따르는 것이다.

제2장

선다형 문제

1 (a), 2 (c), 3 (d), 4 (d), 5(a), 6 (b), 7 (d), 8 (b), 9 (a), 10 (d)

올바른 척도의 선택

1 (a), 2 (c), 3 (d), 4 (d), 5 (d), 6 (b), 7 (a), 8 (a), 9 (d), 10 (b), 11 (b), 12 (a), 13 (c), 14 (a), 15 (b), 16 (d), 17 (a), 18 (d), 19 (b), 20 (d).

계산 문제

1. 통계량	자료 1 : 중국 유난성 25개 자치주의 병원 수	자료 2 : 연구대상자 32명의 혈청 콜레스테롤 수준(mg/dL)
평균	31.68	199.38
표준편차	17.797	16.974
중위수	28.0	196.50
사분위수 범위	17.00–46.00	188.00–202.25
최빈수	13, 30	200
범위	8–79	178–259

2. 특성	값
기혼자 비율	64.7
평균 연령(표준편차)	38.82(8.974)
30세 이상인 사람의 수	12
30세 이상인 사람의 비율	70.6
남성의 비율	17.6
근무기간의 평균(표준편차)	15.59(9.063)
학사학위자의 비율	52.9

(계속)

3. 통계량	진료부 A	진료부 B
평균	42.11	44.31
표준편차	10.839	15.377
중위수	40.00	42.50
사분위수 범위	37.00-49.50	34.75-53.00
최빈수	40	41
범위	18-78	18-84

해석

두 기관의 연령 분포는 비슷하다. 그러나 B기관의 연령 범위가 약간 더 크다. 두 기관 모두 평균이 중위수보다 약간 큰 값을 가지고 있으며, 이는 분포가 약간 우왜향되어 있음을 나타낸다.

4. 통계량	기관 A	기관 B
평균	167.27	198.38
표준편차	42.589	39.586
중위수	155.00	199.00
사분위수 범위	130.50-200.00	168.75-225.00
최빈수	130	145, 165, 200, 225, 260
범위	100-270	115-280

해석

기관 B가 기관 A에 비해 체중이 더 높다. 그러나 기관 A에서 체중의 평균은 중위수보다 매우 큰 값을 갖는다. 이는 자료가 우왜향되어 있음을 나타낸다. 반면에 기관 B에서는 평균과 중위수가 비슷하고 이는 종형 분포(bell shaped distribution)를 기대할 수 있음을 의미한다.

제3장

선다형 문제

1 (b), 2 (d), 3 (c), 4 (b), 5(a), 6 (d), 7 (c), 8 (a), 9 (b), 10 (c)

개념 문제

1. 우왜향 분포에서 꼬리는 오른쪽으로 치우쳐 있으며, 분포에서 큰 점수를 더 많이 가지고 있다.
2. 표준 점수 분포는 평균과 표준편차를 갖는다.

계산 문제

---

1. 주변 확률

p (목표 체중을 달성하지 못한 사람)	$\dfrac{120}{200} = .60$
p (목표 체중을 달성한 사람)	$\dfrac{80}{200} = .40$
p (다이어트만 한 사람)	$\dfrac{100}{200} = .50$
p (다이어트와 운동을 한 사람)	$\dfrac{100}{200} = .50$

결합 확률

p (다이어트만 하고 목표 체중을 달성하지 못한 사람)	$\dfrac{80}{200} = 0.8$
p (다이어트와 운동을 하고 목표 체중을 달성하지 못한 사람)	$\dfrac{40}{200} = .20$
p (다이어트만 하고 목표 체중을 달성한 사람)	$\dfrac{20}{200} = .10$
p (다이어트와 운동을 하고 목표 체중을 달성한 사람)	$\dfrac{60}{200} = .30$

조건부 확률

p (다이어트 만 한 사람 중 목표 체중을 달성하지 못한 사람)	$\dfrac{80}{100} = 0.8$
p (다이어트와 운동을 한 사람 중 목표 체중을 달성하지 못한 사람)	$\dfrac{40}{100} = .20$
p (다이어트만 한 사람 중 목표 체중을 달성한 사람)	$\dfrac{20}{100} = 0.2$
p (다이어트와 운동을 한 사람 중 목표 체중을 달성한 사람)	$\dfrac{60}{100} = 0.6$

---

2. 주변 확률

p (고등학교를 졸업하지 않은 사람)	$\dfrac{325}{2519} = .129$
p (고등학교를 졸업한 사람)	$\dfrac{855}{2519} = .3394$
p (2년제 대학을 졸업한 사람)	$\dfrac{708}{2519} = .2811$
p (4년제 대학을 졸업한 사람)	$\dfrac{441}{2519} = .1751$
p (대학원을 졸업한 사람)	$\dfrac{190}{2519} = .0754$
p (담배를 피우지 않는 사람)	$\dfrac{1960}{2519} = .7780$
p (담배를 피우는 사람)	$\dfrac{559}{2519} = .2219$

결합 확률

p (고등학교를 졸업하지 않고 담배를 피우지 않는 사람)	$\dfrac{250}{2519} = .0992$
p (고등학교를 졸업하지 않고 담배를 피우는 사람)	$\dfrac{75}{2519} = .0298$
p (고등학교를 졸업하고 담배를 피우지 않는 사람)	$\dfrac{620}{2519} = .2461$
p (고등학교를 졸업하고 담배를 피우는 사람)	$\dfrac{235}{2519} = .0933$
p (2년제 대학을 졸업하고 담배를 피우지 않는 사람)	$\dfrac{554}{2519} = .2199$
p (2년제 대학을 졸업하고 담배를 피우는 사람)	$\dfrac{154}{2519} = .0611$
p (4년제 대학을 졸업하고 담배를 피우지 않는 사람)	$\dfrac{369}{2519} = .1465$
p (4년제 대학을 졸업하고 담배를 피우는 사람)	$\dfrac{72}{2519} = .0286$
p (대학원을 졸업하고 담배를 피우지 않는 사람)	$\dfrac{167}{2519} = .0663$
p (대학원을 졸업하고 담배를 피우는 사람)	$\dfrac{23}{2519} = .0091$

조건부 확률

p (고등학교를 졸업하지 않은 사람 중 담배를 피우지 않는 사람)	$\dfrac{250}{325} = .7692$
p (고등학교를 졸업하지 않은 사람 중 담배를 피우는 사람)	$\dfrac{75}{325} = .2308$
p (고등학교를 졸업한 사람 중 담배를 피우지 않는 사람)	$\dfrac{620}{855} = .7252$
p (고등학교를 졸업한 사람 중 담배를 피우는 사람)	$\dfrac{235}{855} = .2749$
p (2년제 대학을 졸업한 사람 중 담배를 피우지 않는 사람)	$\dfrac{554}{708} = .7825$
p (2년제 대학을 졸업한 사람 중 담배를 피우는 사람)	$\dfrac{154}{708} = .2175$
p (4년제 대학을 졸업한 사람 중 담배를 피우지 않는 사람)	$\dfrac{369}{441} = .8367$
p (4년제 대학을 졸업한 사람 중 담배를 피우는 사람)	$\dfrac{72}{441} = .1633$
p (대학원을 졸업한 사람 중 담배를 피우지 않는 사람)	$\dfrac{167}{190} = .8789$
p (대학원을 졸업한 사람 중 담배를 피우는 사람)	$\dfrac{23}{190} = .1211$

3. A. $z = \dfrac{78-82}{6.58} = -0.6079$는 -6.01근처의 값이고 절대값을 구한 $z = 0.61$에 대하여

$p(0 \leq z \leq 0.61) = 22.97$을 구할 수 있다. 표준 정규분포에서 평균 0과 0.61 사이에 속할 가능성이 22.97%이고, 이는 정규분포를 따르는 시험 점수의 22.97%가 평균 82점과 78점 사이에 있다는 것이다. 백분위 순위= 50 − 22.92 = 27.08이다. 이는 학생들의 점수의 27.08%가 78점 미만임을 의미한다.

B. $z = \dfrac{82-82}{6.58} = 0$; $p(z = 0) = 0$; $p(0 \leq z \leq 0) = 0$; . 백분위 순위 50+50 = 0 이므로 시험 점수의 50%는 82점 미만이다.

C. $z = \dfrac{88-82}{6.58} = .9119$는 0.91는 근처의 값이다 : $p(0 \leq z \leq 0.91) = 31.86$. 백분위 순위 = 50 + 31.86 = 81.86 이므로 시험점수의 81.86%가 88점 미만이다.

D. $z = \dfrac{95-82}{6.58} = 1.976$이고 1.98 근처의 값이다 : $p(0 \leq z \leq 1.98) = 47.61$. 백분위 순위 = 50 + 47.61 = 97.61,이므로 시험점수의 97.61%가 95점 미만이다.

4. 평균은 70점이고 표준편차는 15점이다:
   a. 시험점수의 68% = ±1 이므로 55점과 85점 사이에 68%가 속한다.
   b. 시험점수의 96% = ±2 이므로 40점과 100점 사이에 96%가 속한다.

5. μ = 70과 σ = 5에 대한 z-점수

원점수	z-점수 $z = \dfrac{x - \mu}{\sigma}$	절대값
58	z = (58 − 70)/5 = −2.4	2.4
65	z = (65 − 70)/5 = −1.0	1.0
73	z = (73 − 70)/5 = 0.6	0.6
82	z = (82 − 70)/5 = 2.4	2.4

b. 백분위 수 : 평균과 z-점수 사이의 면적(부록 B)

원 점수	|z-점수|	p ($\mu \leq z \leq$ |z-점수|)	백분위 수
58	2.4	49.18	50 − 49.18 = 0.82
65	1.0	34.13	50 − 34.13 = 15.87
73	0.6	22.57	50 + 22.57 = 72.57
82	2.4	49.18	50 + 49.18 = 99.18

6. 364/1,500 = .243, 또는 (0.243 × 100) = 24.3%.

7. a. 민감도(*Sn*)

   = [TP/(TP + FN)] × 100
   = [731/(731 + 78)] ×100
   = [731/809] ×100
   = 90.4%

   특이도(*Sp*)

   = [TN/(TN + FP)] × 100
   = [1500/(1500 + 270)] × 100
   = [1500/1770] ×100
   = 84.7%

   양성예측도(*PPV*)

   = [TP/(TP + FP)] ×100
   = [731/(731 + 270)] × 100
   = [731/1001] × 100
   = 73.0%

   음성예측도(*NPV*)

   = [TN/(TN + FN)] × 100
   = [1500/(1500 + 78)] × 100
   = [1500/1578] ×100
   = 95.1%

   효율(*Eff*)

   = ([TN + FN]/[TP + TN + FP + FN]) ×100
   = ([731 + 1500]/[731 + 1500 + 270 + 78]) ×100
   = [2231/2579] ×100
   = 86.5%

b. 이 결과는 철분 결핍 빈혈증을 가진 환자의 90.4%가 혈청 페리틴 수준 검사에서 양성 반응(민감도, *Sn*)을 보인다는 것이고 빈혈증을 갖지 않은 환자의 85%가 음성 반응(특이도, *SP*)을 보인다는 것이다. 혈청 페리틴 수준 검사에서 양성 반응을 보인 사람의 73%가 철분 결핍 빈혈증을 갖는다는 것(양성예측도, *PPV*)이고 검사에서 양성반응을 보인 100명 중 27명은 철분 결핍 빈혈증을 갖지 않는다는 것(1 − *PPV*)이다. 혈청 페리틴 수준 검사에서 음성 반응을 보인 사람 중 95.1%는 실제로 철분 결핍 빈혈증을 갖지 않는다는 것(음성예측도, *NPV*)이고 검사에서 음성반응을 보인 사람 중 (100 − 95.1) = 4.9%가 실제로 철분 결핍 빈혈증을 갖고 있다는 것(1 − *NPV*)이다. 혈청 페리틴 수준 검사는 철분 결핍 빈혈증을 갖는 환자를 진단하는데 86%(효율, *Eff*)의 정확도를 가지고 있다.

제4장

선다형 문제

1 (b), 2 (d), 3 (b), 4 (d), 5 (b), 6 (a), 7 (d), 8 (b), 9 (c), 10 (c)

비평적 사고 문제

1. 5개의 가설은 비슷하다.

$H1_0$: 신생아 체중은 폴리 염화 비페닐(PCB) 노출에 따라 차이가 없을 것이다.

$H1_A$: 기록된 PCB 코드를 갖는 신생아는 PCB 코드를 갖지 않는 신생아보다 체중이 적을 것이다.

$H2_0$: 산모의 흡연은 신생아 체중과 관련이 없을 것이다.

$H2_A$: 흡연 여성에서 태어난 신생아는 비흡연 여성에서 태어난 신생아보다 체중이 적을 것이다.

$H3_0$: 인종은 신생아 체중과 관련이 없을 것이다.

$H3_A$: 아프리카계 미국 여성에서 태어난 신생아는 다른 인종의 여성에서 태어난 신생아보다 체중이 적을 것이다.

$H4_0$: 어머니의 결혼 상태는 신생아 체중과 관련이 없을 것이다.

$H4_A$: 미혼모가 출산한 신생아는 기혼 여성이 출산한 신생아보다 체중이 적을 것이다.

$H5_0$: 수입은 신생아 체중과 관련이 없을 것이다.

$H5_A$: 연 15,000달러보다 수입이 적은 가정에서 태어난 신생아는 연 15,000달러 이상 수입이 있는 가정에서 태어난 신생아보다 체중이 적을 것이다.

2. 다섯 개의 가설은 하나의 종속변수와 하나의 독립변수로 구성되어 있다. 가설은 논문의 중심 연구 문제와 관련성을 가지고 있어야 한다.

3. 제1장에서 10단계 계획을 따를 것을 자세히 기술하였다. 연구목적을 명확하게 기술하라. 연구목적과 관련된 적어도 두 개 이상의 연구 문제를 세우고 각 연구 문제에 대하여 적어도 두 개 이상의 가설을 수립한다.

계산 문제

1. a. $z = \dfrac{31.3 - 26.8}{4.6/\sqrt{25}} = \dfrac{4.5}{4.6/5} = \dfrac{4.5}{.92} = 4.89;\ p < .0001$: 유의함

b. $z = \dfrac{47 - 45.2}{17.5/\sqrt{36}} = \dfrac{1.8}{17.5/6} = \dfrac{1.8}{2.92} = .0614$; 유의하지 않음

b. $z = \dfrac{38.2 - 40.0}{8.2/\sqrt{49}} = \dfrac{-1.8}{8.2/7} = \dfrac{-1.8}{1.17} = -.0855;\ p(z \le -.0855) = .1977$; 유의하지 않음

2. a. 평균의 표준오차를 구한다.

$$se_{\overline{x}} = \dfrac{6}{\sqrt{120}} = .5477$$

b. 평균에 대한 95% 신뢰구간을 계산한다.

$$95\% \text{ 신뢰구간} = 75 \pm (1.96 \times .5477)$$
$$= 75 \pm (1.073)$$
$$= (73.927, 76.073)$$

c. 평균에 대한 99% 신뢰구간을 계산한다.

$$99\% \text{ 신뢰구간} = 75 \pm (2.58 \times .5477)$$
$$= 75 \pm (1.413)$$
$$= (73.587, 76.413)$$

제5장

선다형 문제

1 (b), 2 (a), 3 (b), 4 (c), 5 (d), 6 (a), 7 (b), 8 (b), 9 (b), 10 (a), 11 (c), 12 (a), 13 (d), 14 (d), 15 (d), 16 (a), 17 (d), 18 (b), 19 (b), 20 (a)

비평적 사고 문제

1. 집단 변수가 두 범주를 갖고 다른 변수가 적어도 서열 척도인 어떤 가설도 가능하다.

2. (a) 2.08, (b) 2.704, (c) 1.658, (d) 2.110, (e) 1.671, (f) 3.055

3. (a) 34, (b) 11, (c) 139, (d) 1, (e) 27, (f) 16

계산 문제

1. **독립표본 t검정:** 위약을 복용한 집단은 평균 4.4시간의 수면시간(표준편차, 1.44)을 갖고, 약초를 복용한 집단은 평균 4.9시간의 수면시간(표준편차, 0.87)을 갖는다. (계산된 값 2.74는 기각값 4.95 보다 작기 때문에) f-검정은 유의하지 않다. f-검정이 통계적으로 유의하지 않기 때문에 등분산 가정은 성립되고 합동 분산을 이용한 독립표본 t검정을 사용할 수 있다. 또한, SPSS에서 Levene 검정의 p-값이 .381로 유의하지 않다. 계산된 독립표본 t검정 통계량이 .741로 기각값 2.201보다 작기 때문에 두 집단 간에는 통계적으로 유의하지 않다는 결론을 내릴 수 있다. 또한, SPSS에서 t검정에 대한 p-값이 .474이므로 위약을 복용한 집단과 약초를 복용한 집단의 평균 수면시간에는 차이가 없다는 결론을 내릴 수 있다.
맨-휘트니 U-검정: 위약 집단에 할당된 순위의 합은 42.5이고 약초를 복용한 집단에 할당된 순위의 합은 48.5이다. 맨-휘트니 U-통계량은 14.5이다. 유의수준 .05에서 양측 검정에 대한 기각값(n = 7; m = 6)은 7이다. 14.5 > 7이므로 영가설을 기각할 수 없다. SPSS를 이용하여 구한 맨-휘트니 U-검정에 대한 p-값은 .352로 α = .05보다 크다. 그러므로 두 집단 간에는 유의한 차이를 갖지 않는다는 결론을 내릴 수 있다. 따라서 위약을 복용한 집단과 약초를 복용한 집단 간 평균 수면시간에는 차이가 없다는 결론을 내릴 수 있다.

2. **독립표본 t검정:** 가정돌봄 어린이 집단에서 4개월 동안 공격적인 행동의 평균은 2.86회(표준편차, 1.35회)이고 시설돌봄 집단에서 4개월 동안 공격적인 행동의 평균은 2.33회(표준편차, 1.63회)이었다. f-검정은 유의하지 않았다(계산된 값 1.46이 기각값 4.39보다 크지 않았다). 또한 SPSS에서 Levene 검정의 p-값은 .471로 .05보다 컸다. 그러므로 등분산성이 가정되고 합동 분산에 대한 독립표본 t검정 공식이 사용되었다. 계산된 독립표본 t검정 통계량은 0.635이고 기각값은 2.201이다. 계산된 값이 기각값보다 크지 않기 때문에 두 집단 사이에는 통계적으로 유의한 차이가 존재하지 않는다는 결론을 내릴 수 있다. SPSS에서 t검정에 대한 p-값이 .538로 .05보다 크다. 그러므로 시설돌봄 어린이가 가정돌봄 어린이보다 더 공격적인 행동을 자주 하지 않는다는 결론을 내릴 수 있다.

   맨-휘트니 U-검정: 가정돌봄 집단에 할당된 순위의 합은 52.5이고 시설돌봄 집단에 할당된 순위의 합은 38.5이다. 맨-휘트니 U-검정통계량은 17.5이다. 유의수준 $\alpha = .05$(양측)에서 기각값($n = 7; m = 6$)은 7이다. 두 집단 사이에 유의한 차이가 없다는 결론을 내릴 수 있다. 그러므로 시설돌봄 어린이가 가정돌봄 어린이보다 더 공격적인 행동을 자주 하지 않는다는 결론을 내릴 수 있다.

3. **독립표본 t검정:** 보험이 없는 집단의 1년간 병원방문회수의 평균은 1.73회(표준편차, 1.46회)이고 보험이 있는 집단의 1년간 병원방문회수의 평균은 2.77회(표준편차, 1.54회)이었다. f-검정은 유의하지 않았다(계산된 값 1.11이 기각값 1.85보다 크지 않았다). 또한 SPSS에서 Levene 검정의 p-값은 .833으로 .05보다 컸다. 그러므로 등분산성이 가정되고 합동 분산에 대한 독립표본 t-검정 공식이 사용되었다. 계산된 독립표본 t-검정 통계량은 −2.704이고 기각값은 −2.000이다. 계산된 독립표본 t-검정의 절대값이 기각값보다 크기 때문에 두 집단 사이에는 통계적으로 유의한 차이가 존재한다는 결론을 내릴 수 있다. SPSS에서 t-검정에 대한 p-값이 .009로 .05보다 작다. 그러므로 건강보험을 갖는 여성들이 건강보험을 갖지 않는 여성보다 1년간 병원방문회수가 더 많았다는 결론을 내릴 수 있다.

   맨-휘트니 U-검정: 보험이 없는 집단에 할당된 순위의 합은 748이고 보험이 있는 집단의 순위의 합은 1,143이다. 검정통계량은 283이다. n과 m이 모두 20보다 크기 때문에 기각값을 찾기 위하여 맨휘트니 U-통계량 표를 이용할 수 없다. 이 경우에 z-점수를 계산할 필요가 있다. $z = (t − mn/2)/[nm (n + m + 1)/12]$이고 유의성에 대하여 결과와 표준정규분포의 기각값을 비교한다. 이 경우에 $z = −2.674$이고 $p = .008$(양측)이므로 유의수준 .05에서 영가설을 기각한다. SPSS에서도 $p = .008$이다. 그러므로 두 집단 간에는 유의한 차이가 있다는 결론을 내릴 수 있다. 그러므로 건강보험을 갖는 여성들이 건강보험을 갖지 않는 여성보다 1년간 병원방문회수가 더 많았다는 결론을 내릴 수 있다.

4. **독립표본 t검정:** 빈곤수준 미만 집단은 평균 6.45점의 우울 점수(표준편차, 3.33점)를 갖고 빈곤수준 이상 집단에서는 평균 우울점수가 4.86점(표준편차, 2.27점)이었다. f-검정은 유의하다(계산된 값 2.15가 기각값 1.80보다 크다). Levene 검정의 p-값은 .037이었다. 그러므로 등분산성을 가정할 수 없다. SPSS를 사용하여 분리분산에 대한 독립표본 t-검정을 실행한다. 등분산이 가정되지 않았을 때 SPSS에서의 검정통계량 값은 2.250이고 p-값은 .029이다. p-값이 .05보다 작기 때문에 통계적으로 유의한 차이가 존재한다는 결론을 내릴 수 있다. 그러므로 빈곤수준 미만인 사람들이 빈곤 수준 이상인 사람들에 비하여 더 높은 우울 점수를 갖는다는 결론을 내릴 수 있다.

맨-휘트니 U-검정: 빈곤수준 미만 집단에 할당된 순위의 합은 1,230이고 빈곤수준 이상인 집단에 할당된 순위의 합은 1,048이다. n과 m이 모두 20보다 크기 때문에 기각값을 찾기 위하여 맨휘트니 U-통계량 표를 이용할 수 없다. 이 경우에 z-점수를 계산할 필요가 있다. $z = (t - mn/2)/[nm(n + m + 1)/12]$이고 유의성에 대하여 결과와 표준정규분포의 기각값을 비교한다. 이 경우에 $z = -2.229$이고 $p = .026$(양측)이다. 그러므로 유의수준 .05에서 영가설을 기각한다. SPSS에서도 $p = .008$이다. 그러므로 두 집단 간에는 유의한 차이가 있다는 결론을 내릴 수 있다. 그러므로 빈곤수준 이하인 사람들이 빈곤 수준 이상이 사람들에 비하여 더 높은 우울 점수를 갖는다는 결론을 내릴 수 있다.

5. **독립표본 t검정:** 정기적으로 논문을 읽지 않은 치위생사의 실무기간은 평균 11.83년(표준편차, 7.67년)이고 정기적으로 논문을 읽은 치위생사의 실무기간은 평균 15.71년(표준편차, 8.84년)이었다. f-검정은 유의하지 않았다(계산된 값 1.33이 기각값 1.39보다 크지 않았다). 그러므로 등분산성이 가정되고 합동 분산에 대한 독립표본 t-검정 공식이 사용되었다. 계산된 독립표본 t-검정 통계량은 3.540이고 기각값은 1.96이다. 계산된 값이 기각값보다 크기 때문에 두 집단 사이에는 통계적으로 유의한 차이가 존재한다는 결론을 내릴 수 있다. 그러므로 정기적으로 논문을 읽는 치위생사의 실무기간이 정기적으로 논문을 읽지 않는 치위생사보다 유의하게 더 길다는 결론을 내릴 수 있다.

제6장

선다형 문제

1 (b), 2 (d), 3 (c), 4 (d), 5 (c), 6 (d), 7 (b), 8 (d), 9 (d), 10 (a)

가장 좋은 통계 검정의 선택

1 (a), 2 (d), 3 (b), 4 (a), 5 (b), 6 (a), 7 (a), 8 (d), 9 (b), 10 (c)

비편적 사고 문제

1 사전검사/사후검사 설계이거나 짝지은-대조군 설계를 갖는 동일한 변수의 서로 다른 두 측정치를 비교하기 위한 다섯 개의 가설이 있다. 관심있는 특성은 적어도 서열척도이어야 한다.

2 윌콕슨 짝지은 쌍에 대한 기각값:
   a. 3, b. 0, c. 100, d. 5, e. 35

3 환자와 짝지은 대조군을 갖는 연구는 (어떤 형태의 개입을 받은)환자 집단에서의 종속변수의 측정치와 (어떤 형태의 개입을 받지 않은) 대조군에서의 종속변수의 측정치를 비교한다. 각 개인의 행동과 자신의 대조군을 갖는 연구는 동일한 사람에 대하여 두 측정치(사전검사와 사후검사)를 비교

한다 : 한 값은 개입 전의 값이고 다른 한 값은 개입 후의 값이다.

계산 문제

1. **짝지은 *t*검정:** 금발을 했을 때 연구 참가자들은 평균 4.90점(표준편차. 0.88)의 즐거움 점수를 갖고 자신의 갈색 머리카락을 가졌을 때 평균 2.90점(표준편차, 1.29점)의 즐거운 점수를 가졌다. 계산된 *t*-통계량은 −3.873이고 기각값은 2.262이다(유의수준 α = .05; 양측검정; 자유도 9). SPSS로부터 *p*-값은 .004이다. 계산된 값의 절대값이 기각값보다 크고 *p*-값이 .05보다 작기 때문에 두 머리카락 색깔에 따라 통계적으로 유의한 차이가 존재한다는 결론을 내릴 수 있다. 결론은 금발이 더 즐거움을 준다는 것이다.

   윌콕슨 짝지은-쌍 검정: 금발을 했을 때 연구 참가자들은 중위수 5.0점의 즐거움 점수를 갖고 자신의 갈색 머리카락을 가졌을 때 중위수 3.0점의 즐거운 점수를 가졌다. 양의 순위합은 53이고 음의 순위합은 2이다. 더 작은 값의 결과가 유의성을 점검하기 위한 윌콕슨 부호 순위 확률 표와 비교한다. 쌍의 수가 10개일 때 8보다 작은 값이 유의하다. SPSS에서 *p*-값은 .008이다. 결과 2는 8보다 더 작고 *p*-값은 .05보다 작다. 그러므로 통계적으로 유의한 차이가 존재한다는 결론을 내린다.

2. **짝지은 *t*검정:** 연구 참가자들은 샐러드 A에 대하여 평균 8.40 oz(표준편차, 4.70)를 남겼고 샐러드 B에 대해서는 평균 11.30 oz(표준편차, 3.30)를 남겼다. 계산된 *t*-통계량은 −2.240이고 기각값은 2.262이다(유의수준 α = .05; 양측검정; 자유도 9). SPSS로부터 *p*-값은 .052이다. 계산된 값의 절대값이 기각값보다 작고 *p*-값이 .05보다 작지 않기 때문에 짝지은 *t*-검정을 이용하여 선호도에 대하여 두 샐러드 간에 통계적으로 유의한 차이가 존재하지 않는다는 결론을 내릴 수 있다. 그러나 결과가 유의성(*p* = .052)에 근접해 있기 때문에 추가적인 연구의 필요성이 있다.

   윌콕슨 짝지은-쌍 검정: 연구 참가자들은 샐러드 A에 대하여 중위수 8.0 oz를 남겼고 샐러드 B에 대해서는 중위수 11.5 oz를 남겼다. 음의 순위합은 5이고 양의 순위합은 40이다. 더 작은 값의 결과가 유의성을 점검하기 위한 윌콕슨 부호 순위 확률 표와 비교한다. 쌍의 수가 10개일 때 8보다 작은 값이 .05에서 유의하다. SPSS에서 *p*-값은 .008이다. 결과 5는 8보다 더 작기 때문에 통계적으로 유의한 차이가 존재한다는 결론을 내린다. SPSS에서 *p*-값은 .036으로 .05보다 작다. 윌콕슨 짝지은-쌍 검정을 이용하여 샐러드 A가 샐러드 B보다 더 인기가 있다는 결론을 내린다.

3. **짝지은 *t*검정:** 사전검사 지식 점수의 평균은 5.76점((표준편차, 1.86점)이고 사후검사 지식 점수 평균은 5.82점(표준편차, 1.74)이다. 계산된 *t*-통계량은 −.194이고 SPSS로부터 정확한 *p*-값은 .848이다. 그러므로 개입은 간호학과 학생들에 있어 가정 폭력에 대한 지식을 유의하게 증가시키지 못한다는 결론을 내린다.

   윌콕슨 짝지은-쌍 검정: 사전검사 지식 점수의 중위수는 6.0점이고 사후검사 지식 점수의 중위수는 6.0점이다. 음의 순위합은 30이고 양의 순위합은 25이다. SPSS로부터 정확한 *p*-값은 .782이다. 그러므로 개입은 간호학과 학생들에 있어 가정 폭력에 대한 지식을 유의하게 증가시키지 못한다는 결론을 내린다.

4. **짝지은 *t*검정:** 연구 참가자들은 프로그램에 참여하기 전에 하루 평균 14.43개비(표준편차, 3.39)를 피웠고 프로그램에 참여한 후에는 하루 7.71개비(표준편차, 1.67)를 피웠다. SPSS로부터 정확한 *p*-값이 .000보다 작다. 그러므로 연구 참가자들은 금연 프로그램에 참여한 후에 하루 흡연량이 유

의하게 감소했다는 결론을 내린다.

윌콕슨 짝지은–쌍 검정: 연구 참자가들은 프로그램에 참여하기 전에 하루 중위수 14개비를 피웠고 프로그램에 참여한 후에는 하루 중위수 8개비를 피웠다. 양의 순위합이 0이고 SPSS로부터 정확한 p-값이 .000보다 작다. 그러므로 연구 참가자들은 금연 프로그램에 참여한 후에 하루 흡연량이 유의하게 감소했다는 결론을 내린다.

제7장

선다형 문제

1 (c), 2 (b), 3 (c), 4 (b), 5 (b), 6 (a), 7 (b), 8 (b), 9 (d), 10 (a)

가장 좋은 통계 검정의 선택

1 (f), 2 (a), 3 (c), 4 (d), 5 (e), 6 (b), 7 (e), 8 (f), 9 (a), 10 (e)

비평적 사고 문제

1. (한 변수에 의해 정의된) 세 개 이상의 집단의 평균의 차이를 알아보고자 하는 검정이다.

2. 다음 표는 기각값을 나열하고 있다.

α-값	자유도(분자)	자유도(분모)	1요인 분산분석
.01	2	30	5.39
.05	2	30	3.32
.01	3	25	4.68
.05	3	25	2.99

3. 다음 표는 완성된 분산분석표이다.

출처	제곱합	자유도	평균제곱	f-비	p-값
집단 간	97.4	2	48.7	245.46	<.01
집단 내	12.3	62	0.0984		
전체	109.7				

계산 문제

1. **1요인 분산분석:** 읽기 속도(1분 간 단어 수)의 평균과 표준편차는 다음과 같다. 집단 1: 15.6(표준편차, 6.50), 집단 2: 16.25(표준편차, 3.59)와 집단 3: 10.0(표준편차 : 1.83). Levene 검정은 유의하지 않기 때문에(p = .150) 등분산이 성립한다. 계산된 f-검정은 2.225이고 연관된 p-값은 .159이다(유의하지 않다). 그러므로 세 집단의 읽기 속도의 평균에는 유의한 차이가 존재하지 않는다.

크루스칼-왈리스 H-검정: 계산된 크루스칼 왈리스 H-통계량의 p-값이 .099이다(유의수준 α = .05에서 유의하지 않다). 그러므로 세 집단의 읽기 속도의 평균에는 유의한 차이가 존재하지 않는다.

2. **1요인 분산분석:** 교통사고 수의 평균과 표준편차는 다음과 같다. 도시 A: 15.0(표준편차, 4.0), 도시 B: 9.71(표준편차, 4.72)과 도시 C: 7.71(표준편차 : 5.02). Levene 검정은 유의하지 않기 때문에(p = .876) 등분산성이 성립한다. 계산된 f-검정은 4.688이고 연관된 p-값은 .023이다(유의하다). 그러므로 세 도시의 교통사고 수의 평균에는 유의한 차이가 존재한다는 결론을 내릴 수 있다. 본페로니 사후검정 결과 도시 A와 도시 C가 서로 유의한 차이를 보이고(p = .025) 다른 차이는 존재하지 않는다.

   크루스칼-왈리스 H-검정: 계산된 크루스칼 왈리스 H-통계량의 값이 .030이다(유의수준 α = .05에서 유의하다). 그러므로 세 도시의 교통사고 수의 평균에는 유의한 차이가 존재한다는 결론을 내릴 수 있다.

3. **1요인 분산분석:** 자아존중감 점수의 평균과 표준편차는 다음과 같다. 고등학교 졸업 미만: 17.8(표준편차, 3.55), 고등학교 졸업 23.3(표준편차, 3.30), 2년제 대학 졸업: 25.7(표준편차, 1.89)과 4년제 대학 졸업 이상: 30.5(표준편차, 3.03). Levene 검정은 유의하지 않기 때문에(p = .379) 등분산성이 성립한다. 계산된 f-검정은 30.762이고 연관된 p-값은 .000이다(유의하다). 그러므로 서로 다른 졸업 집단에서 여성들의 자아존중감 점수의 평균에는 유의한 차이가 존재한다는 결론을 내릴 수 있다. 본페로니 사후검정 결과 고등학교 졸업 미만 학력의 여성들이 다른 세 집단의 여성들보다 유의하게 더 낮은 자아존중감 점수를 갖고 있었고 4년제 대학 졸업 이상의 학력을 가진 여성들이 다른 세 집단의 여성들보다 유의하게 더 높은 자아존중감 점수를 갖고 있었다. 고등학교 졸업 학력과 2년제 대학 졸업 학력을 갖는 여성들에 있어 자아존중감 점수는 유의한 차이를 보이지 않았다.

   크루스칼-왈리스 H-검정: 계산된 크루스칼 왈리스 H-통계량의 값이 .000이다(유의수준 α = .05에서 유의하다). 그러므로 네 집단의 여성들에 있어 자아존중감 점수에는 유의한 차이가 있다는 결론을 내린다.

4. **1요인 분산분석:** 월급여의 평균과 표준편차는 다음과 같다. 대학 A: \$1,861.0(표준편차, \$337.81), 대학 B: \$4,740.38(표준편차, \$379.29), 대학 C: \$2,595.11(표준편차, \$355.97), 대학 D: \$3,492.25(표준편차, \$306.71)와 대학 E: \$5,812.75(표준편차, \$257.94). Levene 검정은 유의하지 않기 때문에(p = .379) 등분산성이 성립한다. 계산된 f-검정은 202.639이고 연관된 p-값은 .000이다(유의하다). 그러므로 다섯 개 대학의 조교수의 평균 급여에는 유의한 차이가 있다는 결론을 내린다. 사후검정 결과 모든 대학의 급여가 서로 유의하게 차이가 있다는 것을 볼 수 있다.

   크루스칼-왈리스 H-검정: 계산된 크루스칼 왈리스 H-통계량의 p-값이 .000이다(유의수준 α = .05에서 유의하다). 그러므로 다섯 집단 중 적어도 하나가 급여 분포에서 유의한 차이를 갖는다는 결론을 내린다.

5. **1요인 분산분석:** 총콜레스테롤 수준의 평균과 표준편차는 다음과 같다. 지역 A: 186.19(표준편차, 35.09), 지역 B: 178.28(표준편차, 38.38), 지역 C: 207.68(표준편차, 46.06)과 지역 D: 185.36(표준편차, 45.44). Levene 검정은 유의하지 않기 때문에(p = .660) 등분산성이 성립한다. 계산된 f-

검정은 3.079이고 연관된 p-값은 .030이다(유의하다). 그러므로 서로 다른 네 개의 조사 지역에서 환자의 평균 총콜레스테롤 수준은 유의한 차이가 있다는 결론을 내린다. 본페로니 사후검정 결과 지역 B와 지역 C 만이 서로 유의하게 차이가 있는 것으로 나타났다(p = .038).

크루스칼-왈리스 H-검정: 계산된 크루스칼 왈리스 H-통계량의 p-값이 .054이다. 그러므로 (유의수준 α = .05로 가정했을 때) 네 조사지역의 총콜레스테롤 수준에 대한 분포는 유의한 차이가 존재하지 않는다는 결론을 내린다. 1요인 분산분석과 크루스칼-왈리스 검정 결과가 일치하지 않는다. 이는 자료가 1요인 분산분석이 요구하는 가정을 하나 이상 위배하였기 때문이다.

제8장

선다형 문제

1 (b), 2 (d), 3 (d), 4 (b), 5 (a), 6 (b), 7 (a), 8 (c), 9 (d), 10 (a)

가장 좋은 통계 검정의 선택

1 (c), 2 (d), 3 (g), 4 (a), 5 (f), 6 (g), 7 (f), 8 (b), 9 (g), 10 (h)

비평적 사고 문제

1. (두 요인/독립변수에 의해 정의된) 넷 이상의 집단의 평균의 차이를 검정하는 가설이다.

2. 하나 이상의 요인/독립변수에 의해 정의된 세 개 이상의 집단의 두 종속변수의 평균에 차이가 있는가에 대한 가설이다.

3. 다음 표는 완성된 분산분석표이다.

2요인 분산분석표 (n = 66)

출처	제곱합	자유도(df$_x$)	평균제곱	F (분산비)	α=.05에서 유의성
요인 A	11.6	2	11.6/2 = 5.8	5.8/2.5 = 2.32	F_{crit} = 3.14, so p > .05
요인 B	98.9	1	98.9/1 = 98.9	98.9/2.5 = 39.56	F_{crit} = 3.99, so p < .05
교호작용 (AB)	1,948.7− (11.6 + 98.9 + 1,746.8) = 91.4	2 × 1 = 2	91.4/2 = 45.7	45.7/2.5 = 18.28	F_{crit} = 3.14, so p > .05
처리					
잔차(오차)	1,746.8	688	1,746.8/688 = 2.5		
전체	1,948.7				

계산 문제

1. SPSS 결과는 아래와 같다. 간단히 Levene 검정은 유의하지 않기 때문에($p = .395$) 3요인 분산분석을 실행하였다. 대상자 간 효과에 대한 검정에 대하여 어머니의 인종이 신생아 체중과 유의하게 관련되어 있다는 것을 볼 수 있다. 본페로니 사후검정으로부터 흑인/아프리카계 미국인이 백인/코카시안(3,485.87g)과 히스패닉(3,399.33g)보다 유의하게 낮은 신생아 체중(2,440.25g)을 갖는다는 것을 볼 수 있다. 추가적으로 어머니의 연령과 흡연 사이에는 유의한 교호작용이 있다는 것을 발견하였다($p = .007$).

	노트	
결과물 생성		16-mAR-2011 15:30:37
Comments		
명령어	Data	C:\Documents and Settings\ekelvin\Desktop\Kelvine\Stat book editing\chapter 8 low birth weight weight problems.sav
	Active Data set	DataSet2
	Filter	〈none〉
	Weight	〈none〉
	Split File	〈none〉
	No. of Rows in Working Data File	60
결측치 처리	결측치의 정의	User-defined missing values are treated as missing
	사용된 사례	Statistics are based on all cases with valid data for all variables in the model
Syntax		UNIANOVA Birth weight BY RaceEth Mar_Age Mar-Smoking
		/METHOD=SSTYPE(3)
		/INTERCEPT=INCLUDE
		/POSTHOC=RaceEth Mar_Age (BONFERRONI)
		/PRINT=HOMOGENEITY DESCRIPTIVE
		/CRITERIA=ALPHA(.05)
		/DESIGN=RaceEth Mar_Age Mar_Smoking RaceEth*Mar_Age RaceEth*MarSmoking Mar_Age*MarSmoking RaceEth*Mar_Age*MarSmoking
출처 Resources	Processor time	00:00:00.016
.05	Elapsed time	00:00:00.016

[Data Set 2] C:\Documents and Settings\ekelvin\Desktop\Kelvine\Stat book editing\chapter 8 low birth weight weight problems.sav

대상자 간 요인

		수준	N
임산부의 인종	1	흑인/아프리카계 미국인	20
	2	백인/코카시안	20
	3	히스패닉	20
임신 중 임산부의 연령 집단	1	18세 미만	19
	2	18세-34세	21
	3	35세 이상	20
임산부의 흡연력	0	비흡연	35
	1	흡연	25

기술통계량
종속변수 : 신생아 체중(g)

임산부의 인종	임신 중 임산부의 연령 집단	임산부의 흡연력	평균	표준편차	N
흑인/아프리카계 미국인	18세 미만	비흡연	2,457.28	644.431	5
		흡연	2,137.58	262.117	3
		전체	2,337.39	533.212	8
	18-34세	비흡연	2,916.95	752.713	5
		흡연	1,390.38	344.029	3
		전체	2,344.48	990.857	8
	35세 이상	비흡연	2,709.81	300.962	2
		흡연	2,965.19	662.117	2
		전체	2,837.50	445.044	4
	전체	비흡연	2,690.90	642.945	12
		흡연	2,064.28	738.179	8
		전체	2,440.25	734.353	20
백인/코카시안	18세 미만	비흡연	3,395.54	766.370	6
		흡연	3,433.38	–	1
		전체	3,400.95	699.743	6
	18-34세	비흡연	4,341.38	–	1
		흡연	3,353.93	672.493	5
		전체	3,518.50	724.091	6
	35세 이상	비흡연	3,227.66	847.894	4
		흡연	3,963.04	216.718	3
		전체	3,542.82	727.756	7
	전체	비흡연	3,420.48	780.634	11
		흡연	3,565.79	572.092	9
		전체	3,485.87	681.204	20
히스패닉	18세 미만	비흡연	3,575.25	–	1
		흡연	3,499.58	32.765	3
		전체	3,518.50	46.336	4

(계속)

기술통계량
종속변수 : 신생아 체중(g)

임산부의 인종	임신 중 임산부의 연령 집단	임산부의 흡연력	평균	표준편차	N
	18-34세	비흡연	3,575.25	418.311	7
		흡연	–	–	0
		전체	3,575.25	418.311	7
	35세 이상	비흡연	3,107.06	508.908	4
		흡연	3,291.50	478.605	5
		전체	3,209.53	470.213	9
	전체	비흡연	3,419.19	468.207	12
		흡연	3,369.53	377.885	8
		전체	3,399.33	424.439	20
계	18세 미만	비흡연	3,109.57	816.621	12
		흡연	2,906.41	735.538	7
		전체	2,977.88	768.775	19
	18-34세	비흡연	3,380.99	681.871	13
		흡연	2,617.59	1,151.075	8
		전체	3,090.17	941.815	21
	35세 이상	비흡연	3,075.85	613.583	10
		흡연	3,427.70	560.649	10
		전체	3,251.77	599.837	20
	전체	비흡연	3,169.89	712.126	35
		흡연	3,022.51	875.539	25
		전체	3,108.48	780.663	60

오차 분산의 동일성에 대한 레빈 검정(Levene's Test)[a]
종속변수 : 신생아 체중(g)

F	자유도1	자유도2	유의성
1.088	16	43	.395

종속변수의 오차 분산은 집단에 따라 동일하다는 영가설 검정

[a]모형: 상수+RaceEth+Mar_Age+Mar_Smoking+RaceEth*Mar_Age+RaceEth*MarSmoking +Mar_Age*MarSmoking+RaceEth*Mar_Age*MarSmoking

대상자 간 효과의 검정
종속변수 : 신생아 체중(g)

출처	유형 III 제곱합	자유도	평균제곱	F	유의성
수정 모형	2,138E7	16	1,336,531.760	3.944	.000
상수	3.548E8	1	4.548E8	1,341.942	.000
RaceEth	1.173E7	2	5,864,510.451	17.305	.000
Mar_Age	219,017.396	2	109,508.698	.323	.726
MarSmoking	750,643.562	1	750,643.562	2.215	.144
RaceEth*Mar_Age	1,704,590.617	4	426,147.654	1.257	.301

(계속)

대상자 간 효과의 검정
종속변수 : 신생아 체중(g)

출처	유형 III 제곱합	자유도	평균제곱	F	유의성
RaceEth* MatSmoking	395,703,503	2	197,851.752	.584	.562
Mar_ Age*MarSmoking	3,725,744.928	2	1,862,872.464	5.497	.007
RaceEth*Mar_ Age*MarSmoking	60,418.063	3	20,139.354	.059	.981
오차	1.457E7	43	338,887.122		
전체	6.157E8	60			
수정 전체	3.596E7	59			

[a] R^2 = .595 (수정 R^2 = .444).

사후 검정
임산부의 인종

다중 비교

신생아 체중(g) : 본페로니

임산부의 인종 (I)	임산부의 인종 (J)	평균 차이 (I - J)	표준 오차	유의성	95% 신뢰구간 하한	상한
흑인/ 아프리카계 미국인	백인/ 코카시안	−1,045.62[a]	184.089	.000	−1,504.23	−587.01
	히스패닉	−959.07[a]	184.089	.000	−1,417.69	−500.46
백인/ 코카시안	흑인/ 아프리카계 미국인	1,045.62[a]	184.089	.000	581.01	1,504.23
	히스패닉	86.54	184.089	1.000	−372.07	545.16
히스패닉	흑인/ 아프리카계 미국인	959.07[a]	184.089	.000	500.46	1,417.69
	백인/ 코카시안	−86.54	184.089	1.000	−545.16	372.07

관찰된 평균에 기초함.

오차 항은 평균 제곱 = 338,887.122.

[a]평균 차이는 유의수준 .05에서 유의하다.

동일 부분집합
임신 중 임산부의 연령

다중 비교

신생아 체중(g) : 본페로니

임산부의 임신 중 연령 집단 (*I*)	임산부의 임신 중 연령 집단 (*J*)	평균 차이 (*I - J*)	표준 오차	유의성	95% 신뢰구간	
					하한	상한
18세 미만	18-34세	-112.29	184.319	1.000	-571.48	346.90
	35세 이상	-273.89	186.495	0.448	-738.50	190.72
18-34세	18세 미만	112.29	184.319	1.000	-346.90	571.48
	35세 이상	-161.60	181.884	1.000	-614.72	291.52
35세 이상	18세 미만	273.89	186.495	0.448	-190.72	738.50
	18-34세	161.60	181.888	1.000	-291.52	614.72

관찰된 평균에 기초함.

오차 항은 평균 제곱 = 338,887.122.

2. 등분산에 대한 Box의 검정($p = .295$)과 Levine의 검정($p = .451$과 $p = .474$)이 유의하지 않기 때문에 다변량 분산분석을 시행할 수 있다. 다이어트 개입은 체중 감소($p = .007$)와 콜레스테롤 수준($p = .000$)에 유의한 영향을 주고, 운동 개입은 콜레스테롤 수준($p = .006$)에 유의한 영향을 주는 것을 알 수 있다. 다이어트와 운동의 교호작용은 체중 감소($p = .000$)에 유의한 영향을 준다.

일반 선형모형

노트

결과물 생성		16-Mar-2011 15:48:54
Comments		
명령어	Data	C:\Documents and Settings\ekelvin\Desktop\Kelvine\Stat book editing\chapter 8 exercise and diet.sav
	Active Data set	DataSet3
	Filter	〈none〉
	Weight	〈none〉
	Split File	〈none〉
	No. of Rows in Working Data File	60
결측치 처리	결측치의 정의	User-defined missing values are treated as missing
	사용된 사례	Statistics are based on all cases with valid data for all variables in the model
Syntax		GLM LbsLost Cholesterol BY Diet Exercise
		/METHOD=SSTYPE(3)
		/INTERCEPT=INCLUDE
		/POSTHOC=DESCRIPTIVE HOMOGENEITY
		/PRINT=HOMOGENEITY DESCRIPTIVE

		/CRITERIA=ALPHA(.05)
		/DESIGN=Diet Exercise Diet*Exercise
출처	Processor time	00:00:00.016
	Elapsed time	00:00:00.016

[Data Set 3] C:\Documents and Settings\ekelvin\Desktop\Kelvine\Stat book editing\chapter 8 exercise and diet.sav

대상자 간 요인

		수준	N
다이어트	0	변화 없음	30
	1	실험적 다이어트	30
운동	1	변화 없음	30
	0	실험적 운동	30

기술통계량

	다이어트	운동	평균	표준편차	N
실험 기간 동안의 체중(lb) 감소	변화 없음	변화 없음	3.53	1.642	15
		실험적 운동	6.87	1.767	15
		계	5.20	2.384	30
	실험적 다이어트	변화없음	7.40	2.098	15
		실험적 운동	5.53	1.356	15
		계	6.47	1.978	30
	전체	변화 없음	5.47	2.700	30
		실험적 운동	6.20	1.690	30
		계	5.83	2.264	60
실험 후 총 콜레스테롤	변화 없음	변화 없음	183.47	34.525	15
		실험적 운동	208.73	25.429	15
		계	196.10	32.446	30
	실험적 다이어트	변화없음	151.07	26.111	15
		실험적 운동	165.73	20.927	15
		계	158.40	24.417	30
	전체	변화 없음	167.27	34.294	30
		실험적 운동	187.23	31.651	30
		계	177.25	34.232	60

공분산 행렬의 동일성에 대한 Box의 검정[a]

Box의 M	11.468
F	1.192
자유도1	9
자유도2	35,937.955
유의성	.295

관찰된 종속변수의 공분산 행렬이 집단에 따라 동일하다는 영가설에 대한 검정

[a]모형: 상수+Diet + Exercise + Diet*Exercise

다변량 검정[a]

효과		값	F	가설 자유도	오차 자유도	유의성
상수	Pillai's trace	.982	1,490.594[b]	2.000	55.000	.000
	Wilks' Lambda	.018	1,490.594[b]	2.000	55.000	.000
	Hotelling's trace	54.203	1,490.594[b]	2.000	55.000	.000
	Roy's largest root	54.203	1,490.594[b]	2.000	55.000	.000
Diet	Pillai's trace	.414	19.392[b]	2.000	55.000	.000
	Wilks' Lambda	.586	19.392[b]	2.000	55.000	.000
	Hotelling's trace	.705	19.392[b]	2.000	55.000	.000
	Roy's largest root	.705	19.392[b]	2.000	55.000	.000
Exercise	Pillai's trace	.153	4.951[b]	2.000	55.000	.011
	Wilks' Lambda	.847	4.951[b]	2.000	55.000	.011
	Hotelling's trace	.180	4.951[b]	2.000	55.000	.011
	Roy's largest root	.180	4.951[b]	2.000	55.000	.011
Diet*Exercise	Pillai's trace	.376	16.561[b]	2.000	55.000	.000
	Wilks' Lambda	.624	16.561[b]	2.000	55.000	.000
	Hotelling's trace	.602	16.561[b]	2.000	55.000	.000
	Roy's largest root	.602	16.561[b]	2.000	55.000	.000

[a]모형: 상수 + Diet + Exercise + Diet*Exercise

[b]정확 통계량(Exact statistic)

오차 분산의 동일성에 대한 레빈 검정[a]

	F	자유도1	자유도2	유의성
실험 기간 동안 체중 감소(lb)	.891	3	56	.451
실험 후 총 콜레스테롤	.847	3	56	.474

종속변수의 오차 분산은 집단에 따라 동일하다는 영가설 검정

[a]모형: 상수 + Diet + Exercise + Diet*Exercise

대상자 간 효과의 검정

출처	종속변수	유형 III 제곱합	자유도	평균제곱	F	유의성
수정 모형	실험 기간 중 체중 감소(lb)	133.533[a]	3	44.511	14.767	.000
	실험 후 총 콜레스테롤	27,720.717[b]	3	9,240.239	12.494	.000
상수	실험 기간 중 체중 감소(lb)	2,041.667	1	2,041.667	677.330	.000
	실험 후 총 콜레스테롤	1,885,053.750	1	1,885,053.750	2,548.813	.000
Diet	실험 기간 중 체중 감소(lb)	24.067	1	24.067	7.984	.007
	실험 후 총 콜레스테롤	21,319.350	1	21,319,350	28.826	.000
Exercise	실험 기간 중 체중 감소(lb)	8.067	1	8.607	2.676	.107
	실험 후 총 콜레스테롤	5,980.017	1	5,980.017	8.086	.006
Diet*Exercise	실험 기간 중 체중 감소(lb)	101.400	1	101.400	33.640	.000
	실험 후 총 콜레스테롤	412.350	1	421.350	.570	.454
오차	실험 기간 중 체중 감소(lb)	168.800	56	3.014		
	실험 후 총 콜레스테롤	41,416.533	56	739.581		
계	실험 기간 중 체중 감소(lb)	2,344.000	60			
	실험 후 총 콜레스테롤	1,954,191.000	60			
수정 계	실험 기간 중 체중 감소(lb)	302.333	59			
	실험 후 총 콜레스테롤	69,137.250	59			

[a]R^2 = .442 (수정 R^2 = .412).
[b]R^2 = .401 (수정 R^2 = .369).

제9장

선다형 문제

1 (c), 2 (d), 3 (c), 4 (b), 5 (a), 6 (d), 7 (d), 8 (c), 9 (b), 10 (a)

가장 좋은 통계 검정의 선택

1 (h), 2 (b), 3 (a), 4 (e), 5 (h), 6 (b), 7 (g), 8 (d), 9 (g), 10 (c)

비평적 사고 문제

1. 세 개 이상의 반복측정치를 비교한 어떤 가설을 채택한다.

2. a. 동일한 사람을 대상으로 서로 다른 세 시점 이상에서 측정치(예, 혈압)를 반복한 연구
   b. 동일한 사람을 대상으로 한 시점에서 세 개 이상의 관련된 측정치(예, 검사 불안, 일반 불안과 수행 불안)를 갖는 연구
   c. 하나의 사례와 두 짝지은 대조군을 이용한 준-실험연구 또는 실험연구

3. 다음 표가 완성된 분산분석표이다.

출처	제곱합	자유도	평균제곱	분산비 (f-검정)	p-값
처리	24.5	2	4.1	5.36	$p < .05$
블록	163.42	11	14.9		
오차	16.83	22	0.765		
계	204.75	35			

계산 문제

1. **반복 측정 분산분석:** 시험 1부터 시험 4 동안에 불안 수준의 평균(표준편차)은 다음과 같다. 시험 1: 16.50(표준편차, 2.07), 시험 2: 11.50(표준편차, 2.43), 시험 3: 7.75(표준편차, 2.42)와 시험 4: 4.25(표준편차, 2.86). 반복측정 분산분석-계산된 f-검정은 127.56이고 연관된 p-값은 ≤ .00이다. 본페로니 사후검정은 모든 네 평균들이 서로 유의하게 차이가 있다는 것을 보여준다.
   순위에 의한 프리드만 검정: 시험 1부터 시험 4 동안에 불안 수준의 중위수(사분위수 범위)는 다음과 같다. 시험 1: 16.00(사분위수 범위, 2.00), 시험 2: 12.00(사분위수 범위, 3.50), 시험 3: 8.00(사분위수 범위, 4.00)과 시험 4: 4.00(사분위수 범위, 5.50). 순위에 의한 프리드만 분산분석-카이제곱은 35.72이고 연관된 p-값은 ≤ .00이다.

2. **반복 측정 분산분석:** 기계 1부터 기계 3까지 각각의 기계를 이용하여 측정한 심장박동률의 평균(표준편차)은 다음과 같다. 기계 1: 86.50(표준편차, 16.73), 기계 2: 133.11(표준편차, 21.75), 기계 3: 188.56(표준편차, 27.75). 반복측정 분산분석-계산된 f-검정은 633.46이고 연관된 p-값은 ≤ .00이다. 본페로니 사후검정은 모든 세 평균들이 서로 유의하게 차이가 있다는 것을 보여준다.
   순위에 의한 프리드만 검정: 기계 1부터 기계 3까지 각각의 기계를 이용하여 측정한 심장박동률의 중위수(사분위수 범위)는 다음과 같다. 기계 1: 85.50(사분위수 범위, 17.75), 기계 2: 131.50(사분위수 범위, 34.00), 기계 3: 185.00(사분위수 범위, 39.50). 순위에 의한 프리드만 분산분석-카이제곱은 36.00이고 연관된 p-값은 ≤ .00이다.

3. **반복 측정 분산분석:** 각 과정 후 평균 점수(표준편차)는 다음과 같다. 과정 전: 75.7(표준편차, 11.03), 기초과정 후: 78.6(표준편차, 10.05), 고급과정 후: 80.23(표준편차, 10.20). 반복측정 분산분석-계산된 f-검정은 80.23이고 연관된 p-값은 ≤ .00이다. 본페로니 사후검정은 세 평균들 모두 서로 유의하게 차이가 있다는 것을 보여준다.
   순위에 의한 프리드만 검정: 각 과정 후 점수의 중위수(사분위수 범위)는 다음과 같다. 과정 전:

76.0(사분위수 범위, 14.25), 기초과정 후: 79.00(사분위수 범위, 14.50), 고급과정 후: 81.00(사분위수 범위, 14.00). 순위에 의한 프리드만 분산분석-카이제곱은 52.56이고 연관된 p-값은 ≤ .00이다.

4. **반복 측정 분산분석:** 각 시점에서 온도의 평균(표준편차)은 다음과 같다. 시작시점: 30.26(표준편차, 4.91), 1시간 후: 30.27(표준편차, 4.90), 2시간 후: 30.31(표준편차, 4.91), 3시간 후: 30.82(표준편차, 4.81)와 4시간 후: 35.10(표준편차, 5.27). 반복측정 분산분석-계산된 f-검정은 306.35이고 연관된 p-값은 ≤ .00이다. 본페로니 사후검정은 시작시점, 1시간 후와 2시간 후의 평균은 서로 유의하게 차이를 보이지 않았지만 3시간 후와 4시간 후의 평균은 서로 차이가 있었으며 시작시점, 1시간 후, 2시간 후의 평균과도 차이를 있었다는 것을 보여준다.
   순위에 의한 프리드만 검정: 각 시점에서 온도의 중위수(사분위수범위)는 다음과 같다. 시작시점: 30.00(사분위수범위, 4.70), 1시간 후: 29.95(사분위수범위, 4.725), 2시간 후: 29.95(사분위수범위, 4.65), 3시간 후: 30.50(사분위수범위, 4.325)과 4시간 후: 34.30(사분위수범위, 5.20). 순위에 의한 프리드만 분산분석-카이제곱은 69.14이고 연관된 p-값은 ≤ .00이다.

5. **반복 측정 분산분석:** 수술과정에서 5분 단위로 측정한 6초 간 맥박수의 평균(표준편차)은 다음과 같다. 0분: 8.33(표준편차, 0.95), 5분: 8.70(표준편차, 0.90), 10분: 7.96(표준편차, 0.86), 15분: 8.75(표준편차, 0.82), 20분: 7.97(표준편차, 0.68), 25분: 8.66(표준편차, 1.09), 30분: 7.96(표준편차, 0.98)과 35분: 8.27(표준편차, 1.10). 반복측정 분산분석-계산된 f-검정은 32.47이고 연관된 p-값은 ≤ .00이다. 본페로니 사후검정 결과는 다음과 같다. 0분과 35분에 측정한 평균 맥박수는 서로 차이가 없었다. 5분, 15분과 25분에 측정한 평균 맥박수는 서로 유의한 차이를 보이지 않았다. 10분, 20분과 30분에 측정한 평균 맥박수는 서로 유의한 차이를 보이지 않았다. 다른 평균 들 사이에는 서로 유의한 차이를 보였다.
   순위에 의한 프리드만 검정: 수술과정에서 5분 단위로 측정한 6초 간 맥박수의 중위수(사분위수범위)는 다음과 같다. 0분: 8.4(사분위수범위, 1.6), 5분: 8.85(사분위수범위, 0.825), 10분: 7.20(사분위수범위, 0.825), 15분: 8.05(사분위수범위, 0.45), 20분: 7.30(사분위수범위, 0.725), 25분: 8.80(사분위수범위, 2.10), 30분: 7.65(사분위수범위, 1.65)와 35분: 7.85(사분위수범위, 2.175). 순위에 의한 프리드만 분산분석-카이제곱은 122.11이고 연관된 p-값은 ≤ .00이다.

제10장

선다형 문제

1 (c), 2 (d), 3 (a), 4 (d), 5 (b), 6 (d), 7 (a), 8 (a), 9 (d), 10 (d)

가장 좋은 통계 검정의 선택

1 (h), 2 (g), 3 (d), 4 (a), 5 (b), 6 (a), 7 (f), 8 (i)

계산 문제

1. a. 임산부의 체질량 지수와 신생아 체중은 유의한 음의 상관성($r = -.20$, $p = .013$)을 갖는다.

   b. 임산부의 체질량 지수와 흡연력은 신생아의 체중을 예측하는데 유의한 교호작용을 갖지 않는다 ($p = .584$).

   c. 등분산 가정에 대한 Levene의 검정($p = .968$)이 통계적으로 유의하지 않기 때문에 공분산 분석을 사용할 수 있다. 임산부의 체질량 지수를 수정한 후 흡연 상태에 따른 신생아 체중에 평균 간에는 유의한 차이를 갖는다(($p = .028$). 쌍 비교를 살펴보면 흡연자(평균 신생아 체중 = 2,802.84 g)가 과거 흡연자(평균 = 3,183.95, $p = .037$)나 비흡연자(평균 = 32,36.91, $p = .011$)에 비해 신생아 체중이 유의하게 낮음을 볼 수 있다. 반면에 과거 흡연자와 비흡연자 간에는 유의한 차이를 보이지 않는다($p = .752$).

2. 연령과 HITS 점수는 유의한 상관성($r = .20$, $p = .043$)을 가지고 있다; 연령과 가까운 동반자의 폭력 경험($p = .859$), 연령과 약물 복용($p = .332$) 사이에는 관련성을 갖고 있지 않다. Levene 검정($p = .343$)이 유의하지 않기 때문에 공분산 분석을 사용할 수 있다. 공분산 분석 결과, 가까운 동반자 폭력 경험은 유의한 주 효과를 보인다는 것을 알 수 있다. 즉, 연령을 보정한 후 과거에 동반자의 폭력을 경험한 사람의 평균 HITS 점수(12.99)가 동반자 폭력을 경험하지 않은 사람의 평균 HITS 점수(11.78)가 더 높다는 곳이다. 또한 가까운 동반자의 폭력 경험에 의한 HITS 점수의 평균은 약물을 복용하지 않은 집단에 비해 약물을 복용한 집단에서 더 높음을 알 수 있다(약물 복용과 가까운 동반자의 폭력 경험의 교호작용; $p = .035$).

> ### 제11장

선다형 문제

　1 (b), 2 (a), 3 (c) 4 (c), 5 (d), 6 (b), 7 (d), 8 (a), 9 (c), 10 (d)

가장 좋은 통계 검정의 선택

　1 (b), 2 (a), 3 (c), 4 (e), 5 (k), 6 (j), 7 (b), 8 (f), 9 (i), 10 (k)

비평적 사고 문제

　1. 두 변수가 적어도 서열 척도인 가설.

　2. a. (.468), b. (.393), c. (.164), d. (.367), e. (.622)

계산 문제

1. 자가-평가 건강의 평균은 3.33점(표준편차, 1.23점)이고 지난 해 평균 병원방문회수는 3.5회(표준편차, 1.31회)이다. 피어슨 상관계수(r)는 −.67이고 r^2은 .45이다. 연관된 p-값은 .016이다. 스피어만 상관계수(r)는 −.76이고 r^2은 .58이다. 연관된 p-값은 .004이다. 이 경우에 두 변수가 정규분포를 따르지 않기 때문에 피어슨 검정보다는 스피어만 검정이 더 적절해 보이지만 두 검정으로부터의 결과는 동일한 결론을 준다. 결론은 자가-평가 건강과 병원방문회수 사이에는 통계적으로 유의한 강한 음의 상관성을 갖는다는 것이다. 다른 말로 하면 자가-평가 건강이 낮아질수록 연간 병원방문회수가 증가한다는 것이다.

2. 평균 연령은 38.52세(표준편차, 14.81세)이고 지난 달 중 나쁜 정신건강 일수의 평균은 8.33일(표준편차, 10.14일)이다. 피어슨 상관계수(r)는 .15이고 r^2은 .02이다. 연관된 p-값은 .520이다. 스피어만 상관계수(r)는 .31이고 r^2은 .10이다. 연관된 p-값은 .168이다. 이 경우에 나쁜 정신건강 일수(count variable)가 정확하게 정규분포를 따르지 않기 때문에 피어슨 검정보다는 스피어만 검정이 더 적절하다. 그러나 두 검정으로부터의 결과는 동일한 결론을 준다. 결론은 암 환자에 있어 연령과 지난 달 중 나쁜 정신건강 일수 사이에는 통계적으로 유의한 관계를 갖지 않는다는 것이다.

3. 지난 해 평균 병원방문회수는 4.13회(표준편차, 3.0회)이고 평균 진료만족도 점수는 1.90점(표준편차, .98)이다. 여기서 진료만족도는 점수가 높을수록 만족도가 높다는 것을 의미한다. 피어슨 상관계수(r)는 −.12이고 r^2은 .01이다. 연관된 p-값은 .827이다. 스피어만 상관계수(r)는 −.04이고 r^2은 .00이다. 연관된 p-값은 .827이다. 피어슨 검정과 스피어만 검정 사이의 차이는 정규성 가정이 약간 위배되었기 때문이다. 그러나 이 위배가 두 검정의 최종 결론에는 영향을 주지 않는다. 결론은 보건진료소에 방문한 여성에서 지난 해 병원방문회수와 의사에 대한 진료만족도 사이에는 통계적으로 유의한 관계를 갖지 않는다는 것이다.

4. 평균 의사소통 점수는 9.08점(표준편차, 3.35점)이고 평균 만족도 수준은 3.08점(표준편차, 1.30점). 피어슨 상관계수(r)는 .73이고 r^2은 .53이다. 연관된 p-값은 .000이다. 스피어만 상관계수(r)는 .74이고 r^2은 .55이다. 연관된 p-값은 .000이다. 변수들이 정확하게 정규분포를 따르지 않는다. 그러나 이 가정에 대한 위배에도 불구하고 피어슨 검정과 스피어만 검정으로부터의 결론은 동일하다. 의사와의 의사소통과 의사에 대한 환자만족도 사이에는 통계적으로 유의한 강한 양의 관계를 갖는다는 결론을 내린다.

제12장

선다형 문제

1 (c), 2 (d), 3 (d), 4 (b), 5 (c), 6 (d), 7 (c), 8 (d), 9 (a), 10 (b)

가장 좋은 통계 검정의 선택

1 (k), 2 (j), 3 (c), 4 (l), 5 (e), 6 (b), 7 (k), 8 (d), 9 (k), 10 (l)

비평적 사고 문제

1. a. 2.71, b. 3.84, c. 6.64, d. 5.99, e. 13.28

2. 이론적으로 서로 독립인 두 명목변수를 검정하기 위한 세 가설은 받아들일 수 있다.

3. 알려진 기존의 관계를 갖는 두 명목변수를 검정하기 위한 세 가설은 받아들일 수 있다.

4. 답은 선택된 논문에 의해 변동할 것이다.

5. 답은 선택된 논문에 의해 변동할 것이다.

계산 문제

1. 스테로이드 크림을 사용하지 않은 사람 중 재발한 사람의 비율 44.44%와 스테로이드 크림을 사용한 사람 중 재발한 사람의 비율 85.7%를 비교한다. 계산된 카이-제곱 통계량은 5.723이고 p-값은 .017이다. 따라서 통계적으로 유의하다.

2. 주사를 통해 약물을 주입한 토끼 중 코암을 갖는 비율 88.6%가 약물을 경구 투여한 토끼 중 코암을 갖는 비율 73.2%와 비교된다. 계산된 카이-제곱 통계량은 3.90이고 p-값은 .048이다. 따라서 통계적으로 유의하다.

3. Traditional Medicare를 받는 시민 중 지난 해 정기검진을 받은 비율 37.8%와 HMO Medicare를 받는 시민 중 정기검진을 받은 비율 44.9%를 비교한다. 계산된 카이-제곱 통계량은 4.065이고 p-값은 .044이다. 따라서 통계적으로 유의하다.

4. 고졸 미만인 사람 중 규칙적 운동을 한 사람의 비율 36.1%, 고졸인 사람 중 규칙적 운동을 한 사람의 비율 33.6%와 2년제 대학 이상을 졸업한 사람 중 규칙적 운동을 한 사람의 비율 35.9%를 비교한다. 계산된 카이-제곱 통계량은 0.234이고 p-값은 .890이다. 따라서 통계적으로 유의하지 않다.

5. 21세부터 30세 사이의 집단에서 겨울 동안 행복하다고 답한 사람의 비율은 34.6%, 약간 행복하다고 답한 사람의 비율은 27.2%, 거의 행복하지 않다고 답한 사람의 비율은 38.3%이었다. 31세부터 40세 사이의 집단에서 겨울 동안 행복하다고 답한 사람의 비율은 27.4%, 약간 행복하다고 답한 사람의 비율은 32.3%, 거의 행복하지 않다고 답한 사람의 비율은 40.3%이었다. 41세부터 50세 사이의 집단에서 겨울 동안 행복하다고 답한 사람의 비율은 27.1%, 약간 행복하다고 답한 사람의 비율은 22.9%, 거의 행복하지 않다고 답한 사람의 비율은 50.0%이었다. 계산된 카이-제곱 통계량은 3.284이고 p-값은 .511이다. 따라서 통계적으로 유의하지 않다.

6. a. 빈곤 수준이 200% 초과인 사람 중 medical home을 갖는 사람의 비율 70.6%와 빈곤 수준이 200% 이하인 사람 중 medical home을 갖는 사람의 비율 61.%%를 비교한다. 기대 칸 빈도가 5 미만인 칸이 하나 있기 때문에 휘셔의 정확검정이 적합하고 이때 양측 p-값이 .705이다. 빈곤 수준이 200% 초과인 사람과 200% 이하인 사람 중 medical home을 갖는 비율은 통계적으로 유의하지 않다.

교차표

| | | | Participants has a home for medical needs | | |
			예	아니오	계
빈곤 수준	빈곤 수준 200% 초과	명	5	12	17
		백분율	29.4	70.6	100.0
	빈곤 수준 200% 이하	명	5	8	13
		백분율	38.5	61.5	100.0
계		명	10	20	30
		백분율	33.3	66.7	100.0

카이-제곱 검정

	값	자유도	근사 유의성 (양측검정)	정확 유의성 (양측검정)	정확 유의성 (단측검정)
피어슨 카이-제곱	.271[a]	1	.602		
연속성 수정[b]	.017	1	.896		
우도비	.270	1	.603		
휘셔의 정확 검정				.705	.446
선형 관련성	.262	1	.608		
타당한 수	30				

[a]기대빈도가 5 미만인 칸이 하나. 최소 기대빈도는 4.33이다.
[b]2 × 2 표에서만 계산한다.

b. 빈곤 수준이 200% 초과인 사람 중 지난 해 의료에 대한 미충족욕구를 가진 사람의 비율 23.5%와 빈곤 수준이 200% 이하인 사람 중 의료에 대한 미충족욕구를 가진 사람의 비율 61.5%를 비교한다. 계산된 카이-제곱 통계량이 4.434이고 p-값이 .035이다. 이 관계는 통계적으로 유의하다.

교차표

| | | | Participants has a home for medical needs | | |
			예	아니오	계
빈곤 수준	빈곤 수준 200% 초과	명	13	4	17
		백분율	76.5	23.5	100.0
	빈곤 수준 200% 이하	명	5	8	13
		백분율	38.5	61.5	100.0
계		명	18	12	30
		백분율	60.0	40.0	100.0

카이-제곱 검정

	값	자유도	근사 유의성 (양측검정)	정확 유의성 (양측검정)	정확 유의성 (단측검정)
피어슨 카이-제곱	4.434[a]	1	.035		
연속성 수정[b]	2.992	1	.084		
우도비	4.507	1	.034		
휘셔의 정확 검정				.061	.042
선형 관련성	4.287	1	.038		
타당한 수	30				

[a]기대빈도가 5 미만인 칸이 하나. 최소 기대빈도는 4.33이다.
[b]2 × 2 표에서만 계산한다.

7. 간호학과 학생의 70.6%와 표준화 환자의 47.1%는 검사가 완벽하다고 평가하였다. 멕네마 검정에 대한 p-값은 .219. 순위에서의 차이는 통계적으로 유의하지 않다.

요약

	사례					
	타당함		결측		계	
	N	백분율	N	백분율	N	백분율
검사 완벽성에 대한 간호학생 평가 *검사 완벽성에 대한 환자 평가			백분율	60.0	40.0	100.0

제13장

선다형 문제

1 (d), 2 (a), 3 (c), 4 (b), 5 (a), 6 (b), 7 (c), 8 (c), 9 (d), 10 (b)

가장 좋은 통계 검정의 선택

1 (a), 2 (l), 3 (e), 4 (c), 5 (g), 6 (e), 7 (e), 8 (l), 9 (d), 10 (i)

비평적 사고 문제

1. 이분형 종속변수를 갖는 세 가설이 가능하다.

2. 로지스틱 회귀분석을 사용한 논문이 가능하다.

계산 문제

1. 대상자 간 요인	흡연		계
운동에 참가	예	아니오	
아니오	270	500	770
예	50	430	480
계	320	930	1,250

확률:
운동에 참가하지 않은 경우 흡연	270/770=.35
운동에 참가하지 않은 경우 비흡연	500/770=.65
운동에 참가한 경우 흡연	50/480=.10
운동에 참가하지 않은 경우 흡연	430/480=.90

오즈(odds):
운동에 참가하지 않은 경우 흡연	0.35/0.65=.54
운동에 참가한 경우 흡연	0.10/0.90=.11
비차비(Odds ratio):	0.54/0.11=4.91

위험률(Risks):
운동에 참가하지 않은 경우 흡연	270/770=0.35
운동에 참가한 경우 흡연	50/480=.10
상대위험도(Relative Risk):	0.35/0.10=3.5

운동에 참가하지 않은 사람들 중 흡연의 오즈가 운동에 참가한 사람들 중 흡연의 오즈보다 4.91배 높다. 운동에 참가하지 않은 사람 중 흡연의 위험은 운동에 참가한 사람에 비해 3.5배 높다.

2. a. 체질량 지수에 대하여 수정한 후 지난 해 여성의 체중 감소를 위해 노력하는 오즈는 남성에 비해 2.06배이다. 오즈에서의 이 차이는 통계적으로 유의하다(p = .001).
   b. 체질량 지수가 한 단위 증가할 때 체중 감소를 위해 노력하는 오즈는 1.14배 증가한다. 오즈에서의 이 차이는 통계적으로 유의하다(p = .000).
   c. Hosmer와 Lemeshow 검정에 대하여, p = .055이다. 이는 유의수준 α = .05에서 유의하지 않다. 그러므로, (p-값이 경계선에 있기는 하지만) 모형이 적합하다는 영가설을 기각할 수 없다.

제14장

선다형 문제

1 (c), 2 (b), 3 (a), 4 (d), 5 (b), 6 (d), 7 (d), 8 (b), 9 (d), 10 (b)

가장 좋은 통계 검정의 선택

1 (e), 2 (g), 3 (a 또는 g), 4 (e), 5 (b), 6 (g 또는 k), 7 (g), 8 (c), 9 (j), 10 (l)

비평적 사고 문제

1. 비율 척도를 갖는 하나 이상의 독립변수를 갖는 가설이 가능하다.

계산 문제

1. a. 2.75,
   b. -3.27,
   c. 78.19

2. a. 체질량 지수(BMI)는 약간 우왜향되어 있다. 자연 로그를 취한 후에 정규분포에 근접하므로 선형회귀모형에서 결과 값으로 체질량 지수를 로그 변환한 값을 사용한다.
   b. 모형은 체질량 지수의 분산의 9.0%를 설명하고 통계적 유의성($p = .000$)을 갖는다. 레스토랑에서 빈번한 외식은 체질량 지수와 유의한 관련성을 갖지 않는다($p = .512$). 그러나 성별, 연령, (백인에 비해) 흑인은 체질량 지수와 유의한 양의 관련성을 갖는다.
   c. 예측된 ln(BMI) = 3.136 − .015(0) + .016(1) + .003(25) + .087(0) − .062(0) + .058(0)
   $$= 3.136 + .016 + .075 = 3.227;$$
   예측된 BMI = $e^{3.227}$ = 25.2.

제15장

선다형 문제

1 (d), 2 (c), 3 (d), 4 (c), 5 (d), 6 (a c, d), 7 (a), 8 (d), 9 (d), 10 (c)

계산 문제

SPSS를 이용하여 배리맥스 회전을 갖는 주요인 인자분석을 다시 실행한다. 그러나 이번 에는 인자의 수를 2로 한다. "요인추출" 팝업 창에서 "고립된 요인수"를 선택한다. "추출할 요인"는 2이다. 분석의 결과는 연습문제 그림 15−1에 있다. 분석 결과를 아래와 비교해 보시오. 다른 회전방법과 추출방법을 선택할 수도 있고 표현 방식에 대하여 다른 선택을 하였거나 다른 통계 소프트웨어를 사용하였다면 다른 형식을 볼 수도 있을 것이다. 여기서는 단지 공통성(communality), 설명된 전체 분산(total variance explained)과 회전 요인행렬(rotation component matrix)만 보여준다. KMO and Bartlett 검정과 스크리도표(scree plot)는 연습문제 그림 15−1에서 보는 것과 같을 것이다.

첫 번째 두 인자가 항목 간 분산의 49.1%를 설명하는 것을 볼 수 있다. 두 회전 인자에 의해 설명된 분산은 각각 8.2와 6.5이다. 첫 번째 인자는 삶의 목적과 만족도 척도에 관련된 17개 질문 중 16개를 포함한다. 자가-신뢰 척도로부터 단지 하나의 항목(항목 22-"*respond positively in most situation*")만이 이 척도에 적재된다. 이 항목은 아주 작은 값을 갖지만, 인자 2에서는 상당한 적재값(.48)을 갖는다. 두 번째 인자는 13개의 자가-신뢰 항목 중 12개를 포함하고 삶의 목적 및 만족도 척도 중 하나의 항목(항목 19-"*sad things*") 만을 포함한다. 이 항목 역시 인자 1에서 상당한 적재값(.42)을 갖는다. 그러므로 이 분석은 저자에 의하여 고안된 척도의 구조를 지지한다. 첫 번째 인자에 대한 높은 고유값과 일부 문항의 다중 적재값이 단일차원 척도를 나타내는 것에 대한 논쟁이 있지만 산비탈그림(scree plot)은 두 인자 해에 대하여 잠재적으로 제안한다. 개념적으로 두 인자 해가 분명한가? 두 인자 해와 전에 보았던 네 인자 해 중 어떤 것이 개념적으로 더 잘 적합하는가? 도구의 문항을 어떻게 함께 적합할 것인가를 보는 것이 이 통계 방법의 가장 중요한 목적 중 하나이다.

공통성(Communalities)

	초기(Initial)	추출(Extraction)
energe level	1.000	.353
reaction to pressure	1.000	.477
chracterization of life as a whole	1.000	.561
daily activities	1.000	.469
experience anxiety	1.000	.523
expectations of every day	1.000	.318
fearful	1.000	.487
think deeply about life	1.000	.500
productivity of life	1.000	.530
making mistakes	1.000	.415
value of work	1.000	.510
wishing I was different	1.000	.521
defined goals for life	1.000	.498
worrying that bad things will happen	1.000	.426
concentration during stress	1.000	.512
standing up for myself	1.000	.369
adequacy in most situations	1.000	.453
frustration to problems	1.000	.530
sad things	1.000	.510
worthwhile life	1.000	.606
satisfaction of present life	1.000	.618
respond positively in difficult situations	1.000	.543
joy in heart	1.000	.610
when relaxing	1.000	.444
trapped by life	1.000	.553
panic in frightening situations	1.000	.593
thinking about past	1.000	.376
feeling loved	1.000	.533

부록 그림 15-1 IPA 문항의 인자분석. (*계속*)

공통성(Communalities)

	초기(Initial)	추출(Extraction)
worry about future	1.000	.314
thinking about problems	1.000	.588

추출 방법 : 주요인 분석

설명된 총 분산

구성요소	초기 고유치			추출 제곱합 로딩			회전 제곱합 로딩		
	총계	분산의 %	누적률(%)	총계	분산의 %	누적률(%)	총계	분산의 %	누적률(%)
1	12.633	42.110	42.110	12.633	42.110	42.110	8.235	27.451	27.451
2	2.107	7.023	49.133	2.107	7.023	49.133	6.504	21.681	49.133
3	1.233	4.111	53.243						
4	1.176	3.921	57.164						
5	.947	3.158	60.322						
6	.843	2.811	63.134						
7	.777	2.592	65.725						
8	.714	2.379	68.104						
9	.674	2.246	70.350						
10	.648	2.159	72.509						
11	.630	2.101	74.610						
12	.573	1.909	76.519						
13	.536	1.788	78.307						
14	.534	1.780	80.086						
15	.513	1.710	81.796						
16	.475	1.582	83.378						
17	.450	1.500	84.878						
18	.446	1.486	86.364						
19	.425	1.417	87.781						
20	.406	1.354	89.134						
21	.396	1.321	90.456						
22	.376	1.254	91.709						
23	.373	1.242	92.952						
24	.342	1.142	94.093						
25	.335	1.116	95.210						
26	.323	1.077	96.287						
27	.295	.982	97.269						
28	.293	.977	98.246						
29	.273	.909	99.155						
30	.254	.845	100.000						

추출 방법 : 주요인 분석

부록 그림 15-1 (계속)

회전 요인 행렬[a]

	구성요소	
satisfaction of present life	.741	.261
worthwhile life	.730	.271
joy in heart	.710	.325
productivity of life	.701	.196
chracterization of life as a whole	.696	.275
value of work	.689	.187
think deeply about life	.687	.170
defined goals for life	.682	.180
feeling loved	.680	.265
trapped by life	.666	.331
daily activities	.660	.183
thinking about problems	.622	.448
wishing I was different	.581	.428
respond positively in difficult situations	.562	.476
expectations of every day	.536	.174
energe level	.478	.353
thinking about past	.464	.400
panic in frightening situations	.161	.753
experience anxiety	.213	.691
reaction to pressure	.109	.682
concentration during stress	.218	.682
frustration to problems	.312	.658
fearful	.248	.652
worrying that bad things will happen	.128	.640
sad things	.418	.579
making mistakes	.312	.563
adequacy in most situations	.400	.541
standing up for myself	.305	.525
when relaxing	.442	.498
worry about future	.346	.441

추출 방법: 주요인 분석
회전 방법: 카이저 정규화를 사용한 배리멕스(Varimax)
[a]회전은 3번의 반복 후 수렴됨

부록 그림 15-1

제16장

선다형 문제

1 (b), 2 (a), 3 (a), 4 (d), 5 (d), 6 (b), 7 (d), 8 (b), 9 (c), 10 (b)

비평적 사고 문제

1. 내생변수들은 적어도 하나의 화살표가 내생변수를 향하지만 외생변수는 향하는 화살표가 없다는 것을 기억하라. 각 내생변수에 대한 하나의 회귀분석이 필요할 것이다. 내생변수는 회귀분석에서 이 내생변수를 향하는 화살표를 갖는 경로를 추정할 필요가 있는 종속변수일 것이다.

2. 문제 1에 대하여 개발한 연구문제를 사용하여 이론적 틀로부터 어떤 변수가 관심이 있는 종속변수와 유의하게 관련되어 있는가를 확인하기 위하여 회귀분석을 사용한다는 것을 가정하여 경로분석을 실행하는 단계를 확인하시오. 이 회귀분석의 실제 결과를 갖지 못하기 때문에 가상적인 값을 사용하시오.

3. 모형이 잘못 정의된 모형인지를 조사하기 위하여 직접 요인, 간접 요인과 인과성 없는 요인의 합과 동일한 특정 독립변수와 종속변수 사이의 상관성 요인에 대한 Wright의 공식(1934)을 사용할 필요가 있을 것이다. 요인의 합의 크기가 상관계수보다 크다면 이는 모형이 잘못 정의되었다는 것을 의미한다. 반올림 오차(rounding error)가 합과 실제 상관계수 사이의 작은 차이(예, 100분의 1)를 이끌 수도 있다는 것을 명심해라. 잘못 정의하는 것은 더 큰 차이와 연관되어 있고, 크기가 작은 경로가 탈락하지 않고 남아있는 모형으로부터 직접 요인, 간접 요인과 비인과적 요인을 계산한다면 쉽게 발견할 것이다(예, $P_{y,x} < |.10|$).
측정오차는 상관계수와 경로계수를 작게 만들 것이다. 측정오차는 X와 Y사이를 과소 추정한다.

제17장

선다형 문제

1 (a), 2 (c), 3 (b), 4 (d), 5 (b), 6 (a), 7 (b), 8 (c), 9 (d), 10 (a)

비평적 사고 문제와 계산 문제

연습문제 그림 17-1에서 모형에 대한 모형 적합도 통계량은 받아들여지지 않는다. 적합도 지수는 .89이고 비교 적합도 지수는 .76이다. 또한 근사 제곱근 평균제곱 오차(RMSEA)는 .10보다 크다. 이러한 결과는 이 모형이 다시 명시되어야 한다는 것을 의미한다. 저자는 이 모형과 추가적인 세 개의 모형을 검정한 후 연습문제의 그림 17-2의 모형에 다다른다. 이 모형에 대한 적합도 통계량은 자료를 잘 적합하고 있을 나타낸다. 그러므로 이 통계량은 모형에 대하여 다시 명시하고 재분석할 필요가 있다는 것을 의미한다. 그러나 모형에 있는 변수들을 살펴봐라. 범주형인 변수가 보이는가? 하나의 변수 만

범주형이다. 모형에서 이 변수가 주어진 경우 다른 변수에 영향을 줄 수 있기 때문에 모형에서 이 변수를 제외하고 분석을 다시 하는 것이 타당하다. 적합도 통계량은 변하지 않지만, 통계적 가정을 충족시킴으로써 모형에서 모수에 대한 더 좋은 추정량을 구할 수 있을 것이다.

	Degrees of Freedom	Chi-Square (χ^2)	p-Value	Goodness of Fit	Nonnormed Fit	Comparative Fit	RMSEA
Full model fit	32	272.99	$<.01$	.89	.33	.76	.18

부록 그림 17-1 출처: Bennett, J. A., Stewart, A. L., Kayser-Jones, J., & Glaser, D. (2002). The mediating effect of pain and fatigue on level of functioning in older adults. *Nursing Research*, 51(4), 259.

	Degrees of Freedom	Chi-Square (χ^2)	p-Value	Goodness of Fit	Nonnormed Fit	Comparative Fit	RMSEA
Full model fit	27	30.25	.30	.98	.99	.99	.02

부록 그림 17-2 출처: Bennett, J. A., Stewart, A. L., Kayser-Jones, J., & Glaser, D. (2002). The mediating effect of pain and fatigue on level of functioning in older adults. *Nursing Research*, 51(4), 262.

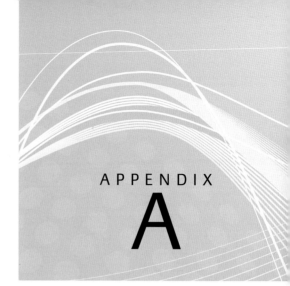

SPSS에
자료 입력하기

목적

이 장을 공부한 후 다음을 할 수 있어야 한다:

1. 자료를 입력할 수 있는 SPSS 데이터베이스 또는 스프레드시트 생성하기

2. SPSS에 자료를 완벽하고 정확하게 입력하기

3. 엑셀이나 SAS 파일로부터 SPSS로 자료 가져오기

SPSS 사용하기

다양한 보건의료 관련 문제를 해결하기 위하여 자료와 자료 분석을 이용한다. 통계 분석은 도움이 되고 매우 효과적인 도구이지만 분석을 하기 전에, 심지어는 단순히 빈도를 보고자 할 때에도, 자료는 데이터베이스에 입력하여야 한다. 이 절에서는 IBM SPSS 라고도 불리는 소프트웨어 패키지를 사용한다. SPSS는 "Statistical Program for the Social Science"를 의미하고 2009년에 IBM에서 인수 하였다. 사이트 http://www.spss.com/에서 IBM SPSS에 대하여 더 자세히 알 수 있다.

SPSS를 열면 세 개의 "창(windows)"이 있다: 구문 창(syntax window), 출력 창(output window)과 자료편집 창(data editor window). 여기서는 자료편집 창에 초점을 둔다. 이 창은 SPSS에서 자료에 접근

할 수 있는 스프레드시트(spread sheet) 형태의 데이터베이스를 만들고 열 수 있는 곳이다. SPSS에 자료를 입력하거나 이미 만들어진 데이터베이스를 열면 SPSS에서 자료를 분석하는 것이 가능하다.

SPSS에서 데이터베이스 설계와 자료 입력에 대하여 간단한 소개를 할 것이다: (1) 직접 자료 입력하기와 (2) 다른 프로그램으로부터 자료 가져오기.

직접 자료 입력하기

직접 자료입력은 SPSS에서 자료를 입력하는 가장 기본적인 방법이다. 자료를 입력하기 위하여 우선 각 변수에 대하여 한 열과 입력하고자 하는 사례(case)에 대하여 한 행을 갖는 데이터베이스를 만들어야 한다. 데이터베이스를 만든 후에 데이터베이스에 자료를

입력할 수 있다.

자료편집 창은 데이터베이스를 만드는 곳이다. 처음 SPSS를 열면 이 창을 볼 수 있다. 이 창은 화면 아래 두 개의 탭(tab)을 가지고 있다: 데이터 보기(D) 와 변수 보기(V). 데이터베이스를 만들고 데이터베이스의 서식(format)을 정의하기 위하여(예를 들어, 변수의 이름, 서식과 수준을 명시한다), 그림 A-1에서 볼 수 있는 변수 보기(V)를 이용하여야 한다. 데이터 베이스를 만드는 첫 번째 단계는 각 변수를 정의하는 것이다.

변수 보기(V)에서 변수 정의하기

SPSS에는 각 변수를 정의하기 위하여 채워야하는 여러 개의 열이 있다. 그림 A-2는 변수 "성별(Gender)" 을 정의하는 예를 보여주고 있다.

1. **이름(Name):** 이 열은 SPSS에서 사용할 변수의 이름을 정하는 곳이다. 변수 이름은 간략하고 기술적이어야 한다. 변수 이름에 대한 몇 가지 충고:

   • **변수 이름은 짧고 간단하게 정의한다.**
   조사로부터 자료를 가져온다면 변수의 이름을 조사 문항과 일치하도록 만든다. 예를 들어, 조사문항 번호가 15번이라면 변수 이름은 Q15가 이해하기 쉽다. 대안으로는 간단한 기술적인 변수 이름을 사용한다[예를 들어, "성별(gender)"과 "연령(age)"].

   • **변수 이름은 한 단어로 국한한다.**
   SPSS는 변수 이름에 빈칸(blank space)이나 하이픈(hyphens)을 사용할 수 없다. 변수 이름이 여러 단어로 이루어져야 한다면 각 단어들은 밑줄 표시(즉 _)로 구분되어야 한다. 예를 들어 우울점수(depression score) 를 입력한다면 가장 좋은 변수 이름은 우울(depression)일 것이다. 그러나 변수 이름으로 "우울증_점수(depression_score)"를 사용할 수 있다.

   • **변수 이름은 문자로 시작하여야 한다.**
   SPSS에서는 변수 이름을 숫자나 기호로 시작할 수 없다. 그러므로 문항 번호에 기초하여 변수 이름을 만든다면 문항 번호 전에 문자를 입력하여야 한다(예를 들어 "15" 대신 "Q15"로 입력한다).

2. **유형(Type):** 변수 유형은 변수에 대하여 입력하고자 하는 자료가 어떤 형식을 갖는가를 정의한다.(그림 A-2). 변수 유형은 연령과 같은 숫자(numeric) 또는 범주변수의 범주(예를 들어, 0=남, 1=여)를 나타내기 위하여 할당된 숫자 코드(numeric code), 여러 유

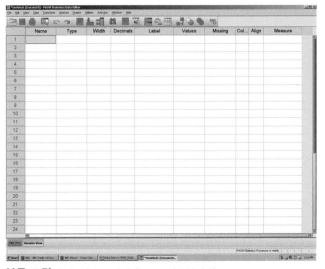

부록 그림 A-1 변수 보기에서 SPSS 자료편집 창

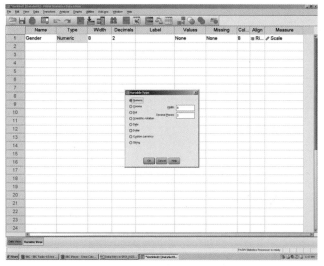

부록 그림 A-2 SPSS 자료편집 창 - 변수 이름, 유형과 너비

형의 날짜(date)(예를 들어, mm/dd/yyyy 또는 dd/mm/yyyy) 또는 텍스트(text)를 의미하는 스트링(string) 등이 있다. 변수 유형은 별로 중요하지 않게 보일 수 있지만 실제로는 그렇지 않다. 통계 분석은 숫자에 대해서만 실행할 수 있다. 그러므로 숫자로 입력되지 않은 자료(예를 들어, 성별)에 숫자 코드를 부여하여 이러한 자료들을 분석하기 위한 통계 검정을 사용할 수 있다. 특별한 이유가 없다면 코드화된 모든 자료에 숫자를 사용하고 유형을 "숫자(N)"로 정의하는 것이 가장 좋다.

3. 너비(Width): 변수에 할당된 최대 공간 수를 볼 수 있는 곳이다(그림 A-2). 예를 들어, 변수 성별(0=남, 1=여)는 단지 너비 1을 필요로 한다. 반면에 변수 연령은 0세부터 100세까지를 포함하기 위하여 너비는 3이 필요할 수 있다. 가능한 값이 음수를 포함한다면, 음의 부호(negative sign)가 공간을 필요로 한다는 것을 기억하라. 그러므로 −1은 너비 2가 필요하다.

4. 소수점 이하 자리(Decimal): 위의 너비와 비

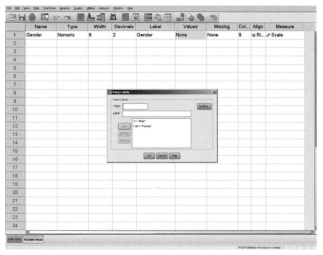

부록 그림 A-3 SPSS 자료편집 창 - 변수 레이블

부록 그림 A-4 SPSS 자료편집 창 - 결측값

숫하게 SPSS에서 자료를 입력할 최대 소수점 이하 자리를 정하는 곳이다(그림 A-2). 숫자 변수에 대한 기본 값(default value)은 2이다. 그러나 위 또는 아래로 수정할 수 있다. 일부 변수들은 소수점이 필요하지 않을 수 있다(예, 성별). 소수점을 갖는 너비를 정할 때 공간이 필요하다는 것을 기억하라.

5. **레이블(Label)**: 변수 레이블(Label)은 변수를 기술하기 위하여 사용된다(그림 A-3). 레이블은 연구자의 편의를 위한 것이고 변수를 조회하기 위하여 컴퓨터에 의해 사용되는 것은 아니다. 예를 들어, Q15에 대한 조사 질문

이 연간 수입이라면 변수 Q15에 대한 변수 레이블은 "연간 수입"일 것이다. 레이블은 연구자가 질문이 무엇에 관한 것인가를 기억하는데 도움을 준다. SPSS는 출력물에 레이블이나 값(values)이 나타날 수 있도록 선택할 수 있다.

6. **값(Values)**: 이 열은 변수의 범주를 나타내는 특정 숫자에 대한 텍스트 레이블(text label)을 제공한다(그림 A-3). 예를 들어 gender가 0과 1로 코드화되어 있다면 0=남, 1=여로 레이블을 줄 수 있다. 자료가 실제 숫자인 변수(예, 연령)에는 값 아래 어떤 것도

부록 그림 A-5 자료 입력 예

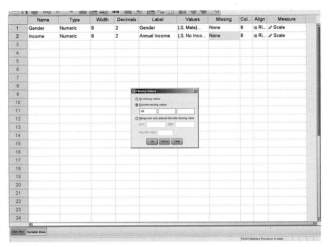

부록 그림 A-6 변수값 레이블을 갖는 자료 보기

입력할 필요가 없다. 이 점 또한 연구자에게 도움을 주고 출력물에 나타날 것이다.

7. **결측값(Missing)**: 결측값은 아주 고급 기능이고 "없음(none)"을 확실하게 말하는 것이 대부분의 목적이다. 그러나 연구가 사용자-정의 결측 자료("알 수 없음" 또는 "응답 거부" 등)를 갖는다면, 결측값 화면에 결측값으로 코드화되는 값을 SPSS에서 입력해야 한다. 연구에서 일반적으로 사용되는 결측값 코드는 −99, 998, 999이다. 그러나 모든 결측값의 목록은 아니다. 변수 수입(Q15)에

서 응답 거부에 대하여 −99로 코드를 주었다면, 결측값 화면에서 이산형 결측값(discrete missing value)으로 −99를 정의해야 한다.

8. **열(Columns)**: 이 값은 변수가 얼마나 많은 열을 나타내는 가를 보여준다. 기본 값은 8이다.

9. **맞춤(Align)**: 이 값은 변수에 대한 맞춤이고 별도의 입력을 하지 않아도 된다. 이를 변경하는 것이 자료 입력이나 분석에 어떤 영향도 주지 않을 것이다.

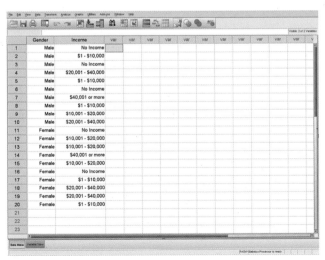

부록 그림 A-7 SPSS에서 EXCEL 파일을 여는 첫 번째 단계 [Excel 자료 파일은 survey01.xlsx라고 한다.]

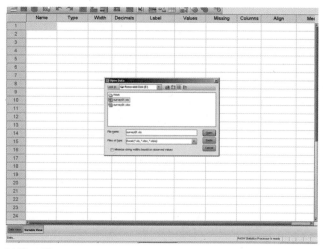

부록 그림 A-8 SPSS에서 EXCEL 파일을 여는 두 번째 단계

10. 측도(Measure): 이 책에서 자료에 대한 측정 형태를 다루었다. 척도(scale), 명목(nominal), 서열(ordinal) 등. SPSS에서는 여러 형태를 지정할 수 있지만 이러한 일이 불필요하게 복잡하게 만들 수 있다. 변수 형태가 숫자(numeric)인 경우 측도에서는 별도의 입력을 하지 않는 것이 좋다.

11. 역할(Role): 이 부분 역시 별도의 입력을 하지 않는다.

데이터베이스에 자료 입력하기

자료편집 창의 변수 보기(V)에서 데이터베이스를 만들었으면 이제는 자료를 입력하여야 한다. 변수 창(variable window)에서 자료 창(data window)으로 이동하기 위하여 데이터 보기(D) 탭을 클릭한 후 자료를 추가하기 시작한다. 단순히 셀(cell)을 클릭하고 다음 셀로 이동하기 전에 셀 안에 적절한 자료를 입력한다. 스프레드시트의 각 행에는 서로 다른 연구대상자를 각 열에는 서로 다른 변수가 입력된다. 그림 A-5는 20명의 연구 대상자의 성별(gender)과 연간 수입(income) 변수에 대한 자료 입력을 보여주고 있다.

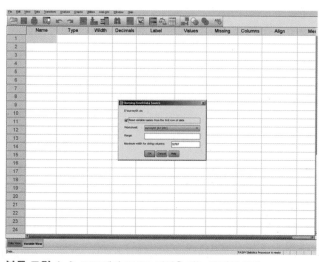

부록 그림 A-9 SPSS에서 EXCEL 파일을 여는 세 번째 단계

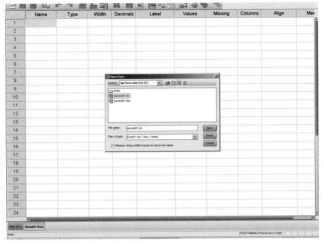

부록 그림 A-10 SPSS에서 EXCEL 파일을 여는 네 번째 단계

자료를 직접 입력하는 것은 시간이 많이 소요되는 작업이고 오류를 일으킬 수 있다. 데이터베이스를 만들고 자료를 입력하라. 어떤 분석을 시작하기 전에 자료를 점검해라. 자료가 한번 입력되면 숫자 자료로 볼 수 있다. 모든 코드화된 범주변수의 경우에도 숫자 코드를 볼 수 있고, 이 경우에 각 범주가 값 레이블(Value Label)에서 정의된 숫자 코드로 할당되었는지 볼 수 있을 것이다. 보기(View)를 변경하고 싶다면 메뉴의 위 왼쪽 편의 보기(V)를 클릭하고 변수값 레이블(Value Label)을 선택한다(그림 A-6).

자료 가져오기

다른 소프트웨어(예를 들어, Excel, SAS, STATA)에서 만들어진 데이터베이스에 이미 입력된 자료를 SPSS에서 사용할 수 있다. 이러한 경우 자료를 입력하는 시간은 절약할 수 있지만 몇 가지 점을 고려하여야 한다. 첫 번째는 SPSS를 사용하기 위하여 관심이 있는 자료를 열어야 한다.

많은 경우에 SPSS 데이터베이스를 여는 것과 동일한 방법으로 데이터베이스를 열 수 있다. 차이점은 원 서식으로부터 SPSS로 자료를 가져오기 위하여 SPSS 프롬프트(prompt)를 따를 필요가 있다는 것이

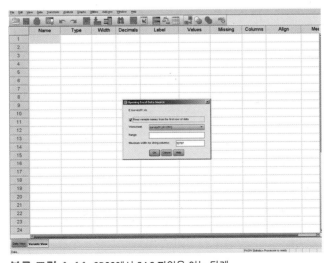

부록 그림 A-11 SPSS에서 SAS 파일을 여는 단계

다. Excel 데이터베이스를 열기 위해서는 그림 A-7부터 A-11의 절차를 따라야 한다.

열기 원하는 자료 파일을 선택하고 "열기(Open)"를 클릭한다. 이를 통하여 Excel 파일을 가져오기 위한 옵션(option)을 가지고 있는 dialogue box를 열 수 있다.

만약 Excel 파일이 첫 번째 행에 변수 이름을 포함하고 있다면 "데이터 첫 행에서 변수 이름 읽어오기"을 확인하여야 한다. Excel 파일이 여러 개의 워크시트(worksheet)를 가지고 있다면 열기 원하는 하나의 워크시트를 선택한 후 "확인(OK)"을 클릭한다.

SPSS 자료 수정창이 열리면, 변수 이름이 나타났는지, 위에서 언급한 정보(예를 들어, 변수의 레이블, 값)가 비어있지 않은지에 대하여 신경 써야 한다. 직접 자료 입력하기와 마찬가지로 이러한 정보에 대하여 채울 필요가 있다. 이러한 작업을 끝낸 후에 파일의 이름을 정하고 SPSS 자료 파일로 저장하여야 한다(파일(File)로 가서 "다른 이름으로 저장(Save As)"을 선택한다).

SAS 자료파일을 열려면, 파일 형식으로 SAS 형식(SAS Type)을 선택하는 것을 제외하고는 기본적으로 위와 동일한 절차를 따라야 한다. 예를 들어, 위와 동일한 조사 자료가 파일 확장자 .sas7bdat를 갖는 SAS 파일로 저장되어 있을 것이다(Note : SAS 파일은 .xpt 파일 형식으로 정의될 수 있다).

z-점수와 평균 사이의 정규 곡선의 전체 면적에 대한 비율

z	0.00	0.01	0.02	0.03	0.04	0.05	0.06	0.07	0.08	0.09
0.0	00.00	00.40	00.80	01.20	01.60	01.99	02.39	02.79	03.19	03.59
0.1	03.98	04.38	04.78	05.17	05.57	05.96	06.36	06.75	07.14	07.53
0.2	07.93	08.32	08.71	09.10	09.48	09.87	10.26	10.64	11.03	11.41
0.3	11.79	12.17	12.55	12.93	13.31	13.68	14.06	14.43	14.80	15.17
0.4	15.54	15.91	16.28	16.64	17.00	17.36	17.72	18.08	18.44	18.79
0.5	19.15	19.50	19.85	20.19	20.54	20.88	21.23	21.57	21.90	22.24
0.6	22.57	22.91	23.24	23.57	23.89	24.22	24.54	24.86	25.17	25.49
0.7	25.80	26.11	26.42	26.73	27.04	27.34	27.64	27.94	28.23	28.52
0.8	28.81	29.10	29.39	29.67	29.95	30.23	30.51	30.78	31.06	31.33
0.9	31.59	31.86	32.12	32.38	32.64	32.90	33.15	33.40	33.65	33.89
1.0	34.13	34.38	34.61	34.85	35.08	35.31	35.54	35.77	35.99	36.21
1.1	36.43	36.65	36.86	37.08	37.29	37.49	37.70	37.90	38.10	38.30
1.2	38.49	38.69	38.88	39.07	39.25	39.44	39.62	39.80	39.97	40.15
1.3	40.32	40.49	40.66	40.82	40.99	41.15	41.31	41.47	41.62	41.77
1.4	41.92	42.07	42.22	42.36	42.51	42.65	42.79	42.92	43.06	43.19
1.5	43.32	43.45	43.57	43.70	43.83	43.94	44.06	44.18	44.29	44.41
1.6	44.52	44.63	44.74	44.84	44.95	45.05	45.15	45.25	45.35	45.45
1.7	45.54	45.64	45.73	45.82	45.91	45.99	46.08	46.16	46.25	46.33
1.8	46.41	46.49	46.56	46.64	46.71	46.78	46.86	46.93	46.99	47.06
1.9	47.13	47.19	47.26	47.32	47.38	47.44	47.50	47.56	47.61	47.67
2.0	47.72	47.78	47.83	47.88	47.93	47.98	48.03	48.08	48.12	48.17
2.1	48.21	48.26	48.30	48.34	48.38	48.42	48.46	48.50	48.54	48.57
2.2	48.61	48.64	48.68	48.71	48.75	48.78	48.81	48.84	48.87	48.90
2.3	48.93	48.96	48.98	49.01	49.04	49.06	49.09	49.11	49.13	49.16
2.4	49.18	49.20	49.22	49.25	49.27	49.29	49.31	49.32	49.34	49.36
2.5	49.38	49.40	49.41	49.43	49.45	49.46	49.48	49.49	49.51	49.52
2.6	49.53	49.55	49.56	49.57	49.59	49.60	49.61	49.62	49.63	49.64

(계속)

z	0.00	0.01	0.02	0.03	0.04	0.05	0.06	0.07	0.08	0.09
2.7	49.65	49.66	49.67	49.68	49.69	49.70	49.71	49.72	49.73	49.74
2.8	49.74	49.75	49.76	49.77	49.77	49.78	49.79	49.79	49.80	49.81
2.9	49.81	49.82	49.82	49.83	49.84	49.84	49.85	49.85	49.86	49.86
3.0	49.87									
3.5	49.98									
4.0	49.997									
5.0	49.99997									

출처: Hald, A. (1952). *Statistical tables and formulas*. New York, NY: John Wiley & Sons. (Table 1).

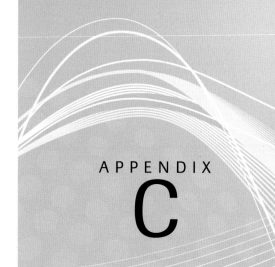

t-분포

	단측검정에 대한 유의 수준					
	0.10	0.05	0.025	0.01	0.005	0.0005
	양측검정에 대한 유의 수준					
df	0.20	0.10	0.05	0.02	0.01	0.001
4	1.533	2.132	2.776	3.747	4.604	8.610
5	1.476	2.015	2.571	3.365	4.032	6.859
6	1.440	1.943	2.447	3.143	3.707	5.959
7	1.415	1.895	2.365	2.998	3.499	5.405
8	1.397	1.860	2.306	2.896	3.355	5.041
9	1.383	1.833	2.262	2.821	3.250	4.781
10	1.372	1.812	2.228	2.764	3.169	4.587
11	1.363	1.796	2.201	2.718	3.106	4.437
12	1.356	1.782	2.179	2.681	3.055	4.318
13	1.350	1.771	2.160	2.650	3.012	4.221
14	1.345	1.761	2.145	2.624	2.977	4.140
15	1.341	1.753	2.131	2.602	2.947	4.073
16	1.337	1.746	2.120	2.583	2.921	4.015
17	1.333	1.740	2.110	2.567	2.898	3.965
18	1.330	1.734	2.101	2.552	2.878	3.922
19	1.328	1.729	2.093	2.539	2.861	3.883
20	1.325	1.725	2.086	2.528	2.845	3.850
21	1.323	1.721	2.080	2.518	2.831	3.819
22	1.321	1.717	2.074	2.508	2.819	3.792
23	1.319	1.714	2.069	2.500	2.807	3.767
24	1.318	1.711	2.064	2.492	2.797	3.745
25	1.316	1.708	2.060	3.485	2.787	3.725
26	1.315	1.706	2.056	2.479	2.779	3.707
27	1.314	1.703	2.052	2.473	2.771	3.690

(계속)

df	단축검정에 대한 유의 수준					
	0.10	0.05	0.025	0.01	0.005	0.0005
	양측검정에 대한 유의 수준					
	0.20	0.10	0.05	0.02	0.01	0.001
28	1.313	1.701	2.048	2.467	2.763	3.674
29	1.311	1.699	2.045	2.462	2.756	3.659
30	1.310	1.697	2.042	2.457	2.750	3.646
40	1.303	1.684	2.021	2.423	2.704	3.551
60	1.296	1.671	2.000	2.390	2.660	3.460
120	1.289	1.658	1.980	2.358	2.617	3.373
∞	1.282	1.645	1.960	2.326	2.576	3.291

출처: Fisher, R. A. (1970). *Statistical methods for research workers* (14th ed.). Darien, CT: Hafner Publishing. (Table IV, p. 176).

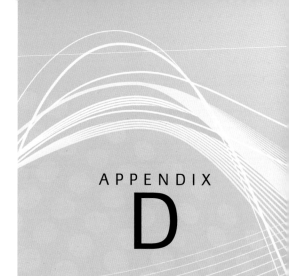

U-통계량의 기각값

구해진 U가 두 표본 수 n과 m을 비교하기 위한 표의 값보다 작을 확률

	단측검정에 대한 유의 수준 ≤				
	.10	.05	.025	.01	.005
	양측검정에 대한 유의 수준 ≤				
n = # in sample #1	.20	.10	.05	.02	.01
m = # in sample 2					
n = 3					
m = 2	0	–	–	–	–
m = 3	1	0	–	–	–
n = 4					
m = 2	0	–	–	–	–
m = 3	1	0	–	–	–
m = 4	3	1	0	–	–
n = 5					
m = 2	1	0	–	–	–
m = 3	2	1	0	–	–
m = 4	4	2	1	0	–
m = 5	5	4	2	1	0
n = 6					
m = 2	1	0	–	–	–
m = 3	3	2	1	–	–
m = 4	5	3	2	1	0
m = 5	7	5	3	2	1
m = 6	9	7	5	3	2
n = 7	.10	.05	.025	.01	.005
m = 2	1	0	–	–	–
m = 3	4	2	1	0	–

(계속)

	단측검정에 대한 유의 수준 ≤				
	.10	.05	.025	.01	.005
	양측검정에 대한 유의 수준 ≤				
n = # in sample #1	.20	.10	.05	.02	.01
m = # in sample 2					
m = 4	6	4	3	1	0
m = 5	8	6	5	3	2
m = 6	11	8	6	4	3
m = 7	13	11	8	6	4
n = 8					
m = 2	2	1	0	—	—
m = 3	5	3	2	0	—
m = 4	7	5	4	2	1
m = 5	10	8	6	4	3
m = 6	13	10	8	6	4
m = 7	16	13	10	8	6
m = 8	19	15	13	10	8

출처: Mann, H. B., & Whitney, D. R. (1947). On a test of whether one of two random variables is stochastically larger than the other. The Annals of Mathematical Statistics, 18(1), 50 – 60.

윌콕슨 부호-순위 통계량의 기각값

E

T는 $Pr[T \mid N] \le \alpha_t$인 가장 큰 정수

	단측검정에 대한 유의 수준				
	.10	.05	.025	.01	.005
	양측검정에 대한 유의 수준				
n	.20	.10	.05	.02	.01
5	2	0	—	—	—
6	3	2	0	—	—
7	5	3	2	0	—
8	8	5	3	1	0
9	10	8	5	3	1
10	14	10	8	5	3
11	17	13	10	7	5
12	21	17	13	9	7
13	26	21	17	12	9
14	31	25	21	15	12
15	36	30	25	19	15
16	42	35	29	23	19
17	48	41	34	27	23
18	55	47	40	32	27
19	62	53	46	37	32
20	69	60	52	43	37
21	77	67	58	49	42
22	81	75	65	55	48
23	94	83	73	62	54
24	104	91	81	69	61
25	113	100	89	76	68
26	124	110	98	84	75

(계속)

	단측검정에 대한 유의 수준				
	.10	.05	.025	.01	.005
	양측검정에 대한 유의 수준				
n	.20	.10	.05	.02	.01
27	134	119	107	92	83
28	145	130	116	101	91
29	157	140	126	110	100
30	169	151	137	120	109

a ≤ .10 (단측)에 대한 기각값은 Daniel W. W. (2005). Biostatistics. Hoboken, NJ: Wiley & Sons에서 구할 수 있다.

출처: McCornack, R. L. (1965). Extended tables of the Wilcoxon matched pair signed rank statistic. *Journal of the American Statistical Association*, 60(311), 864 – 871.

F 분포에 대한 5%와 1%의 값

n₁ (더 큰 평균제곱에 대한) 자유도[a]

n₂[b]	1	2	3	4	5	6	7	8	9	10	11	12
1	161	200	216	225	230	234	237	239	241	242	243	244
	4,052	**4,999**	**5,403**	**5,625**	**5,764**	**5,859**	**5,928**	**5,981**	**6,022**	**6,056**	**6,082**	**6,106**
2	18.51	19.00	19.16	19.25	19.30	19.33	19.36	19.37	19.38	19.39	19.40	19.41
	98.49	**99.00**	**99.17**	**99.25**	**99.30**	**99.33**	**99.34**	**99.36**	**99.38**	**99.40**	**99.41**	**99.42**
3	10.13	9.55	9.38	9.12	9.01	8.94	8.88	8.84	8.81	8.78	8.76	8.74
	34.12	**30.82**	**29.46**	**28.71**	**28.47**	**27.91**	**27.67**	**27.49**	**27.34**	**27.23**	**27.13**	**27.05**
4	7.71	6.94	6.59	6.39	6.26	6.16	6.09	6.04	6.00	5.96	5.93	5.91
	21.20	**18.00**	**16.69**	**15.98**	**15.52**	**15.21**	**14.98**	**14.80**	**14.66**	**14.54**	**14.45**	**14.37**
5	6.61	5.79	5.41	5.19	5.05	4.95	4.88	4.82	4.78	4.74	4.70	4.68
	16.26	**13.27**	**12.06**	**11.39**	**10.97**	**10.67**	**10.45**	**10.27**	**10.15**	**10.05**	**9.96**	**9.89**
6	5.99	5.14	4.76	4.53	4.39	4.28	4.21	4.15	4.10	4.06	4.03	4.00
	13.74	**10.92**	**9.78**	**9.15**	**8.75**	**8.47**	**8.26**	**8.10**	**7.98**	**7.87**	**7.79**	**7.72**
7	5.59	4.74	4.35	4.12	3.97	3.87	3.79	3.73	3.68	3.63	3.60	3.57
	12.25	**9.55**	**8.45**	**7.85**	**7.46**	**7.19**	**7.00**	**6.84**	**6.71**	**6.62**	**6.54**	**6.47**
8	5.32	4.46	4.07	3.84	3.69	3.58	3.50	3.44	3.39	3.34	3.31	3.28
	11.26	**8.65**	**7.59**	**7.01**	**6.63**	**6.37**	**6.19**	**6.03**	**5.91**	**5.82**	**5.74**	**5.67**
9	5.12	4.26	3.86	3.63	3.48	3.37	3.29	3.23	3.18	3.13	3.10	3.07
	10.56	**8.02**	**6.99**	**6.42**	**6.06**	**5.80**	**5.62**	**5.47**	**5.35**	**5.26**	**5.18**	**5.11**
10	4.96	4.10	3.71	3.48	3.33	3.22	3.14	3.07	3.02	2.97	2.94	2.91
	10.04	**7.56**	**6.55**	**5.99**	**5.64**	**5.39**	**5.21**	**5.06**	**4.95**	**4.85**	**4.78**	**4.71**
11	4.84	3.98	3.59	3.36	3.20	3.09	3.01	2.95	2.90	2.86	2.82	2.79
	9.65	**7.20**	**6.22**	**5.67**	**5.32**	**5.07**	**4.88**	**4.74**	**4.63**	**4.54**	**4.46**	**4.40**
12	4.75	3.88	3.49	3.26	3.11	3.00	2.92	2.85	2.80	2.76	2.72	2.69
	9.33	**6.93**	**5.95**	**5.41**	**5.06**	**4.82**	**4.65**	**4.50**	**4.39**	**4.30**	**4.22**	**4.16**
13	4.67	3.80	3.41	3.18	3.02	2.92	2.84	2.77	2.72	2.67	2.63	2.60
	9.07	**6.70**	**5.74**	**5.20**	**4.86**	**4.62**	**4.44**	**4.30**	**4.19**	**4.10**	**4.02**	**3.96**
14	4.60	3.74	3.34	3.11	2.96	2.85	2.77	2.70	2.65	2.60	2.56	2.53
	8.86	**6.51**	**5.56**	**5.03**	**4.69**	**4.46**	**4.28**	**4.14**	**4.03**	**3.94**	**3.86**	**3.80**
15	4.54	3.68	3.29	3.06	2.90	2.79	2.70	2.64	2.59	2.55	2.51	2.48
	8.68	**6.36**	**5.42**	**4.89**	**4.56**	**4.32**	**4.14**	**4.00**	**3.89**	**3.80**	**3.73**	**3.67**
16	4.49	3.63	3.24	3.01	2.85	2.74	2.66	2.59	2.54	2.49	2.45	2.42
	8.53	**6.23**	**5.29**	**4.77**	**4.44**	**4.20**	**4.03**	**3.89**	**3.78**	**3.69**	**3.61**	**3.55**
17	4.45	3.59	3.20	2.96	2.81	2.70	2.62	2.55	2.50	2.45	2.41	2.38
	8.40	**6.11**	**5.18**	**4.67**	**4.34**	**4.10**	**3.93**	**3.79**	**3.68**	**3.59**	**3.52**	**3.45**
18	4.41	3.55	3.16	2.93	2.77	2.66	2.58	2.51	2.46	2.41	2.37	2.34
	8.28	**6.01**	**5.09**	**4.58**	**4.25**	**4.01**	**3.85**	**3.71**	**3.60**	**3.51**	**3.44**	**3.37**

n₁ (더 큰 평균제곱에 대한) 자유도[a]

14	16	20	24	30	40	50	75	100	200	500	∞
245	246	248	249	250	251	252	253	253	254	254	254
6,142	**6,169**	**6,208**	**6,234**	**6,258**	**6,286**	**6,302**	**6,323**	**6,334**	**6,352**	**6,361**	**6,366**
19.42	19.43	19.44	19.45	19.46	19.47	19.47	19.48	19.49	19.49	19.50	19.50
99.43	**99.44**	**99.45**	**99.46**	**99.47**	**99.48**	**99.48**	**99.49**	**99.49**	**99.49**	**99.50**	**99.50**
8.71	8.69	8.66	8.64	8.62	8.60	8.58	8.57	8.56	8.54	8.54	8.53
26.92	**26.83**	**26.69**	**26.60**	**26.50**	**26.41**	**26.35**	**26.27**	**26.23**	**26.18**	**26.14**	**26.12**
5.87	5.84	5.80	5.77	5.74	5.71	5.70	5.68	5.66	5.65	5.64	5.63
14.24	**14.15**	**14.02**	**13.93**	**13.83**	**13.74**	**13.69**	**13.61**	**13.57**	**13.52**	**13.48**	**13.46**
4.64	4.60	4.56	4.53	4.50	4.46	4.44	4.42	4.40	4.38	4.37	4.36
9.77	**9.68**	**9.55**	**9.47**	**9.38**	**9.29**	**9.24**	**9.17**	**9.13**	**9.07**	**9.04**	**9.02**
3.96	3.92	3.87	3.84	3.81	3.77	3.75	3.72	3.71	3.69	3.68	3.67
7.60	**7.52**	**7.39**	**7.31**	**7.23**	**7.14**	**7.09**	**7.02**	**6.99**	**6.94**	**6.90**	**6.88**
3.52	3.49	3.44	3.41	3.38	3.34	3.32	3.29	3.28	3.25	3.24	3.23
6.35	**6.27**	**6.15**	**6.07**	**5.98**	**5.90**	**5.85**	**5.78**	**5.75**	**5.70**	**5.65**	**5.65**
3.23	3.20	3.15	3.12	3.08	3.05	3.03	3.00	2.98	2.96	2.94	2.93
5.56	**5.48**	**5.36**	**5.28**	**5.20**	**5.11**	**5.06**	**5.00**	**4.96**	**4.91**	**4.88**	**4.86**
3.02	2.98	2.93	2.90	2.86	2.82	2.80	2.77	2.76	2.73	2.72	2.71
5.00	**4.92**	**4.80**	**4.73**	**4.64**	**4.56**	**4.51**	**4.45**	**4.41**	**4.36**	**4.33**	**4.31**
2.86	2.82	2.77	2.74	2.70	2.67	2.64	2.61	2.59	2.56	2.55	2.54
4.60	**4.52**	**4.41**	**4.33**	**4.25**	**4.17**	**4.12**	**4.05**	**4.01**	**3.96**	**3.93**	**3.91**
2.74	2.70	2.65	2.61	2.57	2.53	2.50	2.47	2.45	2.42	2.41	2.40
4.29	**4.21**	**4.10**	**4.02**	**3.94**	**3.86**	**3.80**	**3.74**	**3.70**	**3.66**	**3.62**	**3.60**
2.64	2.60	2.54	2.50	2.46	2.42	2.40	2.36	2.35	2.32	2.31	2.30
4.05	**3.98**	**3.86**	**3.78**	**3.70**	**3.61**	**3.56**	**3.49**	**3.46**	**3.41**	**3.38**	**3.36**
2.55	2.51	2.46	2.42	2.38	2.34	2.32	2.28	2.26	2.24	2.22	2.21
3.85	**3.78**	**3.67**	**3.59**	**3.51**	**3.42**	**3.37**	**3.30**	**3.27**	**3.21**	**3.18**	**3.16**
2.48	2.44	2.39	2.35	2.31	2.27	2.24	2.21	2.19	2.16	2.14	2.13
3.70	**3.62**	**3.51**	**3.43**	**3.34**	**3.26**	**3.21**	**3.14**	**3.11**	**3.06**	**3.02**	**3.00**
2.43	2.39	2.33	2.29	2.25	2.21	2.18	2.15	2.12	2.10	2.08	2.07
3.56	**3.48**	**3.36**	**3.29**	**3.20**	**3.12**	**3.07**	**3.00**	**2.97**	**2.92**	**2.89**	**2.87**
2.37	2.33	2.28	2.24	2.20	2.16	2.13	2.09	2.07	2.04	2.02	2.01
3.45	**3.37**	**3.25**	**3.18**	**3.10**	**3.01**	**2.96**	**2.89**	**2.86**	**2.80**	**2.77**	**2.75**
2.33	2.29	2.23	2.19	2.15	2.11	2.08	2.04	2.02	1.99	1.97	1.96
3.35	**3.27**	**3.16**	**3.08**	**3.00**	**2.92**	**2.86**	**2.79**	**2.76**	**2.70**	**2.67**	**2.65**
2.29	2.25	2.19	2.15	2.11	2.07	2.04	2.00	1.98	1.95	1.93	1.92
3.27	**3.19**	**3.07**	**3.00**	**2.91**	**2.83**	**2.78**	**2.71**	**2.68**	**2.62**	**2.59**	**2.57**

n₁ (더 큰 평균제곱에 대한) 자유도[a]

n₂[b]	1	2	3	4	5	6	7	8	9	10	11	12
19	4.38	3.52	3.13	2.90	2.74	2.63	2.55	2.48	2.43	2.38	2.34	2.31
	8.18	**5.93**	**5.01**	**4.50**	**4.17**	**3.94**	**3.77**	**3.63**	**3.52**	**3.43**	**3.36**	**3.30**
20	4.35	3.49	3.10	2.87	2.71	2.60	2.52	2.45	2.40	2.35	2.31	2.28
	8.10	**5.85**	**4.94**	**4.43**	**4.10**	**3.87**	**3.71**	**3.56**	**3.45**	**3.37**	**3.30**	**3.23**
21	4.32	3.47	3.07	2.84	2.68	2.57	2.49	2.42	2.37	2.32	2.28	2.25
	8.02	**5.78**	**4.87**	**4.37**	**4.04**	**3.81**	**3.65**	**3.51**	**3.40**	**3.31**	**3.24**	**3.17**
22	4.30	3.44	3.05	2.82	2.66	2.55	2.47	2.40	2.35	2.30	2.26	2.23
	7.94	**5.72**	**4.82**	**4.31**	**3.99**	**3.76**	**3.59**	**3.45**	**3.35**	**3.26**	**3.18**	**3.12**
23	4.28	3.42	3.03	2.80	2.64	2.53	2.45	2.38	2.32	2.28	2.24	2.20
	7.88	**5.66**	**4.76**	**4.26**	**3.94**	**3.71**	**3.54**	**3.41**	**3.30**	**3.21**	**3.14**	**3.07**
24	4.26	3.40	3.01	2.78	2.62	2.51	2.43	2.36	2.30	2.26	2.22	2.18
	7.82	**5.61**	**4.72**	**4.22**	**3.90**	**3.67**	**3.50**	**3.36**	**3.25**	**3.17**	**3.09**	**3.03**
25	4.24	3.38	2.99	2.76	2.60	2.49	2.41	2.34	2.28	2.24	2.20	2.16
	7.77	**5.57**	**4.68**	**4.18**	**3.86**	**3.63**	**3.46**	**3.32**	**3.21**	**3.13**	**3.05**	**2.99**
26	4.22	3.37	2.98	2.74	2.59	2.47	2.39	2.32	2.27	2.22	2.18	2.15
	7.72	**5.53**	**4.64**	**4.14**	**3.82**	**3.59**	**3.42**	**3.29**	**3.17**	**3.09**	**3.02**	**2.96**
27	4.21	3.35	2.96	2.73	2.57	2.46	2.37	2.30	2.25	2.20	2.16	2.13
	7.68	**5.49**	**4.60**	**4.11**	**3.79**	**3.56**	**3.39**	**3.26**	**3.14**	**3.06**	**2.98**	**2.93**
28	4.20	3.34	2.95	2.71	2.56	2.44	2.36	2.29	2.24	2.19	2.15	2.12
	7.64	**5.45**	**4.57**	**4.07**	**3.76**	**3.53**	**3.36**	**3.23**	**3.11**	**3.03**	**2.95**	**2.90**
29	4.18	3.33	2.93	2.70	2.54	2.43	2.35	2.28	2.22	2.18	2.14	2.10
	7.60	**5.42**	**4.54**	**4.04**	**3.73**	**3.50**	**3.33**	**3.20**	**3.08**	**3.00**	**2.92**	**2.87**
30	4.17	3.32	2.92	2.69	2.53	2.42	2.34	2.27	2.21	2.16	2.12	2.09
	7.56	**5.39**	**4.51**	**4.02**	**3.70**	**3.47**	**3.30**	**3.17**	**3.06**	**2.98**	**2.90**	**2.84**
32	4.15	3.30	2.90	2.67	2.51	2.40	2.32	2.25	2.19	2.14	2.10	2.07
	7.50	**5.34**	**4.46**	**3.97**	**3.66**	**3.42**	**3.25**	**3.12**	**3.01**	**2.94**	**2.86**	**2.80**
34	4.13	3.28	2.88	2.65	2.49	2.38	2.30	2.23	2.17	2.12	2.08	2.05
	7.44	**5.29**	**4.42**	**3.93**	**3.61**	**3.38**	**3.21**	**3.08**	**2.97**	**2.89**	**2.82**	**2.76**
36	4.11	3.26	2.86	2.63	2.48	2.36	2.28	2.21	2.15	2.10	2.06	2.03
	7.39	**5.25**	**4.38**	**3.89**	**3.58**	**3.35**	**3.18**	**3.04**	**2.94**	**2.86**	**2.78**	**2.72**
38	4.10	3.25	2.85	2.62	2.46	2.35	2.26	2.19	2.14	2.09	2.05	2.02
	7.35	**5.21**	**4.34**	**3.86**	**3.54**	**3.32**	**3.15**	**3.02**	**2.91**	**2.82**	**2.75**	**2.69**
40	4.08	3.23	2.84	2.61	2.45	2.34	2.25	2.18	2.12	2.07	2.04	2.00
	7.31	**5.18**	**4.31**	**3.83**	**3.51**	**3.29**	**3.12**	**2.99**	**2.88**	**2.80**	**2.73**	**2.66**
42	4.07	3.22	2.83	2.59	2.44	2.32	2.24	2.17	2.11	2.06	2.02	1.99
	7.27	**5.15**	**4.29**	**3.80**	**3.49**	**3.26**	**3.10**	**2.96**	**2.86**	**2.77**	**2.70**	**2.64**
44	4.06	3.21	2.82	2.58	2.43	2.31	2.23	2.16	2.10	2.05	2.01	1.98
	7.24	**5.12**	**4.26**	**3.78**	**3.46**	**3.24**	**3.07**	**2.94**	**2.84**	**2.75**	**2.68**	**2.62**

n₁ (더 큰 평균제곱에 대한) 자유도ᵃ

14	16	20	24	30	40	50	75	100	200	500	∞
2.26	2.21	2.15	2.11	2.07	2.02	2.00	1.96	1.94	1.91	1.90	1.88
3.19	**3.12**	**3.00**	**2.92**	**2.84**	**2.76**	**2.70**	**2.63**	**2.60**	**2.54**	**2.51**	**2.49**
2.23	2.18	2.12	2.08	2.04	1.99	1.96	1.92	1.90	1.87	1.85	1.84
3.13	**3.05**	**2.94**	**2.86**	**2.77**	**2.69**	**2.63**	**2.56**	**2.53**	**2.47**	**2.44**	**2.42**
2.20	2.15	2.09	2.05	2.00	1.96	1.93	1.89	1.87	1.84	1.82	1.81
3.07	**2.99**	**2.88**	**2.80**	**2.72**	**2.63**	**2.58**	**2.51**	**2.47**	**2.42**	**2.38**	**2.36**
2.18	2.13	2.07	2.03	1.98	1.93	1.91	1.87	1.84	1.81	1.80	1.78
3.02	**2.94**	**2.83**	**2.75**	**2.67**	**2.58**	**2.53**	**2.46**	**2.42**	**2.37**	**2.33**	**2.31**
2.14	2.10	2.04	2.00	1.96	1.91	1.88	1.84	1.82	1.79	1.77	1.76
2.97	**2.89**	**2.78**	**2.70**	**2.62**	**2.53**	**2.48**	**2.41**	**2.37**	**2.32**	**2.28**	**2.26**
2.13	2.09	2.02	1.98	1.94	1.89	1.86	1.82	1.80	1.76	1.74	1.73
2.93	**2.85**	**2.74**	**2.66**	**2.58**	**2.49**	**2.44**	**2.36**	**2.33**	**2.27**	**2.23**	**2.21**
2.11	2.06	2.00	1.96	1.92	1.87	1.84	1.80	1.77	1.74	1.72	1.71
2.89	**2.81**	**2.70**	**2.62**	**2.54**	**2.45**	**2.40**	**2.32**	**2.29**	**2.23**	**2.19**	**2.17**
2.10	2.05	1.99	1.95	1.90	1.85	1.82	1.78	1.76	1.72	1.70	1.69
2.86	**2.77**	**2.66**	**2.58**	**2.50**	**2.41**	**2.36**	**2.28**	**2.25**	**2.19**	**2.15**	**2.13**
2.08	2.03	1.97	1.93	1.88	1.84	1.80	1.76	1.74	1.71	1.68	1.67
2.83	**2.74**	**2.63**	**2.55**	**2.47**	**2.38**	**2.33**	**2.25**	**2.21**	**2.16**	**2.12**	**2.10**
2.06	2.02	1.96	1.91	1.87	1.81	1.78	1.75	1.72	1.69	1.67	1.65
2.80	**2.71**	**2.60**	**2.52**	**2.44**	**2.35**	**2.30**	**2.22**	**2.18**	**2.13**	**2.09**	**2.06**
2.05	2.00	1.94	1.90	1.85	1.80	1.77	1.73	1.71	1.68	1.65	1.64
2.77	**2.68**	**2.57**	**2.49**	**2.41**	**2.32**	**2.27**	**2.19**	**2.15**	**2.10**	**2.06**	**2.03**
2.04	1.99	1.93	1.89	1.84	1.79	1.76	1.72	1.69	1.66	1.64	1.62
2.74	**2.66**	**2.55**	**2.47**	**2.38**	**2.29**	**2.24**	**2.16**	**2.13**	**2.07**	**2.03**	**2.01**
2.02	1.97	1.91	1.86	1.82	1.76	1.74	1.69	1.67	1.64	1.61	1.59
2.70	**2.62**	**2.51**	**2.42**	**2.34**	**2.25**	**2.20**	**2.12**	**2.08**	**2.02**	**1.98**	**1.96**
2.00	1.95	1.89	1.84	1.80	1.74	1.71	1.67	1.64	1.61	1.59	1.57
2.66	**2.58**	**2.47**	**2.38**	**2.30**	**2.21**	**2.15**	**2.08**	**2.04**	**1.98**	**1.94**	**1.91**
1.98	1.93	1.87	1.82	1.78	1.72	1.69	1.65	1.62	1.59	1.56	1.55
2.26	**2.54**	**2.43**	**2.35**	**2.26**	**2.17**	**2.12**	**2.04**	**2.00**	**1.94**	**1.90**	**1.87**
1.96	1.92	1.85	1.80	1.76	1.71	1.67	1.63	1.60	1.57	1.54	1.53
2.59	**2.51**	**2.40**	**2.32**	**2.22**	**2.14**	**2.08**	**2.00**	**1.97**	**1.90**	**1.86**	**1.84**
1.95	1.90	1.84	1.79	1.74	1.69	1.66	1.61	1.59	1.55	1.53	1.51
2.56	**2.49**	**2.37**	**2.29**	**2.20**	**2.11**	**2.05**	**1.97**	**1.94**	**1.88**	**1.84**	**1.81**
1.94	1.89	1.82	1.78	1.73	1.68	1.64	1.60	1.57	1.54	1.51	1.49
2.54	**2.46**	**2.35**	**2.26**	**2.17**	**2.08**	**2.02**	**1.94**	**1.91**	**1.85**	**1.80**	**1.78**
1.92	1.88	1.81	1.76	1.72	1.66	1.63	1.58	1.56	1.52	1.50	1.48
2.52	**2.44**	**2.32**	**2.24**	**2.15**	**2.06**	**2.00**	**1.92**	**1.88**	**1.82**	**1.78**	**1.75**

n_1 (더 큰 평균제곱에 대한) 자유도[a]

n_2[b]	1	2	3	4	5	6	7	8	9	10	11	12
46	4.05	3.20	2.81	2.57	2.42	2.30	2.22	2.14	2.09	2.04	2.00	1.97
	7.21	**5.10**	**4.24**	**3.76**	**3.44**	**3.22**	**3.05**	**2.92**	**2.82**	**2.73**	**2.66**	**2.60**
48	4.04	3.19	2.80	2.56	2.41	2.30	2.21	2.14	2.08	2.03	1.99	1.96
	7.19	**5.08**	**4.22**	**3.74**	**3.42**	**3.20**	**3.04**	**2.90**	**2.80**	**2.71**	**2.64**	**2.58**
50	4.03	3.18	2.79	2.56	2.40	2.29	2.20	2.13	2.07	2.02	1.98	1.95
	7.17	**5.06**	**4.20**	**3.72**	**3.41**	**3.18**	**3.02**	**2.88**	**2.78**	**2.70**	**2.62**	**2.56**
55	4.02	3.17	2.78	2.54	2.38	2.27	2.18	2.11	2.05	2.00	1.97	1.93
	7.12	**5.01**	**4.16**	**3.68**	**3.37**	**3.15**	**2.98**	**2.85**	**2.75**	**2.66**	**2.59**	**2.53**
60	4.00	3.15	2.76	2.52	2.37	2.25	2.17	2.10	2.04	1.99	1.95	1.92
	7.08	**4.98**	**4.13**	**3.65**	**3.34**	**3.12**	**2.95**	**2.82**	**2.72**	**2.63**	**2.56**	**2.50**
65	3.99	3.14	2.75	2.51	2.36	2.24	2.15	2.08	2.02	1.98	1.94	1.90
	7.04	**4.95**	**4.10**	**3.62**	**3.31**	**3.09**	**2.93**	**2.79**	**2.70**	**2.61**	**2.54**	**2.47**
70	3.98	3.13	2.74	2.50	2.35	2.23	2.14	2.07	2.01	1.97	1.93	1.89
	7.01	**4.92**	**4.08**	**3.60**	**3.29**	**3.07**	**2.91**	**2.77**	**2.67**	**2.59**	**2.51**	**2.45**
80	3.96	3.11	2.72	2.48	2.33	2.21	2.12	2.05	1.99	1.95	1.91	1.88
	6.96	**4.88**	**4.04**	**3.56**	**3.25**	**3.04**	**2.87**	**2.74**	**2.64**	**2.55**	**2.48**	**2.41**
100	3.94	3.09	2.70	2.46	2.30	2.19	2.10	2.03	1.97	1.92	1.88	1.85
	6.90	**4.82**	**3.98**	**3.51**	**3.20**	**2.99**	**2.82**	**2.69**	**2.59**	**2.51**	**2.43**	**2.36**
125	3.92	3.07	2.68	2.44	2.29	2.17	2.08	2.01	1.95	1.90	1.86	1.83
	6.84	**4.78**	**3.94**	**3.47**	**3.17**	**2.95**	**2.79**	**2.65**	**2.56**	**2.47**	**2.40**	**2.33**
150	3.91	3.06	2.67	2.43	2.27	2.16	2.07	2.00	1.94	1.89	1.85	1.82
	6.81	**4.75**	**3.91**	**3.44**	**3.14**	**2.92**	**2.76**	**2.62**	**2.53**	**2.44**	**2.37**	**2.30**
200	3.89	3.04	2.65	2.41	2.26	2.14	2.05	1.98	1.92	1.87	1.83	1.80
	6.76	**4.71**	**3.88**	**3.41**	**3.11**	**2.90**	**2.73**	**2.60**	**2.50**	**2.41**	**2.34**	**2.28**
400	3.86	3.02	2.62	2.39	2.23	2.12	2.03	1.96	1.90	1.85	1.81	1.78
	6.70	**4.66**	**3.83**	**3.36**	**3.06**	**2.85**	**2.69**	**2.55**	**2.46**	**2.37**	**2.29**	**2.23**
1,000	3.85	3.00	2.61	2.38	2.22	2.10	2.02	1.95	1.89	1.84	1.80	1.76
	6.66	**4.62**	**3.80**	**3.34**	**3.04**	**2.82**	**2.66**	**2.53**	**2.43**	**2.34**	**2.26**	**2.20**
∞	3.84	2.99	2.60	2.37	2.21	2.09	2.01	1.94	1.88	1.83	1.79	1.75
	6.64	**4.60**	**3.78**	**3.32**	**3.02**	**2.80**	**2.64**	**2.51**	**2.41**	**2.32**	**2.24**	**2.18**

5% = 로마체, 1% = 굵은 활자체.

[a] 분자.

[b] 분모.

출처: Snedecor, G. W. (1938). *Statistical methods.* Ames, IA: Collegiate Press. (Table 10-3, pp. 184-187).

n₁ (더 큰 평균제곱에 대한) 자유도ª

14	16	20	24	30	40	50	75	100	200	500	∞
1.91	1.87	1.80	1.75	1.71	1.65	1.62	1.57	1.54	1.51	1.48	1.46
2.50	**2.42**	**2.30**	**2.22**	**2.13**	**2.04**	**1.98**	**1.90**	**1.86**	**1.80**	**1.76**	**1.72**
1.90	1.86	1.79	1.74	1.70	1.64	1.61	1.56	1.53	1.50	1.47	1.45
2.48	**2.40**	**2.28**	**2.20**	**2.11**	**2.02**	**1.96**	**1.88**	**1.84**	**1.78**	**1.73**	**1.70**
1.90	1.85	1.78	1.74	1.69	1.63	1.60	1.55	1.52	1.48	1.46	1.44
2.46	**2.39**	**2.26**	**2.18**	**2.10**	**2.00**	**1.94**	**1.86**	**1.82**	**1.76**	**1.71**	**1.68**
1.88	1.83	1.76	1.72	1.67	1.61	1.58	1.52	1.50	1.46	1.43	1.41
2.43	**2.35**	**2.23**	**2.15**	**2.06**	**1.96**	**1.90**	**1.82**	**1.78**	**1.71**	**1.66**	**1.64**
1.86	1.81	1.75	1.70	1.65	1.59	1.56	1.50	1.48	1.44	1.41	1.39
2.40	**2.32**	**2.20**	**2.12**	**2.03**	**1.93**	**1.87**	**1.79**	**1.74**	**1.68**	**1.63**	**1.60**
1.85	1.80	1.73	1.68	1.63	1.57	1.54	1.49	1.46	1.42	1.39	1.37
2.37	**2.30**	**2.18**	**2.09**	**2.00**	**1.90**	**1.84**	**1.76**	**1.71**	**1.64**	**1.60**	**1.56**
1.84	1.79	1.72	1.67	1.62	1.56	1.53	1.47	1.45	1.40	1.37	1.35
2.35	**2.28**	**2.15**	**2.07**	**1.98**	**1.88**	**1.82**	**1.74**	**1.69**	**1.62**	**1.56**	**1.53**
1.82	1.77	1.70	1.65	1.60	1.54	1.51	1.45	1.42	1.38	1.35	1.32
2.32	**2.24**	**2.11**	**2.03**	**1.94**	**1.84**	**1.78**	**1.70**	**1.65**	**1.57**	**1.52**	**1.49**
1.79	1.75	1.68	1.63	1.57	1.51	1.48	1.42	1.39	1.34	1.30	1.28
2.26	**2.19**	**2.06**	**1.98**	**1.89**	**1.79**	**1.73**	**1.64**	**1.59**	**1.51**	**1.46**	**1.43**
1.77	1.72	1.65	1.60	1.55	1.49	1.45	1.39	1.36	1.31	1.27	1.25
2.23	**2.15**	**2.03**	**1.94**	**1.85**	**1.75**	**1.68**	**1.59**	**1.54**	**1.46**	**1.40**	**1.37**
1.76	1.71	1.64	1.59	1.54	1.47	1.44	1.37	1.34	1.29	1.25	1.22
2.20	**2.12**	**2.00**	**1.91**	**1.83**	**1.72**	**1.66**	**1.56**	**1.51**	**1.43**	**1.37**	**1.33**
1.74	1.69	1.62	1.57	1.52	1.45	1.42	1.35	1.32	1.26	1.22	1.19
2.17	**2.09**	**1.97**	**1.88**	**1.79**	**1.69**	**1.62**	**1.53**	**1.48**	**1.39**	**1.33**	**1.28**
1.72	1.67	1.60	1.54	1.49	1.42	1.38	1.32	1.28	1.22	1.16	1.13
2.12	**2.04**	**1.92**	**1.84**	**1.74**	**1.64**	**1.57**	**1.47**	**1.42**	**1.32**	**1.24**	**1.19**
1.70	1.65	1.58	1.53	1.47	1.41	1.36	1.30	1.26	1.19	1.13	1.08
2.09	**2.01**	**1.89**	**1.81**	**1.71**	**1.61**	**1.54**	**1.44**	**1.38**	**1.28**	**1.19**	**1.11**
1.69	1.64	1.57	1.52	1.46	1.40	1.35	1.28	1.24	1.17	1.11	1.00
2.07	**1.99**	**1.87**	**1.79**	**1.69**	**1.59**	**1.52**	**1.41**	**1.36**	**1.25**	**1.15**	**1.00**

순위에 의한 크루스칼-왈리스 분산분석에 대한 H의 기각값

표본수			p (H) ≤ α인 H-통계량의 기각값		
n	n	n	.10	.05	.01
2	2	2	4.5714	—	—
3	2	1	4.2857	—	—
3	2	2	4.5000	4.7143	—
3	3	1	4.5714	5.1429	—
3	3	2	4.5556	5.3611	6.2500
3	3	3	4.6222	5.6000	7.2000
4	2	1	4.5000	—	—
4	2	2	4.4583	5.3333	6.0000
4	3	1	4.0556	5.2083	—
4	3	2	4.5111	5.4444	6.4444
4	3	3	4.7091	5.7273	6.7455
4	4	1	4.1667	4.9667	6.6667
4	4	2	4.5545	5.4545	7.0364
4	4	3	4.5455	5.5985	7.1439
4	4	4	4.6539	5.6923	7.6538
5	2	1	4.2000	5.0000	—
5	3	1	4.0178	4.960	6.4000
5	3	2	4.6509	5.2509	6.8218
5	3	3	4.5333	5.6485	7.0788
5	4	1	3.9873	4.9855	6.9545
5	4	2	4.5409	5.2682	7.1182
5	4	3	4.5487	5.6308	7.4449
5	4	4	4.6187	5.6176	7.7604
5	5	1	4.1091	5.1273	7.3091
5	5	2	4.5077	5.3385	7.2692
5	5	3	4.5451	5.7055	7.5429

(계속)

표본수			p (*H*) ≤ α인 H-통계량의 기각값		
n	n	n	.10	.05	.01
5	5	4	4.5229	5.6429	7.7914
5	5	5	4.5600	5.7800	7.9800

출처: Kruskal, W. H., & Wallis, W. A. (1952). Use of ranks in one-criterion variance analysis. *Journal of the American Statistical Association*, 47(260), 583 – 621 and corrections in Kruskal, W. H., & Wallis, W. A. (1953). Errata: Use of ranks in onecriterion variance analysis. *Journal of the American Statistical Association*, 48(264), 907 – 911.

비모수 다중비교 검정을 위한 Dunn의 Q의 기각값

k (처리집단수)	α	
	0.05	0.10
2	1.960	2.576
3	2.394	2.936
4	2.639	3.144
5	2.807	3.291
6	2.936	3.403

출처: Zar, J. H. (1984). *Biostatistical analysis* (2nd ed.). Englewood Cliffs, NJ: Prentice-Hall, p569. Table B. 14.

관련된 세 집단 간 비교를 위한 순위에 의한 프리드만 분산 분석을 위한 프리드만 카이제곱의 정확 분포

APPENDIX

I

표본수 (n)	χ_r^2의 값	값에 대한 정확확률
3	4.667	.194
3	6.0	.028
4	6.0	.069
4	6.5	.042
4	8.0	.0046
5	5.2	.093
5	6.4	.039
5	8.4	.0085
6	5.33	.072
6	6.33	.052
6	7.00	.029
6	8.33	.012
6	9.00	.0081
7	5.429	.085
7	6.0	.052
7	7.143	.027
7	8.000	.016
7	8.857	.0084
8	5.25	.079
8	6.25	.047
8	7.75	.018
8	9.0	.0099
9	4.667	.107
9	5.556	.069
9	6.000	.057
9	6.222	.048
9	8.0	.019

(계속)

표본수 (n)	χ_r^2의 값	값에 대한 정확확률
9	8.667	.010
9	9.556	.0060

관련된 네 집단 비교

표본수 (n)		
2	6.0	.042
3	6.6	.075
3	7.0	.054
3	7.4	.033
3	8.2	.017
3	9.0	.0017
4	6.0	.105
4	6.3	.094
4	7.5	.052
4	7.8	.036
4	9.3	.012
4	9.6	.0069

출처: Friedman, M. (1937). The use of ranks to avoid the assumption of normality implicit in the analysis of variance. *Journal of the American Statistical Association*, 32(200), 675 – 701.

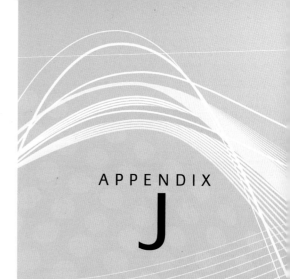

피어슨 상관계수의 기각값

	단측검정에 대한 유의 수준			
	.05	.025	.01	.005
	양측검정에 대한 유의 수준			
df	.10	.05	.02	.01
1	.988	.997	.9995	.9999
2	.900	.950	.980	.990
3	.805	.878	.934	.959
4	.729	.811	.882	.917
5	.669	.754	.833	.874
6	.622	.707	.789	.834
7	.582	.666	.750	.798
8	.549	.632	.716	.765
9	.521	.602	.685	.735
10	.497	.576	.658	.708
11	.476	.553	.634	.684
12	.458	.532	.612	.661
13	.441	.514	.592	.641
14	.426	.497	.574	.623
15	.412	.482	.558	.606
16	.400	.468	.542	.590
17	.389	.456	.528	.575
18	.378	.444	.516	.561
19	.369	.433	.503	.549
20	.360	.423	.492	.537
21	.352	.413	.482	.526
22	.344	.404	.472	.515
23	.337	.396	.462	.505
24	.330	.388	.453	.496

(계속)

	단측검정에 대한 유의 수준			
	.05	.025	.01	.005
	양측검정에 대한 유의 수준			
df	.10	.05	.02	.01
25	.323	.381	.445	.487
26	.317	.374	.437	.479
27	.311	.367	.430	.471
28	.306	.361	.423	.463
29	.301	.355	.416	.456
30	.296	.349	.409	.449
35	.275	.325	.381	.418
40	.257	.304	.358	.393
45	.243	.288	.338	.372
50	.231	.273	.322	.354
60	.211	.250	.295	.325
70	.195	.232	.247	.303
80	.183	.217	.256	.283
90	.173	.205	.242	.267
100	.164	.195	.230	.254
125		.174		.228
150		.159		.208
200		.138		.181
300		.113		.148
400		.098		.128
500		.088		.115
1000		.062		.081

출처: Fisher, R. A. (1970). *Statistical methods for research workers* (14th ed.). Darien, CT: Hafner Publishing Co. (Table V. A., p. 211).

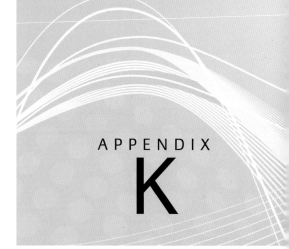

APPENDIX

K

스피어만 상관계수의 기각값

	상관계수의 근사 기각값				
	단측검정에 대한 유의검정				
	.10	.05	.025	.01	.005
	양측검정에 대한 유의검정				
n	.20	.10	.05	.02	.01
4	.8000	.8000	—	—	—
5	.7000	.8000	.9000	.9000	—
6	.6000	.7714	.8286	.8857	.9429
7	.5357	.6786	.7450	.8571	.8929
8	.5000	.6190	.7143	.8095	.8571
9	.4667	.5833	.6833	.7667	.8167
10	.4424	.5515	.6364	.7333	.7818
11	.4182	.5273	.6091	.7000	.7545
12	.3986	.4965	.5084	.6713	.7273
13	.3791	.4780	.5549	.6429	.6978
14	.3626	.4593	.5341	.6220	.6747
15	.3500	.4429	.5179	.6000	.6536
16	.3382	.4265	.5000	.5824	.6324
17	.3260	.4118	.4853	.5637	.6152
18	.3148	.3994	.4716	.5480	.5975
19	.3070	.3895	.4579	.5333	.5825
20	.2977	.3789	.4451	.5203	.5684
21	.2909	.3688	.4351	.5078	.5545
22	.2829	.3597	.4241	.4963	.5426
23	.2767	.3518	.4150	.4852	.5306
24	.2704	.3435	.4061	.4748	.5200
25	.2646	.3822	.3977	.4654	.5100
26	.2588	.3299	.3984	.4564	.5002

(계속)

		상관계수의 근사 기각값		
		단측검정에 대한 유의검정		
.10	.05	.025	.01	.005
		양측검정에 대한 유의검정		
n	.20	.10	.05	.02	.01
27	.2540	.3236	.3822	.4481	.4915
28	.2490	.3175	.3749	.4401	.4828
29	.2443	.3113	.3685	.4320	.4744
30	.2400	.3059	.3620	.4251	.4665

노트: 단측-확률(one-tailed probability)는 r ≥ r 이거나 r ≤ -r (그러나 모두는 아님)일 확률이다.
양측-확률(two-tailed probability)는 r ≥ r 이고 r ≤ -r인 확률의 합이다.
출처: Glasser, G. J., & Winter, R. F. (1961). Critical values of the coeffi cient of rink correlation for testing the hypothesis of independence. *Biometrika*, 48(3/4), 444 – 448 (Table 3).

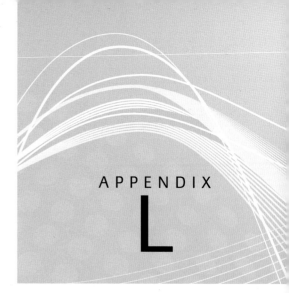

카이제곱
확률의 분포

df	0.20	0.10	0.05	0.02	0.01	0.001
1	1.642	2.706	3.841	5.412	6.635	10.827
2	3.219	4.605	5.991	7.842	9.210	13.815
3	4.642	6.251	7.815	9.837	11.345	16.266
4	5.989	7.779	9.488	11.668	13.277	18.467
5	7.289	9.236	11.070	13.388	15.086	20.515
6	8.558	10.645	12.592	15.033	16.812	22.457
7	9.803	12.017	14.067	16.622	18.475	24.322
8	11.030	13.362	15.507	18.168	20.090	26.125
9	12.242	14.684	16.919	19.679	21.666	27.877
10	13.442	15.987	18.307	21.161	23.209	29.588
11	14.631	17.275	19.675	22.618	24.725	31.264
12	15.812	18.549	21.026	24.054	26.217	32.909
13	16.985	19.812	22.362	25.472	27.688	34.528
14	18.151	21.064	23.685	26.873	29.141	36.123
15	19.311	22.307	24.996	28.259	30.578	37.697
16	20.465	23.542	26.296	29.633	32.000	39.252
17	21.615	24.769	27.587	30.995	33.409	40.790
18	22.760	25.989	28.869	32.346	34.805	42.312
19	23.900	27.204	30.144	33.687	36.191	43.820
20	25.038	28.412	31.410	35.020	37.566	45.315
21	26.171	29.615	32.671	36.343	38.932	46.797
22	27.301	30.813	33.924	37.659	40.289	48.268
23	28.429	32.007	35.172	38.968	41.638	49.728
24	29.553	33.196	36.415	40.270	42.980	51.179
25	30.675	34.382	37.652	41.566	44.314	52.620
26	31.795	35.563	38.885	42.856	45.642	54.052
27	32.912	36.741	40.113	44.140	46.963	55.476

(계속)

df	0.20	0.10	0.05	0.02	0.01	0.001
28	34.027	37.916	41.337	45.419	48.278	56.893
29	35.139	39.087	42.557	46.693	49.588	58.302
30	36.250	40.256	43.773	47.962	50.892	59.703

출처: Fisher, R. A. (1970). *Statistical methods for research workers* (14th ed.). Darien, CT: Hafner Publishing. (Taken from Table III, pp. 112 – 113).

Adachi, K., Shimada, M., & Usui, A. (2003). The relationship between the parturient's labor position and perceptions of labor pain intensity. *Nursing Research*, 52(1), 47–51.

Agresti, A., & Finlay, B. (1997). *Statistical methods for the social sciences*. Upper Saddle River, NJ: Prentice-Hall.

Ahlqvist, M., Bogren, A., Hagman, S., et al. (2006).Handline of peripheral intravenous cannulae: Effects of evidence-based clinical guidelines. *Journal of Clinical Nursing*, 15, 1354–1361.

Aiken, L., Clarke, S., Cheung, R., Sloane, D., & Silber, J. (2003). Educational levels of hospital nurses and surgical patient mortality. *Journal of the American Medical Association*, 290, 1617–1623.

Ajzen, I. (1991). Theory of planned behavior. *Organizational Behavior and Human Decision Processes*, 50, 179–211.

Akaike, H. (1987). Factor analysis and AIC. *Psychometrika*, 52(3), 317–332.

Al-Darrab, I. A., Khan, Z. A., & Ishrat, S. I. (2009).An experimental study on the effect of mobile phone conversation on drivers' reaction time in braking response. *Journal of Safety Research*, 40(3),185–189.

American Diabetes Association. (2007). Standards of medical care in diabetes. *Diabetes Care*, 30(1), S4–S41.

American Psychiatric Association. (2000). *Diagnostic and statistical manual of mental disorders* (4th ed., text revision). Washington, DC: Author.

Andersen, R. M. (1995). Revisiting the behavioral model and access to medical care: Does it matter? *Journal of Health and Social Behavior*, 36(1), 1–10.

Anderson, E., McDonald, D., Mikky, I., Brewer, T., Koscizewski, C., LaCoursiere, S., et al. (2003). Health care implications and space allocation of research published in nursing journals. *Nursing Outlook*, 51(2), 70–83.

Anderson, R. A., Isset, L. M., & McDaniel, R. R. (2003). Nursing homes as complex adaptive systems. *Nursing Research*, 52(1), 12–21.

Andrews, E. J., & Redmond, H. P. (2004). A review of clinical guidelines. *British Journal of Surgery*, 91(8), 956–964.

APA. (2010). *Publication manual of the AmericanPsychological Association*. Washington, DC: American Psychological Association.

Armitage, C. J. (2005). Can the theory of planned behavior predict the maintenance of physical activity? *Health Psychology*, 24(3), 235–245.

Asher, A. B. (1983). Causal modeling (2nd ed.) In *Quantitative Applications in the Social Sciences Series*, 3. Newbury Park, CA: Sage. References

Ashworth, C. S., DuRant, R. H., Gaillard, G., & Rountree, J. (1994). An experimental evaluation of an AIDS educational intervention for WIC mothers. *AIDS Education & B Prevention*, 6(2), 154–162.

Auerbach, D., Buerhaus, P. I., & Staiger, D. O. (2007). Trends: Better late than never: Workforce supply implications of later entry into nursing. *Health Affairs*, 26(1), 178–186.

Babbie, E. (2007). *The practice of social research*. Belmont, CA: Wadsworth.

Bachand, D. A., & Beard, M. T. (1995). Structural equation modeling. In M. T. Beard (Ed.), *Theory construction and testing* (pp. 220–230). Lisle, IL: Tucker Publishing, Inc.

Baibergenova, A., Kudyakov, R., Zdeb, M., & Carpenter, D. (2003). Low birth weight and residential proximity to PCB-contaminated waste sites. *Environmental Health Perspectives*, 111(i10), 1352–1358.

Baron, R. M., & Kenny, D. A. (1986). The moderatormediator distinction in social psychological research: Conceptual, strategic, and statistical considerations. *Journal of Personality and Social Psychology*, 51, 1173–1182.

Beigi, A., Kabiri, M., & Zarrinkoub, F. (2003). Cervical ripening with oral misoprostol at term. *International Journal of Gynaecology and Obstetrics*, 83(3), 251–255.

Bentler, P. M. (1995). *EQS structural equations program manual*. Encino, CA: Multivariate Software.

Bentler, P. M., & Bonnett, D. G. (1980). Signifi cance tests and goodness of fi t in the analysis of covariance structures. *Psychological Bulletin*, 88(3), 588–606.

Berthiller, J., Straif, K., Boniol, M., Voirin, N., Benhaïm-Luzon, V., Ayoub, W. B., et al. (2008). Cannabis smoking and risk of lung cancer in men: a pooled analysis of three studies in Maghreb. *Journal of Thoracic Oncology*, 3(12), 1398–1403.

Bittner, F. H., Diamond, J., Myers, R., & Gill, J. M . (2008). Perception, intention, and action in adolescent obesity. D. *Journal of the American Board of Family Medicine*, 21(6), 555–561.

Block, S. (1996). The DOs and DON'Ts of poster presentation. *Biophysical Journal*, 71, 3527–3529.

Bollen, K. A. (1989). *Structural equations with latent variables*. New York, NY: John Wiley & Sons.

Bollen, K. A., & Long, J. S. (1993). Introduction. In K. A. Bollen & J. S. Long (Eds.), *Testing structural equation models* (pp. 1–9). Thousand Oaks, CA: Sage.

Boushey, C., Harris, J., Bruemmer, B., Archer, S., & Van Horn, L. (2006). Publishing nutrition research: A review of study design, statistical analyses, and other key elements of manuscript preparation, Part 1. *Journal of the American Dietetic Association*, 106(1), 89–95.

Brodeur, P. (1985). *Outrageous misconduct: The asbestos industry on trial*. New York, NY: Pantheon.

Brooks, W. (2004). The use of practice guidelines for urinary incontinence following stroke. *British Journal of Nursing*, 13(2), 1176–1179.

Brooten, D., Naylor, M., York, R., Brown, L., Roncoli, M., Hollingsworth, A., et al. (1995). Effects of nurse specialist transitional care on patient outcomes and cost: Results of five randomized trials. *American Journal of Managed Care*, 1, 35–41.

Brooten, D. (1988). Early hospital discharge and nurse specialist follow-up. Program grant, funded by the National Center for Nursing Research, PO1-NR1859.

Brostrom, A., Stromberg, A., Daahlstrom, U., & Fridlund, B. (2004). Sleep difficulties, daytime sleepiness and health-related quality of life in patients with chronic heart failure. *Journal of Cardiovascular Nursing*, 19(4), 234–242.

Brown, D. W., Dueker, N., Jamieson, D.J., Cole, J.W., Wozniak, M. A., Stern, B. J., et al. (2006). Preeclampsia and the risk of ischemic stroke among young women: results from the Stroke Prevention in Young Women Study. *Stroke*, 37(4), 1055–1059.

Browne, M. W., MacCullum, R. C., Kim, C.-T., Andersen, B. L., & Glaser, R. (2002). When fit indices and residuals are incompatible. *Psychological Methods*, 7(4), 403–421.

Brush, B. L., Sochalski, J., & Berger, A. M. (2004). Imported care: Recruiting foreign nurses to U.S. health care facilities: Importing nurses is likely to remain a viable and lucrative strategy for plugging holes in the U.S. nurse work-force. *Health Affairs*, 23(3), 78–87.

Burns, K. J. (2000). Power and effect size: Research considerations for the clinical nurse specialist. *Clinical Nurse Specialist*, 14(2), 61–68.

Burns, N., & Grove, S. K. (2001). *The practice of nursing research: Conduct, critique and utilization* (4th ed.). Philadelphia: W. B. Saunders.

Byrne, B. M. (2006). *Structural equation modeling with EQS, basic concepts, applications, and programming*. Thousand Oaks, CA: Sage.

Campbell, G., & Skillings, J. H. (1985). Nonparametric stepwise multiple comparison procedures. *Journal of the American Statistical Association*, 80, 998–998.

Can, C., Durna, Z., & Aydiner, A. (2004). Assessment of fatigue and care needs in Turkish women with breast cancer. *Cancer Nursing*, 27(2), 153–161.

Carmines, E. G., & McIver, J. P. (1983). An introduction of the analysis of models with unobserved variables. *Political Methodology*, 9(1), 51–102.

Center on an Aging Society. (2004). *Cultural competence in health care: Issue brief*. Retrieved from http://hpi.georgetown.edu/agingsociety/pdfs/cultural.pdf

Centers for Disease Control and Prevention. (2000). *Behavioral Risk Factor Surveillance System Survey data*. Atlanta, GA: Author.

Cetin, S., & Hackam, D. (2005). An approach to the writing of a scientific manuscript. *Journal of Surgical Research*, 128(2), 165–167.

Chatterjee, S., & Yilmaz, M. (1992). A review of regression diagnostics for behavioral research. *Applied Psychological Measurement*, 16(3), 209–227.

Chibnall, J. T. (2003). Statistical audit of original research articles in International Psychogeriatrics for the year 2003. *International Psychogeriatrics*, 16(4), 389–396.

Chou, C.-P., & Bentler, P. M. (1995). Estimates and tests in structural equation modeling. In R. H. Hoyle (Ed.), *Structural equation modeling: Concepts, issues, and applications* (pp. 37–55). Thousand Oaks, CA: Sage.

Chow, S. (Ed.). (2000). Good statistics in practice. In *Encyclopedia of biopharmaceutical statistics*. New York, NY: Marcel Dekker.

Clark, M. (2003). One-way repeated measures and corresponding multiple comparisons using SPSS and R. *RSS Matters, Benchmarks Online: Research and Statistical Support*. Retrieved from http://www.unt.edu/benchmarks/archives/2003/august03/rss.htm

Cleveland, W. (1988). *The collected works of John W. Tukey*. New York, NY: Chapman & Hall.

Cochrane Collaboration. (2010). Retrieved from http://www.cochrane.org/

Cohen, J. (1983). The cost of dichotomization. *Applied Psychological Measurement*, 7, 249–253.

Cohen, J. (1987). *Statistical power analysis for the behavioral sciences* (Rev. ed.). Hillsdale, NJ: Erlbaum.

Cohen. J. (1988). *Statistical power analysis for the behavioral sciences* (2nd ed.). Hillsdale, NJ: Erlbaum.

Cohen, J. (1992). A power primer. *Psychological Bulletin*, 112(3), 155–159.

Cohen, J., Cohen, P., West, S. G., & Aiken, L. S. (2003). *Applied multiple regression/correlation analysis for the behavioral sciences* (3rd ed.). Mahwah, NJ: Erlbaum.

Colin, P. (2011). Designing conference posters. Retrieved from http://colinpurrington.com/tips/academic/posterdesign

Cook, T. D., & Campbell, D. T. (1979). *Quasiexperimentation: Design & analysis issues for field settings*. Boston, MA: Houghton Miffin.

Curran, P. J., Bollen, K. A., Paxton, P., Kirby, J., & Chen, F. (2002). Chi-square distribution in mispecified structural equation models: Results from a Monte Carlo Simulation. *Multivariate Behavioral Research*, 37(1), 1–36.

Cuttner, J., Spiera, H., Troy, K., & Wallenstein, S. (2005). Autoimmune disease is a risk factor for the development of non-Hodgkin's lymphoma. *Journal of Rheumatology*, 32(10), 1884–1887.

Daniel, W. W. (2005). *Biostatistics: A foundation for analysis in the health sciences* (8th ed.). New York, NY: John Wiley and Sons.

Daniel, W. W. (2008). *Biostatistics: A foundation for analysis in the health sciences* (9th ed). New York, NY: John Wiley & Sons.

Davidson, F. (1996). *Principles of statistical data handling*. Thousand Oaks, CA: Sage.

DeAngelis, C. (2004). Duplicate publication, multiple problems. *Journal of the American Medical Association*, 292, 1745–1746.

Devane, D., Begley, C. M., & Clark, M. (2004). How many do I need? Basic principles of sample size estimation. *Journal of Advanced Nursing*, 47(3), 297–302.

Dinger, M. K., Heesch, K. C., & McClary, K. R. (2005). Feasibility of a minimal contact intervention to promote walking among insufficiently active women. American *Journal of Health Promotion*, 20(1), 2–6.

Dixon, J. K., Hendrickson, K. C., Ercolano, E., Quackenbush, R., & Dixon, J. P. (2009). The Environmental Health Engagement Profi le: What people think and do about environmental health. *Public Health Nursing*, 26, 460–473.

Dubey, S. D. (1991). Some thoughts on the one-sided and two-sided tests. *Journal of Biopharmaceutical Statistics*, 1(1), 139–150.

Dunne, E., et al. (2007). Prevalence of HPV infection among females in the United States. *JAMA*. 297(8),813–819

Ehrenberg, A. S. C. (1977). Rudiments of numeracy. *Journal of the Royal Statistical Society A*, 140(Pt 3), 277–297.

Ertel, K. A., Koenen, K. C., Rich-Edwards, J. W., & Gillman, M. W. (2010). Maternal depressive symptoms not associated with reduced height in young children in a US prospective cohort study. *PLoS ONE*, 5(10), 1–9.

Essex-Sorlie, D. (1995). *Medical statistics & epidemiology fi rst edition*. Norwalk, CT: Appleton & Lange.

Fan, X., Thompson, B., & Wang, L. (1999). Effects of sample size, estimation methods, and model specifi cation on structural equation modeling fi t indexes. *Structural Equation Modeling*, 6(1), 56–83.

Fan, X., & Wang, L. (1998). Effects of potential confounding factors on fi t indices and parameter estimates for true and misspecifi ed models. *Educational and Psychological Measurement*, 58(5), 701–735.

Feinstein, A. R. (1998). P-values and confi dence intervals: Two sides of the same unsatisfactory coin. *Journal of Clinical Epidemiology*, 51, 355–360.

Ferketich, S., & Muller, M. (1990). Factor analysis revisited. *Nursing Research*, 39, 59–62.

Fishbein, M., & Ajzen, I. (1975). Belief, attitude, intention, and behavior: An introduction to theory and research. Reading, MA: Addison-Wesley.

Fisher, R. A. (1925). *Statistical methods for research workers*. London, UK: Oliver & Boyd.

Fisher, R. A. (1970). *Statistical methods for research workers* (14th ed.). Edinburgh, UK: Oliver and Boyd.

Forhan, S. E., Gottlieb, S. L., Sternberg, M. R., Xu, F., Datta, S. D., McQuillan, G. M., et al. (2009). Prevalence of sexually transmitted infections among female adolescents aged 14 to 19 in the United States. *Pediatrics*, 124(6), 1505–1512.

Fox, J. (1997). Applied regression analysis, linear models, and related methods. Thousand Oaks, CA: Sage.

Franklin, D., Senior, N., James, I., & Roberts, G. (2000). Oral health status of children in a paediatric intensive care unit. *Intensive Medical Care*, 26(3), 319–324.

Freedman, D., Pisani, R., Purves, R., & Adhikari, A. (1991). *Statistics* (2nd ed.). New York, NY: W. W. Norton.

Freedman, K. B. (2001). Sample size and statistical power of randomized, controlled trials in orthopaedics. *Journal of Bone Joint Surgery*, 83B(3), 397–402.

Freund, J. E. (1988). *Modern elementary statistics* (7th ed.). Englewood Cliffs, NJ: Prentice-Hall.

Friedman, M. (1937). The use of ranks to avoid the assumption of normality implicit in the analysis of variance. *Journal of the American Statistical Association*, 32, 675–701.

Friedman, M. (1939). A correction: The use of ranks to avoid the assumption of normality implicit in the analysis of variance. *Journal of the American Statistical Association*, 34(205), 109.

Gaddis, G. M., & Gaddis, M. L. (1990). Introduction to biostatistics. Part 4: Statistical inference techniques in hypothesis testing. *Annals of Emergency Medicine*, 19(7), 137–142.

Gardner, P. L. (1975). Scales and statistics. *Review of Educational Research*, 45, 43–57.

Garson. (2006). Statnotes: An Introduction to Multivariate Analysis. Published online by Statistics Solutions, Inc., Retrieved from http://www.statisticssolutions.com/

Gift, A., Stommel, M., Jablonski, A., & Given, W. (2003). A cluster of symptoms over time in patients with lung cancer. *Nursing Research*, 52(6), 393–400.

Gilhotra, A., & McGhee, C. (2006). Ophthalmology and vision science research. Part 4: Avoiding rejection— Structuring a research paper from introduction to references. *Journal of Refractory Surgery*, 32, 151–157.

Ginzler, E. M., & Moldovan, I. (2004). Systemic lupus erythematosus trials: Successes and issues. *Current Opinion in Rheumatology*, 16(5), 499–504.

Glantz, S. A. (1997). *Primer of biostatistics*. New York, NY: McGraw-Hill.

Glass, G. V., & Hopkins, K. D. (1996). *Statistical methods in education and psychology* (3rd ed.). Boston: Allyn and Bacon.

Gliner, J. A., Morgan, G. A., & Harmon, R. J. (2002). Basic associational designs: analysis and interpretation. *Journal of the American Academy of Child and Adolescent Psychiatry*, 41(10) 1256–1258.

Gonzalez, R., & Griffen, D. (2001). Testing parameters in structural equation modeling: Every "one" matters. *Psychological Methods*, 6(3), 258–269.

Gosset, W. S. (Student). (1908). The probable error of a mean. *Biometrika*, 6, 1–25.

Grady, P. A. (2007). *NINR Director's Page*. Retrieved from http://www.ninr.nih.gov/AboutNINR/ NINRDirectors Page/default.htm

Greenhouse, S.W., & Geisser, S. (1959). On methods in the analysis of profi le data. *Psychometrika*, 24, 95–112.

Hagen, K. B., Jamtvedt, G., Hilde, G., & Winnem, M. F. (2005). The updated Cochrane Review of bed rest for low back pain and sciatica. *Spine*, 30(5), 542–546.

Hair, J. F., Black W. C., Babin B. J., & Anderson, R. E. (2009). *Multivariate data analysis* (7th ed.). Upper Saddle River, NJ: Prentice-Hall.

Halse, R. E., Wallman, K.E., & Guelfi , K. J. (2011). Post exercise water immersion increases short-term food intake in trained men. *Medicine & Science in Sports & Exercise*, 43(4), 632–638.

Hancock, G. R., & Freeman, M. J. (2001). Power and sample size for the root mean error of approximation test of not close fi t in structural equation modeling. *Educational and Psychological Measurement*, 61(5), 741–758.

Harvey, R., Roth, E., Yarnold, P., Durham, J., & Green, D. (1992). Deep vein thrombosis in stroke: The use of plasma d-dimer level as a screening test in the rehabilitation setting. *Stroke*, 27(9), 1516–1520.

Hawkins, J. W., Pearce, C. W., Kearney, M. H., Munro, B. H., Haggerty, L. A., Dwyer, J., et al. (1996). Abuse, women's self-care, and pregnancy outcomes. Funded by the National Institute for Nursing Research, National Institutes of Health AREA grant 1 R15 NRO4246-01.

Hayduk, L. A. (1987). *Structural equation modeling with LISREL: Essentials and advances*. Baltimore, MD: Johns Hopkins University Press.

Hayduk, L. A. (1996). *LISREL issues, debates, and strategies*. Baltimore, MD: Johns Hopkins University Press.

Hegyvary, S. (2005). What every author should know about redundant and duplicate publication. *Journal of Nursing Scholarship*, 37(4), 295–297.

Heise, D. R. (1969). Problems in path analysis and causal inference. In E. F. Borgatta & G. W. Bohrnstedt (Eds.), *Sociology methodology*. San Francisco: Jossey-Bass.

Henson, R. K., & Roberts, J. K. (2006). Use of exploratory factor analysis in published research: Common errors and some comment on improved practice. Educational and *Psychological Measurement*, 66, 393–416.

Heymann, A., Chodick, G., Reichman, B., Kokia, E., & Laufer, J. (2004). Influence of school closure in the incidence of viral respiratory diseases among children and on health care utilization. *Pediatric Infectious Disease Journal*, 23(7), 675–677.

Hick, W. E. (1952). A note on one-tailed and two-tailed tests. *Psychological Review*, 59, 316–318.

Hildebrand, D. K. (1986). *Statistical thinking for behavioral scientists*. Boston, MA: Duxbury Press.

Hinkle, D.E., Wiersma, W., & Jurs, S.G. (1998). *Applied statistics for the behavioral sciences* (4th ed.). Boston: Houghton Mifflin Company.

Hu, L.-T., & Bentler, P. M. (1995). Evaluating model fit. In R. H. Hoyle (Ed.), *Structural equation modeling: Concepts, issues, and applications* (pp. 76–99). Thousand Oaks, CA: Sage.

Hu, L.-T., & Bentler, P. M. (1998). Fit indices in covariance structure modeling: Sensitivity to underparameterized model misspecification. *Psychological Methods*, 3(4), 424–453.

Hu, L.-T., Bentler, P. M. (1999). Cutoff criteria for fit indexes in covariance structure analysis: Conventional criteria versus new alternatives. *Structural Equation Modeling: A Multidisciplinary Journal*, 6(1), 1–55.

Hubberty, C. J. (1993). Historical origins of statistical testing practices: The treatment of Fisher versus Neyman-Pearson views in textbooks. *Journal of Experimental Education*, 61, 317–333.

Huebner, D. M., Neilands, T. B., Rebchook, G. M., & Kegeles, S. M. (2011). Sorting through chickens and eggs: A longitudinal examination of the associations between attitudes, norms, and sexual risk behavior. *Health Psychology*, 30(1), 110–118.

Huth, M. M., & Broome, M. E. (2007). A snapshot of children's postoperative tonsillectomy outcomes at home. *Journal of Surgical and Postoperative Nursing*, 12(3), 186–195.

International Committee of Medical Journal Editors. (2005). Retrieved http://www.icmje.org/over.

Jackson, D. L. (2007). The effect of the number of observations per parameter in misspecified confirmatory factor analytic models. *Structural Equation Modeling*, 14(1), 48–76.

James-Todd, T., Tahranifar, P., Rich-Edwards, J., Titievsky, L., & Terry, M. B. (2010). The impact of socioeconomic status across early life on age at menarche among a racially diverse population of girls. *Annals of Epidemiology*, 20(11), 836–842.

Janz, N., & Becker, M. (1984). The Health Belief Model: A decade later. *Health Education Quarterly*, 11(1), 1–47.

Jöreskog, K. G., & Sörbom, D. (1988). *LISREL 7: A guide to the program and applications*. Chicago: SPSS, Inc.

Kaplan, D. (1995). Statistical power in structural equation modeling. In R. H. Hoyle (Ed.), *Structural equation modeling: Concepts, issues, and applications*. Thousand Oaks, CA: Sage.

Kaplan, D., & Wenger, R. N. (1993). Asymptomatic independence and separability in covariance structure models. *Multivariate Behavioral Research*, 28(4), 483–498.

Kenny, D. (1979). *Correlation and causality*. New York: John Wiley & Sons.

Klardie, K. A., Johnson, J., McNaughton, M. A., & Meyers, W. (2004). Integrating the principles of evidence-based practice into clinical practice. Journal of the *American Academy of Nurse-Practitioners*, 16(3), 98–105.

Kleinbaum, D. G., Klein, M. (2002). *Logistic Regression: A Self-Learning Text* (3rd ed). New York: Springer.

Klockars, A. J., & Sax, G. (1991). Multiple comparisons In *Quantitative Applications in the Social Sciences Series*, 61. Newbury Park, CA: Sage.

Knafl, K. A., & Deatrick, J. A. (2003). Further refinement of the family management style framework. *Journal of Family Nursing*, 9, 232–256.

Knafl, G., Dixon, J., O'Malley, J., Grey, M., Deatrick, J., Gallo, A., & Knafl, K. (2009). Analysis of cross-sectional univariate measurements for family dyads using linear mixed modeling. *Journal of Family Nursing*, 15(2), 130–151. PMID: 19307316.

Knapp, T. R. (1990). Treating ordinal scales as interval scales: An attempt to resolve the controversy. *Nursing Research*, 39, 121–123.

Knapp, T. R. (1993). Treating ordinal scales as ordinal scales. *Nursing Research*, 42, 184–186.

Kolmogorov, A. N. (1956). *Foundations of the theory of probability*. (2nd ed.). New York, NY: Chelsea Publishing Company.

Koppes, S. (2005). *William Kruskal, Statistician*, 1919–2005. The University of Chicago News Office. Retrieved from http://www-news.uchicago.edu/releases/05/050427.kruskal.shtml

Kraemer, H (1992). *Evaluating medical tests: Objective and quantitative guidelines*. Newbury Park, CA: Sage.

Kraemer, H. C., Morgan, G., Leech, N., Gliner, J. A., Vaske, J., & Harmon, R. J. (2003). Measures of clinical significance. *Journal of the American Academy of Child and*

Adolescent Psychiatry, 42(12), 1524–1529.

Kroenke, K., Spitzer, R., & Williams, J. (2003). The Patient Health Questionnaire-2: Validity of a two-item depression screener. *Medical Care*, 41(11), 1284–1292.

Kruskal, W. H., & Wallis, W. A. (1952). Use of ranks in one-criterion analysis of variance. *Journal of the American Statistical Association*, 47, 583–621. Errata (1953) in Journal of the American Statistical Association, 48, 907–911.

Kurlowicz, L. (1998). Perceived self-effi cacy, functional ability, and depressive symptoms in older elective surgery patients. *Nursing Research*, 47(4), 219–226.

Kurmis, A. (2003). Contributing to research: The basic elements of a scientifi c manuscript. *Radiography*, 9, 277–282.

Kuzma, J. W., & Bohnenblust, S. E. (2001). *Basic statistics for the health sciences*. Mountain View, CA: Mayfi eld.

Kuzma, J. W., & Bohnenblust, S. E. (2005). *Basic statistics for the health sciences* (5th ed.). New York: McGraw-Hill.

Laposa, J. M., Alden, L. E., & Fullerton, L. M. (2003). Work stress and post-traumatic stress disorder. *Journal of Emergency Nursing*, 29(1), 23–28.

Learman, L. A., Gerrity, M. S., Field, D. R., et al. (2003). Effects of a depression education program on residents' knowledge, attitudes and clinical skills. *Obstetrics & Gynecology*, 101(1), 167–174.

Lenoci, J. M., Telfair, J., Cecil, H., & Edwards, R. R. (2002). Self-care in adults with sickle cell disease. *Western Journal of Nursing Research*, 24, 228–245.

Lenz, E. R., Pugh, L. C., Milligan, R. A., Gift, A., & Suppe, F. (1997). The middle-range theory of unpleasant symptoms: An update. *Advances in Nursing Science*, 19(3), 14–27.

Levine, M. D., Ringham, R. M., Kalarchian, M. A., Wisniewski, L., & Marcus, M. D. (2001). Is family-based behavioral weight control appropriate for severe pediatric obesity? *International Journal of Eating Disorder*, 30, 318–328.

L'Herault, J., Petroff, L., & Jeffrey, J. (2001). The effectiveness of a thermal mattress in stabilizing and maintaining body temperature during the transport of very low–birth weight newborns. *Applied Nursing Research*, 14(4), 210–219.

Likert, R., Roslow, R., & Murphy, G. (1934). A simple and reliable method of scoring the Thurstone attitude scales. *Journal of Social Psychology*, 5(2), 228–239.

Likourezos, A., Si, M., Kim, W. O., Simmons, S., Frank, J., & Neufeld, R. (2002). Health status and functional status in relationship to nursing home subacute rehabilitation program outcomes. *American Journal of Physical Medicine & Rehabilitation*, 81(5), 373–379.

Lindbeck, A. (1992). *Nobel lectures, economics 1969–1980*. Singapore: World Scientifi c Publishing Co.

Liu, H. E. (2006). Fatigue and associated factors in hemodialysis patients in Taiwan. *Research in Nursing and Health*, 29, 40–50.

Lochner, H. V., Bhandari, M., & Tornetta, P., III. (2001). Type-II error rates (beta errors) of randomized trials in orthopaedic trauma. *Journal of Bone and Joint Surgery*, 83-A(11), 1650–1655.

Ludbrook, J. (2004). Detecting systematic bias between two raters. *Clinical and Experimental Pharmacology and Physiology*, 31(1–2), 113–115.

Ludwig-Beymer, P., & Gerc, S. C. (2002). An infl uenza prevention campaign: The employee perspective. *Journal of Nursing Care Quality*, 16(3), 1–12.

MacCallum, R. C., Browne, M. W., & Suawara, H. M. (1996). Power analysis and determination of sample size for covariance structure modeling. *Psychological Methods*, 1(2), 130–149.

Mann, H. B., & Whitney, D. R. (1947). On a test of whether one of two random variables is stochastically larger than the other. *Annals of Mathematical Statistics*, 18, 50–60.

Marsh, H. W., Balla, J. R., & Hau, K. T. (1996). An evaluation of incremental fi t indices: A clarifi cation of mathematical and empirical properties. In G. A. Marcoulides & R. E. Schumacker (Eds.), Advanced structural equation modeling: Issues and techniques. Mahwah, NJ, Erlbaum, pp. 315–353.

Maydeu-Olivares, A. (2006). Limited information estimation and testing of discretized multivariate normal structural models. *Psychometrika*, 71, 57–77.

McCormack, B. (2003). Knowing and acting: A strategic practitioner-focused approach to nursing research and practice development [Focus]. *NT Research*, 8(2), 86–100.

McGhee, C., & Gilhotra, A. (2005). Ophthalmology and vision science research. Part 3: Avoiding writer's block—Understanding the ABCs of a good research paper. *Journal of Cataract Refractive Surgery*, 31, 2413–2419.

McNaughton, M. A., Klardie, K., Meyers, W., & Johnson, J. (2004). Integrating the principals of evidence-based practice: Testing and diagnosis. *Journal of the American Academy of Nurse-Practitioners*, 16(1), 2–7.

McNemar, Q. (1969). *Psychological statistics* (4th ed.). Hoboken, NJ: Wiley & Sons.

Meyers, W. C., Johnson, J. A., Klardie, K., & McNaughton, M. A. (2004). Integrating the principles of evidence-based practice: Prognosis and the metabolic syndrome. *Journal of the American Academy of Nurse Practitioners*, 16(5), 178–184.

Mezzacappa, E. S., Arumugam, U., Chen, S. Y., Stein, T. R., Oz, M., & Buckle, J. (2010). Coconut fragrance and cardiovascular response to laboratory stress. *Holistic Nursing Practice*, 24(6),322–332.

Miles, K., Penny, N., Power, R., & Mercey, D. (2003). Comparing doctor and nurse-led care in a sexual health clinic: Patient satisfaction questionnaire. *Journal of Advanced Nursing*, 42(1), 64–72.

Miller, P. E. (2008). The relationship between job satisfaction and intention to leave of hospice nurses in a for-profi t corporation. *Journal of Hospice and Palliative Nursing*, 10(4), 56–64.

Mitchell, J. C., & Counselman, F. L. (2003). A taste comparison of three different liquid steroid preparations: Prednisone, prednisolone, and dexamethasone. *Academic*

Emergency Medicine, 10(4), 400–403.

Mood, A. M., Graybill, F. A., & Boes, D. (1974). *Introduction to the theory of statistics*. New York: McGraw-Hill.

Morgan, S., Reichert, T., & Harrison, T. (2002). *From numbers to words: Reporting statistical results for the social sciences*. Boston: Allyn and Bacon.

Moye, L. A., & Tita, A. T. N. (2002). Defending the rational for the two-tailed test in clinical research. *Circulation*, 105, 3062–3065.

Muthén, B. (2001). Second-generation structural equation modeling with a combination of categorical and continuous latent variables: New opportunities for latent class–latent growth modeling. In L. M. Collins, A. G. Sayer, L. M. Collins, & A. G. Sayer (Eds.), *New methods for the analysis of change* (pp. 291–322). Washington, DC: American Psychological Association.

Norris, A. E., & Devine, P. G. (1992). Linking pregnancy concerns to pregnancy risk avoidant action: The role of construct accessibility. Personality and Social *Psychology Bulletin*, 18(2), 118–192.

Norris, A. E., & Ford, K. (1995). Condom use by African American and Hispanic youth with a well-known partner: Integrating the Health Belief Model, Theory of Reasoned Action, and Construct Accessibility Model. *Journal of Applied Social Psychology*, 25, 1801–1830.

Norusis, M. J. (2003). SPSS 12.0: *Statistical procedures companion*. Upper Saddle River, NJ: Prentice-Hall.

nQuery (2007). Retrieved from http://www.statsol.ie/html/nQuery/nQuery_home.html

Nunnally, J. C., & Bernstein, I. H. (1994). *Psychometric theory* (3rd ed.). New York, NY: McGraw-Hill.

O'Connor, J. J., & Robertson, E. F. (2003). *William Sealy Gosset*. Retrieved from http://turnbull.mcs.st-and.ac.uk.

Ogden, T. E., & Goldberg, I. A. (2002). *Research proposals: A guide to success* (3rd ed.). San Diego: Academic Press.

Okusun, I. K., Chandra, K. M. D., Boev, A., et al. (2004). Abdominal adiposity in U.S. adults: Prevalence and trends, 1960–2000. *Preventive Medicine*, 39, 197–206.

Ostir, G. V., & Uchida, T. (2000). Logistic regression a nontechnical review. *American Journal of Physical Medicine and Rehabilitation*, 79(6), 565–572.

Ott, L., & Mendenhall, W. (1990). *Understanding statistics* (5th ed.). Boston: PWS-Kent Publishing.

Ottenbacher, K. J., & Maas, F. (1999). How to detect effects: Statistical power and evidence-based practice in occupational therapy research. *American Journal of Occupational Therapy*, 53(2), 181–888.

Owen, S. V., & Froman, R. D. (1998). Uses and abuses of the analysis of covariance. *Research in Nursing & Health*, 21, 557–562.

Parshall, M. B. (2002). Psychometric characteristics of dyspnea descriptor ratings in emergency department patients with exacerbated chronic obstructive pulmonary disease. *Research in Nursing and Health*, 25, 331–344.

Paton, L. M., Alexander, J. L., Nowson, C. A., et al. (2002). Pregnancy and lactation have no long-term deleterious effect on measures of bone mineral in healthy women: A twin study. *American Journal of Clinical Nursing*, 77, 707–714.

Pearson, K. (1930). *The life, letters and labours of Francis Galton. Cambridge*, UK: Cambridge University Press.

Pedhazur, E. J. (1997). *Multiple regression in behavioral research, explanation and prediction* (3rd ed.). Orlando, FL: Harcourt Brace.

Pedhazur, E. J., & Schmelkin, L. P. (1991). *Measurement, design, and analysis: An integrated approach*. Hillsdale, NJ: Erlbaum.

Pender, N. J. (1987). *Health promotion in nursing practice*(2nd ed). Norwalk, CT: Appleton & Lange.

Penney, G., & Foy, R. (2007). Do clinical guidelines enhance safe practice in obstetrics and gynaecology? *Best Practice & Research Clinical Obstetrics and Gynaecology*, 21(4), 657–673.

Pettit, N. N., DePestel, D. D., Malani, P. N., & Riddell, J. (2010). Factors associated with seroconversion after standard dose hepatitis B vaccination and high-dose revaccination among HIV-infected patients. *HIV Clin Trials*, 11(6), 9–332.

Plichta, S. B., Vandecar-Burdin, T., Odor, K., Reams, S., & Zhang, Y. (2007). The emergency department and victims of sexual violence: An assessment of preparedness to help. *Journal of Health and Human Services Administration*, 29(3), 285–308.

Plichta, S., & Garzon, L. (2010). *Statistics for Nursing and Allied Health*. Philadelphia: Lippincott Williams & Wilkins.

Polit, D. F., & Beck, C. T. (2008). *Nursing research: Generating and assessing evidence for nursing practice* (8th ed.). Philadelphia: Lippincott Williams & Wilkins.

Purrington, C. B. (2011). *Advice on designing scientific posters*. Retrieved March 2011 from http://www.swarthmore.edu/NatSci/cpurrin1/posteradvice.htm

Rabius, V., McAlister, A. L., Geiger, A., & Huang, P. (2004). Telephone counseling increases cessation rates among young adult smokers. *Health Psychology*, 23(5), 539–541.

Radloff, L. S. (1977). The CES-D scale: A self-report depression scale for research in the general population. *Applied Psychological Measurement*, 1, 385–401.

Raftery, A. E. (1993). Bayesian model selection in structural equation models. In K. A. Bollen & J. S. Long (Eds.), *Testing stuctural equation models* (pp. 163–180). Beverly Hills, CA: Sage.

Raftery, A. E. (1995). Bayesian model selection in social research. In P. V. Marsden (Ed.), *Sociological methodology* (pp. 111–163). Cambridge: Basil Blackwell.

Roberts, S., & Martin, M. A. (2006). Using supervised principal components analysis to assess multiple pollutants effects. *Environmental Health Perspectives*, 114, 1877–1882.

Robinson, J. H. (1995). Grief responses, coping processes, and social support of widows: Research with Roy's model. *Nursing Science Quarterly,* 8(4), 158–164.

Rosenfeldt, F., Dowling, J., Pepe, S., & Fullerton, M. (2000). How to write a paper for publication. *Heart, Lung, and Circulation*, 9, 82–87.

Ryser, G. R., Campbell, H. L., & Miller, B. K. (2010). Confirmatory factor analysis of the scales for diagnosing attention deficit hyperactivity disorder (SCALES). *Educational and Psychological Measurement*, 70(5), 844–857.

Sakuta, H., Suzuki, T., Katayama, Y., Yasuda, H., & Ito, T. (2005). Heavy alcohol intake, homocysteine and type 2 diabetes. *Diabetic Medicine*, 22,1359–1363.

Salsburg, D. (2001). *The lady tasting tea: How statistics revolutionized science in the twentieth century*. New York: W.H. Freeman.

Sapnas, K. G., & Zeller, R. A. (2002). Minimizing sample size when using exploratory factor analysis for measurement. *Journal of Nursing Measurement*, 10, 135–154.

Saris, W. E., & Satorra, A. (1993). Power evaluations in structural equation models. In K. A. Bollen & J. S. Long(Eds.), *Testing structural equation models*(pp. 181–204). Thousand Oaks, CA: Sage.

Satorra, A., & Bentler, P. M. (1994). Corrections to test statistics and standard errors in covariance structure analysis. In A. von Eye & C. C. Clogg (Eds.), *Latent variable analysis: Applications for developmental research* (pp. 399–419). Thousand Oaks, CA: Sage.

Schermelleh-Engel, K., Moosbrugger, H., & Müller, H. (2003). Evaluating the fit of structural equation models: Tests of significance and descriptive goodness-of-fit measures. *Methods of Psychological Research*, 8(2), 23–74.

Schilling, L.S., Dixon, J.K., Knafl, K.A., Grey, M., Ives, B., & Lynn, M. R.(2007). Determining content validity of a self-report instrument for adolescents using a heterogeneous expert panel. *Nursing Research*, 56, 361–366.

Schilling, L.S., Dixon, J.K., Knafl, K.A., Lynn, M.R., Murphy, K., Dumser, S., & Grey, M. (2009). A new self-report measure of self-management of Type 1 diabetes for adolescents. *Nursing Research*, 58, 228–236.

Schilling, L.S., Knafl, K. A., & Grey, M. (2006). Changing patterns of self-management in youth with type 1 diabetes. *Journal of Pediatric Nursing*, 21(6), 412–424.

Schmid, C. F. (1983). *Statistical graphics: Design principles and practices*. New York, NY: John Wiley & Sons.

Schroeder, M. A. (1990). Diagnosing and dealing with multicollinearity. *Western Journal of Nursing Research*, 12(2), 175–187.

Schulberg, H. C., Saul, M., Ganguli, M., Christy, W., & Frank, R. (1985). Assessing depression in primary medical and psychiatric practices. *Archives of General Psychiatry*, 42, 1164–1170.

Schumacker, R. E., & Lomax R. G. (2004). *A beginner's guide to structural equation modeling* (2nd ed.). Mahwah, NJ: Erlbaum.

Seaborg, E. (2007). *Reference ranges and what they mean*. Retrieved from http://www.labtestsonline.org/understanding/features/ref_ranges-6.html

Spearman, C. (1904). The proof and measurement of association between two things. *American Journal of Psychology*, 15, 86–92.

SPSS, Inc. (1999a). SPSS Base 10.0 *applications guide*. Chicago, IL: Author.

SPSS, Inc. (1999b). *SPSS Base 10.0 user's guide*. Chicago, IL: Author.

SPSS, Inc. (2006). *SPSS Base 15 user's guide*. Chicago: Author.

SPSS SamplePower. (2007). Retrieved from http://www.spss.com/samplepower/web_demo.htm

Stanton, J. M. (2001). Pearson, and the peas: A brief history of linear regression for statistics instructors. *Journal of Statistics Education*, 9 (3). Retrieved from http://www.amstat.org/publications/jse/v9n3/stanton.html.

Stevens, S. S. (1946). On the theory of scales of measurement. *Science*, 102, 677–680.

Stevens, S. S. (1968). Measurement, statistics, and the schemapiric view. *Science*, 161, 849–856.

Stevens, S. S. (2001). Systematic reviews: The heart of evidence-based practice. *AACN Clinical Issues*, 12(4), 529–538.

Stewart, J. C., Janicki, D. L., & Karmarck, T. W. (2006). Cardiovascular reactivity to and recovery from psychological challenge as predictors of 3-year change in blood pressure. *Health Psychology*, 25(1), 111–118.

de Szendeffy, J. (2005). *A practical guide to using computers in language teaching*. Ann Arbor, MI: University of Michigan Press.

Tabachnick, B. G., & Fidel, L. S. (2006). *Using multivariate statistics* (5th ed). New York, NY: Allyn & Bacon.

Tanguma, J. (2001). Effects of sample size on the distribution of selected fit indices: A graphical approach. *Educational and Psychological Measurement*, 61(5), 759–776.

Tarkka, M. T. (2003). Predictors of maternal competence by first-time mothers when the child is 8 months old. *Journal of Advanced Nursing*, 41(3), 233–240.

Teijlingen, E., & Hundley, V. (2002). Getting your paper to the right journal: A case study of an academic paper. *Journal of Advanced Nursing*, 37(6), 506–511.

Templin, T., & Peters, R. (2002). *Rules for calculating degrees of freedom in structural equation modeling*. Paper presented at the annual meeting of the Midwest Nursing Research Society, Chicago, March 2002.

Thorpe, L., et al. (2009). Prevalence and control of diabetes and impaired fasting glucose in New York City. *Diabetes Care*, 32,57–62.

Thurstone, L. L. (1947). Multiple factor analysis. Chicago: University of Chicago Press.

Toothaker, L. E. (1993). Multiple comparison procedures In *Quantitative Applications in the Social Sciences*, 89. Newbury Park, CA: Sage.

Truong, K. D., & Sturm, R. (2005). Weight gain trends across sociodemographic groups in the United States. *American Journal of Public Health*, 95(9), 1602–1606.

Tucker, L. A., & Maxwell, K. (1992). Effects of weight training on the emotional well-being and body image of females: Predictors of greatest benefit. *American Journal of Health Promotion*, 6(6), 338–344.

Tufte, E. R. (1983). *The visual display of quantitative information*. Cheshire, CT: Graphics Press.

Tulman, L. R., & Jacobsen, B. S. (1989). Goldilocks and variability. *Nursing Research*, 38, 377–379.

U.S. Census Bureau. (2010). *2006-2008 American Community Survey 3-year estimates*. S1201. Marital status. Retrieved from http://factfi nder.census. gov/servlet/STTable?_bm=y&-geo_id=01000US&-qr_name=ACS_2008_3YR_G00_S1201&-ds_name=ACS_2008_3YR_G00_.

U.S. Preventive Services Task Force. (2007). Retrieved from http://www.ahrq.gov/clinic/uspstfi x.htm.

van der Akker-Scheek, I., Stevens, M., Spriensma, A., & van Horn, J. R. (2004). Goningen Orthopaedic Social Support Scale: Validity and reliability. *Journal of Advanced Nursing*, 47(1), 57–63.

Vaughan, E. D. (1998). Statistics: Tools for understanding data in the behavioral sciences. Upper Saddle River, NJ: Prentice-Hall.

Verran, J. A., & Ferketich, S. L. (1987). Testing linear model assumptions: Residual analysis. *Nursing Research*, 36(2), 127–129.

Vogt, W. P. (2005). *Dictionary of statistics & methodology: A nontechnical guide for the social sciences*. London, England: Sage.

Wallgren, A., Wallgren, B., Persson, R., Jorner, U., & Haaland J. (1996). *Graphing statistics & data creating better charts*. Thousand Oaks, CA: Sage.

Wang, L., Fan, X., & Willson, V. L. (1996). Effects of non-normal data on parameter estimates and fi t indices for a model with latent and manifest variables: An empirical study. *Structural Equation Modeling*, 3(3), 228–247.

Wang, S., Yu, M., Wang, C., & Huang, C. (1999). Bridging the gap between the pros and cons in treating ordinal scales as interval from an analysis point of view. *Nursing Research*, 48(4), 226–229

Weisberg. (1992). Central Tendency and Variation, monograph for the Sage series on Quantitative Applications in the Social Sciences. Newbury Park, CA: Sage.

Weng, L., Dai, Y., Huang, H., & Chiang, Y. (2010). Self-effi cacy, self-care behaviours and quality of life of kidney transplant recipients. *Journal of Advanced Nursing*, 66(4), 828–838.

West, S. G., Finch, J. F., & Curran, P. J. (1995). Structural equation models with non-normal variables: Problems and remedies. In R. H. Hoyle (Ed.), *Structural equation modeling: Concepts, issues, and applications* (pp. 56–75). Thousand Oaks, CA: Sage.

White, H., McConnel, E. S., Bales, C. W., & Kuchibhatla, M. (2004). A 6-month observational study of the relationship between weight loss and behavioral symptoms in institutionalized Alzheimer's disease subjects. *Journal of the American Medical Directors Association*, 5, 89–97.

Wilks, S., & Vonk, M. (2008). Private prayer among Alzheimer's caregivers: Mediating burden and resiliency. *Journal of Gerontological Social Work*, 50(3–4), 113–131.

Wills, T. A., Pokhrel, P., Morehouse, E., & Fenster, B. (2011). Behavioral and emotional regulation and adolescent substance use problems: A test of moderation effects in a dual-process model. *Psychology of Addictive Behaviors*. Advance online publication.

Winer, B. J. (1971). *Statistical principles in experimental design* (2nd ed.). New York, NY: McGraw-Hill.

Wright, S. (1934). The method of path coeffi cients. *Annals of Mathematical Statistics*, 5(September), 161–215.

Wood, M. J. (2006). *Basic steps in planning nursing research: From question to proposal* (6th ed.). Boston: Jones & Bartlett.

Wood, R. Y., Duffy, M. E., Morris, S. J., & Carnes. J. E.(2002). The effect of an educational intervention on promoting breast self-examination in older African American and Caucasian women. *Oncology Nursing Forum*, 29(7), 1087.

Woo, J., Hong, A., Lau, E., & Lynn, H. (2007). A randomized controlled trial of Tai Chi and resistance exercise on bone health, muscle strength and balance in community-living elderly people. *Age and Aging*, 36(3), 262–268.

World Health Organization. (2000). *Obesity: Preventing and managing the global epidemic. Report of a WHO Consultation* (WHO Technical Report Series 894). Geneva: Author.

Wright, S. (1934). The method of path coeffi cients. *Annals of Mathematical Statistics*, 5(September), 161–215.

Yang-Wallentin, F., & Jöreskog, K. G. (2001). Robust standard errors and chi-squares for interaction models. In G. A. Marcoulides & R. E. Schumacker (Eds.), *New developments and techniques in structural equation modeling* (pp. 159–171). Mahwah, NJ: Erlbaum.

Yang, Y., & Dunson, D. (2010). Bayesian semi parametric structural equation models with latent variables. *Psychometrika*, 75(4), 675–693.

Yang, Y., & Green, S. B. (2010). A note on structural equation modeling estimates of reliability. *Structural Equation Modeling*, 17(1), 66–81.

기타 색인(Index)